新 心臓血管外科管理ハンドブック 改訂第2版

Handbook of Perioperative Care in Cardiovascular Surgery

編集　国立循環器病研究センター心臓血管部門

南江堂

■編集
国立循環器病研究センター心臓血管部門

■編集者（担当章順）

北村 惣一郎	きたむら そういちろう	国立循環器病研究センター 名誉総長
大西 佳彦	おおにし よしひこ	国立循環器病研究センター麻酔科 外科系中央診療部門長
市川 肇	いちかわ はじめ	国立循環器病研究センター小児心臓外科 部長
小林 順二郎	こばやし じゅんじろう	国立循環器病研究センター 副院長／心臓血管外科 部門長
荻野 均	おぎの ひとし	東京医科大学心臓血管外科 主任教授

■執筆者（執筆順）

北村 惣一郎	きたむら そういちろう	国立循環器病研究センター 名誉総長
佐田 誠	さた まこと	国立循環器病研究センター呼吸器・感染症診療部 医長／医療安全管理部感染対策室 室長
前田 琢磨	まえだ たくま	国立循環器病研究センター輸血管理室
宮田 茂樹	みやた しげき	国立循環器病研究センター輸血管理室 医長
閔 庚徳	みん きょんどく	国立循環器病研究センター臨床研究部
朝倉 正紀	あさくら まさのり	国立循環器病研究センター臨床研究部 室長
北風 政史	きたかぜ まさふみ	国立循環器病研究センター臨床研究部 部長
田鎖 治	たぐさり おさむ	大森赤十字病院心臓血管外科 部長
林 輝行	はやし てるゆき	国立循環器病研究センター臨床工学部 技士長
藤田 知之	ふじた ともゆき	国立循環器病研究センター心臓外科 部長
大西 佳彦	おおにし よしひこ	国立循環器病研究センター麻酔科 外科系中央診療部門長
稲冨 佑弦	いなとみ ゆずる	国立循環器病研究センター麻酔科
今中 秀光	いまなか ひであき	徳島大学病院ER・災害医療診療部 特任教授
窪田 陽介	くぼた ようすけ	国立循環器病研究センター麻酔科
中谷 武嗣	なかたに たけし	国立循環器病研究センター移植部門 部門長
野田 崇	のだ たかし	国立循環器病研究センター心臓血管内科不整脈科 医長
鎌倉 史郎	かまくら しろう	国立循環器病研究センター心臓血管内科 内科系中央診療部門長
藤野 裕士	ふじの ゆうじ	大阪大学大学院医学系研究科生体統御医学講座麻酔・集中治療医学教室 教授
市川 肇	いちかわ はじめ	国立循環器病研究センター小児心臓外科 部長
小林 順二郎	こばやし じゅんじろう	国立循環器病研究センター 副院長／心臓血管外科 部門長

今井　洋介	いまい　ようすけ	東京大学医学部附属病院麻酔科・痛みセンター
高内　裕司	たかうち　ゆうじ	大阪府立呼吸器・アレルギー医療センター麻酔科 主任部長
和田　恭一	わだ　きょういち	国立循環器病研究センター薬剤部 特任副薬剤部長
中村　敏子	なかむら　さとこ	国立循環器病研究センター高血圧・腎臓科 医長 / 血液浄化科 医長
宮本　恵宏	みやもと　よしひろ	国立循環器病研究センター予防診断部 部長
佐々木啓明	ささき　ひろあき	国立循環器病研究センター血管外科 医長
森脇　博	もりわき　ひろし	株式会社クボタ本社阪神事務所健康推進室
黒嵜　健一	くろさき　けんいち	国立循環器病研究センター小児循環器集中治療室 医長
大宮　浩揮	おおみや　ひろき	岡山大学大学院医歯薬学総合研究科麻酔・蘇生学講座
鍵﨑　康治	かぎさき　こうじ	国立循環器病研究センター小児心臓外科 医長
佐藤　俊輔	さとう　しゅんすけ	国立循環器病研究センター心臓血管外科
島原　佑介	しまはら　ゆうすけ	国立循環器病研究センター心臓外科
秦　広樹	はた　ひろき	国立循環器病研究センター心臓外科 医長
戸田　宏一	とだ　こういち	大阪大学大学院医学系研究科心臓血管外科学 准教授
中嶋　博之	なかじま　ひろゆき	埼玉医科大学国際医療センター心臓血管外科 准教授
高橋　研	たかはし　けん	埼玉医科大学国際医療センター心臓血管外科
里見　和浩	さとみ　かずひろ	東京医科大学八王子医療センター循環器内科 准教授
簗瀬　正伸	やなせ　まさのぶ	国立循環器病研究センター移植医療部 医長
松尾　汎	まつお　ひろし	松尾クリニック 理事長
荻野　均	おぎの　ひとし	東京医科大学心臓血管外科 主任教授
田中　裕史	たなか　ひろし	国立循環器病研究センター血管外科
松田　均	まつだ　ひとし	兵庫県立姫路循環器病センター心臓血管外科 部長
岡島　年也	おかじま　としや	こだま病院循環器内科 部長
湊谷　謙司	みなとや　けんじ	国立循環器病研究センター血管外科 部長
伊庭　裕	いば　ゆたか	手稲渓仁会病院心臓血管外科 主任医長
吉牟田　剛	よしむた　つよし	金沢大学保健管理センター
原田光一郎	はらだ　こういちろう	国立循環器病研究センター心臓血管内科血管科 医長
福田　哲也	ふくだ　てつや	国立循環器病研究センター放射線部 医長

巻 頭 言

　『心臓血管外科管理ハンドブック』は国立循環器病センター創立（1977年6月）から18年目を迎えた1995年に南江堂から初版が発刊された．当時の心臓・血管外科部長（後に千葉大学外科教授）をつとめられた故・中島伸之部長らによって執筆・編集された．その版を開いてみると，序文を故・曲直部寿夫名誉総長が執筆されている．

　2005年に10年ぶりの改訂第1版が『新・心臓血管外科管理ハンドブック』として発刊された．初版と改訂第1版を比較してみると，心臓血管外科10年の歩みが大変明確に理解しうる．初版のCABGの項は静脈グラフトが中心となっていたが，改訂版では動脈グラフトが中心となり，off-pump CABGが登場した．また，初版には心臓移植の項が設けられていなかったが，改訂版には重要な項目として加えられている．初版当時ではWPW手術は主要な不整脈手術であったが，改訂版時にはmaze手術が重要な外科の役割となった．その他，弁形成や弓部・胸腹部大動脈瘤手術が普及し，左室低形成症候群などの新生児手術などに術前・術中・術後管理法を含め長足の進歩がみられた．これらの弛まざる進歩は今回の改訂第2版でも引き継がれている．

　改訂第1版の発刊から再び10年を経過し今回，改訂第2版が出版されることとなった．この間，改訂第1版の「編集にあたって」を執筆して下さった中島先生も他界され，この10年の世の変遷と心臓血管外科の進歩に自ずと思いが馳せられる．私は幸いにもこれら改訂第1，第2版の作成に関与させて頂く機会を得て，感慨深い．この10年ではわが国の高度高齢化の社会を反映し，各領域における低侵襲手術の進歩や大動脈瘤へのステントグラフト手術の著しい進歩と普及がみられる．また，わが国で利用可能な補助人工心臓の種類や利用数は飛躍的に伸び，J-MACS登録事業も開始された．心臓移植は200例を超えたが，世界的にみると低調といわざるを得ない状況が続いている．

　現在，新しい名称となった国立研究開発法人 国立循環器病研究センターの心臓血管外科を支えている若い世代の執筆者が立派にその役目を果たしてくれていることを心強く，かつ嬉しく思っている．本書がわが国の心臓血管外科手術・管理の最新の書であり続け，同時にわが国の手術成績が世界のトップレベルにあり続けることを願ってやまない．

　最後に永年にわたって本書の編集に携わり御支援頂いた南江堂編集部の方々に厚く御礼申し上げたい．10年後には，また次の世代の人が改めてくれ，永く引き継がれる書であることを願う．

2016年1月　吉日

国立研究開発法人 国立循環器病研究センター
名誉総長　北村惣一郎

●第1版編集者 (所属は刊行当時のもの)

中島　伸之	なかじま　のぶゆき	労働者健康福祉機構 鹿島労災病院院長
北村惣一郎	きたむら　そういちろう	国立循環器病センター総長
八木原俊克	やぎはら　としかつ	国立循環器病センター心臓血管外科 部長
公文　啓二	くもん　けいじ	国立病院機構函館病院 院長

第1版・巻頭言

　国立循環器病センターが設立され，診療業務を開始したのは，昭和52年6月のことである．初代，二代目の総長はすでに他界され，27年が経過した．当時の心臓外科のメンバーやレジデントは日本中，さらには世界にも広がり，心臓血管外科のリーダーシップを取っており，私が申し上げるのもおこがましいが，国立循環器病センターの同門生の活躍には目を見張るものがあると感じている．

　『心臓血管外科管理ハンドブック』は国立循環器病センター設立18年を迎えた1995年に南江堂から発刊され，当時，心臓・血管外科部長（後に千葉大学外科教授）をつとめられた中島伸之先生らによって執筆・編集されている．その版を開いてみると，序文を故 曲直部寿夫名誉総長が執筆され，奇しくも前本発行から10年を経たことになる．

　今回10年ぶりに内容を大幅に刷新し，『新 心臓血管外科管理ハンドブック』として発刊を迎えられることは，大いなる喜びである．前本と此の度の新版を比較してみると，心臓血管外科10年の歩みが大変明確に分かる．前本のCABGの項は静脈グラフトが中心となっているが，現在は動脈グラフトが中心となり，off-pump CABGが登場した．また，前本には心臓移植の項は設けられていなかったが，新版には重要な項目として加えられている．当時ではWPW手術は主要な不整脈手術であったが，現在は内科医によるアブレーションが主となり，maze手術が重要な外科の役割となった．その他，弁形成や弓部・胸腹部大動脈瘤手術，左室低形成症候群などの新生児手術などに長足の進歩が見られる．

　国立循環器病センターの心臓血管外科は，今や世界に名だたる施設となり，年間症例数も日本一を誇るようになって来たが，総勢50人ちかくに及ぶ本書の執筆者が何らかの形で国立循環器病センター心臓外科の発展に貢献され，先にも述べたごとく，日本中，世界中で御活躍になっていることは，私にとっても大きな誇りである．同時にその礎を築かれた曲直部寿夫先生，藤田 毅先生，川島康生先生の御努力も忘れてはならないと思う．本書がわが国の心臓外科のスタンダードであり，そして，同時に世界のトップレベルにあることを願っている．

　学問の進歩は早い．外科技術には他領域の進歩に伴って古いものが新しくなって復活するものが少なくない．本書はまさに，心臓血管外科学の進歩がもたらした"復活 resurrection"と云える版であり，情熱をもってその復活に力を注がれたのが中島先生はじめ執筆者の方々である．また，それを支援し，編集に携わって頂いた南江堂編集部の方々に厚く御礼申し上げたい．数年後にはまた次の世代の人が改めてくれ，永く引き継がれる書であることを願う．

2005年1月

国立循環器病センター
総長　北村惣一郎

第1版・編集にあたって

　この度ここに"新 心臓血管外科管理ハンドブック"が出版にこぎ着けられた事は，編集責任者として大きな悦びであると同時に，責を果たすことができてほっとしている．1995年に出版された『心臓血管外科管理ハンドブック』に序文を書いて下さった，日本の心臓血管外科の育ての親の一人であり，第二代国立循環器病センター総長をつとめられた故 曲直部寿夫先生もきっと喜ばれて居られることと想像する．

　今回出版された『新 心臓血管外科管理ハンドブック』は1995年に出版されたものの改訂版ではなく，それを基礎にして更に発展させた全く新しい管理ハンドブックである．新たにわれわれの手で創り上げなければならないと考えたのには幾つかの理由がある．

　一番大きい理由は，心臓血管外科の著しい進歩・発展であろう．10年前に書かれたものは内容的にも領域的にもすでに古くなり，現代の心臓血管外科にマッチしない．二つ目の理由としては，日本の心臓血管外科領域で国立循環器病センターが果たしている役割であろう．本邦で最も多くの経験を有する施設であり，つねに先駆的な役割を果たしてきていることはよく知られている．従って，その知識は還元されるべきものと考える．

　今回も執筆者を全て"国立循環器病センター育ち"の方々にお願いした．現在センターで働いている人も，また外の社会に出て活躍している人も，その輪が広く大きくなっていることを改めて実感した．この新しい管理ハンドブックを通してわれわれの有する知識が，心臓血管外科領域に携わる，とくに若い人達のお役に立つことを強く望んでいる．

　最後にこの困難な新版の出版事業を情熱をもって遂行された南江堂出版部のスタッフに深謝する．

2005年1月

中島伸之

第1部 概念化にむけて

目　次

総　論

総論Ⅰ．術前管理

- A. 感染症スクリーニングと陽性患者への対応 …………**佐田　誠**　2
  1. 感染症合併のリスク …………… 2
  2. 黄色ブドウ球菌の鼻腔内保菌者の術後創部感染 …………… 2
  3. ウイルス …………… 3
  4. 術前患者への対応 …………… 3
- B. 自己血輸血と血液準備 …………**前田琢磨，宮田茂樹**　5
  1. 異型輸血の防御法 …………… 5
  2. 術前血液準備 …………… 5
  3. 自己血輸血 …………… 6
- C. 服用薬剤の術中・術後への影響および中止時期 …………**関　庚徳，朝倉正紀，北風政史**　8
  1. 抗凝固薬 …………… 8
  2. 抗血小板薬 …………… 9
  3. β遮断薬 …………… 10
- D. 術前合併症とその対応 …………**田鎖　治**　11
  1. 発熱 …………… 11
  2. 湿疹 …………… 11
  3. 齲歯・歯肉炎 …………… 11
  4. 脳合併症 …………… 11
  5. 肝機能障害 …………… 12
  6. 腎機能障害 …………… 12
  7. 呼吸器合併症 …………… 13
  8. 血液疾患・凝固系異常 …………… 14
  9. 不規則抗体陽性 …………… 14
  10. 代謝疾患 …………… 14
  11. 膠原病および類縁疾患 …………… 14
  12. 消化器悪性腫瘍 …………… 14
  13. まとめ …………… 15

総論Ⅱ．術中管理

- A. 人工心肺 …………… 18
  1. 人工心肺の目的 …………**林　輝行**　18
  2. 構成要素 …………**林　輝行**　18
  3. 人工心肺操作手技 …………**林　輝行**　21
  4. 自己血回収装置 …………**林　輝行**　25
  5. 心筋保護法 …………**林　輝行**　26
  6. 脳保護法 …………**林　輝行**　29
  7. 再手術への対応 …………**藤田知之**　31
- B. 術中経食道心エコー（TEE）…………**大西佳彦**　35
  1. 心臓大血管手術における周術期経食道心エコー（TEE）の特徴 …………… 35
  2. 術中術後 TEE の利用方法と適応疾患 …………… 35
  3. TEE の禁忌と注意点 …………… 38
  4. 今後の TEE の展望 …………… 38

総論Ⅲ．術後急性期管理

- A. 循環モニタリング …………… 40
  1. 基本的モニタリング …………**稲冨佑弦**　40
  2. 呼吸モニタリング …………**今中秀光**　42
  3. 生化学的モニタリング（検査）…………**窪田陽介**　48
- B. 循環管理 …………… 53
  1. 基本的概念 …………**稲冨佑弦，大西佳彦**　53
  2. 酸素代謝管理 …………**稲冨佑弦，大西佳彦**　56
  3. 循環作動薬 …………**稲冨佑弦，大西佳彦**　57
  4. 補助循環 …………… 58
     a. 大動脈内バルーンパンピング（IABP）

		藤田知之	58
	b. V-A (veno-arterial) バイパス		
		林 輝行	61
	c. 経皮的心肺補助法（PCPS）……林 輝行		61
	d. 補助人工心臓……中谷武嗣		64
5.	心血管系合併症管理……野田 崇, 鎌倉史郎		68
C. 呼吸管理……			74
1.	人工呼吸管理の基本……藤野裕士		74
2.	呼吸理学療法……藤野裕士		76
3.	呼吸器合併症……		77
	a. 人工呼吸器関連肺傷害（VALI）		
		藤野裕士	77
	b. 人工呼吸器関連肺炎（VAP）		
		藤野裕士	78
	c. 消化管出血……藤野裕士		79
	d. 横隔神経麻痺……市川 肇		79
	e. 先天性心疾患に伴う気道異常		
		市川 肇	80
D. 術後出血と管理……			84
1.	心タンポナーデ……小林順二郎		84
2.	輸血……前田琢磨, 宮田茂樹		84
E. 術後鎮痛・鎮静管理……今井洋介, 大西佳彦			89
1.	fast track 管理……		89
2.	鎮痛・鎮静法……		90
3.	鎮痛・鎮静法の実際……		91
4.	シバリングの予防・治療……		92
5.	けいれん発作の治療……		92
F. 水・電解質・栄養管理……高内裕司			94
1.	輸液療法と栄養管理……		94
2.	電解質異常……		96
3.	新生児・乳児の輸液・栄養……		99
4.	経腸栄養……		99
5.	特殊病態における栄養管理……		100

G. 薬物投与管理……和田恭一			102
1.	投与経路……		102
2.	ライン管理……		103
3.	フィルタについての注意点……		104
4.	注射薬の配合変化……		105
H. 感染症対策……			109
1.	一般的予防法……佐田 誠		109
2.	術後対策……佐田 誠		111
3.	TDM に基づく抗菌薬の投与方法		
		和田恭一	115
I. 凝固系管理……前田琢磨, 宮田茂樹			120
1.	生体における血栓止血のメカニズム……		120
2.	抗血小板薬と抗凝固薬……		120
3.	術後抗凝固療法……		120
4.	血小板数低下, DIC, その他の凝固異常……		121
J. 腎不全……中村敏子			126
1.	急性腎障害（AKI）の定義……		126
2.	外科手術における AKI の原因……		127
3.	外科手術における AKI の予防と治療……		128
4.	慢性腎臓病（CKD）……		130
K. 糖尿病……宮本恵宏			132
1.	心血管疾患と糖尿病……		132
2.	周術期における血糖管理……		133
L. 消化器系合併症……佐々木啓明			136
1.	胃, 十二指腸……		136
2.	肝臓……		139
M. 中枢神経異常……森脇 博			142
1.	原因と発生頻度……		142
2.	予防……		142
3.	症状……		143
4.	早期診断……		144
5.	治療……		144
6.	まとめ……		146

各 論

各論 I. 先天性心疾患の管理

A. 術前管理……黒嵜健一			148
1.	新生児……		148
2.	乳児期以降……		152
B. 術中管理……			154

1.	麻酔……大宮浩揮		154
2.	人工心肺……林 輝行		156
3.	限外濾過……林 輝行		158
C. 術後管理・総論……市川 肇			161

1. 手術の目的 161	2. 乳児期・幼児期無輸血開心術の手段 204
2. 新生児・乳児期の術後管理 162	J. 遠隔期再手術の管理 市川 肇 206
3. 術後遺残症・続発症 166	1. 心外導管を用いた右室流出路再建術後の
D. 非開心修復手術の管理 市川 肇 168	導管狭窄 206
1. 動脈管開存症（PDA） 168	2. Fallot 四徴症遠隔期肺動脈弁閉鎖不全に
2. 大動脈縮窄・離断症 169	対する再手術 206
3. 血管輪 170	3. 房室中隔欠損修復術後の房室弁閉鎖不全 206
E. 新生児期・乳児期早期開心修復手術の管理	4. 房室中隔欠損修復術後の左室流出路狭窄 207
市川 肇 172	5. 両大血管右室起始修復術後の左室流出路狭窄 207
1. 完全大血管転位（TGA） 172	6. Fontan 手術後の再手術 207
2. 総肺静脈還流異常（TAPVC） 177	7. conotruncal anomaly 術後の上行大動脈拡大 208
3. 大動脈縮窄・離断複合 178	K. 成人期の先天性心疾患開心術の管理
4. 総動脈幹 180	鍵﨑康治 209
F. 左-右短絡疾患の管理 鍵﨑康治 183	1. 心房中隔欠損（ASD） 209
1. 心房中隔欠損（ASD） 183	2. 心室中隔欠損（VSD） 209
2. 心室中隔欠損（VSD） 184	3. 房室中隔欠損（AVSD） 210
3. 房室中隔欠損（AVSD） 185	4. Ebstein 病 210
G. 右-左短絡疾患の管理 市川 肇 187	5. Fallot 四徴症 210
1. Fallot 四徴症（TOF） 187	L. 機能的修復手術の管理 市川 肇 212
2. Fallot 四徴症/肺動脈閉鎖（PAVSD） 188	1. Fontan 手術 212
3. Fallot 四徴症/肺動脈閉鎖/巨大体肺側副血行	2. 1.5 心室修復術 220
路（MAPCA） 188	3. 機能的二心室修復手術 220
4. 心外導管手術，自己組織を用いた	M. 非開心姑息手術の管理 鍵﨑康治 224
右室流出路再建術 189	1. 体肺動脈短絡手術 224
5. 両大血管右室起始（DORV） 189	2. 肺動脈絞扼術 225
6. 房室錯位（AVD） 192	3. 大動脈縮窄・大動脈弓離断複合に対する
7. 単心室 195	大動脈弓再建術 226
8. isomerism heart の修復手術 195	4. 心房中隔欠損作製または拡大術 226
9. 純型肺動脈閉鎖（PAIVS） 196	5. 肺動脈弁裂開術 226
H. 狭窄疾患・弁疾患の管理 市川 肇 198	6. 肺動脈統合術 227
1. 肺動脈弁狭窄（PS） 198	N. 開心姑息手術の管理 市川 肇 229
2. 大動脈弁狭窄（AS） 198	1. 右室流出路再建術 229
3. 大動脈弁下狭窄（SAS） 199	2. 左心低形成症候群に対する寛解手術
4. 大動脈弁上狭窄（SVAS） 200	（Norwood 手術） 230
5. 僧帽弁狭窄（MS） 200	3. isomerism heart に対する開心姑息手術 231
6. 僧帽弁閉鎖不全（MR） 201	4. 新生児期重症 Ebstein 病に対する開心姑息手術
7. Ebstein 病 202	232
I. 乳児期・幼児期無輸血開心術の管理	
鍵﨑康治 204	
1. 乳児期・幼児期無輸血開心術の適応疾患 204	

各論Ⅱ．後天性心疾患の管理

A. 弁膜疾患の管理 236	1. 僧帽弁疾患 佐藤俊輔 236

目次

- 2. 大動脈弁疾患……島原佑介 239
- 3. 三尖弁疾患……秦 広樹 242
- 4. 感染性心内膜炎（IE）……戸田宏一 244
- 5. 移植弁機能不全……藤田知之 246
- 6. 低侵襲弁膜症手術……中嶋博之 250
- B. 冠動脈疾患の管理……中嶋博之 253
  - 1. 狭心症…… 253
  - 2. 急性心筋梗塞合併症に対する手術…… 258
  - 3. 陳旧性心筋梗塞合併症に対する手術…… 259
  - 4. 虚血性心筋症に対する左室形成術（SVR）…… 260
  - 5. 特殊なCABG…… 260
  - 6. まとめ…… 261
- C. 不整脈の管理…… 262
  - 1. 心房細動（AF）…… 262
    - a. maze手術……高橋 研，中嶋博之 262
    - b. カテーテルアブレーション……里見和浩 265
- 2. 心房頻拍・心室頻拍……里見和浩 266
  - a. 心房頻拍（AT）…… 266
  - b. 心室頻拍（VT）…… 267
- D. 拡張型心筋症……簗瀬正伸，中谷武嗣 271
- E. 特殊疾患……島原佑介 276
  - 1. 閉塞性肥大型心筋症（HOCM）…… 276
  - 2. 収縮性心膜炎（CP）…… 277
  - 3. 心臓腫瘍…… 280
  - 4. 心外傷…… 283
- F. 心臓移植の管理…… 285
  - 1. 適応およびレシピエントの決定……戸田宏一 285
  - 2. 移植手術待機患者の術前管理……戸田宏一 286
  - 3. 移植手術……戸田宏一 287
  - 4. 心肺同時移植……戸田宏一 288
  - 5. 心臓移植の麻酔……稲冨佑弦，大西佳彦 290
  - 6. 術後急性期管理……簗瀬正伸，中谷武嗣 295

各論Ⅲ．血管疾患の管理

- A. 胸部・胸腹部動脈瘤…… 304
  - 1. 術前管理……松尾 汎 304
  - 2. 標準手術手技…… 310
    - a. 大動脈基部置換術……荻野 均 310
    - b. 上行弓部大動脈置換術……佐々木啓明 313
    - c. 下行大動脈置換術および胸腹部大動脈置換術……田中裕史 314
    - d. ステントグラフト内挿術（ハイブリッド治療を含む）……松田 均 317
- B. 大動脈解離…… 324
  - 1. 術前管理……岡島年也 324
  - 2. 標準手術手技……湊谷謙司 329
- C. 胸部・胸腹部大動脈外科……田中裕史 332
  - 1. 術中合併症…… 332
  - 2. 術後管理…… 334
- D. 腹部大動脈瘤…… 335
  - 1. 術前管理……伊庭 裕 335
  - 2. 標準手術手技…… 337
    - a. アプローチ……伊庭 裕 337
    - b. 再建方法……伊庭 裕 337
    - c. ステントグラフト内挿術……松田 均 338
    - d. 術中管理……伊庭 裕 340
  - 3. 術後管理……伊庭 裕 341
- E. 末梢血管疾患…… 344
  - 1. 末梢動脈疾患…… 344
    - a. 急性動脈閉塞症……吉牟田 剛 344
    - b. 慢性動脈閉塞症……原田光一郎 347
    - c. 血管内治療……福田哲也 350
    - d. 血管新生療法……岡島年也 355
  - 2. 末梢静脈疾患：深部静脈血栓症……吉牟田 剛 356
- F. 肺血栓塞栓症…… 361
  - 1. 急性肺血栓塞栓症……佐々木啓明 361
  - 2. 慢性肺血栓塞栓症……荻野 均 363

索引…… 371

総論

I

術前管理

感染症スクリーニングと陽性患者への対応

1　感染症合併のリスク

　心血管系疾患患者には感染症合併リスクの高い患者が少なくない．慢性心不全症例は感染に対する防御能が低下している可能性があるし，入退院を繰り返す症例では耐性菌保有率も高くなる．また，心臓血管外科手術には，人工物を使用することが多い，開胸手術が多い，清潔創である，緊急手術が多いなど，通常の外科手術と異なる側面が多々ある（表1）．これらの特徴は術後感染症の合併に特に注意を要することを示しており，事実，心臓血管外科手術患者ではいったん感染症を合併すると極めて難治となり，長期の抗菌薬投与を余儀なくされる場合が少なくない．したがって，心臓血管外科手術患者における感染コントロールを考えるとき，術前からの対応が極めて重要になる．まず待機手術では，できる限り術前入院期間は短くする．術前の長期入院は手術部位感染（surgical site infection：SSI）の発生率を増加させる．一方，術前に他部位の感染（遠隔感染）がある症例ではこれらをできる限り治療することが先決であり，そのための術前入院長期化はやむを得ない．術前の遠隔感染は術後のSSI発生率を増加させる可能性がある．

2　黄色ブドウ球菌の鼻腔内保菌者の術後創部感染

　MRSAを含む黄色ブドウ球菌の鼻腔内保菌は手術患者におけるSSI発生の危険因子となる．特に心臓血管外科領域の手術はハイリスクで侵襲も大きく，保菌例では除菌を考慮すべきである．当院では，メチシリン耐性黄色ブドウ球菌（MRSA）の術前スクリーニングを行っている．
　黄色ブドウ球菌の鼻腔内保菌は，心臓血管外科手術におけるSSIの重要な危険因子のひとつであり，鼻腔内の黄色ブドウ球菌を除菌することでSSIをはじめとした術後感染を防止できる可能性がある．除菌方法としては，MRSA鼻腔保菌者に対してムピロシン鼻腔内塗布を3日間程度行う．ムピロシンの濫用は耐性菌を増加させる可能性があるので使用は短期間にとどめる．施設によっては，除菌目的でリファンピシン（RFP），ST合剤（スルファメトキサゾール・トリメトプリム），ミノサイクリン（MINO）の内服を行っているところもあるが，明確なエビデンスはなく単なる除菌目的で安易に行うべきではない．
　ムピロシンでは除菌できない場合，あるいは極めてリスクの高いMRSAコロニゼーション症例

表1　心臓血管外科手術患者において感染対策上留意すべき特徴

特徴	留意事項
人工物の長期留置例が多い	●感染のリスクが常にある
抜去不能な人工物が多い	●感染症治療（抗菌薬投与）の長期化 ●感染症の難治化
開胸手術が多い	●清潔創のため感染の発症リスクが高い ●SSIは重症化しやすい
緊急手術が多い	●SSIなどの術後感染症の発症頻度が高くなる
再手術困難例が多い	●感染症治療（抗菌薬投与）が長期化する ●感染症が難治化，重症化しやすい
軽症の感染症で急変する	●感染症の重症度だけで治療法を決定してはいけない

ではバンコマイシン（VCM）の予防投与も考慮する．縦隔洞炎やステントグラフト感染はいったん起こると極めて難治性で，治療も長期化する．こうしたリスクの高い手術例では抗MRSA薬の予防的全身投与も考慮する．

3 ウイルス

術前に梅毒，HBs抗原，HCV抗体，場合によってはHIV抗体もチェックしておく．針刺しやメスによる切創で血液曝露を受けた場合，被汚染者への対応のためにも必要な患者情報である．

緊急手術では患者の感染症情報が揃っていないことが多いので，針刺しなどに十分注意して手術を行う．B型肝炎ウイルスはワクチンにより予防可能であり，医療従事者は原則としてB型肝炎ワクチンを接種しておくべきである．ワクチン接種にて抗体価の上昇が不十分な場合でも未接種者とは異なり予防効果がみられる．

冬期にはインフルエンザウイルスやRSウイルス（respiratory syncytial virus）による感染症も遠隔感染症として重要である．特に先天性心疾患を持つ乳幼児がRSウイルスに感染すると重篤化しやすい．術前にこれらの感染症がある場合にはその治療を優先する．

4 術前患者への対応

a. 除毛

剃刀（カミソリ）による剃毛は皮膚に傷害を与え感染のリスクとなるので行ってはいけない．術前の手術部位の除毛は手術の邪魔にならない限り必須ではない．必要ならば外科用クリッパー（電動バリカン）か除毛クリームを用いることになるが，除毛クリームを使用する場合は皮膚アレルギーに注意する．除毛は手術直前に手術室にて行う．

b. 消毒薬による術前シャワー・入浴

米国CDC（Centers for Disease Control and Prevention）のSSI予防ガイドラインでは，術前夜に消毒薬を用いたシャワーや入浴を推奨している．クロルヘキシジンシャワーのほうがポビドンヨードよりも効果的に皮膚の細菌コロニー数を減少させることが報告されているが，それが直接SSIの減少につながるかどうかについての明確なエビデンスは得られていない．当施設では，手術前日にポビドンヨード（アレルギーのある場合は5%クロルヘキシジン）含有石鹸を使ったシャワーや入浴を行うとともに，術直前にもシャワー浴を行っている．一方，英国NICE（National Institute for Health and Clinical Excellence）のガイドラインでは術前の石鹸を使用してのシャワー浴を推奨しているが，消毒薬の種類には言及していない．

c. 術後感染予防抗菌薬投与

心臓血管外科手術の場合は清潔創であるので，MSSA（methicillin-sensitive *Staphylococcus aureus*）や連鎖球菌などの皮膚常在菌が対象となる．通常，第一世代セファロスポリン系抗菌薬であるCEZ（セファゾリン）を使用する．皮切30分〜1時間前から投与（点滴静注）を開始し，皮切直前に投与を終了させる．安全性の面からも抗菌薬投与は静注（ボーラス）ではなく点滴静注が望ましい．ほとんどが長時間に及ぶ手術のため，抗菌薬の術中再投与が必要となる．再投与のタイミングは抗菌薬の半減期の2倍の時間を目安とする．半減期1.6時間のCEZの場合，再投与は3時間後となる．MRSAハイリスク症例およびセファロスポリン系にアレルギーのある症例ではVCMを使用する．MRSAハイリスク症例とは，術前MRSAが除菌困難な症例で，人工血管など大きな人工物を装着する手術症例，以前にMRSAによる術創部やその他（肺炎など）感染症を合併したことのある症例，遠隔部位に現在感染症を起こしている症例，その他基礎疾患が重篤な症例などである．米国CDCのガイドラインでも，当該施設でMRSAによる創部感染が少なくなく，人工物を挿入するような手術ではVCM投与を勧めている．VCMは皮切1〜2時間前から投与（点滴静注）を開始し，皮切前後に投与を終了させる．VCMの半減期は5〜6時間なので理論的には再投与は10〜12時間後になるが，人工心肺が作動している状況では血中濃度が通常よりも多少低下するので，再投与のタイミングは早まる．耐性菌の出現を最小限に抑えるためにも，当センターでの予防抗菌薬投与期間は原則として術

後24時間までとし，長くとも3日以内としている．米国胸部外科学会(STS)ガイドラインやSurgical Care Improvement Project (SCIP)では，心臓血管外科手術に関しては48時間の予防抗菌薬投与が推奨されている．一方，手術終了後の予防抗菌薬投与方法は治療投与と同じとする．CEZの場合，原則1日3回投与である．

すでにVCMが投与されているケースではグラム陰性桿菌をターゲットに予防抗菌薬を選択することもある．好中球減少症，糖尿病あるいは長期入院例では特に考慮が必要となる．実際は，その患者から検出されているグラム陰性菌あるいはlocal factor（当センターあるいは該当病棟における菌検出状況および薬剤耐性率）を加味して抗菌薬を選択する．

一方，心臓移植手術に際しては，MRSAの有無にかかわらず，周術期予防抗菌薬としてカルバペネム系抗菌薬（ドリペネム：定型的には0.5～1gを執刀30分前に投与終了および執刀開始4時間後0.5～1gを追加投与）とオキサノリジノン系抗菌薬（リネゾリド：600 mgをドリペネム投与前に投与終了）を使用している．ICU入室後も抜管まではドリペネム(DRPM)を連日投与し，ドレーン類が抜去されるまではリネゾリド(LZD)の投与を継続している．

d. 禁煙，血糖管理

喫煙はSSI発症の危険性を増大させる．心血管系疾患患者では根本的な治療ストラテジーとして禁煙が重要であるので，患者は基本的にすでに禁煙を遂行していなければならない．もし禁煙ができていなくても，術前の少なくとも30日は禁煙が必要である．もちろん禁煙期間が長いほどよい．

血糖コントロールも重要である．心臓血管外科手術例での検討では，糖尿病患者のSSI発生リスクは糖尿病のない患者の2～3倍と報告されている．術前の血糖コントロールだけでなく，術後（特に48時間以内）の血糖値も十分にコントロールする（150～180 mg/dL以下）．

B 自己血輸血と血液準備

1 異型輸血の防御法

異型輸血は致死的であり，あってはならない合併症である．これを防ぐための2本の柱は，①血液型の確認を確実にすることと，②患者の誤認をなくすこと，である．しかし，ヒューマンエラーは起こりうるものであり，それを最小限にするようなシステムづくりが重要である．以下ではわれわれの取り組みも紹介しつつ，これら2本の柱について解説したい．

2 術前血液準備

a. 血液型

心臓血管外科患者においては，緊急に輸血が必要となる場合が多い．ABO不適合輸血が医療過誤として社会問題化している現在，いかに間違いなく血液型を確定するかということが輸血療法における一番重要なポイントとなる．実際，日本輸血学会のアンケート調査によると，ABO不適合輸血は，時間外，緊急時に多く発生している．したがって，検査技師による24時間体制の輸血検査体制をとる必要がある．

血液型，不規則性抗体などの患者輸血情報は輸血管理ソフトで管理し，コンピュータによるチェック，参照が容易にできるシステムをとっている．また，自動輸血検査機器とオンラインで結び，検査結果などの手入力を排除するシステム，バーコードシステムを用いたイントラネットコンピュータで輸血直前に患者および血液製剤認証を行うシステムを構築している．

1) 血液型確定原則

採血時などの患者間違い，検体取り違えといったヒューマンエラーを防ぐために，血液型はダブルチェック（採血を2回タイミングをかえて行い，結果が合致するかを確認する）を最低限とし，患者血液型を確定する．血液型を確定したあとは，血液型色別リストバンド，カルテに添付する血液型ラベルなどを用いて，ベッドサイドでの患者および血液型誤認を防ぐ工夫を行っている．

2) 血液型確定方法

①通常

入院時に血液型検査を提出，翌日に不規則性抗体検査を提出し，その際に再検される血液型が前回値と合致すれば，患者血液型として確定する．

②緊急時

まず，血液型検査を行う．血液型の報告があり次第，不規則性抗体検査を依頼する．この検体を用いて検査された血液型が前回値と合致すれば，患者血液型として確定する．

③超緊急時

上記の手順による血液型確定ができない場合，または血液型が検査できない場合は，O型赤血球MAPとAB型新鮮凍結血漿（FFP）を使用する．非O型患者にO型赤血球濃厚液を輸血した場合は，再度クロスマッチ用の採血が必要である．なぜならO型赤血球濃厚液にもわずかながら血漿成分が含まれており，理論上は抗A抗B抗体を含むからである．検体を送る際にO型赤血球濃厚液を輸血したあとの検体であることを伝えておく．その後，血液型が確定しクロスマッチテストが問題なければ，ただちに同型血液製剤に切り替える．

b. 不規則性抗体検査

ABO式血液型における，血漿中の自己赤血球の保有している抗原に対応しない抗体（抗A，抗B抗体）は，規則性抗体と呼ばれる．一方，過去の輸血ならびに妊娠などにより，自己赤血球膜抗原と異なる抗原を持つ赤血球が体内に入ることで

感作され産生される抗体を，不規則性抗体と呼ぶ．

この不規則性抗体のなかで，臨床上問題となる抗体は37℃で反応する抗体である．室温以下の温度で反応する冷式抗体は，低体温麻酔下の手術に際しても輸血副作用を起こさないといわれている．当センターでも不規則性抗体検査は37℃でのみ実施しているが，現在のところ問題となったことはない．

不規則性抗体が陽性の場合（輸血患者の2～3％に発生する），対応抗原陰性の赤血球製剤を準備する必要がある．高頻度抗原に対する抗体もしくは複合抗体保持の場合は，適合血を準備するのに数日かかる場合もあるので，待機手術患者は事前に不規則性抗体検査を実施しておくことが重要である（現在の新鮮凍結血漿ならびに濃厚血小板製剤は，ほとんど赤血球を含んでいない．また，日本赤十字社にてドナーの不規則性抗体検査が実施され，陰性血液製剤のみ出庫されている．したがって，各病院での新鮮凍結血漿ならびに濃厚血小板製剤については，クロスマッチテストの必要性はない）．

c. Type & Screen

心臓血管外科においては，外科医ならびに麻酔科医は思わぬ出血を予想し，必要以上の血液を準備する傾向にある．これは血液製剤の返却・廃棄につながり，血液製剤適正使用の妨げとなる．待機手術においてこの問題を合理的に解決するための方策が，Type & Screen である．

1) Type & Screen

抗体スクリーニングの精度は非常に高く，99.6％が検出できるとされる[1]．この報告をもとに，1977年に提唱されたのがType & Screenの概念である[2]．すなわち，待機手術においてあらかじめ患者のABO血液型とRh血液型のD抗原を確認し，血型を確定する．そして抗体スクリーニングで陰性を確認しておけば，抗グロブリン法による交差試験を省略した生食迅速法のみの簡易交差試験を行うことで血液型だけを確認して，輸血が必要になった場合に出庫することができる．

これが従来のType & Screenの意味であるが，当院では予想出血量にかかわらず，全例においてType & Screenを導入し，検査技師の大幅な労働時間の短縮に成功し，かつ重篤な溶血性副作用は認めていない．

d. コンピュータクロスマッチテスト

心臓血管外科手術では，同一手術でも，無輸血で終わるものから大量輸血が必要な手術まで出血量にバリエーションが大きい．出血量が多いのは，術前に抗凝固，血小板療法を必要とする症例が多い，血小板機能低下をもたらす人工心肺を使用する，術中にヘパリン，プロタミンを大量に使用するなど，止血に不利になる要因が多数存在するためである．

心臓血管外科手術では出血量の予想が不確定で，適切な運用が困難になる場合が多い．したがって，当施設では現在，コンピュータクロスマッチテストに近いシステムを導入することにより，血液製剤の適正利用を推進しながら心臓血管外科手術に対する輸血療法の安全性確保を試みている．すなわち，血液型判定を時間をずらして（待機手術であれば日を変えて）2回以上採血して実施し，血液型が同一であることで確定する．血液型が確定し，不規則抗体検査が陰性である受血者に対して，血液製剤と受血者の血液型の適合をコンピュータで判定し，実際のクロスマッチテストを省略して出庫する方法である．当施設では加えて，生食迅速法でクロスマッチテストを行い（5分程度で終了する）出庫している（immediate spin法と呼ばれる）．この方法では，血液製剤のオーダーがあってから10分以内に血液製剤が準備可能である．このため大量出血した場合に備えて最低限の単位数（6U程度）のみ手術室に確保しておき，残りは必要時に上述した方法で出庫することで，不必要な血液製剤準備を防ぐことが可能となる．さらに緊急血液オーダーに対しても迅速に対応できるため，患者の安全性確保にも大きく貢献する．

現在当センターでは血液製剤購入量に対する廃棄・返却率は1％程度であり（これらのシステムの導入以前は数％あった），血液製剤の適正利用が達成されている．

3 自己血輸血

自己血輸血は，①希釈式，②回収式，③貯血式

に大きく分類できる．自己血輸血の目的は同種血輸血の回避である．同種血輸血を回避することで，輸血後移植片対宿主病（graft versus host disease：GVHD）や輸血関連急性肺傷害（transfusion-related acute lung injury：TRALI）といった輸血における致命的な合併症や同種免疫感作といった問題を避けることができる．しかし，同種血輸血の安全性は非常に高まっている．1999年以降に導入された核酸増幅検査（nucleic acid amplification testing：NAT）の導入により，かつて同種血輸血における大きなリスクであった肝炎やHIVといったウイルス感染症のリスクは著減した．また，自己血輸血にも細菌汚染や，特に貯血式における返血時の取り換え事故や採血時の血管迷走神経反射などのリスクもある．そのため現在では，当センターでは貯血式の自己血輸血は行っておらず，自己血輸血は①希釈式と②回収式に限って行っている．

1）希釈式

全身麻酔導入後にシースなどから自己血を採取すると同時に，補液を行い循環血漿量を維持する．当センターでは800〜1,200 mLの自己血を採取することが多い．採取した自己血はCPD液を含むパックで室温保存し，人工心肺終了時などに返血する．利点としては，新鮮で凝固能を保持していることである．短所として，麻酔導入後の末梢が開いて相対的hypovolemiaであるときに自己血を採取しなければならないため，対応を熟知した麻酔科医の存在が不可欠であることがあげられる．特に，循環血漿量が相対的に減少している疾患（大動脈弁狭窄症など）においては循環虚脱になる可能性もあり，注意が必要である．

術中に貯血した自己血は血小板機能の保持を目的として室温保存する．保存期間は数時間であり，原則その手術中に使い切る．自己血返血後は血小板数の増加，PT，aPTTの短縮，およびトロンボエラストグラフィーにおける最大振幅などの値が高く，凝固塊も強固であったとされる[3]．

2）回収式

術野での出血をサクションチューブで回収し，自己血回収装置で洗浄，濃縮したうえで返血する．この回収から処理までの過程で凝固を防止するためにヘパリン生食を混和しつつ，術野からの出血を吸引する．術野の出血は異物が混入し，吸引などの物理的刺激で溶血が生じているため，洗浄操作が必要である．回収工程におけるヘパリンの混入により，回収式自己血を返血することでヘパリンの抗凝固作用を気にする医師もいるが，洗浄工程でほとんどのヘパリンは除去され，洗浄後にはヘパリン濃度は1/20になる[4]とされ，その影響はあまり大きくない．しかし，回収式自己血には機能的な血小板，凝固因子は含まれていないことから，大量投与により凝固障害が発生する可能性がある[5]ことには留意が必要である．

文献

1) Grove-Rasmussen M：Transfusion **4**：200-205, 1964
2) Boral LI, Henry JB：Transfusion **17**：163-168, 1977
3) Whitten CW et al：J Clin Anesth **8**：229-235, 1996
4) Burman JF et al：Transfus Med **12**：173-179, 2002
5) Horst HM et al：J Trauma **32**：646-652, 1992；discussion 652-643

C 服用薬剤の術中・術後への影響および中止時期

心臓血管外科手術においては，急性発症の緊急手術などを除けば，慢性期として投薬治療を受けていることがほとんどである．処方の多くは適宜中止や増減が可能と思われるが，本項では周術期管理がとりわけ重要な抗血小板薬，抗凝固薬，およびβ遮断薬の内服について，今日の知見をまとめる．

1 抗凝固薬（表1）

日本では内服薬としてワルファリンと新規経口抗凝固薬が使用可能である．静注薬としてはヘパリン，低分子ヘパリン，アルガトロバンなどが用いられている．一般診療においては，心房粗細動の心内血栓形成予防や，深部静脈血栓などの血栓溶解ならびに形成予防，また人工弁その他の人工物埋め込み術後，補助循環装置使用時などに血栓形成予防を目的として投薬されている．

a. ワルファリン

ワルファリンはビタミンKの肝での代謝を阻害し，ビタミンK依存性の凝固因子である第Ⅱ，Ⅶ，Ⅸ，Ⅹ因子の産生を抑制することで抗凝固能を発揮している．そのため薬効はビタミンK代謝サイクルに依存しており，食事内容や全身状態の影響を受ける．また近年，ワルファリン代謝酵素であるCYP2C9[1]や標的酵素であるVKORC1[2〜4]の遺伝子多型により必要投与量が大きく異なることがわかっている．このため投与に際してはモニタリングが必要となり，対象となる疾患や病態に応じてPT-INR値1.6〜4の範囲でコントロールされる[5]．小手術を除く観血的手術の前には，一般に3〜5日の休薬期間が必要である．凝固能が過度に亢進している場合や，急速な薬効解除が必要な場合は，ビタミンK投与による拮抗が可能である．周術期でワルファリン休薬時はヘパリンの投与を行う．術後に内服を再開する際は，PT-INR値が推奨範囲に達してからヘパリン投与を中止する．

b. 新規経口抗凝固薬

2011年以降，血液凝固カスケードの下流因子を直接阻害する新しい抗凝固薬が上市され，新規経口抗凝固薬（novel oral anticoagulants：NOAC）と称されている．日本で最も早く導入されたNOACであるダビガトランは，血液凝固カスケードで凝固因子の下流に位置する第Ⅱa因子（トロンビン）を直接阻害する新しい抗凝固薬である．ダビガトランとワルファリンの有効性，安全性を比較したRE-LY試験において，ダビガトラン群では心房細動患者の脳卒中・全身性塞栓症が有意に抑制され，かつ出血性合併症は変わらなかった[6]．ダビガトランはモニタリングが不要で，かつ肝代謝の影響を受けないなどの特徴があり，今後処方例も増加するものと思われる．

2015年1月現在，日本では第Ⅱa因子を阻害するダビガトランのほかに，第Ⅹa因子を阻害するリバーロキサバン，アピキサバン，エドキサバンが市販されている．NOACはいずれも薬効の出現も排泄も比較的速やかであり，腎機能正常患者では術前24時間の休薬でよいとされている．しかしながら拮抗薬が存在しないため，特に腎機能障害などでクリアランスが低下している例や，完全な止血機能が求められる例では48時間前の休薬が求められる．

c. ヘパリン

術前の抗凝固薬内服中止による血栓症のリスク増大が問題となる症例では，内服中止に際しヘパリンの投与を開始する．ヘパリンはATⅢ阻害によるⅩa，Ⅶa，Ⅺa，Ⅸ因子の不活化から，ヘパリンと異なる機序で抗凝固能を発揮する．ヘパリ

C 服用薬剤の術中・術後への影響および中止時期

表 1 抗凝固薬と抗血小板薬の周術期管理

	作用機序	術前	術後	備考
抗凝固薬				
ワルファリン	ビタミンK代謝サイクルの阻害	3〜5日前に休薬 ※休薬と同時にヘパリンを開始	止血後，病状に応じ再開 ※PT-INR値が治療域に達してからヘパリンを中止	代謝酵素の遺伝的多型との関連がいわれている
ダビガトラン	トロンビンの直接的阻害	1〜2日前に休薬 ※最終投薬から12時間後にヘパリンを開始	止血後，病状に応じ再開 ※再開と同時にヘパリンを中止	
抗血小板薬				
アスピリン	COX1の不可逆的阻害によるTXA$_2$産生抑制	7日前に休薬	止血後，病状に応じ再開	
チクロピジン	ADP受容体の不可逆的阻害	14日前に休薬	止血後，病状に応じ再開	肝障害に注意
クロピドグレル	ADP受容体の不可逆的阻害	14日前に休薬	止血後，病状に応じ再開	PPI（オメプラゾール）との併用に注意
シロスタゾール	PDE阻害による細胞内cAMP濃度の維持	3日前に休薬	止血後，病状に応じ再開	

ンは持続静注もしくは皮下注射での投与も可能であるが，皮下注射では生物学的利用能が低下することや，投与量調節の簡便性からも持続注射がよく用いられている．モニタリングは投与前のAPTT値を基準として1.5〜2.5程度を目標に増減し，術前まで続行するのが一般的である．ただし低分子ヘパリンはAPTTを延長させないためAPTTによるモニタリングはできない点に注意する．人工心肺などでヘパリンを大量に投与する際にはACT (activated coagulation time) を指標とする．

ワルファリン投与例では，PT-INRが治療域内であれば休薬と同時にヘパリンを開始する．NOAC投与例では，最終投与から12時間後にヘパリンを開始する．ヘパリン投与の際はヘパリン起因性血小板減少症（heparin-induced thrombocytopenia : HIT）に注意が必要で，既往のある症例や疑い症例ではアルガトロバンを用いるよう推奨されている．

2 抗血小板薬（表1）

動脈硬化疾患における血栓形成の予防薬として，リスクのある症例では抗血小板薬の投与が推奨されている．特に虚血性心疾患患者においては，drug eluting stent (DES) が登場してから，長期間にわたる強力な抗血小板療法が必要な症例が増加しており，注意が必要である．DES挿入後は抗血小板薬中止による血栓症のリスクが高いため，手術とPCIの両者が必要と見込まれる症例では，心カテーテル治療前に手術を行うなど治療順序を考慮しなければならない場合があるので注意する．

a. アスピリン

アスピリンは約100年前に現れた代表的な抗血小板薬である．アスピリンは血小板のCOX1を不可逆的に阻害することにより，トロンボキサンA$_2$（TXA$_2$）の産生を抑制し抗血小板作用をもたらす．COX1の阻害が不可逆的であること，また血小板は核を持たず新規のCOX1産生がないことから，循環している血小板の寿命に応じ，新たな血小板が大勢を占めるまで作用は継続する．一般的に出血のリスクを抑制するには7日前に中止するよう勧められている．

b. チクロピジン・クロピドグレル

チクロピジンはPCIを含む血管手術後の血流改善，その他の末梢動脈疾患や虚血性脳血管障害で，クロピドグレルはPCIおよび虚血性脳血管障害の再発予防に対しても適応となっている．両者ともに血小板上のADP受容体（P2Y12受容体）を特異的に阻害し，血小板内のcAMP濃度を上昇させ血小板凝集を抑制する．作用機序が異なる

ために，アスピリンとの併用により強力な抗血小板作用が得られ，循環器領域では特にDES挿入後に2剤併用で処方されている．ADP受容体阻害効果はアスピリン同様に不可逆的であり，出血リスクの回避には術前14日での中止が求められる．

なお，クロピドグレルはPPI（オメプラゾール）により効果が減弱する可能性が指摘されている[7]．この効果は生体外での評価系に限定され，実臨床において有害性は認められないとする結果も示されつつあるが[8]，いまだ一定の見解はない．今後さらなる検討が待たれており，新規のPPI投与に際しては注意を要する．

c. シロスタゾール

シロスタゾールはホスホジエステラーゼ（PDE）阻害薬であり，PDEによるcAMPの分解を抑制し，細胞内cAMP濃度を維持することにより抗血小板作用を発揮する．末梢動脈疾患での有用性が確立されており，動脈硬化疾患で全身の病変が進行している例ではアスピリンと併用されている症例もある．シロスタゾールによるPDE阻害は可逆的であるため，術前3日前の休薬により抗血小板作用は消失する．

d. 抗血小板薬中止時の注意

特に動脈硬化性疾患やステント挿入症例などでは，抗血小板作用の低下による血栓症リスクが大きい．こうした症例では，抗血小板作用の代替とはならないが，抗血栓作用を期待してヘパリンへの置換を行うことを考慮する．

3 β遮断薬

循環器疾患の薬物治療におけるβ遮断薬の占める役割は大きい．気管支喘息や糖尿病，高度の徐脈その他の禁忌がなければ，虚血性心疾患，心不全ともにβ遮断薬の有用性に関するエビデンスは多く蓄積されている．カテコラミンβ_1受容体遮断は，細胞内カルシウム濃度の上昇を抑制し，血管収縮の抑制（後負荷抑制），脈拍の低下，心筋収縮力抑制をもたらし，総じて心筋酸素消費量を抑え，虚血性心疾患や心不全をはじめとした循環器疾患に有利に働いている．こうした薬理効果は，心筋虚血，致死的不整脈や心不全といった周術期の心血管イベントを抑制すると期待される．心臓血管手術においては，術前からのβ遮断薬投与が術後心血管イベントを抑制することが示されており[9～11]，術後の心房細動抑制にも効果的と報告されている[12]．さらに，退院時のβ遮断薬投与は有意に死亡率を減少させる[13]．特にすでに処方されているβ遮断薬は中止せず，周術期も続行するほうが望ましいと考えられている．一方で，非心臓手術を対象とした研究では，高用量のβ遮断薬を手術当日から一律に投与した効果をみたPOISE trialにおいて，心血管イベントが抑制される一方で脳梗塞や総死亡率増加が示されており[14]，症例ごとに適切な薬剤選択と投与量設定が必要であることを示唆している．

文献

1) Takahashi H : Clin Pharmacol Ther 63 : 519-528, 1998
2) D'andrea G : Blood 105 : 645-649, 2005
3) Rieder : N Engl J Med 352 : 2285-2293, 2005
4) Nakai K : Phamakogenomics 8 : 713-719, 2007
5) 日本循環器学会：循環器疾患における抗凝固・抗血小板療法に関するガイドライン2009年改訂版
6) Connolly SJ : N Engl J Med 361 : 1139-1151, 2009
7) Gilard M : J Am Coll Cardiol 51 : 25-260, 2008
8) Bhatt DL : N Engl J Med 363 : 1909-1917, 2010
9) Weightman WM : Anesth Analg 88 : 286-291, 1999
10) Ferguson TB : JAMA 287 : 2221-2227, 2002
11) ten Broecke PW : Br J Anaesth 90 : 27-31, 2003
12) Sezai A : J Thorac Caridovasc Surg 141 : 1478-1486, 2011
13) Anita Y : J Thorac Caridovasc Surg 140 : 182-187, 2010
14) Devereaux PJ : Lancet 371 : 18399-1847, 2008

D 術前合併症とその対応

　開心術の成績が安定した昨今では，合併症を持つ心疾患患者に対する開心術もごく日常的に行われている．しかしながら症例によっては手術を順調に終えても，ひとたび合併症を起こすと次から次へと様々な合併症が連鎖反応のごとく起こり術後管理に難渋することがある．このような事態を未然に防ぐためには，術前に合併症の病態と重症度を十分に把握し，管理しておくことが重要である．合併症・合併疾患の治療と開心術のどちらを先行させるか，または同時に行うかは，疾患の重症度，治療侵襲を考慮して決定しなければならない．本項では各科でコンセンサスが得られていると思われる方針を述べているが，個々の患者の最終的な治療方針は各合併疾患の専門科の医師と協議したうえで決定することが望ましい．

1 発熱

　明らかな疾病であれば判断も容易であるが，入院時に原因不明の発熱や白血球，CRP の異常高値を認めた場合は，判断が難しい．まずは高齢者に頻度の高い肺炎や尿路感染を含めた感染源の探索に努める．その際，血清プロカルシトニン値の測定は細菌感染の有無を知る重要な情報となる．

　何らかの感染が強く疑われる場合は，手術は延期すべきであるが，自己免疫性，代謝性の非感染性関節炎や痛風を原因とする炎症の場合は，心疾患の重症度を優先して手術時期を決定する．

2 湿疹

　入院時に湿疹を認めたときはどうするか？　入院前に内服薬が変更されていたり，新しく処方されたときにはまず薬疹を疑うが，年単位の服用で出現することもあるため診断は専門家に委ねるしかない．薬疹の場合は手術可能であるので，心疾患の重症度を優先して手術時期を決定する．

　帯状疱疹はウイルスの感染力が弱まる痂皮化まで手術を延期することが望ましい．その他，麻疹や風疹などのウイルス性中毒疹の場合は延期することが望ましい．

3 齲歯・歯肉炎

　日本は先進諸国のなかでも齲歯・歯周病の罹患率が高く，成人の 90％以上が齲歯の既往を持ち，50 歳以上の約 80％が歯周病に罹患している．NTT 東日本関東病院の心臓血管外科で 2003〜2009 年の間に弁膜症手術を受けた 209 例の患者を調査したところ，約半数にあたる 104 例に感染源となりうる歯周病を認めている．したがって，人工弁置換術の対象になる患者に対しては術前に口腔内チェックを行うことが望ましい．抜歯が必要な際，抗生剤投与下であれば術前 2 週間以内に行っても特に問題はなかった．

4 脳合併症

a. 脳梗塞

　脳梗塞の部位，範囲によらず脳梗塞発症後急性期の開心術の問題点は，ヘパリン投与による脳出血の増悪や体外循環中の血圧や灌流量の急激な変化による脳浮腫の悪化である．また，脳梗塞発症時の脳循環は，発症 20〜30 日は患側半球のみならず反対側脳半球も血流量は低下するため，開心術は発症後 30 日以降に行うことが望ましいと考えられている．ただし，脳梗塞が急性大動脈解離や細菌性心内膜炎，左房粘液腫の合併症として発症した場合は手術を急ぐことになる．

1）急性大動脈解離

　Stanford A 型急性大動脈解離における脳虚血の

合併は 3～7％ と報告されている．多くは解離した内膜フラップによる腕頭動脈や左総頸動脈の狭窄や閉塞が原因で，頻度としては右側が高いといわれている．ここでのジレンマは緊急手術の対象である Stanford A 型急性大動脈解離の治療を優先するか，手術による脳合併症の悪化を回避するために内科的治療を優先するかである．しかし，脳梗塞に関しては早期のリハビリテーションがその後の機能回復に大きく関係してくるため，可能であれば手術を行い，早期に脳梗塞のリハビリテーションを開始したいところである．

脳の残存機能から考えると，左半球（優位半球）の場合は 1/3 まで，右半球（劣位半球）の梗塞であれば 2/3 までが手術可能の限界と考えている．

2) 細菌性心内膜炎

脳梗塞を発症した症例は待機中に再度脳梗塞を起こす危険が高いので，疣贅の形状（可動性），大きさ（10 mm 以上），付着部位（僧帽弁前尖），起炎菌（ブドウ球菌，真菌）を考慮して手術時期を決定する．また感染性心内膜炎の場合，心不全が内科的治療でコントロールできない場合（特に大動脈弁閉鎖不全合併例），感染がコントロールできない場合も緊急手術の対象とせざるを得ないときがある．当然ながら手術施行が脳梗塞発症からの時間経過が短いほど脳合併症の危険率は高いが，発症後 2 週間まで待機できればほぼ安全に手術できるという報告もある．

3) 左房粘液腫

細菌性心内膜炎に準ずるが，細菌性心内膜炎と比べると腫瘍が急速に大きくなったり，腫瘍が原因となって心不全をきたすことは少ないため，待機可能なことが多い．

b. 脳出血

頭部 CT 検査で脳出血が認められた場合は，脳内科もしくは脳外科の厳重な管理のもとに開心術は発症 30 日以降まで待機すべきである．

5　肝機能障害

心機能低下に由来するうっ血肝による肝機能障害に関しては，術後心機能の改善とともに肝機能も改善してくることがあるが，ウイルス性肝炎の場合は手術侵襲や使用される薬剤で術後急性期に悪化することがある．また，肝硬変となっている症例のなかには，術前にルーチンで行う生化学検査だけでは大きな異常を認めず，肝機能障害を見過ごす可能性があるため注意が必要である．手術の危険因子としての肝機能障害の分類には Child-Pugh 分類が一般的であるが，術前の潜在性肝機能障害の発見や，術後の肝機能障害を予測には ICG_{15} や $ICGR_{MAX}$ が非常に有用である．当センターでは過去の経験から，ICG_{15} 40％ 以上をハイリスク症例としている．

ただし重度の三尖弁狭窄などで極度のうっ血肝をきたしている場合は，ICG が過小されるため評価に留意する．

6　腎機能障害

近年，心臓と腎臓の機能的関連が脚光を浴び，その重要性が改めて認識されるようになった．腎機能障害の診断に関しても従来の血清クレアチニン値から推定糸球体濾過量（eGFR）で評価されるようになったため，これまで見過ごされてきた高齢者の腎機能障害を抽出できるようになったことは臨床的に大きな意義がある．

心大血管手術患者における腎機能障害は体液調節の問題だけでなく，腎機能低下に合併する貧血や細胞性免疫能の低下，基礎疾患に多い糖尿病が予後に影響する．すでに維持透析が行われている患者に対しては手術前日に透析を行って手術に備えるのが望ましいが，それができない場合は術中透析で対応する．心不全が原因で腎機能が悪化している症例は，心不全を内科的に治療することで腎機能が改善することも多いので，可能であれば内科的治療の結果を見極めたうえで手術の時期を決定するとよい．治療薬として，ループ利尿薬は血清クレアチニン 5 mL/min 程度までの腎機能低下では利尿効果は期待できるが，最近，ループ利尿薬が腎機能をさらに悪化させること，心不全患者に対し予後不良の独立した関連因子であることが報告されており，不用意な投与は控えなければならない．サイアザイド系利尿薬は GFR が 30 mL/min 以下の症例には効果は期待できないが，ループ利尿薬で十分な利尿が得られない場合に追加投与することで相乗効果が期待できる．ス

ピロノラクトンは最近ではアルドステロン拮抗薬として心保護薬と位置づけられている．臨床的にはループ利尿薬投与に伴う低カリウム血症の緩和のために併用されることが多い．ドパミンは低用量では腎動脈拡張作用により利尿が促進されるが腎保護効果はない．

現在，腎保護作用が報告されている代表的な薬剤は，アンジオテンシン変換酵素（ACE）阻害薬，アンジオテンシンⅡ受容体拮抗薬（ARB）と心房性ナトリウム利尿ペプチド（atrial natriuretic peptide：ANP）である．ACE阻害薬，ARBは腎障害の機序として最も重要な糸球体高血圧を改善し，中長期的な効果が期待されるが，中等度以上の腎機能障害では急性腎不全や高カリウム血症をきたすことがあるため慎重に導入することが必要である．血清クレアチニン値が20％ぐらいまでの上昇であれば経過観察でよいが，それ以上や血清クレアチニン値で1 mg/dL以上の上昇であれば減量もしくは中止すべきである．通常，早ければ中止して数日でもとに戻るが，4週間以内にはほとんどの症例がもとに戻る．

ANPの腎保護作用は糸球体濾過量の増加，遠位尿細管でのナトリウム再吸収抑制だけでなく，腎髄質血流増加，局所レニン・アンジオテンシン系の抑制が関与していると考えられている．急性期の効果が期待できるので，術前も含めた周術期の投与が効果的である．血圧低下に注意しながら0.025 μg/kg/minないし0.05 μg/kg/minぐらいからの持続投与を開始する．

いずれにしても，術後に透析導入となると患者のQOLは著しく制限されるため，術前に腎不全が悪化する可能性があることを十分に説明したうえで手術の承諾を得ることが大切である．

7 呼吸器合併症

高齢患者の増加に伴って肺気腫や慢性気管支炎などの慢性呼吸機能障害を合併した患者が増加しつつある．心疾患を持つ患者が症状のひとつとして呼吸困難を訴えているときは，その原因が心機能障害か，呼吸機能障害か，あるいは両者によるものかを診断しておかなければならない．もちろんこれは周術期管理にも必要なことであるが，その原因次第では，手術が患者の症状改善に結びつかない可能性もあり，手術適応を決定する重要な問題となりうる．

術前のルーチン検査としては胸部X線，胸部CT，肺機能検査，血液ガスを行う．胸部X線，胸部CTでは心血管陰影のみに注意を奪われることなく，肺野，骨性胸郭，横隔膜，縦隔，気管と総合的に診断する．最近では少なくなったが僧帽弁疾患による左房の拡大や胸部大動脈瘤による気管の偏位が著しい症例は，麻酔科医と挿管方法に関し協議しておくべきである．胸部CTは胸部X線では判別できない肺気腫，肺炎，嚢胞が容易に判読できるので，特に急性大動脈解離や動脈瘤の緊急手術のように急を要する状況でも忘れずにCTで肺の状態を確認しておくべきである．肺機能検査はスパイログラムにより，拘束性，閉塞性，混合性と障害の性質を判断する．ただしこの検査の結果には患者の検査に対する理解や慣れが影響するため，結果次第では再度検査を考慮する．血液ガス検査は一般的には仰臥位で採血して行うが，必要に応じて手術時と同じ体位でも採血しておくとよい．肺機能検査が正常範囲であっても低酸素血症患者がいることを認識していなければならない．喫煙患者，肥満患者には術後肺合併症のリスクが増加することを十分説明したうえで，禁煙（理想的には2ヵ月以上経ってから手術），減量を指導する．

肺機能検査で1秒量（$FEV_{1.0}$）500 mL，1秒率（%$FEV_{1.0}$）40％，比肺活量（%VC）40％以下，肺酸素化指数PF比（PaO_2/FIO_2）200未満の場合はハイリスクと考えられ，術後呼吸器から離脱できない可能性が高いと考えておかなければならない．

その他，合併頻度の高い疾患としては次のようなものがある．

①急性気道感染：いわゆるかぜである．原則として予定手術は延期する．

②肺炎：発熱を認めないこともあり，入院時の白血球，CRPの異常高値の原因検索で診断されることがある．胸部X線だけでははっきりしない場合は，CT検査を行う．診断が確定されたら直ちに抗生剤治療を開始し，原則として予定手術は延期する．

③間質性肺炎：治療にステロイドが用いられていることがあり，状態が安定していても手術侵襲

で増悪することがあるため注意が必要である．状態が安定していても低用量であればステロイドは継続すべきである．

　④気管支喘息：予定手術であれば発作が落ち着いている時期を選択する．ときに本人やホームドクターからいわゆる心臓喘息と混同されていることがあるため，初発年齢，誘発因子，頻度，発作の程度，使用薬剤（特にステロイド使用の有無）などの病歴の聴取が重要である．手術が予定された時点で投薬治療を受けていたり，最近の発作が認められている場合は，術前に吸入療法で気道クリーニングを行い気道の過敏性を可及的に低下させておく．

8　血液疾患・凝固系異常

　特に誘引もなく血栓塞栓症を起こすことで抗リン脂質抗体症候群（anti-phospholipid syndrome），アンチトロンビンⅢ欠乏症，先天性プロテインC欠乏症，特発性好酸球増多症候群が知られている．ほかに原因が見当たらず，特に若年者で肺梗塞，狭心症，心筋梗塞，四肢動脈血栓塞栓症，深部静脈血栓症を発症した患者にはこれらの疾患を疑うべきである．術前管理としては新たな血栓塞栓症発生の予防が最重要である．基本的には血栓塞栓症の既往のある症例に対してはワルファリンによる抗凝固療法を行う．当センターではワルファリンによる抗凝固療法は術前4日前に中止して，同日からヘパリンの持続点滴（1万2千単位/day）に切り替えている．

9　不規則抗体陽性

　再手術患者のなかには前回手術時の同種血輸血で赤血球，血小板に不規則抗体が形成されていることがある．このような患者に対しては可能であれば自己血貯血を行うとともに，日本赤十字血液銀行と連絡を取り，手術に必要な血液を確保できるように手術日を決定すべきである．

10　代謝疾患

a. 2型糖尿病

　平成14年の厚生労働省の実態調査では糖尿病が強く疑われる人は約740万人と推計され，平成9年時の690万人から依然として増加傾向にある．このうち60歳以上では20.5％に心臓病を合併しているといわれている．糖尿病患者における問題点は白血球に感染に対する防御機構としての機能障害があるため易感染性であることと，腎機能障害を合併していることが多いことである．術前管理としては，手術前に血糖値をコントロールしておくことが重要である．手術当日に関しては低血糖を避けるため，通常血糖降下薬，インスリンは投与しない．

11　膠原病および類縁疾患

　膠原病のなかには心血管病変を合併し，手術の対象となる患者もしばしば認められる．手術の時期としては非活動期が基本である．ただし，膠原病の特徴として障害が心血管以外にも腎臓などの他臓器にも及んでいることがあるため，手術の時期に関しては心臓だけでなく全身状態も考慮して決定する．やむをえず活動期に手術する際には，ステロイド療法をはじめとする厳重な炎症のコントロールのもとに行われる．手術の対象となる心血管病変を合併する疾患としては全身性エリトマトーデス（SLE），関節リウマチ，Behçet病，大動脈炎が知られている．

12　消化器悪性腫瘍

　基本的には悪性腫瘍に対し根治性の高い手術を安全に行えるように開心術が優先されることが多いが，近年，早期癌に対する内視鏡的粘膜下層剥離術（endoscopic submucosal dissection：ESD）に代表される内視鏡治療が普及してきたため，心疾患があっても癌の治療を先行させることが可能となっている．

　癌の治療を先行した場合，ESD施行上の注意は下記のとおりである．

①上部消化管：施行後8週間PPIの内服が必要．潰瘍の完全治癒に約8週間を要するため，粘膜の防御機構を考慮すると8週間以降の手術が望ましい．

②下部消化管：胃酸分泌とは無関係のためPPI内服は不要．潰瘍の治癒は上部消化管より早いと考えられているが明確な基準がないため，8週間以降であれば問題ないと考えられている．

開腹手術の場合は通常食の摂取が可能になった時点で手術は可能となるが，患者の体力の回復の程度を考慮して手術時期を決定する．

13 まとめ

ここ数年で急速に普及してきた動脈瘤に対するステントグラフト治療は動脈瘤の治療を劇的に低侵襲化させた．大動脈弁狭窄症に対する経カテーテル大動脈弁留置（TAVI）も導入され，心臓血管外科領域では治療の低侵襲化はさらに進んでいる．低侵襲化に伴い治療適応が拡大されることがあっても，合併疾患の診断や治療は依然として重要であり，決しておろそかにされることがあってはならない．

総論

II

術中管理

A 人工心肺

1 人工心肺の目的

　人工心肺に求められる必要条件は，手術中に全身臓器組織への循環を代行し生命を維持することである．先天性心奇形の根治術や弁置換術など心内修復を必要とする手術，心内修復を伴わない冠動脈バイパス術（CABG），脳などの重要臓器の灌流が維持できない胸部大動脈瘤の手術などに使用される．しかし，人工心肺はあくまでも生命維持の十分条件ではなく，生体は多くの非生理的な環境下にて管理されていることを認識しておくことが重要である（controlled shock）．また，人工心肺は手術を安全に行うための補助手段であり，常に最適な生理的条件を維持する必要はなく，手術視野の確保が優先される場合もある．この controlled shock の状態を冷静に分析し，手術進行の妨げとならないように最善の手法を選択しながら，可能な限り最適な生理条件に近づくよう，クオリティの高い人工心肺技術を提供することが肝要である．

　手術を遂行するための必要条件は，すなわち人工心肺の目的となり，各構成要素と対応している．つまり，①全身臓器・組織への酸素化血液の供給：血液ポンプ，②静脈血の酸素化および炭酸ガス排泄：人工肺，③血液温度調節による体温調節：熱交換器，④循環血液量の調節：静脈リザーバ，⑤微小塞栓子の除去：動脈フィルタ，⑥出血血液の回収と再利用：サクション回路，⑦心腔内灌流血の回収による心過伸展の防止，心腔内残存空気の除去，心筋温上昇防止：ベント回路，⑧余剰水分排出：血液濃縮器，⑨心筋保護のための酸素化血液供給：心筋保護回路より構成される（図1）．

2 構成要素

a. 血液ポンプ

　心臓の機能を代行し，全身に血液を灌流させるための装置が血液ポンプである．現在臨床使用される血液ポンプには，ローラ型ポンプと遠心ポンプがある．

1）ローラ型ポンプ

　ローラにより圧閉されたチューブがもとのかたちに復元するときに発生する陰圧により血液が充填され，ローラの回転に伴い駆出される．構造が簡単で，流量はチューブ内径と回転数およびローラポンプ径により規定される．血液ポンプとしての使用のみならず，サクションポンプ，ベントポンプとしても使用が可能である．ポンプ用チューブの圧閉度（オクルージョン）の調整が必要である．ポンプより下流で回路の閉塞が発生した場合には，回路破裂の危険性があり，高圧時のポンプ制御が奨励されている（図2）．

2）遠心ポンプ

　遠心ポンプシステムは，ディスポーザブルのポンプコンソール部と外部モータユニット，流量計，制御装置から構成される（図3）．ポンプコンソール内部の回転体は外部モータとの磁力カップリングにより回転し，遠心力を発生させる．ローラ型ポンプと比べて，血球成分の損傷が少なく生体適合性に優れ，良好な定常流を得ることが可能である．遠心ポンプは，ポンプ流入側と流出側に圧力差を発生させて吐出する特徴から，前負荷，後負荷の変動により流量が変化する特性を持つ．低回転，低流量領域では，その特性から安定した流量制御ができず，流量計の誤差も相まって，繊細かつ正確な流量調節は困難となる．

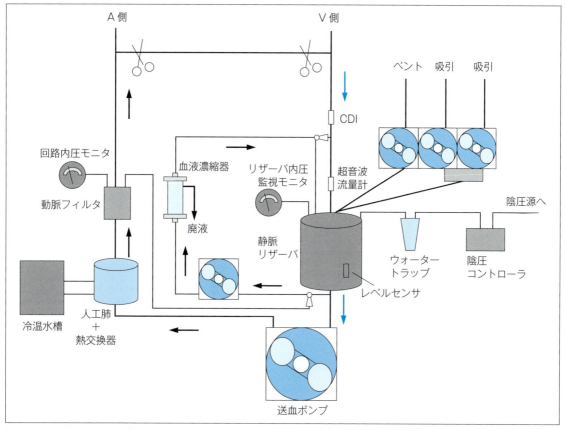

図1 人工心肺構成要素

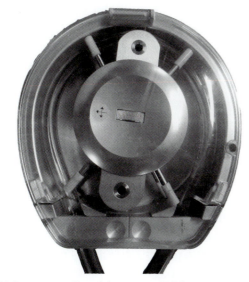

図2 ローラポンプ（ソーリン社製）

b. 人工肺

　生体肺と同様に，膜を介してガス交換を行う膜型人工肺が広く普及し，現在では耐圧性に優れ薄膜化が可能なポリプロピレンを膜材料とした中空糸型人工肺が一般的である．人工肺に求められる特性として，良好な酸素化効率，低充填量，低圧力損失があげられるが，すべての人工肺は酸素化効率と低圧力損失の観点から血液が中空糸の外を流れる外部灌流型となっている．市販されるほとんどの人工肺には熱交換器が内蔵されているが，冷却時の酸素解離曲線左方移動に伴う酸素結合能力の増加，加温時の物理的溶存気体の膨張による空気塞栓の回避の観点から，熱交換器を通過したあと，人工肺でガス交換が行われる．近年は，わずかな充填量増加により動脈フィルタを内蔵した人工肺も商品化され（図4），人工心肺システムの低充填化に寄与している．

　人工肺使用上の注意点として，結露現象（wet

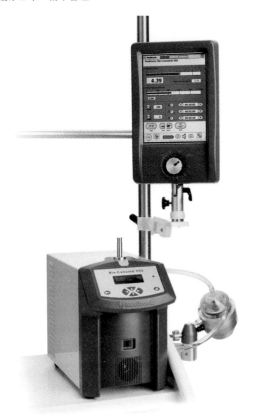

図3 遠心ポンプ（メドトロニック社製）

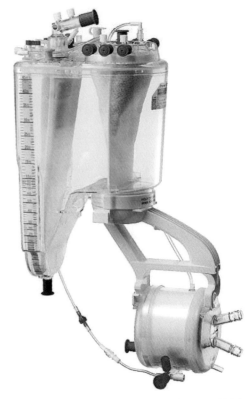

図4 動脈フィルタ内蔵型人工肺（テルモ社製）

lung）と血漿成分の漏出（serum leak）がある．どちらもガス交換能の低下を伴うが，前者は，水滴によるガス流路の閉塞が原因で，ガスフラッシュによりガス交換能は回復する．一方後者は，親水性蛋白が人工肺の中空糸膜に付着し，表面張力を失うことにより，血漿成分が漏出する．こちらは不可逆的転帰となり，ガス交換能低下は継続し，最終的に人工肺の交換を必要とする場合もある．

c. 静脈リザーバ

静脈リザーバの役割は，容量血管である大静脈の血液，および肺循環系の血液を一時的に貯血して心内修復中の無血視野確保に努めること，また，体外循環離脱時には貯血した血液を静脈系および肺循環系に戻すことである．静脈リザーバは開放型ハードシェルタイプと閉鎖型ソフトバッグタイプに分類される．前者はサクション回路やベント回路により血液といっしょに回収された組織片や骨片，その他の異物を除去するフィルタ（40〜100μm）を有するカルディオトミー部を内蔵したものが一般的である．後者は血液と空気の接触面積の減少は可能となるが，リザーバ内の血液残量の把握が難しく，また，別にカルディオトミーリザーバの設置が必要となる．ハードシェルタイプの静脈リザーバを使用する場合でも，大血管手術や術野から大量の血液吸引が予想される症例では，カルディオトミー部のフィルタ目詰まりによる交換時の循環停止を回避する目的から，カルディオトミーリザーバを設置する場合もある．

d. 動脈フィルタ

静脈リザーバのフィルタ部に加えて，患者へと送血される手前に動脈フィルタが設置される．設置目的は，人工心肺回路内の微小粉塵やシリンジ内に混入するアンプル切片，また冷却中に生じる脂肪凝集塊の体内侵入を防止するためである．フィルタ孔径は25〜40μmが一般的で，自己白血球が通過できるサイズとなっている．

3　人工心肺操作手技

a. 体外循環による非生理的変化

　生体は，人工心肺開始直後から非生理的環境下に置かれるが，同時にその非生理的な状態に対して様々な生体反応を示して，侵襲を最小限に抑えるように働く．さらに，人工心肺操作者により，循環状態や呼吸状態，血液状態の調整が実施されることとなるが，これら体外循環により招来される病態生理を理解し，生体が受ける侵襲を最小限に抑えるよう，生体の状態を把握し，操作条件の変更を行う必要がある．

1) 血行動態に及ぼす変化

　人工心肺開始とともに，脱血量，送血量が調整される．結果として心臓への還流量と拍出量の総和（自己心拍出量と人工心肺灌流量）が変化し，血圧が変動する．人工心肺操作者は，これらの操作と結果としての血圧変動について熟知しなければならない．また，体外循環開始後より脈圧が減少することにより，生理的な圧受容体を介したフィードバックによる血圧コントロール機能の低下が起こる．さらに，通常の人工心肺で併用される血液希釈と低体温は，血液粘性の変化やカテコラミン濃度の変化を併発し，血管抵抗を変動させる．

2) 水分バランス

　人工心肺開始直後より血管外に水分が貯留し，術中術後の水分管理上問題となる．間質への水分貯留の発生機序としては，血漿膠質浸透圧の低下と血管透過性の亢進が原因と考えられている．血液希釈による血漿膠質浸透圧の低下は，二次的作用として，アルブミンの血管外漏出を引き起こし，間質への水分移動を助長する．また，人工材料と血液の接触により補体が活性化される．この補体活性化は炎症性メディエタ放出とともに顆粒球や単球を刺激し炎症応答を増大させる．活性化した単球は免疫系サイトカインを分泌し，さらに炎症カスケードを増幅していく．長時間の体外循環では，生体が制御できない炎症応答が惹起され，血管透過性の亢進や組織浮腫ばかりでなく多臓器不全を招来するおそれがある．

b. 準備と組立・充填

　予定手術に対しては，当日の患者入室までに人工心肺装置および各物品が準備される．人工心肺システムの組立は確実な清潔操作が必要である．重要度の低い回路から順に組み立てを行うと，結果として最重要回路が人工心肺操作者の手元に位置し，人工肺交換など緊急時の対応が実施しやすい．また，超緊急時の人工心肺システムの確立においては，汎用性を考慮した緊急対応プレコネクトシステムは有効と考え，緊急専用カスタムシステムを用意している．組み立て終了後，人工心肺プロトコル（表1）に従い充填を行う．

c. 体外循環開始まで

　ヘパリンは体外に血液を導出する人工心肺運転において必要不可欠な薬剤である．不確実な投与は人工心肺システムの破綻を招き，患者生命に直結するため，麻酔医により，中心静脈ラインからヘパリン 3 mg/kg が確実に投与される．また，回路内充填液が室温により冷却されたまま人工心肺を開始すると，冠動脈に冷却された充填液が流れ心室細動を誘発する可能性がある．このため，回路内充填液はヘパリン投与まで保温のために再循環されている．ACT値が200秒を超え，ヘパリンの作用発現を確認後，サクションポンプを開始しカニューレ挿入時の出血に備える．通常，送血カニューレが先に挿入される．カニューレ挿入後は，人工肺よりも下流で回路の拍動を触知するとともに，回路内圧モニタ圧と動脈圧が等しいことを確認する．回路の拍動が弱い場合は，送血カニューレの不完全挿入が考えられ，人工心肺開始後の急性解離を発症する可能性があるので注意を要する．次に脱血カニューレが挿入されるが，十分な脱血量の確保は良好な体外循環に必須である．脱血カニューレのサイズ，挿入部位，CVP値の変動，血圧低下など術野モニタや血行動態モニタを注意深く観察し，対処することが重要である．

d. 体外循環開始から心停止まで

1) 初期血圧低下 (initial drop)

　成人症例において，高度の貧血，高齢者，重症例を除けば，血液を使用しない無血充填が一般的

表1 当センターにおける体外循環プロトコル

a. non-blood priming

BW (kg)	circuit	5% albumin (mL)	hydroxyethylated starch (mL)	bicarbonate ringer (mL)	D-mannitol (mL)	vitamin C (mg)	vitamin B₂ (mg)	priming vol [level] (mL)
～4	SSS	20	—	50	10	500	10	88 [0]
4～14	SS	30	100	50	20	500	10	105 [0]
14～25	S	70	150	150	50	500	10	280 [0]
25～50	M	250	—	250	200	1,000	20	680 [200]
50～	L	250	—	500	300	1,000	20	1000 [300]

b. blood priming

BW (kg)	circuit	MAP (U)	5% albumin (mL)	bicarbonate ringer (mL)	D-mannitol (mL)	2% CaCl₂ (mL)	50% Tz (mL)	vitamin C (mg)	vitamin B₂ (mg)	priming vol (mL)
～4	SSS	100～150 mL	250	500	10	2	1	500	10	88 [0]
4～14	SS	100～150 mL	250	500	20	2	1	500	10	105 [0]
14～25	S	2	250	1000	50	4	2	500	10	280 [0]
25～50	M	4	250	1000	200	8	2	1000	20	680 [200]
50～	L	4～6	250	1000	300	10	2	1000	20	1000 [300]

c. cardioplegia

	cold blood cardioplegia		tepid blood cardioplegia		hot shoot
	初回	維持以降	初回	維持以降	
乳酸リンゲル液	500 mL	500 mL	500 mL	500 mL	500 mL
KCL	20 mEq	20 mEq	20 mEq	20 mEq	20 mEq
ACD-A液	5 mL	5 mL	5 mL	5 mL	5 mL
ジルチアゼム	—	—	0.75 mg	0.75 mg	—
比率	2:1	4:1	2:1	4:1	4:1
温度	14℃		29℃		37℃

である．人工心肺開始とともに，静脈血はリザーバへと導出され，晶質液成分が動脈カニューレより送入される．この際，高頻度で一過性の血圧低下が観察される．この血圧低下は initial drop と呼ばれ，①血液希釈による粘性抵抗の低下，②血液希釈によるカテコラミン濃度希釈，③肺血流量減少による肺代謝産物の温存，④心内還流量減少による自己心拍出量低下が理由と考えられている．initial drop の対処法として，開始時に静脈リザーバ内の晶質液を動的損失（dynamic loss）分として送り込んでから脱血操作を開始する．その後，静脈リザーバのレベルを一定に保ちながら送血・脱血量を増加することで，拍出量の総和（自己心拍出量＋人工心肺灌流量）を増加させ，血管抵抗が低下した生体を血圧上昇へと導く．また，低体温の導入も末梢血管抵抗の増加を促し，血圧上昇へと働く．内因系カテコラミン分泌亢進と低体温導入により，血圧回復過程へと移行し血圧の上昇が確認できれば，所定灌流量に到達させ，脱血制限を解除する．良好な脱血量が確保されることを，リザーバレベル上昇と CVP 低下とともに確認する．必要に応じて，SVC, IVC のターニケットが閉められ完全体外循環へと移行するが，脱血量の変化には十分注意が必要である．

2）大動脈弁閉鎖不全（AR）症例について

大動脈弁閉鎖不全症例では，術前より左室容量

負荷が増大しており，さらなる容量負荷増大に対しての予備能が低いため，脱血優位の人工心肺導入を心がける．また血液温低下により心室細動となれば，左室過伸展をきたすため，急激な送血温の低下は避ける．さらに，ベントカニューレ挿入後に心室細動が発生した場合においても，ベント還流血はすなわち無効送血量となるため，可及的迅速な大動脈遮断操作が望ましい．

e. 大動脈遮断中（心停止中）

1）大動脈遮断操作による急性解離の発生予防と心筋負荷の軽減

無血視野確保と確実な心内修復を目的として，上行大動脈を遮断する．冠血流は途絶され，心筋保護液の注入により速やかな心停止の導入を図る．

近年，心臓手術患者の高齢化の影響もあり，大動脈の性状が悪い症例が増加しているため，大動脈遮断には注意が必要である．大動脈遮断の際には大動脈基部圧を低下させて，鉗子操作を安全に遂行する目的で，灌流量を一時的に500 mL/min程度まで減少したのちに遮断鉗子の操作を行う．灌流量の低下は，左室前負荷および後負荷の減少につながり，遮断時の心筋負荷を軽減する効果もある．鉗子操作終了後は灌流量をゆっくりと復帰させるが，灌流圧と回路内圧が遮断前と変化していないか確認する．回路内圧が高値を示す場合は，遮断鉗子と送血カニューレの位置に問題があるので，術者に報告して遮断鉗子の位置を修正してもらう．

2）速やかな心停止の導入と維持

高度の大動脈弁閉鎖不全症例や遮断操作を行わない大動脈置換の症例を除いて，通常は大動脈基部に留置した心筋保護カニューレより心筋保護液を注入する．詳細については心筋保護の項にて後述するが，初回注入時は，速やかな心停止の導入を心がけ，心筋細胞のATP温存に努める．初回注入後は，心停止状態の維持，緩衝作用物質の投与による代謝産物の洗い出しと細胞内環境の維持，基質の投与を目的として，20～30分ごとに間欠的に心筋保護液を注入する．

3）灌流条件の監視

安全に心停止が得られたあとの人工心肺操作は安定期となり，灌流状態の監視と灌流条件の見直

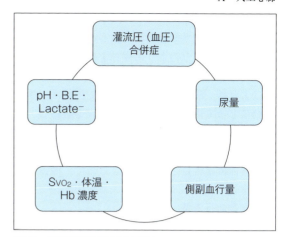

図5　適正灌流量規定因子

し，水分出納，体温管理，血液ガス調節，電解質の調整が実施される．近年では，成人症例の高齢化と同種血輸血の安全性向上に伴い，輸血を実施する症例が増加傾向にある．結果として常温から軽度低体温（32～36℃）へと設定温度は上昇傾向にあり，体外循環時間の短縮や低体温の影響による出血傾向の軽減といった副次効果が期待される．

4）灌流量規定因子

実際の臨床において，個々にそのときの適正灌流量を正確に算出できる方法はない．さらには，適正灌流を生体にとって最適な灌流量とするのか，生命維持に必要な最低限の灌流を許容するかで，大きく適正灌流量は異なると考えられる．当センターにおける適正灌流量を規定するための因子を以下に示す（図5）．

①灌流圧（血圧）・合併症

灌流圧は灌流量と末梢血管抵抗により規定される．人工心肺運転中は全身ヘパリン化されているため，常に脳出血の発生を考慮に入れて，高灌流圧に注意する．脳循環・腎循環を適正に維持することを念頭に，成人症例では，60～80 mmHgに灌流圧を維持するように灌流量を調整している．また，個々の合併症によっても目標灌流圧の範囲を変更する．高血圧患者では，脳血流の自動調節能の右方移動を考慮して目標灌流圧を70～90 mmHgとやや高めに設定する．頸動脈狭窄を有する場合も，高血圧と同様，灌流圧を高く設定するようにする．

②尿量

灌流量を変動させた場合，臓器血流分布や各臓器の酸素消費がどのように変動するかは，適正灌流量を考えるうえで重要である．Galletti らの報告によれば，灌流量の低下に対して生体は，生命活動にとって重要な脳と心臓の血流を維持し，逆に腎臓や筋肉の血流を減少させる．このことから，尿量が維持されている灌流状態であれば，重要臓器血流は維持されていると考えて，灌流量の調整を行っている．

③側副血行流量

正常成人における気管支循環を介した側副血行流量は，心拍出量の 2～3％に過ぎないが，チアノーゼ性心疾患では，50％にも達する症例もある．側副血行流量は有効灌流量とならず，ベント回路などから回収される無効送血量となり，手術視野確保の妨げとなる．このような症例の場合には，視野確保を優先するため低体温を導入して生体酸素需要量を減少させ，灌流量の減少により視野確保を優先する場合もある．

④混合静脈血酸素飽和度（SvO_2）・体温・Hb 濃度

SvO_2 により生体の酸素需給バランスを評価する．人工心肺運転中に SvO_2 が低下する場合は，体温上昇による生体酸素需要の増加，Hb 量低下による酸素運搬能の低下，灌流量不足による酸素供給量の低下が考えられるので，総合的な評価のうえで灌流量を再考する指標とする．

⑤pH，過剰塩基（B.E），Lactate

血液ガスが正常に調節されているにもかかわらず嫌気性代謝が亢進する場合がある．低体温時や希釈限外濾過（dilutional ultra-filtration：DUF）施行時には潜在して，復温に伴う末梢循環改善時に露呈することが多く，灌流量の増加にて対応する．

これらの灌流量規定因子に従い，個々の適正灌流量を決定している．特に大きな問題がない成人症例の場合では，最低限灌流（minimum flow）を採用しており，灌流指数（perfusion index）1.8 L/min/m² を下限として灌流量を調節している．

5）復温（rewarming）

心内操作が終了に近づけば，復温を開始する．この時点での復温の目的は，大動脈遮断解除後の自己心拍再開率の向上である．復温時の注意点としては，生体が無理なく低体温状態から復調できるよう急激な血液温の上昇は避け，緩徐に送血温を上昇する．また，復温に伴い灌流量や Hb 濃度といった諸条件の変更を確実に実施する．さらに，中枢温と末梢温の温度較差や上昇の程度から，離脱時には望ましい血行動態が得られるよう復温速度を調整する．大動脈遮断解除直前に，心筋酸素供給量の増加（Hb 解離曲線の正常化）と心筋酸素消費量の減少（化学的心停止状態の維持）を目的として terminal warm cardioplegia（hot shot）を実施している．

f. 大動脈遮断解除から体外循環離脱まで

1）大動脈遮断解除

自己心拍再開前の左室負荷増大による過伸展の防止，心腔内残存空気の除去を目的として，通常はベントカニューレが左心系に留置されている．また，上行大動脈に心筋保護カニューレが留置されている場合は，カニューレから左室内，上行大動脈内の残存空気を除去する．大動脈遮断解除後は空気塞栓防止の最後の砦となる大動脈ベントとして使用する．遮断解除前には，過剰陰圧の発生を考慮して，ベント，大動脈ベントともに停止する．遮断時と同じく鉗子操作の際には，急性解離の発生を予防する目的で，灌流量を一時的に低下する．大動脈遮断解除後はベント，大動脈ベントを再開する．

2）心筋再灌流障害の発生防止

再灌流障害の発生機序については，細胞内へのカルシウム異常流入と活性酸素（oxygen free radical）の産生による細胞障害が原因と考えられている．再灌流障害の発生や影響を最小限に抑えるため，再灌流早期（10 分以内）では，①高い PO_2 の血液で再灌流しない（300 mmHg 以下），②カルシウム補正を実施しない，③高灌流量を避ける，④高灌流圧を避ける，⑤高送血温を避ける，を実践している．

3）自己心拍再開

再灌流後，自発的に心拍が再開することが望ましいが，心室細動の場合は，除細動が施行される．高カリウム血症など電解質に問題がなく，抗不整脈薬投与後の数回の除細動にも反応せず心室細動が継続する場合は，灌流量を一時的に

500 mL/min 程度まで低下し，後負荷を減少させた状態で除細動を施行することにより，自己心拍再開を促す場合もある．心拍再開後は，心電図変化に注意し，必要に応じてペーシングを行う．この時期の心臓の状態は，いわゆる non working beating heart が望ましい．血液駆出に伴う心仕事量を低く抑え心筋酸素消費量の増加を防ぐとともに，拍動することで冠動脈血流量と心筋酸素供給量を増加させ，十分な心筋細胞内 ATP 量を確保する．

4) 人工心肺離脱

復温が完了（中枢温 36℃ 以上，末梢温 30℃ 以上）し，カルシウムの補正後，人工心肺離脱を開始する．経食道心エコー（TEE）にて左心系に残存空気がないことを確認後，ベントカニューレが抜去される．左心系への空気混入を防止するため自己心拍出で抜去する．脱血量を制限（脱血回路を鉗子で狭窄）し，心臓内および肺循環系に血液を送り込む．この時点で動脈圧波形に自己心拍出圧波形が出現する．CVP，肺動脈圧が適度に上昇したあと，制限していた脱血量を，静脈リザーバ内の血液レベルを一定に保てるまで回復させる．送血量と脱血量が平衡を保っている状態から，離脱操作（送脱血量減少）を開始する．離脱操作の指標としては以下の項目を確認する．

①血圧（収縮期血圧／拡張期血圧　平均血圧）

送血量を減少させたときに収縮期血圧，平均血圧の低下がないか確認する．

②前負荷［右心系の前負荷として CVP，左心系の前負荷として左房圧（LAP）もしくは肺動脈拡張期圧（PADP）］

右心系の前負荷に余裕があるかどうか，人工心肺操作者は CVP の値だけでなく，術者に「心臓の張り」を確認してもらう．右心不全の場合には，CVP は上昇するが，LAP や PADP は上昇しない．過度の前負荷は心臓の過伸展を招き心筋にダメージを与える．両心の前負荷を正確に把握することが重要である．

③心収縮力と後負荷

前負荷に対する心収縮力はどうか，カテコラミン投与は適切であるかを確認する．

十分な前負荷がかかっているにもかかわらず，適度な血圧が得られない場合には，無理な離脱操作を行わず，現状維持にて強心薬の追加投与を待つか，送脱血量ともに増加させ，non working beating heart の状態で心機能の回復を待ち，ペーシングや強心薬その他の血管作動薬の投与など，諸条件を整えてから離脱操作を行う場合もある．

良好な循環動態と心収縮が得られることを十分に確認してから，送脱血量を漸減する．脱血停止時が人工心肺離脱となるが，外科的出血や大動脈ベントはサクション回路より返血されるので，循環血液量の不足とならないよう，送血を継続する．外科的な止血が完了後，麻酔科医よりプロタミン投与が行われるが，1/3 投与時にサクション回路を停止させて，ヘパリン中和血液の人工心肺システム内への混入を防止する．無輸血症例では，回路内残血を回収して Hb 濃度上昇に努める．多くの輸血症例では，急激な循環虚脱時の再人工心肺運転に備えて，回路内にヘパリンを 30 mg 投与後，30～35℃ 程度に保温のうえ再循環回路を利用した内回しを行っている．

4　自己血回収装置

a. 目的

開心術に際し，術前の貧血や希釈体外循環に伴う血液希釈，術後の出血など，同種血輸血を必要とする場合は多いが，同種血輸血による合併症［肝炎，移植片対宿主病（graft versus host disease：GVHD）］が問題となる．ヘパリン投与後 ACT 値が延長した時点からプロタミン投与後に ACT 値が正常化する間は，人工心肺回路内の吸引回路により出血は回収され再利用される．自己血回収装置（図 6）は主に，ヘパリン投与前およびヘパリン中和後の出血を回収し，再利用することを目的として開発され，同種血赤血球輸血の減少に寄与している．

b. 装置の構造

自己血回収装置は各製造メーカにて洗浄モードや遠心ボウルサイズなど，若干の違いはあるが原理的にはすべて同じで，以下の構成から成る（図 7）．

1) 吸引回路部

術野での出血血液はヘパリン加されておらず，

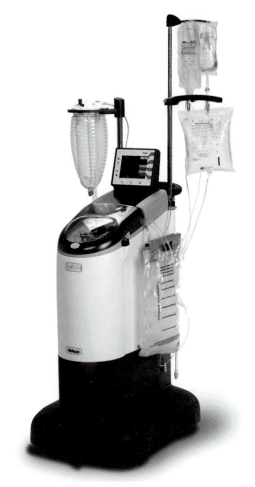

図6　自己血回収装置（ソーリン社製）

そのまま回収すれば凝固するため，ヘパリンを添加しながら出血を回収する必要がある．

2）フィルタ内蔵リザーバ部

吸引血液のなかに含まれる組織片や脂肪塊を濾過するために40μm程度のフィルタを内蔵したリザーバに貯血される．

3）正逆回転可能なローラポンプ部

貯血された血液や生理食塩水を遠心ボウルへと導く正回転時と，洗浄後の血液を返血バッグへと導く逆回転時が自動で切り替わる．各工程におけるポンプスピードの調整が可能で，大量に処理する必要がある場合には有用である．

4）遠心ボウル部

遠心ボウルは5,000 RPMの高速回転にて，血液が血球成分と血漿成分その他に分離され，90％以上の血漿蛋白やヘパリンが除去されたあと，生理食塩水が注入されて洗浄される．最終的に，Ht値50％程度の洗浄赤血球となる．

5）工程切り替えバルブ

血液を遠心ボウルへ導く工程，生理食塩水を遠心ボウルへ導く工程，返血バッグに血液を回収する工程のそれぞれの血液流路を切り替えるバルブで，自動で切り替わる．

c. 操作方法

実施方法の詳細や自動洗浄モードの違い，大量出血時の手動切り替えなどは，各製造メーカにより異なり，詳細は各装置の取り扱い説明書に従って使用する．しかし，ヘパリンを血液吸引時に添加し回収し，フィルタで異物を除去後に遠心ボウルへと導き，血球成分を分離する．その後，生理食塩水にて洗浄後，返血バッグに回収し，再利用するといった基本的な原理は共通であり，理解する必要がある．

5　心筋保護法

a. 心筋保護の目的と基本的概念

心臓手術における心筋保護の目的は，心筋細胞の障害を最小限に抑えたうえで，無血視野を確保することである．そのための基本的概念として，以下の項目があげられる．

1）迅速に心筋のエネルギー需要を低下し，可能な限りエネルギーを温存する

心筋細胞の酸素消費の内訳として，全体の約60％が，肺動脈と大動脈に対して血液を駆出する機械的な仕事に対して使用され，約20％が特殊心筋による刺激伝導に，残りの約20％が基礎代謝に使用されることから，可及的迅速な弛緩性心停止の導入により心筋細胞内ATPの温存を図る．また，全身低体温の導入やice slushによる局所冷却（topical cooling）も心筋細胞の基礎代謝を低下させる効果がある．

2）嫌気性代謝産物の洗い出し（wash out）による細胞内環境の維持

冠血流が途絶することにより心筋細胞は虚血となり，嫌気性代謝が亢進しアシドーシスとなる．過度のアシドーシスが継続すると心筋細胞障害を引き起こすが，この反応が不可逆的障害とならな

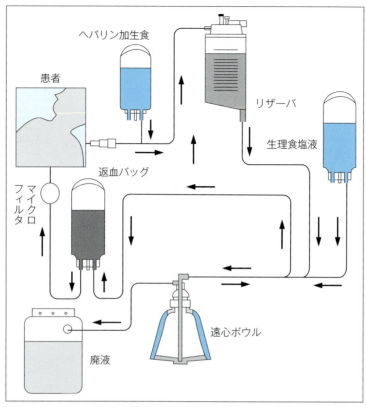

図7 自己血回収装置（ヘモネティクス社製）

いように，緩衝作用液を投与することで，pHを正常に回復させる．晶質性心筋保護液（crystalloid cardioplegia）ではメイロン®が，血液心筋保護（blood cardioplegia）では，Hbのヒスチジンイミダゾール環がその役割を担う．

3）好気的環境の維持と基質の投与によるエネルギー産生効率の向上

好気的環境化においては，1 molのブドウ糖より36 molの高エネルギーリン酸化合物（ATP）が産生されるのに対して，嫌気的環境下では2 molのATP産生に過ぎない．エネルギー産生効率の観点から，可能な限り好気的環境の維持をはかるとともに，ブドウ糖やアミノ酸，脂肪酸といった基質を投与する．

b. 心筋保護液の注入方法

1）順行性注入法（antegrade cardioplegia）

通常の冠動脈血流方向と同じく順行性に注入する方法で，上行大動脈基部に心筋保護カニューレを穿刺固定し注入する場合と，大動脈基部を切開後，直視下にて左右の冠状動脈口に選択的カニューレを挿入し注入する場合がある（図8）．どちらも生理的な血流方向での注入が可能なため，注入速度が速く注入開始から心停止までの時間短縮に有効である．前者は容易に穿刺が可能なダブルルーメンタイプが多く，基部圧の測定や大動脈ベントとして使用できる長所を持つ（図8）．一方，後者の冠状動脈口への直接注入は，AR症例においても有効に注入が可能であるが，注入中の固定が困難となる．また，左右冠状動脈口への同時注入の場合には，回路の狭窄などによるジェット形成に起因するデブリスの遊離や冠動脈損傷に注意が必要である．

2）逆行性注入法（Retrograde cardioplegia）

冠状静脈洞から逆行性に心筋保護液を注入する方法である（図9）．高度の大動脈弁閉鎖不全症例や左冠動脈の高度狭窄症例においても，有効な心筋保護の注入が可能とされる．選択的カニューレによる順行性注入と異なり，適切な位置に確実に留置されれば，手術進行を中断することなく注

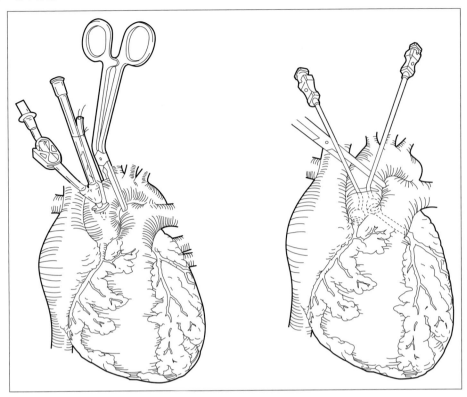

図8　心筋保護カニューレ 順行性（DLP 社）

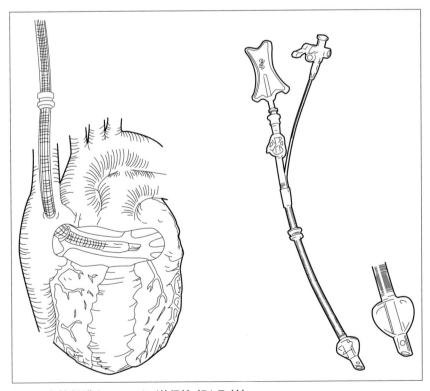

図9　心筋保護カニューレ 逆行性（DLP 社）

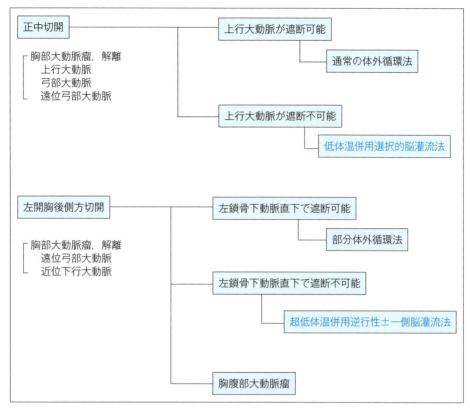

図10 大血管手術の体外循環法

入が可能である．しかし，右房切開せず留置を行う場合では，冠状静脈洞の適切な位置での固定が不確実となり，穿孔の危険も有する．また，低圧注入が必要なことから注入速度が順行性に比べ遅く，初回注入時における使用では心停止までに時間を要する．冠状静脈の解剖学的走行から，心筋保護液の右冠動脈領域に十分灌流されないとする報告と何ら問題がないとする報告がある．当センターでは，逆行性のみの心筋保護液注入を回避し，順行性と逆行性の併用を基本としている．

6 脳保護法

a. 重要臓器保護と合併症防止

大動脈疾患において病変部の外科的修復を行う場合，多くは大動脈の遮断，もしくは循環停止が必要となる．その際，末梢側（到達法によっては中枢側）の臓器虚血に対する保護手段を講じる必要がある．また，選択的灌流といった保護手段施行に起因する合併症の発生についても考慮しなければならない．病変部への到達方法の違いから，保護すべき重要臓器の位置関係が異なり，結果として灌流方法を含めた保護手段も異なる（図10）．本項では，①正中切開法による大動脈弓部置換における脳保護法，②左肋間開胸法による遠位弓部下行大動脈置換における脳・脊髄保護，③胸腹部大動脈置換における脊髄保護と保護手段，について述べる．

b. 正中切開法による大動脈弓部置換における脳保護法［低体温併用選択的脳灌流法（hypothermia with selective cerebral perfusion：SCP）］

弓部大動脈瘤の修復の場合，人工心肺運転による中心冷却（core cooling）が行われる．速やかな全身低体温の導入に伴い，基礎代謝を減少することで，脳・心臓の臓器保護および脊髄など中枢神経系保護の基本とする．当センターでは，人工心肺開始前に右腋窩動脈に直接カニュレーションを行い，開始時より体部送血として使用している．これは，上行大動脈を術中心エコー（経食道心エ

総論第Ⅱ章　術中管理

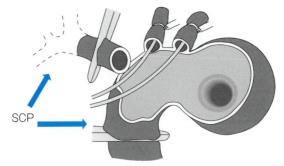

咽頭温（℃）	20〜23	25〜28
左右浅側頭動脈圧（mmHg）	30〜50	50〜65
SCP 流量（L/min）	0.5〜0.8	0.9〜1.3

図 11　SCP の流量と圧

コーおよび直接エコー）で評価し，性状が悪い場合に大腿動脈送血が選択された場合でも（動脈硬化病変が軽度であれば上行大動脈送血を選択），頸部動脈への順行性灌流が維持できる点から有用である．右腋窩動脈送血は，さらに，①体部送血・脳分離送血の両方に使用が可能，②完全循環停止の回避が可能，③左総頸動脈，左鎖骨下動脈分枝に対するカニュレーション時の塞栓症の発生防止が期待できる，といった特徴を持つ．しかし，右上肢末梢側の灌流減少の影響で右橈骨動脈圧が循環動態を反映せず，特に脳分離体外循環時の循環指標とならないため，右浅側頭動脈圧測定が必要となる．遠位側吻合は，安全かつ確実に行うため，開放下遠位側吻合（open distal anastomosis）にて実施している．右腋窩動脈（腕頭動脈），左総頸動脈，左鎖骨下動脈の 3 分枝送血による SCP 法の確立と（図 11），近赤外光を利用した局所脳内酸素飽和度（regional cerebral oxygen saturation：rSO$_2$）モニタの普及により，安定した脳灌流の確保と脳虚血や灌流不全の早期発見が可能となり，近年，下半身循環停止時の中枢温は上昇する傾向にある．当センターでも，2002 年より循環停止時の中枢温を段階的に上昇させている．現在は，特に他の合併症がなく，遠位側吻合予定部の大動脈性状に問題がない，60 分以内の循環停止が予想される症例については，咽頭温 25〜28℃ 膀胱温 25〜28℃ で循環停止としている．逆に，60 分以上の循環停止時間が予想される症例，腎機能低下，冠動脈病変，頸部動脈の狭窄，脳梗塞や脳血管病変を有する症例では，臓器保護の観点から，咽頭温 20〜23℃，膀胱温 25℃ 以下での循環停止としている．前者における脳灌流の総量は 900〜1,300 mL/min，灌流圧は 50〜65 mmHg，後者では，それぞれ，500〜900 mL/min，30〜50 mmHg の範囲を目標に調節される．

c. 左肋間開胸法による遠位弓部下行大動脈置換における脳・脊髄保護

右側臥位での左開胸，後側方切開では遠位弓部から下行大動脈の横隔膜付近までの到達が可能となる．当センターにおける人工心肺の確立方法は，脱血部位は大腿静脈より右心房付近までカニューレを挿入して落差脱血，必要に応じて吸引補助を利用する．それでも total flow が得られない場合には肺動脈脱血を追加する．送血部位として，左腋窩動脈を露出し，直接カニュレーションを行う．この送血は冷却時心室細動下においても，順行性灌流の維持による脳塞栓防止を目的としている．さらに大腿動脈脱血を追加する．超低体温導入による酸素消費の低下が脳保護，脊髄保護の基本手段となる．循環停止前に心筋保護効果を期待し，40 mEq の KCL を静脈リザーバ内に投与する．咽頭温 16℃，膀胱温 20℃ 以下で循環停止とするが，手順としては，① Trendelenburg 体位をとり，CVP 15 mmHg 程度まで脱血量を制限した状態で脱血および大腿動脈送血を停止する，②空気塞栓防止を目的として，可能であれば左鎖骨下動脈分枝部を遮断し，送血量 100〜150 mL/min 程度で左一側脳灌流を確立する，③下行末梢側遮断されたのち，下肢圧 40 mmHg，

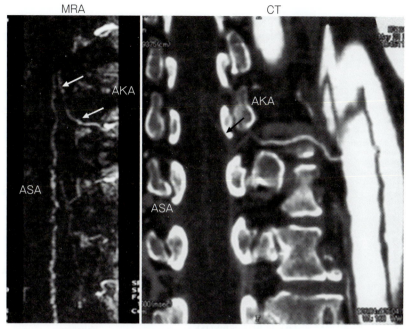

図12 脊髄保護．Adamkiewicz動脈（AKA）の同定
AKA：Adamkiewicz artery, ASA：anterior spinal artery

尿量維持を目標に，送血温16℃で大腿動脈送血を1.0～1.5 L/minで再開し，CVP 15 mmHg程度に維持できるように脱血を再開する（肺動脈脱血カニューレは肺循環系への空気混入防止のため術野で遮断する）．下半身を灌流したのちの静脈血は依然高い酸素飽和度を保っており，静水圧差による逆行性脳灌流法（高本法）の確立となる．逆行性脳灌流について，その灌流分布や脳保護の機序，酸素供給についてはいまだ議論の余地があるが，少なくとも脳低温状態の維持と塞栓防止については，一定の効果があると考えている．まず，遠位弓部大動脈と側枝付き人工血管が開放下にて吻合され（open proximal anastomosis），吻合終了後は，心腔内・上行弓部内の空気抜きを確実に行い，1.0～1.5 L/min程度で心臓を含めた上半身の循環を再開する．肋間動脈より大前根動脈（Adamkiewicz artery：AKA）が起始している場合には，脊髄保護の観点から肋間動脈の再建を優先させ，早期の再灌流を図る．大動脈遠位側吻合が遮断下で可能な場合には，上半身と下半身の分離送血を行うことにより腹部臓器灌流は維持され，復温も可能となる．しかし，大動脈の性状が悪く，開放下遠位側吻合（open distal anastomosis）が必要な場合は，腹部臓器保護を考慮して低体温を維持する．

d. 胸腹部大動脈置換における脊髄保護と保護手段

胸部下行大動脈から腹部大動脈の病変に対して人工血管置換を行う場合は，開胸，開腹を必要とし，手術侵襲も大きい．なかでも，脊髄虚血による術後対麻痺の発生は重篤な合併症である．当センターでは対麻痺発生防止のために，①術前MRIやCTによるAKAの同定を行い，確実な保護と再建に努める（図12），②脊髄運動誘発電位（motor-evoked potential：MEP）の術中モニタリングによる脊髄虚血の早期発見（図13），③AKAに灌流する責任肋間動脈に対する分枝灌流および分節遮断法による可及的な血流維持，④軽度低体温下部分体外循環法（30～32℃）を用いた下半身および腹部臓器分枝灌流，⑤脳脊髄液ドレナージによる脳脊髄液圧の上昇防止と厳密な血糖管理，⑥若年者例，広範囲な置換症例における超低体温法を用いた脊髄保護を考慮している．

7 再手術への対応

再手術への対応としては，CTなどで心臓の癒

総論第Ⅱ章　術中管理

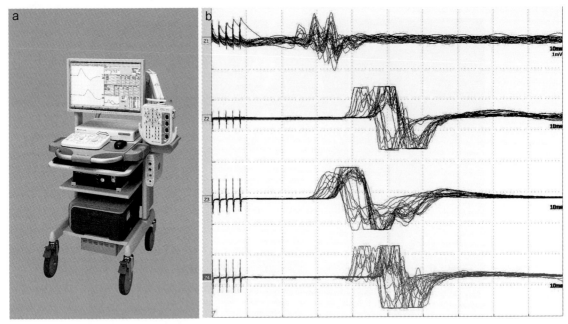

図 13　脊髄保護．MEP 測定装置（a）と測定波形（b）

着の程度，各チャンバーや大動脈の位置や関係を把握しておく．人工心肺の送血部位として大腿動脈や腋窩動脈が適しているかどうかの確認も必要である．また，術中においてはいつでも人工心肺が開始できる準備をしておくことと，術中のエア抜きの手順が通常と異なることを認識しておくことが重要である．

a. 緊急的人工心肺への準備

皮膚切開を行うときに人工心肺回路の清潔部位を術野に出しておくとともに，送脱血部位の確保が重要である．送脱血する血管を露出し，purse string suture をかける，エラスターを挿入しておくなど，緊急時に人工心肺を開始できる準備が必要である．

緊急時の送血部位の確保には左右の大腿動脈が適しているが，閉塞性動脈硬化症や腹部大動脈瘤，高度心不全など大腿動脈が送血に適さない場合や十分に流量が取れないと予測される場合は，両側の大腿動脈からの送血を選択肢としたり，腋窩動脈を選択肢とする．鎖骨の外側下縁を切開し腋窩動脈に直接カニューレを入れ，または人工血管を端側で吻合し送血する場合と，腋窩を切開し直接血管にカニューレを入れ送血する方法があるが，前者のほうが流量はとれる．大腿動脈との組み合わせで 2 箇所送血とする場合もある．

脱血のためには大腿静脈から右心房に静脈カニューレを挿入することが一般的であるが，できるだけ右大腿静脈を用いるべきである．左大腿静脈から挿入する場合，下大静脈から腸骨静脈への bifurcation では左の角度は急峻になっており，カニューレが血管外に突き抜ける事例が多く報告されているため，注意を要する．

b. 人工心肺の開始

人工心肺は通常，ある程度剝離が進み，上行大動脈前面と右房もしくは上大静脈，下大静脈が露出されてから開始するが，剝離は人工心肺を開始したあとのほうが心臓は小さくなり，また心臓を圧迫しても血行動態が変わらないため容易である．

術前の CT で右房や右室が癒着しているとみられても手術方針に大きな変わりはないが，大動脈が胸骨裏に強く癒着していると考えられた場合は，計画的に人工心肺を胸骨切開に先行して開始し，大動脈圧を下げられるようにしておく方法もある．また，大動脈弁の逆流がない場合は低体温まで下げて循環停止ができるようにする方法もあるが，大動脈弁逆流があると心室細動となった場合，左室が過伸展する可能性があるため，十分に

考慮して行う．

　もし，開胸時に大動脈が損傷した場合，人工心肺の確立，低体温，頭部冷却に加え，頭部への血流をいかに保つかがポイントとなる．分離体外循環の準備 (selective cerebral perfusion) が必要となる場合もある．心臓へは頭部への血流が確保されたのちに心筋保護液を注入すればよい．

　病態，CT 所見，前回の手術所見を参考にフレキシブルに作戦を立てることが望ましい．

c. 心筋保護

　心筋保護の注入時には心臓後面が十分に剥離されていないことも多いため，触診で逆行性冠灌流 (retrograde cardioplegia) のカニューレの位置を確認できない．よって，retrograde cardioplegia のカニューレは直視下に挿入することが推奨される．盲目的に挿入する場合は適正な位置にあるかどうかはわからないので，cardioplegia の先端圧の上昇に注意を払うべきである．なお，一般的には antegrade cardioplegia をできるだけ用いる．

d. エア抜きの操作法

　再手術時の大きな問題点としてエア抜きがある．心臓の後面や心尖部の癒着剥離を行わない場合は，心臓を持ち上げたり，手で押したりという十分なエア抜きの操作ができない．対策は，術野に CO_2 を持続灌流させておくことはもちろんのこと，venting を早めに中止し，左心系を閉じる前に心臓内を十分に血液で満たしておくことと，長めに root vent を続けることである．呼吸を開始し，体位を変えながら十分に陽圧にし，右上肺静脈内の空気を押し出すことも重要である．

　最も重要なことは経食道心エコー (TEE) で，心臓内や大動脈の空気の確認を麻酔医との共同作業で行うべきである．

　以前，心臓手術後の脳梗塞を争われた裁判で，「適正なエア抜きの時間は 30 分である．」との判決が出されたことがある．当センターでは，大動脈遮断解除後，およそ 15 分で人工心肺を離脱するが，さらに root vent と送血管を用いて venting は合計 30 分程度になるように継続している．

　僧帽弁の再手術で右開胸アプローチを選択する場合は，エア抜きはより困難となるので，root vent を怠らないことと，左室，左房内を十分血液を満たしてから左房を閉鎖することを心がけるとよい．

e. ITA グラフト開存例への対応

　冠動脈バイパス術 (CABG) の成績の向上とともに，術後遠隔期に弁手術を受ける可能性が高くなっているが，冠動脈バイパス術後の弁手術は技術的に困難な手術である．Odell らが 1996 年に発表した Mayo クリニックでの CABG 術後の大動脈弁置換術 (AVR) の成績は 145 例中 24 例 (16.6%) が死亡するという厳しいものであった[1]．また，手術死亡率も高いが，周術期心筋梗塞，脳梗塞，出血などの合併症の発生頻度も高く，治療戦略を十分に立てる必要のある手術と認識されている[2,3]．CABG 術後の弁膜症手術のリスクは単に癒着が高度であるなどの再開胸に由来するものだけではなく，開存しているグラフトが胸骨や心臓などに癒着し，損傷しやすいからである．特に内胸動脈 (ITA) を損傷すると非常に高い手術死亡率，合併症率がもたらされ，もちろん ITA による長期予後の優位性も失ってしまう[4,5]．ITA のもうひとつの問題は，大動脈遮断をしても ITA は冠動脈へ血液を供給するために心筋保護液の効果が失われることがあり，何らかの対策を講じる必要がある．

　簡単に ITA が同定でき，安全にクランプできるならクランプして，retrograde cardioplegia 中心の心筋保護を行ってもよいが，多くの場合は ITA の同定が困難で，損傷したときの代償が大きい．当センターでは中等度低体温とカリウムの全身投与による高カリウム血症の組み合わせにより，ITA をクランプすることなく心停止を安全に得る方法を 2010 年に発表した (ITA-non-touch 法)[6]．ITA-non-touch 法は，まず，ITA は剥離せずそのまま放置して，cardioplegia は blood cardioplegia を用い antegrade と retrograde の組み合わせで行う (図 14)．初期投与とともに全身にカリウムを 20〜40 mEq 投与し心停止を得る．目標の血中カリウム値は 7 mEq で心停止が得られたかどうかも追加投与の判断とする．cardioplegia は通常の手術と同様に 20〜30 分おきに投与し，同時に全身のカリウム値が 7 mEq 以上に保つように必要に応じてカリウムの血液内投与を行う (図 15)．また，温度は中等度低体温で 28〜

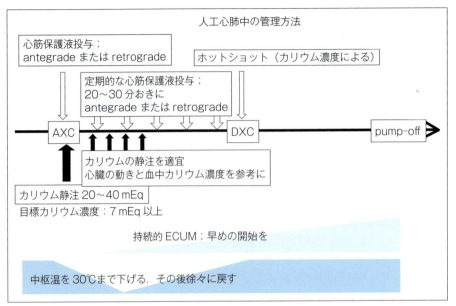

図14 ITAを遮断することなく中等度低体温およびhyperkalemiaを併用し，心停止を得る方法（ITA-non-touch法）

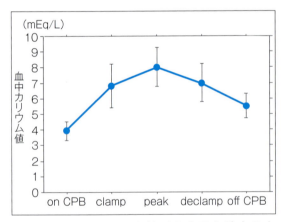

図15 ITA-non-touch法での人工心肺中の血中カリウム値の変化

30℃を目標とする．重要なことは大動脈遮断中の早期に透析膜を用いてultrafiltrationを行うことである．なぜなら，大動脈遮断解除に向かい，カリウム値を補正する必要があるからである．当センターの11例の経験では，平均最低膀胱温は27±2℃，平均大動脈遮断時間126±41分の間に血中に投与した平均カリウム量は78±46 mEqで，平均のultrafiltrationした量は14±6リットルであった．その結果，ITAを損傷した例はなく，ITA-non-touch法の心停止直後の平均血中カリウム濃度は6.8±1.3 mEqで，最高8.0±1.1 mEq，体外循環終了時は5.3±0.9 mEqであった．術後の心電図変化や心機能悪化例は認めず，平均CKMBは31±17 mg/dLであった．

このことから，症例は少ないもののITA-non-touch法は簡便で安全に施行できる方法と考えられた．同様の方法は多数発表されつつあり，開存したITAグラフトを有する再手術症例には推奨される方法と考えられる[7〜9]．ITAを遮断しない方法は超低体温循環停止法やbeating AVRなど他にもいろいろ発表されているが，今のところ，ITA-non-touch法が最も低侵襲ではないかと考えている．

文献

1) Odell JA et al : Ann Thorac Surg **62** : 1424-1430, 1996
2) Shanmugam G : Eur J Cardiothorac Surg **28** : 731-735, 2005 Review
3) Fighali SF et al : Circulation **92**（9 Suppl）: II163-168, 1995
4) Loop FD et al : N Engl J Med **314** : 1-6, 1986
5) Gillinov AM et al : Ann Thorac Surg **67** : 382-386, 1999
6) Fujita T et al : Interact Cardiovasc Thorac Surg **11** : 3-5, 2010
7) Smith RL et al : Ann Thorac Surg **87** : 742-747, 2009
8) Kaneko T et al : J Thorac Cardiovasc Surg **144** : 1036-1040, 2012
9) Byrne JG et al : Ann Thorac Surg **73** : 779-784, 2002

B 術中経食道心エコー (TEE)

1 心臓大血管手術における周術期経食道心エコー (TEE) の特徴

経食道心エコー（transesophageal echocardiography：TEE）が術中モニタリングとして使用されはじめてから20年以上が経過した．最初はMモードやBモードにより心臓の大きさ，収縮力や時間変化をモニタリングすることが目的であった．その後のエコー装置本体や経食道プローブの性能向上により，モニタリングとしての機能だけでなく心臓大血管手術前後での評価診断に不可欠の道具となってきた．

カラードプラの性能向上により弁逆流や大動脈解離の診断精度が高まり，連続波ドプラにより弁狭窄の評価が行われるようになった．そしてパルスドプラの精度向上，組織ドプラの測定により，周術期では唯一の心臓拡張能評価としての地位を確立している．

近年のエコー装置，そして経食道エコープローブの機能向上は目覚ましく，マトリックスアレイを使用することによりリアルタイムの3D画像表示も可能となってきた．何より画像処理速度の向上は目覚ましく，短時間に左室形態を構築することにより心臓の心拍出量や駆出率，心筋のストレインなどの評価診断も行われている．さらに，経食道プローブの極小化により新生児でもマルチプレーンによる画像描出が可能となってきた（図1）．

現在の心臓大血管手術周術期において，TEEが術中唯一のモニタリングおよび評価診断の道具として重要な装置であることに疑いはない．循環管理のモニタリングの指標としてだけではなく，術中における手術方針の変更や追加手術の決定などでTEEによる評価診断が不可欠となってきている．また，術後においても合併症早期発見や循

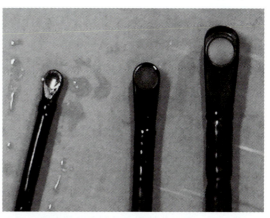

図1 経食道心エコープローブ先端
右は成人用（体重25 kg以上で使用），真ん中は小児用（体重7 kg以上で使用）左は新生児用（体重2.5 kg以上で使用）

環動態管理にTEEの有用性は増加している．

2 術中術後TEEの利用方法と適応疾患

a. 術中モニタリングとしてのTEE

心臓大血管手術では術中循環管理のモニタリングとして，心電図，パルスオキシメトリや呼気終末二酸化炭素濃度などの非侵襲的モニタから，観血的動脈圧や中心静脈圧など比較的簡便な侵襲的モニタが使用される．さらに，肺動脈カテーテルやTEEなど大量の情報が得られる侵襲的モニタが，症例に応じて選択使用されている．

TEEは比較的低侵襲で多くの情報が得られるモニタリングシステムとして，ほとんどの心臓血管手術で使用されている．ただし，モニタリングとしてTEEを有効に活用するためには多くの技術と知識が必要である．また，連続性，簡便性，そして絶対値で表示するという観点からは肺動脈カテーテルが大きく優っている．

TEEモニタリングとして最も有用なことは，

左室容量や収縮力を視覚的に把握できることである．下大静脈径や右房，右室容量なども加味して循環血液量の過不足を推測できること，狭窄部位や逆流部位を同定できることなどが有用な点である．また，収縮性の変化や壁運動異常の指摘からの心筋虚血の診断は，心電図のST変化よりも迅速である．

TEE特有のモニタリングとして拡張能の測定があげられる．術中に心室拡張機能を評価できるのはTEEのみである．僧帽弁流入波形から拡張能障害や左心室機能を評価できる．さらに，肺静脈流入波形や僧帽弁輪部組織ドプラなどを測定することにより，左房圧や拘束性障害などの評価診断も可能である．

心拍出量測定も左室流出路面積とその流速ドプラ積分値を掛け合わせることにより測定可能である．また，リアルタイムではないがmodified-Simpson法を用いて収縮期および拡張期左室容量，駆出率の測定が精度よく計算できる．最近では3Dエコーにより簡便な計測も可能となってきた（図2）．ただし，こうした計測は操作者技術や装置機能に精度が左右されることが問題となる．

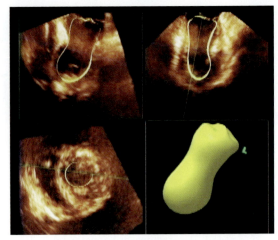

図2　3D画像からの左室容量，駆出率の計測
リアルタイムではないが，5分程度で計測可能であり，精度は2D測定に比べて良好である．

b．術中評価診断としてのTEE

現在の心臓大血管手術では，術中TEEによる評価診断により手術方針が変更となる症例も多い．最も有用性が高いのは弁疾患の評価である．術中TEE評価診断により追加弁手術を施行するかどうかを判断することも多い．また，術中TEEにより弁形成術が可能かどうか判断されることがある．感染性心内膜炎では疣贅付着の有無や感染範囲を同定することにより，弁形成可能か弁置換術が必要か判断することになる（図3）．ただ，虚血性僧帽弁逆流などでは弁形成を施行するかどうかを判断するときに，術中TEEでは全身麻酔導入により体血管抵抗低下のため逆流量を過小評価することがあるため注意が必要である．

緊急大動脈解離では，術中TEEによるエントリーの同定により手術方針や手術部位を決定することも多い．また，冠動脈への解離波及や大動脈弁逆流の評価が追加手術を決定することにも有用である．心タンポナーデや胸腔への血液貯留の迅速な判断にもTEEによる診断が重要となる．

c．外科的修復や合併症の評価診断としてのTEE

術中TEEの必要性が最も高いのは，外科的修復術の評価診断である．僧帽弁形成術後の残存逆流評価では術中TEEが不可欠である（図4）．人工リング装着症例，人工弁置換術後の弁輪部外逆流や機能不全評価など，弁疾患での診断が最も有用である．僧帽弁置換術後の左室破裂や大動脈弁置換術後の冠動脈閉塞などの合併症診断も迅速に行うことが可能である．大動脈弁置換術での冠動脈狭窄や心室中隔穿孔，僧帽弁手術での左房解離や冠動脈損傷などの合併症診断にも有用である．

基部置換手術での冠動脈血流の確認や大血管手術での鎖骨下動脈や頸動脈血流の確認も，術者にとって有用な情報となる．冠動脈トラブルによる虚血の診断にもTEEは最も迅速である．胸腔内貯留液の診断や出血による血腫や心タンポナーデの評価も再手術予防に重要である．

d．デバイス類やカテーテル類確認のためのTEE

心臓手術では様々なカテーテル類が心臓大血管内に挿入される．こうしたカテーテル類が正しい位置に挿入されていることをTEEで確認することも合併症予防に大切である．特に人工心肺症例では，右心房から下大静脈への脱血管は肝静脈内へと誤挿入されることが多いため確認が必要であ

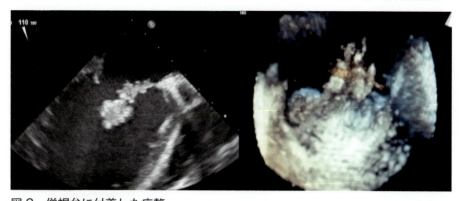

図3 僧帽弁に付着した疣贅
　付着部位や範囲から形成が可能かどうかが術中に判断される．3D画像では腱索断裂の程度なども詳細に判断可能となる．

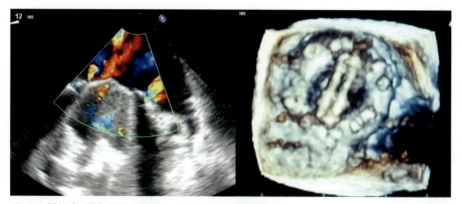

図4 僧帽弁置換術後の残存弁周囲逆流の評価診断
　カラードプラモードで再手術が必要かどうかを判断する．3D画像は逆流部位を詳細に同定するときに役立つこともある．

る．反対に大腿静脈から脱血管が挿入される症例では，ガイドワイヤの確認とともに脱血管先端が右房内入り口の至適部位に位置することを確認する．大動脈内バルーンパンピング挿入時にもガイドワイヤが大動脈内に位置することの確認と，本体先端が左鎖骨下動脈分岐部下1〜2cmに位置していることをTEEで確認することが必要である．

　左房左室内ベントチューブの位置や逆行性冠灌流カテーテルの深さや位置の確認にもTEEは有用である．左室補助装置装着症例では脱血カニューレの深さや僧帽弁流入方向に位置していることを確認する．大動脈送血管挿入に伴う大動脈解離などの合併症早期発見にもTEEが必要不可欠である．

e. 新生児，乳児開心術でのTEE

　TEEによる多くの術中評価診断が乳幼児や新生児でも可能となり，弁疾患の評価や大血管狭窄などを含めて術前評価および修復後の様々な評価診断が行われている．特に心房心室中隔欠損口閉鎖術後の残存シャントの評価は再手術予防のために重要である．

　新生児では体表用プローブを利用した，心大血管表面からの術中直接エコーによる評価診断も多く施行される．3D画像を応用した診断も有用である．

f. 術後集中治療室でのTEE

　術後における循環動態悪化時など，心機能モニタリング評価としてTEEが施行されることも多くなってきた．心不全や弁疾患の評価だけでな

く，循環容量や拡張機能などTEEから得られる情報は多岐に及ぶ．さらに，胸腔内貯留液や心タンポナーデなどの合併症診断にも重要であり，再手術の判断としてTEE評価が役に立つ．

3 TEEの禁忌と注意点

周術期の様々な場面，症例で評価診断に有用性の高いTEEではあるが，合併症がないわけではない．プローブ挿入に伴う歯牙や咽頭食道損傷，反回神経麻痺などは0.1～0.5％程度で発症するとされている．プローブのサイズによっては咽頭痛や嗄声が術後にみられることもある．年齢，体重によりプローブサイズを使い分けることも大切である．

食道憩室や咽頭食道腫瘍合併症例ではTEEの使用は避ける．肝硬変による食道静脈瘤症例では原則禁忌である．

プローブ自体が持つ熱により組織損傷が生じることもあるが，最近のプローブは使用電力が少ないうえ，リミッター機能が働き自動停止するため熱傷などの合併症は起きにくい．しかし，人工心肺中などの低体温時や観察していない時の停止などの工夫は必要である．

プローブによる患者相互間の感染は防止しなければならない．プローブカバーを使用することで相互感染の多くは防止できるが，10～20％は歯牙などによるカバーの損傷がみられ確実ではない．グルタラール，フタラールなどによる滅菌と十分な水洗浄が有効である．

4 今後のTEEの展望

TEE本体装置機能は飛躍的に向上している．特に3D画像はリアルタイムでの描出も可能であり，外科医と画像を共有して評価診断の説明が容易となった．3D画像は弁の性状や逸脱部位の同定，デバイス類の評価，そして残存逆流の評価診断に有用である．弁形成，弁置換の評価診断だけでなく，使用する人工弁や人工リングの至適サイズを診断することも可能となってきた．また，3D画像を取り込んで構築することにより，リアルタイムではないが正確な心室容量や駆出率，壁運動異常などの評価も可能となった．ストレイン，ストレインレートなども面積変化により2Dよりも精度よい診断が可能となった．こうした立体画像を応用した画像は今後より進歩していくと推測される．

経食道プローブ自体も向上しており，特に新生児領域でも使用可能な小型化されたマルチプレーンプローブが開発されてきている．こうしたプローブは成人症例では経鼻で挿入可能な大きさであり，抜管後も含めた術中術後の連続モニタリングとしての応用も考えられている．

術中のTEEモニタ画面は無線を利用して麻酔器に組み込むことで通常の連続モニタと並列で観察可能と考えられている．将来的には心室壁運動異常や心室容量を連続モニタとして心臓手術以外でも普通に利用されていく可能性がある．

総論

III

術後急性期管理

A 循環モニタリング

　循環モニタリングは術後高頻度に併発する不整脈，心筋虚血，心不全の早期発見ならびに治療効果の確認を目的とする．種々の機器を用いてモニタリングが行われるが，基本的なモニタリングは患者観察から始まる．

1 基本的モニタリング

　患者観察にはじまり，①血圧，②尿量，③体温，④中心静脈圧（CVP），⑤心電図，が基本的なモニタリングであり，最近の心臓血管手術手技の向上に伴い，これらのモニタリングで十分な場合が多い．

a. 患者観察事項

①視診：口唇および指先のチアノーゼの有無，冷汗の有無，皮膚の性状，頸静脈の怒張などを観察する．
②触診：頸動脈を触れ脈拍の有無・強弱，不整の有無，四肢末梢の冷感，指尖圧迫後の血流回復，肝腫の有無，下腿浮腫の有無などを観察する．
③聴診：湿性ラ音の有無，心雑音を確認する．
　口唇および指先のチアノーゼ，皮膚の大理石様紋様，四肢末梢の冷感，指尖圧迫後の血流回復遅延などは末梢循環不全や低心拍出の徴候である．また，冷汗や頸動脈拍微弱はショックの症状であり，頸静脈怒張および肝腫の触知は心不全，容量過多などの徴候である．

b. 基本的モニタリング

①血圧：末梢動脈（橈骨動脈，足背動脈，後脛骨動脈）を直接穿刺して観血的動脈圧モニタリングを行うが，高度の末梢循環不全で圧波形が十分検出されない場合は，大腿動脈を穿刺して中枢圧をモニタリングする．血圧は主要臓器の灌流圧の指標として重要である．

②尿量：時間尿量は腎血流量および心拍出量を反映し，0.5 mL/kg/hr 以下の乏尿は腎機能障害がなければ心拍出量減少もしくは末梢臓器血流不全の徴候と捉える．
③体温：中枢温および末梢温をモニタリングする．心拍出量が減少し末梢循環不全になれば，末梢血管は収縮し末梢温は低下するとともに，末梢からの熱放散不良となり中枢温が上昇する．中枢温と末梢温の温度較差3℃以上は，心拍出量低下に伴う末梢循環不全の徴候である．
④中心静脈圧（CVP）：右室拡張末期圧（RVEDP）つまり右室前負荷を反映する．CVPは循環血液量の増加，右心不全，右室の外的な圧迫によるコンプライアンスの低下（タンポナーデ，過膨張した肺による圧迫，左心系の拡大など）により上昇する．また，循環血液量の減少，強心薬による心機能の上昇，呼吸状態の改善による右室後負荷の低下などによりCVPは低下する．
⑤心電図：心拍数自動計測，不整脈監視，心筋虚血監視を目的とする．Ⅱ誘導とⅤ誘導のモニターにより90％以上の虚血が検出可能とされている．

c. 心拍出量（cardiac output：CO）

　心拍出量は心拍数と1回拍出量の積であり，1回拍出量は，①前負荷，②後負荷，③心収縮性で決定される．Swan-Ganzカテーテルを用いた持続熱希釈法による連続心拍出量モニタリング（continuous cardiac output：CCO）が一般的となっている．患者の体格の違いを一般化するため，通常単位体表面積あたりの心拍出量，すなわち心係数（cardiac index：CI）（L/min/m^2）で表現される．
　また，Fick法や色素希釈法も可能であるが，最近では末梢動脈圧波形の解析により心拍出量を連続的にモニターするFloTrac™も広く使用されている．

表1　1回拍出量を規定する3因子のモニター

左室	
前負荷	肺動脈楔入圧, 肺動脈拡張期圧, 右房圧, 中心静脈圧, 左房圧, 左室拡張期圧, 左室拡張末期径, 左室拡張末期容量
後負荷	体血管抵抗(係数), 動脈収縮期圧
収縮力	左室駆出率(left ventricular ejection fraction: LVEF), 左室径短縮分画(fractional shortening: FS), 左室壁運動

右室	
前負荷	右房圧, 中心静脈圧, 中心静脈径, 肝静脈径
後負荷	肺動脈圧, 肺血管抵抗, 総肺血管抵抗
収縮力	右室駆出率(RVEF)

d. 圧モニタリング

　動脈圧, 中心静脈圧に加え, 先天性心疾患術後や重症患者では, 直接左房圧をモニタリングしたり, Swan-Ganzカテーテルを挿入した場合には, 肺動脈圧(PAP), 肺動脈楔入圧(PCWP), 右房圧(RAP)のモニタリングが可能である.

①左房圧(LAP):左室の前負荷の評価に用いる. さらに, 圧波形によって, 僧帽弁逆流や狭窄, また a 波の有無や位置によって不整脈の診断にも有用である. ただし侵襲的なモニターであり, 抜去時の出血による心タンポナーデなどに注意が必要である.

②肺動脈楔入圧(PCWP):Swan-Ganzカテーテルの先端バルーンを膨らませ肺動脈に楔入したときに得られるカテーテル先端圧が肺動脈楔入圧である. 左房圧(LAP)の代用として左室前負荷の指標となる. しかし, 呼気終末陽圧(PEEP)を用いた人工呼吸管理中などには, 必ずしも正確に左房圧を反映しないことに留意する.

③肺動脈圧(PAP):肺高血圧および右心後負荷の評価に有用である.

　1回拍出量を規定する3因子の指標となるモニタリングを左右心室別に表1に, 心拍出量と圧諸量から算出される血行動態の指標とその正常値を表2に示す.

e. 混合静脈血酸素飽和度($S\bar{v}O_2$)

　循環の主たる目的は酸素を組織へ供給することであり, 心臓血管手術後の重症患者の循環管理においては, 生体内酸素代謝を評価することは極めて有用である. 反射光分光分析(reflection spectrophotometry)機能を持つoximetrixカテーテルを用いれば, 生体内酸素代謝を反映する$S\bar{v}O_2$の連続モニタリングが可能である. 混合静脈とは体循環を経たすべての静脈血が混合される肺動脈血のことであり, その酸素飽和度は生体の酸素需要供給バランスを反映する. $S\bar{v}O_2$は, ①肺での血液酸素化能を反映する動脈血酸素飽和度(SaO_2), ②血液の酸素運搬をつかさどるヘモグロビン濃度(Hb), ③末梢組織への血液運搬量を示す心拍出量(CO), ④生体で消費される酸素の総量すなわち酸素消費量($\dot{V}O_2$), などのいずれによっても変動する. 理論的には, Fickの原理から$S\bar{v}O_2$は近似的に次式のように表される.

$$S\bar{v}O_2 = \{1 - \dot{V}O_2/Hbg \times SaO_2 \times CO\} \times SaO_2$$
$$= (1 - OER) \times SaO_2 \quad \cdots\cdots (1)$$

$\dot{V}O_2$:酸素消費量, Hbg:ヘモグロビン濃度, SaO_2:動脈血酸素飽和度, CO:心拍出量, OER:酸素摂取率

　酸素摂取率(oxygen extraction ratio: OER)とは, 生体に運ばれた酸素量に対する生体で消費された酸素量の割合を表すもので, 酸素運搬量が減少したり, 酸素消費量が増加したりした場合にはOERの上昇によって生体は代償する. (1)式より$S\bar{v}O_2$はOERとSaO_2の変動をよく反映することがわかるが, さらに血液酸素化が良好な状態(SaO_2を100%と仮定できる)では(1)式は以下のように簡略化し得る.

$$S\bar{v}O_2 = (1 - OER) \times 100$$

　OERの正常値は0.25前後であるが, 代償機転としてのOERの上昇が0.3～0.35程度であれば酸素需要・供給バランスは保たれて問題はない. しかし, それ以上に上昇すれば酸素需要・供給バランスの破綻による乳酸産生が懸念される. したがって, $S\bar{v}O_2$の正常値は75%前後であり, 心臓血管手術後においては65%以上を目標に血行動態を調節する.

　また, 最近では先端にファイバーオプティックカテーテルの付属した中心静脈カテーテル(PreSep™)が製品化されており, 肺動脈カテーテルを挿入しなくても中心静脈血酸素飽和度($Sc\bar{v}O_2$)が連続的にモニター可能となっている. $S\bar{v}O_2$と$Sc\bar{v}O_2$は通常よく相関するといわれてい

表2 血行動態の指標

名称	算出式	正常値
心拍出量 (cardiac output : CO)		3.5〜7.0 L/min
心係数 (cardiac index : CI)	CO/BSA	2.5〜4.0 L/min/m^2
1回拍出量 (stroke volume : SV)	CO/HR	50〜80 mL/beat
拍出係数 (stroke index : SI)	SV/BSA	30〜50 mL/beat/m^2
体血管抵抗 (systemic vascular resistance : SVR)	[(mAP−mRAP)/CO]×79.92	1000〜1300 dyn·sec/cm^5
体血管抵抗係数 (systemic vascular resistance index : SVRI)	SVR×BSA	1500〜2000 dyn·sec/cm^5·m^2
肺血管抵抗 (pulmonary arteriolar resistance : PAR)	[(mPAP−mLAP)/CO]×79.92	50〜80 dyn·sec/cm^5
肺血管抵抗係数 (pulmonary arteriolar resistance index : PARI)	PAR×BSA	80〜130 dyn·sec/cm^5·m^2
全肺抵抗 (total pulmonary resistance : TPR)	(mPAP/CO)×79.92	150〜230 dyn·sec/cm^5
全肺抵抗係数 (total pulmonary resistance index : TPRI)	TPR×BSA	230〜370 dyn·sec/cm^5·m^2
左室仕事量 (left ventricular stroke work : LVSW)	(mAP−mLAP)×SV×0.0136	80〜110 g·m
左室仕事係数 (left ventricular stroke work index : LVSWI)	LVSW/BSA	50〜70 g·m/m^2
右室仕事量 (right ventricular stroke work : RVSW)	(mPAP−mRAP)×SV×0.0136	10〜15 g·m
右室仕事係数 (right ventricular stroke work index : RVSWI)	RVSW/BSA	6〜11 g·m/m^2

BSA : body surface area, HR : heart rate, mAP : mean arterial pressure, mRAP : mean right atrial pressure, mPAP : mean pulmonary arterial pressure, mLAP : mean left atrial pressure

表3

S$\bar{v}$O$_2$＞Sc$\bar{v}$O$_2$ となる場合	S$\bar{v}$O$_2$＜Sc$\bar{v}$O$_2$ となる場合
●覚醒時 ●痙攣（脳の酸素消費↑）	●鎮静薬使用時（脳の酸素消費↓） ●交感神経系の緊張（腹部臓器の血流低下） ●出血, ショック時 ●透析患者（シャント血流）

るが，混合静脈血には下半身の骨格筋や腹部臓器の静脈血が含まれるため，両者の値が乖離する場合もあり，判断に注意が必要である．表3にS$\bar{v}$O$_2$とSc$\bar{v}$O$_2$が乖離する原因をまとめた．

f. 容量モニタリング

1) ICG パルススペクトロフォトメトリー

中心静脈よりICGを注入し，パルスオキシメーターと類似の原理で指先あるいは鼻腔の動脈血の色素濃度を非侵襲的に連続的に測定し，減衰直線から循環血液量を算出するもので，その他心拍出量や肝機能の評価が可能である．

2) 経肺熱希釈法 (Picco)

Piccoは動脈圧波形解析による心拍出量モニターである．中心静脈カテーテルから冷却水を投与して，動脈に挿入した熱希釈カテーテルによる熱希釈曲線から心拍出量のキャリブレーションを行うが，同時に肺血管外水分量 (EVLW)，肺血液量 (PBV)，拡張末期心臓総容量 (GEDV) などの情報が得られる．

g. 心エコー

心臓血管手術後の心臓周辺の形態学的および機能的異常を評価するためには，積極的に心エコーを用いることが極めて有用である．ドレーン留置中や人工呼吸管理下などで，経胸壁アプローチにて描出が困難な場合には，経食道心エコー (TEE) を行う．

2 呼吸モニタリング

a. 酸素化のモニタリング

1) 動脈血酸素分圧 (Pao$_2$)

酸素化の指標としてPao$_2$が最もよく利用され

る．健常者が安静時空気呼吸を行っている場合，動脈血ガスは狭い範囲に維持されている．空気呼吸の健常者ではPaO_2値は約100 mmHgであるが，加齢に伴い正常値は下がっていく［PaO_2正常値（mmHg）＝ 105 − 0.3 × 年齢］．

PaO_2は肺の状態のみならず，吸入酸素濃度（FiO_2），PEEP，平均気道内圧などの人工呼吸条件に左右される．したがってPaO_2をFiO_2で割った値（P/F比）で酸素化能を表現することが多い．また，平均気道内圧×100をP/Fで割った値，酸素化指数（oxgenation index：OI）で表現することもある．

2）チアノーゼ

動脈血中の還元ヘモグロビンが3 g/dL以上，酸素飽和度が80％以下になるとチアノーゼが認められる．末梢循環不全があると酸素化が十分であってもチアノーゼにみえる．

3）パルスオキシメーター

動脈血酸素飽和度を持続的にモニターでき便利なモニタリングであるが，末梢循環不全，体動があると実測値を正しく反映しない．

4）呼吸音，呼吸様式

酸素化が障害されている場合には聴診所見がすべて正常ということはまずない．呼吸音は聴取部位，治療行為によって変化する．また頻呼吸，努力様呼吸の呼吸様式の異常を呈する．

5）中枢神経症状

低酸素血症は程度に応じて様々な中枢神経症状を引き起こす．軽度の低酸素血症では興奮，不穏，睡眠障害が起こり，中等度の低酸素血症で錯乱，譫妄，重篤な低酸素血症で昏睡となる．

6）循環系の症状

低酸素血症や呼吸努力の増大があると交感神経系が興奮する．初期には血圧上昇，頻脈，心拍出量増加，発汗がみられる．末梢血管が収縮するので，皮膚温は低下し，皮膚の色は蒼白，チアノーゼ様を呈する．交感神経系の興奮により，腎血流が減少し尿量は低下する．さらに低酸素血症が進行すると不整脈・心不全が出現する．

7）画像診断

人工呼吸患者の胸部X線撮影はルーチンに行うべきである．無気肺，肺炎，胸水，気胸の部位，推移を評価する．胸部エコーは胸水の判定，無気肺や横隔神経麻痺の診断に有用である．最近胸部CT撮影が広く用いられており，胸部X線ではわからない情報が得られる．

b. 換気のモニタリング

換気が適正かどうかは，換気量と二酸化炭素排出の両面から考える．

1）換気量

指標として，1回換気量と分時換気量の両方が必須である．分時換気量は1回換気量×呼吸数で計算できる．換気量の目安は1回換気量8〜10 mL/kg，分時換気量0.1 L/min/kgである．重症呼吸不全を合併している場合，1回換気量の制限が生命予後を改善するとされて，目安は6〜8 mL/kgである．

2）動脈血二酸化炭素分圧（$PaCO_2$）

$PaCO_2$は分時換気量とほぼ反比例する．安静時空気呼吸を行っている場合，$PaCO_2$は35〜45 mmHgに維持されているが，これはすべての患者にはあてはまらない．pHの維持のほうが$PaCO_2$の維持よりも生体には重要である．人工呼吸中に$PaCO_2$が高過ぎれば換気量を増やし，逆に$PaCO_2$が低過ぎれば換気量を減らせばよい．発熱やシバリングがあると二酸化炭素産生量が増加するため，$PaCO_2$が上昇する．

3）カプノメーター

呼気中の二酸化炭素濃度をモニターする．呼気終末二酸化炭素濃度が肺胞二酸化炭素濃度を反映するほか，カプノメーター波形から様々な情報が得られる．

4）中枢神経症状

二酸化炭素が蓄積すると意識障害，昏睡（CO_2ナルコーシス）といった中枢神経症状が出現する．

c. グラフィックモニター

1）気道内圧・流量・容量曲線

換気モニタリングのためにグラフィックモニターを装備した人工呼吸器が増えている．気道内圧，流量，容量などの波形をリアルタイムで示すなど，様々な機能を備えている．グラフィックモニターがあると人工呼吸器の作動状況，患者-人工呼吸相互関係が視覚的に理解しやすい．流量曲線は流量を縦軸に，時間を横軸にしたもので，吸気は上向きに，呼気は下向きに表される（図1）．

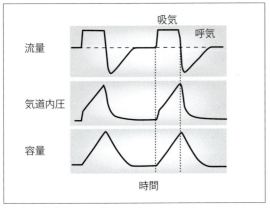

図1　グラフィックモニター
　流量曲線（上段）は流量を縦軸に，時間を横軸にしたもので，吸気は上向き，呼気は下向きに表される．気道内圧曲線（中段）は気道内圧を，容量曲線（下段）は肺容量の変化を縦軸に表す．吸気流量一定のボリュームコントロール換気である．

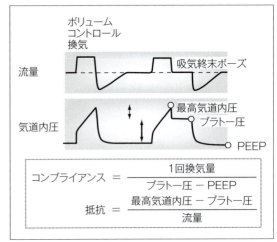

図2　コンプライアンスと抵抗の測定
　一定の吸気流量を用いたボリュームコントロール換気（左）に吸気終末ポーズを加え（右），最高気道内圧，プラトー圧，PEEP からコンプライアンスや抵抗を計算する．

気道内圧曲線は気道内圧を縦軸に，時間を横軸にしたものである．強制換気のときには気道内圧は上昇し，自発呼吸のときはいったん気道内圧が低下する．

2）肺メカニクス

　人工呼吸にあたって，肺メカニクスすなわちコンプライアンス，抵抗の大小を考慮に入れておくと理解しやすい．コンプライアンスは肺や胸郭の柔らかさを，抵抗は気流の流れにくさを表す．コンプライアンスや抵抗の測定には，吸気終末ポーズを利用するのが簡便である（図2）．ボリュームコントロール換気の場合，吸気終末に 0.5～1.0 秒程度のポーズを設定してプラトー圧を求める．プレッシャーコントロール換気でも，吸気流量がほとんど 0 になった段階で気道内圧はプラトー圧とほぼ同じになる．肺胞の過膨張を防ぐためには，1回換気量や設定圧を制限し，可能であればプラトー圧が 30 cmH$_2$O を超えないように留意する．

3）コンプライアンス，抵抗のパターン認識

　吸気終末ポーズ法で測定しなくても，グラフィックモニターの波形パターンからある程度コンプライアンスや抵抗を判断できる．すなわち，ボリュームコントロール換気では気道内圧パターン（図3）から，プレッシャーコントロール換気やプレッシャーサポート換気では流量パターン（図4）から，コンプライアンスや抵抗を類推できる．

4）圧-量曲線

　自発呼吸のない患者に一定の容量を注入し（たとえば 100 mL ずつ，1 L まで）気道内圧をプロットしていくと，静的な圧-量曲線を描くことができる．一般に呼吸不全患者の圧-量曲線はS字型であり，2つの屈曲点が認められる（図5）．低い屈曲点（lower inflection point）は虚脱した肺胞が開放する点，高い屈曲点（upper inflection point）は肺胞の過膨張がはじまる点と考えられている．しかし，静的な圧-量曲線の測定は煩雑で，筋弛緩薬を投与するなど患者の自発呼吸を消す必要がある．これに対し，動的な圧-量曲線は，人工呼吸を施行したままでも描くことが可能である（図6）．測定のためには，ボリュームコントロール換気モード，低い一定吸気流量を用いてゆっくり吸気を行う．吸気時の傾きがコンプライアンスを反映する．

d. 呼吸努力の観察

1）呼吸困難感

　呼吸困難感の訴えは，換気努力が大きい，換気量が換気努力に見合って増えない，血液ガス異常（低酸素血症や高二酸化炭素血症）があることを示唆する．

2）呼吸パターン

　分時換気量が増加する．1回換気量の増加と呼吸数の増加の2種類がある．成人で 30 回/min,

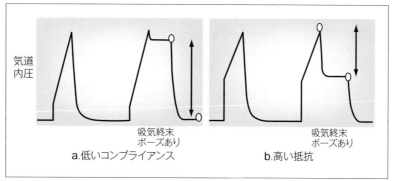

図3 肺メカニクスの違いによるグラフィックモニターの特徴的パターン（ボリュームコントロール換気）

ボリュームコントロール換気では気道内圧パターンから肺メカニクスをある程度判断できる．

a：コンプライアンスが低い：吸気終末ポーズのない場合，気道内圧は右上がりに上昇し最高気道内圧は高い．吸気終末ポーズを加えると高いプラトー圧がみられる．

b：抵抗が高い：吸気終末ポーズのない場合，気道内圧がいったん急峻に立ち上がったのち，緩やかな右上がりに転ずる．吸気終末ポーズを加えるとプラトー圧は最高気道内圧よりかなり低い．

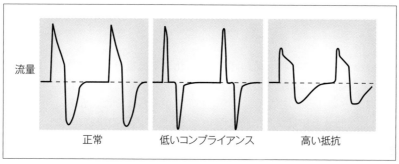

図4 肺メカニクスの違いによるグラフィックモニターの特徴的パターン（プレッシャーコントロール換気）

プレッシャーコントロール換気では流量パターンから肺メカニクスをある程度判断できる．

コンプライアンスが正常の場合，吸気流量は右下がりの漸減波となる．
コンプライアンスが低い場合，流量の生じている時間が短くなるため，尖ってやせた流量波形になる．

抵抗が高い場合，流量のピーク値が低くなるとともに，流量の低下速度が鈍くなる．

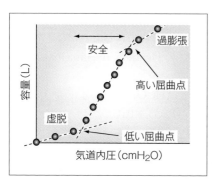

図5 静的な圧-量曲線

一定の容量を注入し2〜3秒待って，気道内圧を測定する．通常1Lぐらいまで注入していく．〇は注入した容量と気道内圧の値を示す．〇を3つの直線で近似すると点線のようになる．直線の交わりが2つできるが，2つの矢印はそれぞれ低い屈曲点（lower infection point）と高い屈曲点（upper infection point）を示す．低い屈曲点は虚脱した肺胞が開放する点，高い屈曲点は肺胞の過膨張がはじまる点と考えられていた．したがって，この2つの屈曲点の間で換気をする人工呼吸が推奨されていた．

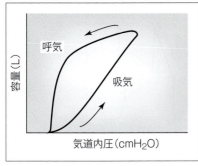

図6 動的な圧-量曲線
　人工呼吸を施行したまま圧-量曲線を測定することも可能である．ボリュームコントロール換気モード，少なめの吸気流量を用いてゆっくり吸気を行う．受動的な換気では反時計方向に回転する．吸気時の傾きはコンプライアンスを反映する．

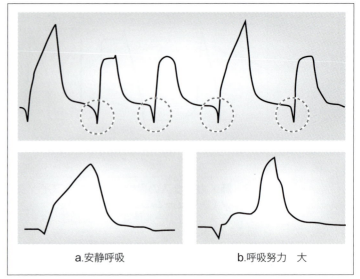

図7 呼吸努力増大時の気道内圧パターン
　ボリュームコントロール換気を用いたSIMVとPSV併用．
上：トリガーの際，気道内圧の低下が著しくなる．
下：安静呼吸（a）では，ボリュームコントロール換気の気道内圧は右上がりである．吸気努力が大きい（b）と，呼吸器からの流量供給が患者の要求に見合わないため，気道内圧は「ひしゃげた」パターンとなる．

新生児で50回/minを超える頻呼吸，補助呼吸筋の使用，鼻翼呼吸，下顎呼吸は呼吸努力の増大を示唆する．呼吸パターンはぎこちなく，シーソー呼吸がみられたり，胸骨上切痕が吸気時に陥凹したり，甲状軟骨が吸気に合わせて上下動する．

3）呼吸器との関係

　呼吸努力が増大すると，患者が吸気を開始して人工呼吸器が作動する（トリガーする）までに，気道内圧が著明に下がる現象が起こる（図7）．呼吸器作動のタイミングが遅れる所見もみられる．プレッシャーサポート換気やプレッシャーコントロール換気のときに，呼吸努力が亢進すると，吸気流量，1回換気量が大きくなる（図8）．ボリュームコントロール換気のSIMVとプレッシャーサポート換気を併用中に呼吸努力が亢進した場合，吸気流量が患者の要求に見合わないと気道内圧がひしゃげたかたちになり（図7），設定の1回換気量が患者の要求に見合わないと2度目のトリガーが発生する（図9）．

4）循環系

　交感神経興奮の結果として発汗，血圧上昇，頻脈，不整脈がみられる．呼吸努力の増大や高二酸化炭素血症のために興奮，譫妄がみられる．臓器血流低下のため尿量低下，末梢循環不全，意識低下がみられることもある．

5）胸腔内圧のゆれ

　呼吸努力が大きいと胸腔内圧のゆれが大きくなるため，血圧，中心静脈圧，肺動脈圧が吸気時に大きく陰圧にふれる．また胸腔・心嚢ドレーン内の貯留液が吸気時に患者側へ引き込まれる．

e. 酸塩基平衡

　血液のpHは酸と塩基のバランスで，狭い範囲内（7.4±0.05）に維持されている．心臓血管外科手術後には様々な理由で酸塩基平衡が崩れるが，pHが酸性側（pH＜7.35）に傾けばアシドーシス，アルカリ性側（pH＞7.45）に傾けばアルカローシスと呼ぶ．詳細は成書を参考にしていただきたい．
　まずpHは次のHenderson-Hasselbalchの式で決まる．

$$\mathrm{pH} = pK + \log\frac{[\mathrm{HCO_3^-}]}{(\mathrm{PaCO_2} \times 0.03)} \quad (解離指数\ pK = 6.1)$$

これを簡単にすると，

$$\mathrm{pH} \propto \frac{[\mathrm{HCO_3^-}]}{\mathrm{PaCO_2}}$$

A　循環モニタリング

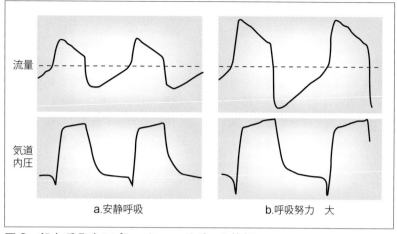

図8　努力呼吸時のプレッシャーサポート換気
　安静呼吸（a）と比較して，呼吸努力が亢進する（b）と吸気流量，1回換気量が増大する．トリガーによる気道内圧低下も大きくなる．

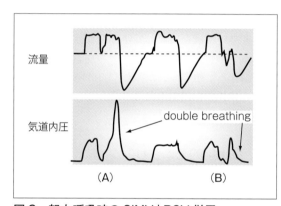

図9　努力呼吸時のSIMV+PSV併用
　ボリュームコントロール換気を用いたSIMVとPSVの併用．
　設定1回換気量が患者の要求に見合わないため2度目のトリガーが起こる．呼吸（A）ではSIMVが二重にトリガーされたため気道内圧が大きく上昇した．呼吸（B）ではSIMVに引き続きPSVがトリガーされたが，このPSVはすぐに終了している．

となる．分子の［HCO_3^-］は腎臓・代謝性因子，分母の$Paco_2$は呼吸性因子であるから，

$$pH \propto \frac{腎臓・代謝性因子}{呼吸性因子}$$

と表現することができる．
　アシドーシスでは，心筋収縮力の低下，末梢血管の拡張，交感神経の興奮，血清カリウム値の上昇をもたらす．特に代謝性アシドーシスと呼吸性アシドーシスが合併すると危険である．一方アルカローシスでは，脳血管収縮による脳血流減少，冠血管や末梢血管収縮，ヘモグロビン酸素解離曲線の左方移動による末梢組織での低酸素状態が起こり得る．以下に心臓血管外科手術後に起こる酸塩基平衡異常の原因と治療原則を述べる．

1）呼吸性アシドーシス
　二酸化炭素産生が二酸化炭素排泄よりも多いときに発生する．二酸化炭素産生が増加するのは代謝の亢進を意味し，術後によくみられる原因は発熱，シバリング，痙攣，過剰な糖質カロリー投与，呼吸負荷の増大である．
　二酸化炭素排泄の低下は，呼吸中枢抑制（鎮静・鎮痛薬の過量投与，中枢神経障害），肺の障害（肺炎，ARDS，無気肺，血気胸，胸水），胸郭の運動障害（胸郭変形，肥満，腹部膨満），気道狭窄，人工呼吸器の設定不良など，種々の原因によって発生する．ただし$Paco_2$が増加していてもpHが7.4を超えている場合，代謝性アルカローシスの代償機転として二次的に呼吸性アシドーシスが起こっている可能性を示唆する．
　呼吸性アシドーシスの治療原則は原因を究明し治療することである．人工呼吸中であれば換気条件（強制換気回数，プレッシャーサポート圧）を上げる，肺障害・胸郭運動障害の改善をねらった治療を行う，鎮静・鎮痛薬の影響が考えられればそれからの離脱をはかる．一般に呼吸性アシドーシスだけで循環動態が虚脱することは少ないので，慌てずに原因検索を行い，補正も緩徐に行う．急速に呼吸性アシドーシスを補正すると，内因性カテコラミン分泌が急減して循環虚脱をきた

2) 呼吸性アルカローシス

二酸化炭素排泄が二酸化炭素産生よりも多いときに発生する．二酸化炭素産生が減少するのは，低体温，深い鎮静である．二酸化炭素排泄が増加するのは，人工呼吸の過剰設定，過換気（精神的興奮，浅い鎮静，呼吸困難感，低酸素血症，脳血管障害に伴う）が最もよくみられる原因である．治療原則は人工呼吸器設定を落とすか，鎮静薬を投与して換気ドライブを抑制する．

3) 代謝性アシドーシス

原因は，①酸の産生増加・酸の投与，②酸の排泄障害，③アルカリ喪失，④炭酸水素イオンの希釈である．ショックなど末梢組織における酸素需給関係が崩れている場合には酸産生が増加する．心原性ショック，出血性ショック，敗血症性ショック，心停止では，末梢組織で嫌気性代謝が進み乳酸アシドーシスに陥る．その他に糖尿病性ケトアシドーシス，薬物中毒，ビタミンB_1欠乏でも代謝性アシドーシスとなる．酸の排泄障害はそのほとんどが腎不全，腎障害である．下痢はアルカリ喪失を生じる．生理食塩液，ブドウ糖液など炭酸水素イオンを含まない輸液製剤の大量輸液は炭酸水素イオンの希釈を介して代謝性アシドーシスをもたらす．急速輸血・大量輸血は直後に代謝性アシドーシスとなる一方，その後クエン酸が代謝されはじめると代謝性アルカローシスへのゆり戻しがやってくることに注意が必要である．

原因となる病態の治療を行うのは他と同様である．つまり，ショックに対する治療，循環に対する補助治療を行い，腎障害には輸液負荷，血液浄化法を実施する．炭酸水素イオン減少による代謝性アシドーシスの場合，アルカリ化薬を用いてpH＞約7.30を目安にアシドーシスを補正する．アルカリ化薬としては炭酸水素ナトリウム液（メイロン®）が最も一般的で，次式で必要量を計算する．

アルカリ化薬必要量＝体重×（base deficit）/5

まず上記の半量を投与し，その後再評価する．炭酸水素ナトリウム液の投与はナトリウム負荷，容量負荷になるため，高ナトリウム血症やうっ血性心不全に注意する．浸透圧が高く，新生児では頭蓋内出血のおそれがあるので，蒸留水で半分の濃度に希釈してから投与する．ショックや急速輸血によって代謝性アシドーシスに陥っている患者では，状態が安定した段階で代謝性アルカローシスへのゆり戻しがあることを念頭に入れ，過剰な補正を控える．一時的に呼吸性アルカローシスとしてしのぐのも有用な戦略である．

4) 代謝性アルカローシス

酸の喪失，アルカリの投与が原因である．酸の喪失の原因としては，嘔吐，胃管からのドレナージ，ループ利尿薬の使用が多くみられる．アルカリ投与として多いのは，炭酸水素ナトリウム液の過剰投与，大量輸血に伴うクエン酸負荷である．

やはり原因に対する治療，発生の予防が大切である．低カルシウム血症やテタニーがない場合，補正を急ぐ必要はない．利尿薬に伴う代謝性アルカローシスに対しては利尿薬の使用を控え，抗アルドステロン薬（スピロノラクトン），アセタゾラミドといった利尿薬を用いる．炭酸水素イオンを含まない輸液を負荷してゆっくり補正する方法もある．酸性化薬（塩化アンモニウム液）は血管外に漏れると組織障害が激しく，肝障害患者でアンモニア値が上昇するおそれがあるので，慎重に用いるべきである．

3　生化学的モニタリング（検査）

心臓血管手術後に生化学的検査を行う目的は，術後合併症の早期発見・重症度の把握，臓器機能の把握，治療効果の判定である．異常を早期に発見し素早く対応することで，臓器不全を重症化させないことを目標とする．しかし，集中治療室での頻回な検査は，コストの増大を招いたり，また，特に小児患者において採血量増大による採血性貧血を引き起こすなどといったデメリットを生ずる可能性がある．検査の施行基準を設定したうえで，必要な時期に必要最小限の採血に抑えることが重要となる．当施設のICUで1日1回以上採血して検査している生化学的項目を表4に示す．本項では，それらを中心に心臓血管手術後急性期に異常値を示しやすい検査の臨床的意味について述べる．加えて，ルーチン検査の項目ではないものの，近年，心不全の生化学マーカーとして実用化されたものとしてBNP，NT-pro BNPについて，さらに急性腎障害のマーカーとして注目され，実用化の可能性が検討されているN-GAL

表4　国立循環器病研究センター ICU で術後に全例で測定を行う生化学的検査

項目	基準範囲	単位	検査回数/day	所要時間など
血糖	70～110	mg/dL	4～12	2分，ベッドサイドで随時
乳酸	0.5～1.5	mmol/L	4～12	2分，ベッドサイドで随時
AST	0～40	U/L	1～3	30分以内，随時
ALT	0～35	U/L	1～3	30分以内，随時
総ビリルビン	0.2～1.2	mg/dL	1～3	30分以内，随時
直接型ビリルビン	0.0～0.4	mg/dL	1	中央検査
間接型ビリルビン	0.2～0.8	mg/dL	1	中央検査
CK	40～160	U/L	2～3	30分以内，随時
CK-MB	0～23	U/L	2～3	30分以内，随時
血清尿素窒素	8～20	mg/dL	2～3	30分以内，随時
クレアチニン	0.7～1.3	mg/dL	2～3	30分以内，随時
LDH	100～225	U/L	2～3	30分以内，随時
総蛋白	6.5～8.2	g/dL	2～3	30分以内，随時
アルブミン	3.6～5.5	g/dL	1	中央検査
CRP	<0.3	mg/dL	1	中央検査

AST：aspartate aminotransferase（GOT），ALT：alanine aminotransferase（GPT），
CK：creatine kinase，MB：MB 型，LDH：lactate dehydrogenase，
CRP：C-reactive protein，中央検査：病院の中央検査部で昼間帯に 1 回測定

について注目し解説する．それ以外の項目については，成書を参照されたい．

a. トランスアミナーゼ

alanine aminotransferase（ALT または GPT）は肝に比較的特異的に存在し，診断的価値は高い．aspartate aminotransferase（AST または GOT）は肝のほかに心，腎，筋肉などに広く存在している．肝障害では AST/ALT 比は 2 以下のことが多い．虚血によるショック肝では，1～2 日をピークに 1,000 U/L を超えるトランスアミナーゼの上昇が起こる．トランスアミナーゼ上昇に続いて腎機能低下が生じることが多いので，腎機能にも注意が必要である．ショック状態が改善すれば，トランスアミナーゼはその後数日で正常レベルまで低下する．トランスアミナーゼ上昇の程度は病理的な肝細胞障害の程度や予後とは相関しないが，治療効果の判定には有効である．

トランスアミナーゼが 500 U/L 以上の場合は肝細胞障害が示唆されるが，胆汁うっ滞でも二次的に肝細胞障害を起こしトランスアミナーゼが上昇する．胆汁うっ滞ではアルカリホスファターゼの上昇が肝細胞障害型と比較して高度であることが多い．

b. ビリルビン

心臓血管手術後にビリルビンが上昇する原因として多いのは，肝細胞障害と溶血である．また，薬剤による肝内胆汁うっ滞も頻度が高い．

反応促進薬（メタノール）の添加なしにジアゾ試薬と直接反応するビリルビンを直接型ビリルビンという．直接型ビリルビンの多くは抱合型ビリルビンである．直接型ビリルビンが総ビリルビンの 30％以下なら溶血性黄疸が，65％以上なら閉塞性黄疸が疑われる．しかし，術後には肝細胞障害，溶血，肝内胆汁うっ滞などが混在し，典型的パターンをとらないことが多い．非抱合型ビリルビン（間接型ビリルビン）には細胞毒性がある．しかし，成人では急速に肝臓においてグルクロン酸抱合されるため問題にならない．非抱合型ビリルビンの細胞毒性が問題になるのはグルクロン酸抱合能が未熟な新生児のみで，核黄疸の危険性がある．近年の血液ガス分析測定機器はビリルビンの測定も可能なものが多い．

c. クレアチンキナーゼ（CK），トロポニン

CK には BB，MB，MM の 3 つのアイソザイムがある．CK は骨格筋に大量に含まれ，その大部分が MM 型である．心筋にも骨格筋の 1/5 程度の CK が存在し，その 20％は MB 型，残りは MM 型である．脳や消化管にも少量の CK は存在するが，BB 型が主である．そのため消化管壊死があっても，CK の上昇が軽度に留まることがある．MM 型が上昇している状態で考慮すべき

心臓血管外科術後合併症は，血栓や血流障害による骨格筋壊死である．

MB値の解釈には次の注意が必要である．免疫阻害法が緊急検査によく用いられているが，この方法では総CK活性からMM活性を除外してMB値を計算している．したがって，たとえば新生児では胎盤由来のBB型が多いためMB型を過大評価してしまう．

CK-MBとトロポニンはともに心筋障害後4～6時間で上昇が始まるために，心筋梗塞の診断に有用である．特にトロポニンは心筋障害の診断に対して，特異性，鋭敏性ともにCK-MBより優れていると報告されている．CK-MBは心筋障害後3～4日で正常化する（発症の時期同定には適している）のに対し，トロポニンの上昇は10日間持続する．CK-MBやトロポニン上昇は梗塞部位の大きさに相関し，心筋梗塞患者や不安定狭心症患者の予後悪化の危険因子である．ただしCK-MBやトロポニン上昇は心筋障害を示すだけで，必ずしも心筋梗塞を示すわけではないことに注意が必要である．

d. 血糖

心臓血管手術を受ける患者は糖尿病をしばしば合併している．また，術後には糖代謝異常が起こりやすく，血糖の上昇が多くの症例で認められる．高血糖は感染症の発生頻度の上昇，浸透圧利尿による脱水，腹膜透析の効率低下をもたらし，患者予後を悪化させる．一方新生児では，術後の水分制限に伴う糖負荷の不足により低血糖が起こりやすく，注意が必要である．集中治療室においては，血液ガス分析による血糖測定のほうが，簡易血糖測定器よりも誤差が少なく各種のガイドラインでも推奨されている．

e. 乳酸

組織酸素化が障害され嫌気性代謝が生じると乳酸の産生が増加する．したがって，乳酸値が上昇した場合には，循環不全や組織低酸素を疑う必要がある．ただし，組織酸素化の障害だけでなく，代謝率の上昇（痙攣やシバリング）や，乳酸代謝の低下（肝機能低下，過剰なカテコラミン投与）によっても乳酸値は上昇しうる．また，局所的な灌流障害でも乳酸値が上昇する．たとえば，腸管や四肢の低灌流により乳酸値が上昇する．敗血症でも，酸素利用の障害と組織灌流の不均一性によって乳酸値が上昇する．過去の代謝異常や循環異常により乳酸値が上昇している場合もある．たとえば，ショック後には乳酸クリアランスが著しく低下するため，高乳酸血症が持続する．また，組織灌流がまったく途絶えれば乳酸値は上昇せず，再灌流後にはじめて乳酸値が上昇する．

1843年にSchereが血中乳酸値が高いと合併症発症率および死亡率が高いことを報告して以来，この相関は広く知られるようになった．単回測定の乳酸値が高いものや，治療に対して乳酸値の低下が抵抗性を示すものが予後不良であることを示す予測因子であることは，これまで数々の研究で示されている．血液ガス検査分析で随時測定することが可能であり，乳酸値低下を目標とする治療法によって，ICU滞在期間，ICU死亡率および院内死亡率が有意に低下するという報告もあるなど，生化学マーカーとしての有用性は非常に高い．

f. 総蛋白，アルブミン

血清中には多くの種類の蛋白が存在する．アルブミンはその60％程度を占めるが，手術や炎症により減少する．アルブミンは，血管内外の水分移動を規定する因子のひとつである膠質浸透圧に大きな影響がある．そのため，術後の低アルブミン血症は，肺水腫の危険性を増大し，循環血液量の減少を招くと考えられている．また，低蛋白血症は緊急患者の死亡率を上昇させる危険因子であることが報告されている．

g. C反応性蛋白（CRP）

CRPは炎症の有無や重症度の把握，抗生物質の治療効果の判定に有用である．術後に炎症を誘発する因子としては，感染，外傷，手術，梗塞などがあげられる．CRPは炎症時，マクロファージから放出されるサイトカインを介して肝臓で合成される．炎症が起こると数時間で血中に増加し始め，1～2日でピークになる．術後3日目までのCRPの上昇は手術の影響と考えてよい．

h. クレアチニン，血清尿素窒素（BUN）

血中クレアチニン濃度やクレアチニンクリアラ

ンスは糸球体濾過量（GFR）の指標となる．クレアチニンの体内産生量と排泄量はほぼ一定であり，クレアチニンはほとんどすべて糸球体より濾過される．つまり，

GFR×PCr＝UV×UCr＝一定

PCr：血漿中クレアチニン濃度，UV：単位時間あたり尿量，UCr：尿中クレアチニン濃度
が成立する．よって，クレアチニンの値はGFRと逆相関する．たとえばクレアチニンが1 mg/dLから2 mg/dLに上昇すればGFRが半分になったことを示す．さらに，腎障害の初期には尿細管でのクレアチニン分泌が増加するため，クレアチニン上昇が軽度でもGFRが大きく低下しているかもしれない．逆に横紋筋融解症では，クレアチニンの上昇のわりにGFRは比較的保たれている．

BUNも腎機能の評価や腎障害の部位の推測に用いられる．腎前性の腎障害であればBUN/クレアチニン比は20以上，腎実質性であれば10～15程度のことが多い．しかし，BUNは腎機能以外の要因の影響も多く受ける．アミノ酸製剤の過量，蛋白異化の亢進（ステロイド投与，外傷），消化管出血，脱水でBUNが上昇する．

i. BNP (brain-type natriuretic peptide), NT-pro BNP

急性心不全のバイオマーカーであるBNPは，32基のアミノ酸からなる心臓ホルモンである．ブタの脳より分離されたためこのような名前がつけられたが，その後の研究でヒトでは心臓特異的に産生・分泌されていることがわかった．BNPは心室の容量負荷が刺激となり，壁応力に応じて遺伝子発現が亢進し，心筋細胞で産生される．pro-BNPとして産生され，血中に分泌される際に生理活性を持つBNPと，活性を持たないNT-proBNPに分断される．BNPはANP (atrial type natriuretic peptide) とは異なり，心筋細胞に貯蔵されず，必要に応じて産生・分泌される．心室だけではなく，心房からも10％程度分泌されるため，心房細動の患者でも軽度の上昇がみられる．生体内におけるBNPの作用には，利尿作用，血管拡張作用，レニン・アンジオテンシン・アルドステロン系抑制作用，交感神経抑制作用などがあり，いずれも心血管系の保護に働く．現在は，15分程度で結果が出る迅速測定法が開発され，急性心不全が疑われる患者の診断に広く使用されている．数値に関して，日本心不全学会からは，BNP＜40（NT-proBNP＜125）pg/dLなら心不全の可能性は低く，BNP 40～100（NT-proBNP 125～400）pg/dLなら軽度の心不全の可能性はあるが経過観察は可能，BNP 100～200（NT-proBNP 400～900）pg/dLなら心不全の可能性があり精査が必要，BNP＞200（NT-proBNP＞900）pg/dLなら治療対象となる心不全の可能性が高いという基準が示されている［BNP，NT-proBNP値の心不全診断へのカットオフ値（日本心不全学会ステートメント）より］．

BNP，NT-proBNPともに腎障害のある患者では代謝障害により血中濃度が上昇するため評価に注意を要する．測定にあたっては，BNPは血漿を用いるのに対し，NT-proBNPは血清でも測定可能であるため採血後の保存安定性が良好であり専用採血管での別採血も不要となる利点がある．慢性心不全患者に対するBNPやNT-proBNPガイド下治療は長く議論されており，特に75歳以下の患者においては有効であるとの報告が多いが，死亡率の減少に有効であったという明確なエビデンスは示すには至っていないのが現状であり，今後の展望が注目される．

j. N-GAL (neutrophil gelatinase associated lipocalin)

近年，急性腎不全というできあがった病態を示す名称から，より早期の病態を含む，急性腎障害（acute kidney injury：AKI）という名称が提唱されるようになり，心臓外科術後の患者においても様々な研究がなされている．AKIの定義では，早期の腎障害を見逃さないことを目的に，軽度のクレアチニン値の変動や尿量の減少を重要視しているが，どちらも様々な要因の影響を受ける因子であり，マーカーとしての安定性は低い．AKIの予後は非常に悪いことが過去の報告で示されており，より早く腎障害を検知し，早期治療を行うための安定したバイオマーカーの探索・検討がなされてきた．

N-GALは様々な正常組織に認められる蛋白で，炎症や感染でその発現が亢進する．心臓血管外科術後を含めた様々な集中治療室入室中の患者

において，血漿または尿中のN-GAL濃度がクレアチニンよりも早いAKIマーカーとして，AKIの早期発見および予後に関連することが，近年，様々な研究で報告されている．N-GALは，同様にAKIのマーカーとして注目されているシスタチンCに比べて，CKDの影響を受けにくいとされており，AKIに特異的なマーカーとして，近い将来の臨床的実用化が期待される．

B 循環管理

1 基本的概念

a. 循環管理の基本

　循環管理の最終目標は，体内の各臓器の末梢組織における酸素需給バランスに見合った量の循環を維持することである．末梢組織の還流は血流の持つエネルギー，血管抵抗，血液の粘性などによって規定される．このなかでエネルギーは心臓が外的仕事として循環血液に与えるものであり，循環管理のうえで最も重要な項目といえる．1回の拍出で心臓が循環血液に与える外的仕事は，圧容積図に囲まれた面積で求められる量であり，これは1回拍出量と収縮終期圧との積で近似される．したがって一定時間あたりに心臓が体循環に行う仕事量は1回拍出量，収縮期血圧および心拍数の積に比例することになり，これらのコントロールが循環管理の柱といえる．

　心臓血管手術後の循環管理の基本は，術後心不全の原因となる周術期心筋虚血や術後不整脈などの重篤な循環器系合併症を予防し低心拍出量症候群(LOS)を回避すること，および合併した場合には早期に発見し適切に対応することにある．術後心不全は表1に示すような症状を呈する．これら症状に留意するとともに，中心静脈圧，時間尿量測定，体温（中枢温，末梢温）などを測定する．必要ならば肺動脈カテーテルを用いて肺動脈圧，肺動脈楔入圧，心拍出量，混合静脈血酸素飽和度などのモニタリングを行い，心不全の程度を評価するとともに治療効果を確認する．また，心エコー検査を駆使し，心臓の形態学的・機能的異常を評価して原因検索を行い，それに基づき治療することが極めて有用である．

表1　術後心不全の症状
- 血圧低下あるいは上昇
- うつ熱，四肢冷感（中枢-末梢温較差拡大）
- 尿量減少
- 頻脈，不整脈
- 静脈怒張（中心静脈圧，心房圧上昇）
- 頻呼吸，湿性ラ音（肺うっ血，肺水腫）
- 代謝性アシドーシス，乳酸値の上昇
- 混合静脈血酸素飽和度の低下

b. 心拍出量を規定する因子とLOS対策

　LOSは心臓血管手術後の心拍出量低下に伴う生体の酸素需給バランスの破綻と定義されている．LOS対策としては，心拍出量を規定する因子の調節が基本（表2）となる．通常は左室における拍出量を最適化するために各因子の調節を行うが，病態によっては左右の心室別に各因子を評価することによって，より適切な循環管理が可能となる．

1) HRの調節

　SVとHRの積が心拍出量となるが，HRの増加は心室の後負荷を増大させ，SVを減少させるため至適なHRの管理は単純なものではない．徐脈を呈する場合には，心拍出量の増加および不整脈予防の観点から，陽性変時作用を有する薬物の投与や体外式ペースメーカーなどで一定以上のHRを維持する．心機能が低下している場合，洞調律の維持は非常に重要であり，過剰なカテコラミン投与による催不整脈作用はときに有害となるため注意を要する．また，過度な頻脈による心室の後負荷の増大がHR増加の効果を超えると心拍出量は減少することになるため，肺動脈カテーテルによる指標や尿量を慎重にモニターしながら適切なHRを調節する．薬剤による術後の不整脈治療に関しては，頻脈性不整脈に対するランジオロール，上室性不整脈に対するシベンゾリンやピルシカイニド，さらにマグネシウムなど薬物治療

表2　LOSに対する血行力学的治療

【心拍数の調節】
- 体外式ペーシング
- 抗不整脈薬（ランジオロール，シベンゾリン，ピルシカイニド，マグネシウムなど）
- GIK療法
- 電気的除細動，オーバードライブペーシング

【心筋収縮・拡張能の増大】
- カテコラミン（アドレナリン，ドパミン，ドブタミン，イソプロテレノール）
- PDE Ⅲ阻害薬

【前負荷の調節】
- 容量負荷（代用血漿，蛋白製剤，輸血）
- 右心拍出量の増加
  - カテコラミン（ドブタミン，イソプロテレノール）
  - PDE Ⅲ阻害薬
  - 肺血管拡張薬（ニトログリセリン，PGE_1，PGI_2，NO）

【後負荷の調節】
- 軽減
  - 末梢血管拡張薬（hANP，ニカルジピン，PDE Ⅲ阻害薬，hANP，ニトロプルシドなど）
  - 鎮痛・鎮静薬（プロポフォール，オピオイド，デクスメデトミジンなど）
- 増大
  - α刺激薬（ノルアドレナリン，フェニレフリンなど）
  - バソプレシン

の選択肢は拡大してきている．

2）拡張末期容積の調節

　拡張末期容積（EDV）は前負荷と心室のコンプライアンスによって決定される．前負荷は心拍出量を管理する場合，初期条件ともいうべき最も基本的な項目である．当然のことながらSVは拡張末期容積より小さくなるため，前負荷が不十分な状態では，SVは一定以上には増加し得ない．通常，前負荷は中心静脈圧，右房圧，肺動脈楔入圧，直接的には左房圧などで評価する．心臓血管手術後の左室前負荷の不足は，出血や末梢血管の拡張による循環血液量の不足，右心不全，肺血管抵抗の増大，心タンポナーデなどで生じる．重度の低心機能の場合，適切な前負荷の範囲は狭く，不足により容易に収縮力不足に陥り，またコンプライアンスが悪化しているため，容量過多により心筋が過伸展となり，弁逆流の増加，拡張終期圧の上昇などから循環動態が破綻してしまう．このように安全域の狭い管理が要求される場合，心エコーを用いた右室拡張末期容量や左室拡張末期容量の測定および房室弁逆流の程度の評価は，圧モニターによる管理を補う存在として非常に有用である．循環血液量の不足に対しては，長期間血管内に保持される蛋白製剤，代用血漿剤，血液製剤などによる容量負荷がその治療となる．右心不全・肺血管抵抗増大などによる右心系拍出量の減少により左室の前負荷が低下している場合は，原因除去（心タンポナーデ，緊張性血気胸，胸水，無気肺など），カテコラミン（右心不全），肺血管拡張薬（右心不全，肺血管抵抗増大など）で対応する．肺血管拡張薬としては，ニトログリセリン（NTG）やカルシウム拮抗薬などを用いるが，高度の原発性肺高血圧症がある場合にはプロスタグランジンI_2の使用も可能である．また，選択的肺血管拡張作用を有する一酸化窒素（NO）吸入療法が有効な場合もある．前負荷の過多による心拍出量の低下が認められる場合は，NTGや利尿薬などの投与，もしくは瀉血による容量負荷の軽減により循環動態が改善することが多い．前負荷の調節は，単に循環血液量の調節だけではなく，薬物による調節あるいは影響を考慮しなければならない．すなわちカテコラミンやPDE Ⅲ阻害薬などの強心薬は心室の拡張性も改善させるため，拡張期の圧容積関係を改善させることが可能となる．適正な前負荷の指標は個々の病態により大きく異なるため具体的な数値として示すことは難しいが，過大な前負荷は肺うっ血や静脈系のうっ血による臓器障害をきたすため，心拍出量が保てている状態であれば可能な限り低い値で管理するほうが望ましいと考えられる．このために循環血液

表3 周術期心筋虚血対策

【予防】
- 冠灌流圧の維持（適正な前負荷，後負荷の維持）
- 心筋酸素消費量の管理（頻脈，カテコラミンの乱用，循環血液量不足の予防）
- 適正換気（低酸素血症，過換気を避ける）
- 予防的NTG投与

【診断】
- 血行動態の変化，不整脈
- 心電図変化
- 心筋逸脱酵素の上昇（トロポニンT，トロポニンI，CKMBなど）
- 新たに出現した壁運動異常（心エコー）
- 冠動脈造影

【治療】
- 冠血管拡張薬投与（NTG，カルシウム拮抗薬）
- 昇圧（ノルアドレナリン）
- IABP
- 血行再建（PCI，CABG）

用の調節と薬剤による心室拡張性の改善作用を組み合わせて最適な心室の拡張末期容積と拡張末期圧に管理するよう心掛ける．

3）収縮末期容積の調節

収縮末期容積（ESV）の調節は循環管理において非常に重要である．心室の収縮能の指標として知られている収縮末期圧容積関係（ESPVR）をもとに考えると非常にわかりやすい．心機能が良好な場合，後負荷の上昇に対して心室の収縮は大きな影響を受けない．言い換えれば後負荷が高い状態でも心室が十分に小さくなるまで収縮することができる．しかしながら心機能が低下している場合，後負荷の上昇に対して心室の収縮は大きく影響を受ける．すなわち後負荷が高い状態では心室のESVは著明に上昇し，SVが大きく低下することになる．もちろん強心薬の使用によってESPVRが増加すると，同じ後負荷に対してESVは低下するが，その効果は限定的であり，かつ頻脈や不整脈などが起こると循環系に対して非常に悪影響となる．このため，特にLOSを呈する低心機能患者の循環管理においてはいかに後負荷を軽減させるかということが循環動態を大きく左右する．後負荷の指標としては通常末梢血管抵抗が広く用いられているが，これは本来，定常流における概念であり，心室（特に左室）の収縮に対する動的な後負荷とは本質的に異なるものである．本来心室の動的な後負荷は，大動脈のコンプライアンス，末梢血管抵抗，心拍数などによって決定されるものである．一般的に心臓血管手術後においては後負荷が過剰な状態（HR↑，SVR↑）となる．これに対する後負荷軽減療法としては動脈抵抗血管系拡張薬を用いる．血管拡張薬としてはカルシウム拮抗薬やニトロプルシドなどに加え，ヒト心房性ナトリウムペプチド（hANP）やPDE Ⅲ阻害薬が有用である．特にhANPはLOSにおいて亢進する神経体液性因子に対するcounter-regulationとしての効果を持ち，またPDE Ⅲ阻害薬は強心作用に加えて血管平滑筋におけるcGMPの分解を阻害し，動脈抵抗血管を拡張する作用を有するため，これらの血管拡張薬は重度の心不全患者の管理において有効な治療薬である．また十分な鎮痛・鎮静状態を得ることも後負荷軽減に有効であるため，患者の状態に応じて適宜鎮痛・鎮静薬の調整を心がける．一方，後負荷増大を要する場合には，通常ノルアドレナリンやフェニレフリンなどのα刺激薬が適応となる．

c．周術期心筋虚血の予防および対策（表3）

周術期心筋虚血は重篤な術後心不全の原因となり，その対策は心臓血管手術後の循環管理において最重要項目である．周術期心筋虚血の原因は，冠血流減少および心筋酸素消費量の増加のいずれかである．冠血流減少の原因は体血圧（拡張期圧）低下，心室拡張終期圧上昇，冠動脈攣縮ならびに不完全血行再建であり，術中術後を通じて血圧管理は術前血圧を維持することを基本的には目標とする．そのためには，麻酔方法の選択，術中術後を通じての体液バランスに特に留意しなければならない．特に虚血性心疾患を有する症例には，原則的にNTG 0.2〜0.5 μg/kg/minの予防的

投与やカルシウム拮抗薬を併用する．術後低血圧は，循環血液量不足下で，鎮静薬などの末梢血管拡張作用を有する薬剤が投与された場合に発生することが最も多く，循環血液量の保持に努め，安易な利尿薬投与は厳に慎むべきである．血圧低下傾向が認められた場合，冠血管拡張薬投与は維持して，ノルアドレナリンなどの昇圧薬の投与を直ちに行い，冠血流を維持することが肝要である．

術後の冠動脈攣縮は，高濃度酸素吸入，過換気，アルカローシス，カルシウム製剤投与などを契機として発生するため，可能な限りこれらを避ける．また冠動脈攣縮が原因と思われる血行動態急変時には，心肺蘇生を要するような場合においても，高濃度酸素下の用手人工呼吸による過換気，塩化カルシウムや重炭酸ナトリウム塩の静注などは行わず，低血圧であってもニカルジピンなどのカルシウム拮抗薬投与やNTG持続静注の増量を行い，同時にノルアドレナリンによる昇圧やIABPなどで対処する．

周術期心筋虚血の診断は，血行動態の変化や不整脈の出現などの臨床症状に加え，心電図ST変化や心筋逸脱酵素の上昇などによって診断する．ハイリスク患者では，数時間おきに定期的に心電図や心筋逸脱酵素を検査すべきである．心エコーを用いて左室壁運動異常を検索することも非常に有用である．重篤な場合には緊急心臓カテーテル検査を行い，冠動脈に器質的な病変が認められる場合には経皮的冠動脈形成術（PCI）や冠動脈バイパス術の施行も考慮しなければならない．

2 酸素代謝管理

a. 基本的事項

LOSは前述のごとく生体の酸素需給バランスの破綻であると定義されており，酸素需給バランスを正常化することが術後心不全に伴うLOSの病態に即した治療である．生体内酸素代謝を評価することは極めて重要である．酸素運搬量と酸素消費量の関係は，酸素運搬量の増減によって酸素消費量が増減するdependent phaseと，酸素運搬量の増減によっても酸素消費量は変化しないindependent phaseがある（図1）．酸素需要量はindependent phaseの酸素消費量と一致するが，

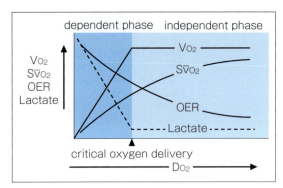

図1 酸素運搬量と酸素消費量の関係
OER：O_2 extraction ratio

dependent phaseの酸素消費量は酸素需要量を示すものではない．このdependent phaseからindependent phaseへの変換点をcritical oxygen deliveryと呼び，心臓血管手術後の循環管理においては常にこのcritical oxygen delivery以上のindependent phaseの酸素運搬量を確保することが基本となる．

混合静脈血酸素飽和度（$S\bar{v}O_2$）については，循環モニタリングの項を参照してほしい．

またLOS治療においては，血行力学的治療に加え，酸素運搬に関与する動脈血酸素化ならびにヘモグロビンを適正化するための酸素療法，陽圧換気および赤血球輸血も重要である．心臓手術後においては，酸素需給バランスを適正に保つレベルとしてCI（cardiac index）>40/CaO_2（CaO_2：動脈血酸素含有量）を目標としてCIおよびCaO_2を増加する管理（赤血球輸血，血液酸素化能の改善）を行う．LOSを呈する場合には，CaO_2は正常域（18〜20vol％）に保つことが肝要である．血行力学的治療ならびに動脈血酸素含有量の正常化によってもLOSから脱却できない場合には，IABPや経皮的心肺補助（PCPS）などの補助循環に加え，NO吸入療法や軽度低体温療法が酸素代謝面から有用な治療手段となる場合がある．

b. 一酸化窒素（NO）吸入療法

NO吸入療法の効果に関しては生命予後を改善するというエビデンスはないものの，選択的肺血管拡張作用を持つNOの吸入により，血液酸素化能の向上ならびに左心前負荷が増大し，その結果CaO_2の上昇，および心拍出量の増加の相乗作用による酸素運搬量（DO_2）の増加作用が得られ

表4 カテコラミンの交感神経受容体に対する作用と局在

交感神経受容体	局在部位	作用
α_1	血管平滑筋	血管収縮
α_2	交感神経節（プレシナプス）	ノルアドレナリン遊離抑制
β_1	心筋 洞房結節 刺激伝導系	心筋収縮・拡張能増大 心拍数増加 伝導亢進
DA_1	腎動脈 腸管動脈 冠動脈 大脳動脈	血管拡張
DA_2	交感神経節（プレシナプス）	ノルアドレナリン遊離抑制

る．

c. 軽度低体温療法

酸素需給バランスの破綻したLOSにおいては，酸素需要量の減少を意図した軽度低体温療法は酸素需給バランスの適正化，利尿効果，心筋収縮力増強効果が期待できる．軽度低体温療法に関しても生命予後の改善効果は明らかにされていないものの，種々の治療に十分に反応せず，酸素需要量に見合う心拍出量が得られない場合や，機械的補助循環が困難な症例に対して適応となる．体温冷却はcooling matを用い，中枢温として35℃前後を目標に体温を調節する．鎮静と末梢循環を十分に保つことが重要である．

3 循環作動薬

a. 強心薬

強心作用，すなわち心筋収縮力の増強は，心筋細胞内のCa^{2+}やcAMPなどのセカンドメッセンジャーの増加によって得られる．

1）ジギタリス製剤

心筋細胞サルコレンマ内のNa^+-K^+ATPaseの阻害により心筋細胞内Na^+濃度が上昇し，それに伴うNa^+-Ca^{2+}チャネルの活性化により心筋細胞内Ca^{2+}濃度が上昇して強心作用が発現する．

2）カテコラミン類

カテコラミンはカテコール核（2つのOH基が付いたベンゼン環）を持つアミンの総称である．カテコラミン受容体には，α受容体（α_1，α_2），β受容体（β_1，β_2），ドパミン受容体（DA_1，DA_2）があり，各カテコラミンにより刺激される受容体が異なるため，異なった作用を発現する（表4）．強心作用は心筋細胞内β受容体刺激によってβ受容体-G蛋白-アデニレートシクラーゼ細胞内情報伝達経路が刺激され，心筋細胞内cAMPが増加して陽性変力作用が発現する．末梢血管においては，α_1，α_2受容体刺激によって血管は収縮し，またβ_1受容体，DA_1受容体刺激によって拡張する．表5に臨床に用いられているカテコラミンの特徴をまとめた．

3）PDE Ⅲ阻害薬

心筋細胞内のcAMPおよび平滑筋細胞内のcGMPの分解酵素であるホスホジエステラーゼを阻害することにより，心筋細胞内ではβ受容体を介さずcAMP濃度が上昇して心筋収縮力増強作用を発現し，血管平滑筋細胞内ではcGMP濃度が上昇して血管拡張を発現する．強心作用と末梢血管拡張作用を併せ持つためinodilatorとも呼ばれている．さらに，心拍数増加，腎血流増加，不整脈誘発，肺血管拡張などの作用もある．PDE Ⅲ阻害薬として，アムリノン，ミルリノン，オルプリノンの3剤が現在使用されている．

アムリノンは最初に登場したPDE Ⅲ阻害薬であり，初期投与量は5μg/kg/minである．副作用として血小板減少作用がある．

ミルリノンの初期投与量は0.25μg/kg/minであるが，腎排泄型薬剤であり腎機能低下時の投与は慎重にしなければならない．

オルプリノンは日本で開発されたPDE Ⅲ阻害薬であり，初期投与量は0.1μg/kg/minである．

いずれも同様の薬効を示すが，作用の強弱に若干の相違がみられる．一般的に心筋収縮力増強作用はミルリノン＞オルプリノン＞アムリノン，末梢血管拡張作用はアムリノン＞オルプリノン＞ミ

表5　カテコラミンの種類と特徴

	ノルアドレナリン	アドレナリン	ドパミン	ドブタミン	イソプロテレノール
受容体刺激	α_1	α_1, β_1	低用量でDA$_1$, β_1, 高用量でα_1	β_1	β_1, β_2
心収縮力増強	＋	＋＋＋	＋＋＋	＋＋＋＋	＋＋＋＋
心拍数増加	－/＋	＋＋＋	＋＋	＋＋＋	＋＋＋＋
末梢血管	収縮 ＋＋＋＋	収縮 ＋＋＋	収縮 ＋＋	拡張 ＋＋	拡張 ＋＋＋
腎血流増加	－	＋	＋＋＋	－	＋＋
不整脈誘発	＋＋	＋＋＋	＋＋	＋＋＋	＋＋＋
肺血管	収縮	収縮	収縮	拡張	拡張
初期投与量（μg/kg/min）	0.01	0.01	1～3	1～3	0.005

表6　各種病態における強心薬の選択

【左心負荷を考慮した強心薬の選択】
● 左心後負荷上昇
　・ドブタミン，イソプロテレノール，PDE Ⅲ阻害薬
● 左心後負荷低下
　・ドパミン，アドレナリン，ノルアドレナリン
【右心負荷を考慮した強心薬の選択】
● 右心後負荷上昇
　・ドブタミン，イソプロテレノール，PDE Ⅲ阻害薬
　・強心薬＋肺血管拡張薬併用
【心拍数を考慮した強心薬の選択】
● 徐脈傾向
　・ドブタミン，イソプロテレノール，アドレナリン
● 頻脈傾向
　・ドパミン，ジギタリス製剤，PDE Ⅲ阻害薬
　・強心薬＋抗不整脈薬併用

ルリノン，肺血管拡張作用はアムリノン＞オルプリノン＞ミルリノンの順といわれている．

4）その他強心薬

ピモベンダンは心筋収縮蛋白のCa^{2+}感受性の増強により強心作用を発現する．現在日本では内服薬のみが使用可能であり，カテコラミン離脱困難患者においてピモベンダンの内服への切り替えが有用であったとの報告もある．

〈強心薬の選択〉

第一選択の強心薬としては通常ドパミンあるいはドブタミンを用いる．血圧低下高度の場合や循環血液量が不足している場合にはドパミンを，血圧低下軽度で循環血液量が適正あるいは過多であるような状況ではドブタミンを選択する．また頻脈ではドパミン，徐脈および肺血管抵抗の増大が問題となっている場合にはドブタミンを選択する．

表6に各種病態を考慮した強心薬の選択を示す．強心効果が不十分な場合には，増量および併用手段をとるが，down regulationの可能性が高い場合にはPDE Ⅲ阻害薬などの追加で対応する．薬剤抵抗性の場合，軽度低体温療法や補助循環を考慮しなければならない．

b. 末梢血管拡張薬

心臓血管手術後に用いる末梢血管拡張薬として，亜硝酸薬（NTG），カルシウム拮抗薬（ニカルジピン，ジルチアゼム），α_1遮断薬（フェントラミン）や直接作用するニトロプルシド，さらにhANPなどを用いる．各末梢血管拡張薬は作用部位が異なることやほかの循環動態への影響も異なるため，どの部位の血管拡張を期待するか，また循環動態への影響を考慮して選択しなければならない．表7に，代表的な末梢血管拡張薬の特徴をまとめる．動脈抵抗血管系に作用するもの，静脈容量血管系に作用するもの，そして両者に作用するものに分類されるが，さらに肺血管系，冠動脈への影響も考慮することが重要である．

4　補助循環

a. 大動脈内バルーンパンピング（IABP）

大動脈内バルーンパンピング（intra-aortic balloon pumping：IABP）は比較的簡便で効果的な補助循環装置で，心周期に同期させてバルーンの拡張および収縮を繰り返すカウンターパルセーションを行うことによって，循環血液量の増加や冠動脈血流量の増加を促す（図2，図3）．心収縮期にデフレート（収縮）し，後負荷を減らして心拍出量の増加を促し，心拡張期にインフレート

表7 主な末梢血管拡張薬

分類	一般名	主な作用部位	血圧低下	体血管抵抗低下	心拍数	心拍出量増加
亜硝酸薬	ニトログリセリン	静脈	+	+	不変	+/−
カルシウム拮抗薬	ニカルジピン	小動脈	++	++	不変〜増加	++
	ジルチアゼム	小動脈	+	+	減少	+
α_1遮断薬	フェントラミン	小動脈	++	++	増加	++
その他	カルペリチド	動静脈	+	++	不変	++
	ニトロプルシド	動静脈	+++	+++	増加	+++

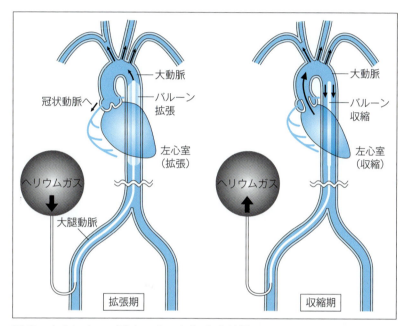

図2 カウンターパルセーションによる効果

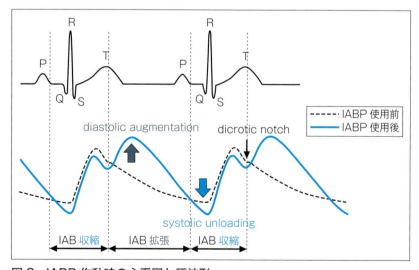

図3 IABP作動時の心電図と圧波形

表8 IABPの適応疾患と禁忌

【IABPの適応疾患】
- 心原性ショック（急性，術後性など）
- 急性冠症候群（心筋梗塞や不安定狭心症）
- 急性心筋梗塞に伴う心室中隔穿孔，左室破裂および心不全を伴う乳頭筋断裂
- 慢性心不全の急性増悪
- ハイリスクPCIやCABGの予防的措置
- 高度心不全症例に対するPCPS装着時（後負荷をとるために）

【IABPの禁忌】
- 高度大動脈弁閉鎖不全症
- 大動脈解離（特に胸部大動脈解離）
- 胸部，腹部大動脈瘤（特に胸部大動脈瘤）
- 両側閉塞性動脈硬化症

（拡張）し，デフレートによって大動脈へ引き込んだ血液を全身へ押し出す仕組みとなっている．その結果，拡張期に高い血圧が生まれ，冠血流量をはじめ全身の循環血液量を増加させる．IABPの効果をまとめると，①循環血液量の増加による心不全の改善（およそ10～20％程度），②後負荷をとることによる心仕事量の減少による心不全の改善，③冠血流量の増加による虚血の改善，④大動脈圧の上昇による臓器血流量の維持，が主なものである．IABPの適応・禁忌を表8にまとめる．

1）IABPの挿入のポイント

安全のためにはできるだけ透視のできる部屋で行うべきであり，それが困難な場合は経食道心エコーを用いてワイヤやカテーテルの位置を確認する．

①Seldinger法を用いて左右どちらかの大腿動脈から穿刺するが，正確にcommon femoral arteryに刺入できるようにすることが大切である．高い位置だと抜去後の止血に難渋することがある．

②身長に応じたバルーンを使用すること．参考に東海メディカル社のサイズ表を示す（表9）．

③バルーンの先端が左鎖骨下動脈の直下にくるようにする．

2）IABPの駆動方法

①トリガ

信号のとり方としては，心電図トリガ，動脈圧トリガ，ペーシングトリガ，インターナルレートがあるが，一般的には心電図か動脈圧でトリガーする．インターナルレートはPCPSとの組み合わせで，圧や心電図がみられないときや人工心肺中にのみ使用する．

②inflationとdeflationのタイミングの調整

基本コンセプトはinflationを大動脈弁閉鎖直後に設定し，deflationを左室収縮直前に設定することである．心電図でみるなら，inflationはT波頂点より少し遅れたところ，deflationはQRS波直前に設定する．動脈圧でみるなら，inflationはdictrotic notchに合わせ，deflationは自己拍出直前の圧が十分に低下するように（systolic unloading）調節する．間違ったタイミングで駆動させると効果がないばかりか，心後負荷を増加させるので注意を要する．特に，心房細動のときはinflationを遅く，deflationを早くすることがポイントである．

③高齢者のIABP

高齢者で，大動脈の弯曲が高度であるときはカテーテルが曲がり，適切なスピードで送り込んだヘリウムガスが回収できず，バルーン損傷の可能性があるとのアラームが鳴ることがあるので，大動脈の形状は念頭に置いておく．

3）IABPの合併症と対策

①下肢虚血

最近はカテーテルが細くなってきているので

表9 バルーンのサイズと適応表（東海メディカル社）

サイズ	L	M	MS	S	SS
容量（cc）	40	35	30	25	20
バルーン長（mm）	225	195	185	180	170
バルーン直径（mm）	14.5			13.5	
カテ径（Fr）	7				
シース径（Fr）	7				
GW径（inch）	0.025				
挿入長（mm）	700				
適応身長（cm）	165以上	165～155	155～145	145以下	

減ってはいるものの，最も頻度の高い合併症である．挿入前に左右の足背動脈をマーキングし，挿入後もドプラで血流を確認する．また，挿入中は1日数回確認することを推奨する．左右の足底温を計ることも有用である．下肢虚血がみつかった場合は速やかに抜去し反対側から挿入する．

②動脈損傷

解離や穿通など重篤な合併症が起こることがある．予防策は確実な挿入手技を行うことである．シリンジの逆血に抵抗があったり，ガイドワイヤがスムースに入らない場合は速やかに中止し，透視を用いて確実に行う．手術中であれば経食道心エコーでワイヤを確認しつつ行う．

③血栓塞栓症

バルーンのサイズを間違えたり，位置が悪いと腹部臓器への血流が障害され，血栓塞栓症を引き起こすことがある．また，下肢虚血も起こりうる．バルーン抜去時に十分に出血させて血栓を吹き飛ばすようにする．適応があれば血栓除去（Fogartyカテーテルを用いる）を行う．

④バルーン損傷

駆動中に発生すると重篤な塞栓症が起こる可能性があるので，挿入時はバルーン部を愛護的に触れる．もし破損したら直ちに停止し，抜去する．

4）まとめ

IABPはその他の補助循環に比べて簡便であり，合併症も少ないため積極的に使用してよいと思われる．特に虚血性疾患や急性心不全，または慢性心不全の急性増悪時には一定の効果が見込まれるので，迅速に導入を検討すべきである．おおむね1〜2週間をめどに使用する．

b. V-A (veno-arterial) バイパス

V-Aバイパスとは，体外に導出した静脈血を人工肺を用いて酸素化し，ポンプを用いて動脈に送血するシステムの総称である．人工心肺は心肺バイパス（cardio-pulmonary bypass：CPB）とも呼ばれ，広義的にはV-Aバイパスに含まれる．狭義的には，開胸操作を必要とする補助循環をV-Aバイパス，開胸操作を伴わず，末梢動静脈アプローチによる遠心ポンプ，人工肺を用いた閉鎖型V-Aバイパスを経皮的心肺補助法（percutaneous cardio-pulmonary support：PCPS）と定義している（図4）．一般的に，人工心肺離脱困難時の人工心肺の延長，もしくは離脱後循環虚脱時における人工心肺の再開はV-Aバイパスによる循環補助となり，いわゆるnon working beating heartの状態にて，自己心の回復を待つことが多い．一定時間の補助によっても心機能が回復しない場合は，補助循環としてIABPやPCPS，その両方の補助循環へと移行する．

c. 経皮的心肺補助法（PCPS）

V-Aバイパスによる循環補助は，開胸操作を伴い，人工心肺の装着も煩雑であることから，主に心臓血管外科手術後に使用が限定されていた．しかし，大腿動静脈より経皮的に挿入可能なカニューレが開発され，臨床応用が可能となり，開胸手術だけでなく緊急時の生命維持管理装置としての発展が期待された．また，血液ポンプに遠心ポンプを採用することで，脱血不良や送血圧上昇に対する自動調節能を持たせたことで，閉鎖循環の安全性が向上した．このような背景から，特に日本における小型人工肺の開発や簡便なセットアップと充填方法の考案も相まって，経皮的心肺補助法（percutaneous cardiopulmonary support：PCPS）として広く普及した．PCPSにおいては，その名称から，経皮的送脱血カニューレの使用を伴うが，末梢の動静脈に対して外科的にカニューレを挿入した場合にも，広義のPCPSとするのが一般的である．

1）適応

PCPSは装着が簡単で，ショック状態から短時間で全身循環の回復が可能である．また，システムの維持管理も比較的容易なことから，現在では循環不全に対する補助循環や大血管・呼吸器外科手術時の呼吸循環補助手段としてのみならず，救急医療における体外循環式心肺蘇生法（extracorporeal cardiopulmonary resuscitation：ECPR）としての使用例が増加している．以下に適応を示す．

①内科的適応

薬物療法を施行しても血行動態の改善が得られない心原性肺水腫や慢性心不全の急性増悪，心原性ショックに対して補助循環の導入が考慮される．まずIABPが導入され，補助効果が低く回復が不十分な場合にはPCPSが導入される．代表的な疾患としては，急性心筋梗塞，心筋炎，心筋

総論第Ⅲ章　術後急性期管理

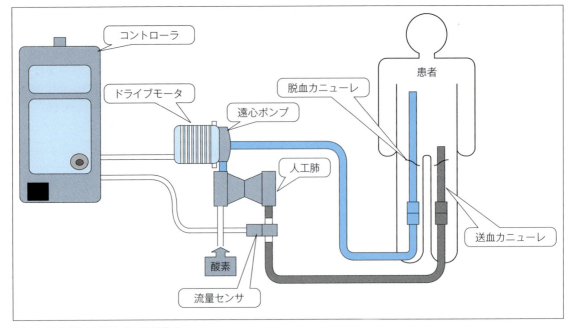

図4　PCPSの基本的回路構成
(Heart Nursing 11 (5) : 68, 1998)

症，薬剤抵抗性の難治性不整脈，急性肺血栓塞栓症などがあげられる．
　②外科的適応
　以下に示す症例が適応となる．
・重症心不全例に対する術前から人工心肺導入までの循環補助
・心大血管手術における補助手段
・呼吸器手術の補助手段
・開心術後の補助循環（体外循環離脱困難やLOS）
　③救急領域での適応
　日本蘇生協議会ガイドライン2010（JRC-G2010）では，「心停止による循環停止時間が比較的短く，心停止の原因を解除することが見込まれる場合には，ECPRを考慮してよい．」としている．適応としては，偶発性低体温症，薬物中毒，再灌流療法が予定される急性心筋梗塞に関してはよい適応と考えられる．さらに院外発生の心原性心停止症例に対する適応拡大について，「明らかな発症目撃もしくは確認された初回心電図が心室細動，あるいは無脈性心室頻拍で心停止から45〜60分以内にPCPSによる循環再開が可能な症例」に対して低体温療法を併用したPCPSの導入が奨励されている．

2）装置の特徴
　遠心ポンプと人工肺，および送脱血カニューレと接続される回路より構成される．プレコネクトタイプのPCPS開発当初は，緊急性を重視して熱交換器非内蔵型人工肺の採用が一般的であった．近年は，緊急領域における脳低温療法の施行と厳密な体温管理の面から，熱交換器内蔵型人工肺が主流となっている．当センターでは，2009年10月より長期耐久性と抗血栓性に優れたPCPSシステムを開発し臨床導入している（図5）．

3）開始操作
1. ACT 200秒程度となるよう全身ヘパリン化を行ったあと，大腿動静脈よりカニューレが挿入される．
2. PCPSシステム側では，送血側→脱血側の順に鉗子にて回路を遮断する．
3. 送脱血回路内に空気がないことを確認したあと，清潔野で回路を離断する．
4. PCPSは閉鎖回路であり，回路とカニューレの接続時には気泡が混入しないように接続する．
5. 脱血側および人工肺出口側の血液の色の違いから，人工肺のガス交換を確認する．
6. 回転数を増加しても流量が増加しない場合は

B 循環管理

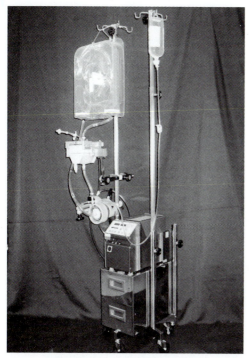

図5 長期耐久性と抗血栓性に優れたPCPS システムEndumo®（平和物産社）

・脱血側の問題（循環血液量不足，カニューレのサイズや位置，カニューレ屈曲など）
・送血側の問題（カニューレのサイズや位置，カニューレ屈曲など）
・PCPSシステムの問題（静脈側からの血栓の引き込み，人工肺血栓形成など）

のいずれか，もしくは複数が問題であり，原因を特定して必要な対策を行う．

4）維持

PCPSの補助流量を決定する場合に考慮すべき問題は，循環不全により虚血に陥った重要臓器に対する循環の早期回復である．しかし，PCPSの流量補助の特性上，両心室の前負荷減少となる反面，左室後負荷の増大となるので，左心機能の低下した症例では，この体血圧の上昇に対して血液を駆出できず，左室内血栓形成や肺うっ血を招くおそれがある．このため，全身循環の回復が得られたあとは，直ちに循環不全を生じない最低補助流量へと流量の減少を考慮する必要がある．IABPの併用により，後負荷軽減と冠血流量増加が見込まれるので，双方の併用は心機能保護の観点からは合理的である．しかし，IABP併用下でも，補助流量を減少することができず，全身循環の回復や心機能の改善がみられない場合には，時期を逸することなくさらに強力な循環補助手段への変更を考慮すべきである．当センターでは，全身循環の指標として，$S\bar{v}O_2$，B.E，Lactate⁻，尿量，生化学検査を，また，心機能の指標として心エコーによる壁運動やEF%，%FS，駆出時間などを指標として補助流量の減量を行い，減量後は再度上記パラメータの変動を確認している．

抗凝固療法については，血液接触面にヘパリンをはじめとする各種コーティングが施された抗血栓性に優れたシステムも市販されており，一般的にはACT 150～200秒に調節するようにヘパリンの持続投与が行われる．開心術後の循環補助で，特に出血が問題となる場合にはACTを正常値まで戻して管理することもあるが，血液停滞部位での血栓形成に対しては十分な観察が必要である．人工肺出口側から送血カニューレ接続部までの血栓形成は塞栓症の原因となるため，その色調や可動性からシステムの交換を考慮する．

また，大腿動脈カニューレ挿入側の下肢虚血には注意が必要である．下肢の色調変化や，簡易ドプラ血流計による血流確認，両足底温の連続モニタなどにより，虚血の早期発見に努める．下肢虚血が認められた場合には，速やかに下肢末梢動脈への灌流を開始し（図6），MNMS（myonephropathic metabolic syndrome）の発症を防止する．

PCPS補助中の尿量は全身循環維持のよい指標となるが，その色調観察も重要である．当センターではLDHの上昇，簡易遊離Hb測定器（図7）による遊離Hb値の上昇，尿の色調観察から溶血の早期発見に努め，急性腎不全の発生予防に努めている．溶血が発生した場合には，ハプトグロビン®の投与を行い，遠心ポンプ回転数の調節やPCPSシステムの交換を考慮する．

人工肺酸素化不良を生じる原因として，結露現象（wet lung）と血漿成分の漏出（serum leak）がある．

5）離脱

IABP挿入下に補助流量を漸減する．必要に応じてカテコラミンの増量を考慮し，自己心機能，呼吸機能，全身循環を評価する．補助流量の減少は，右心還流量，肺血流量の増加となり，人工呼吸器の設定や喀痰にも注意が必要である．離脱時

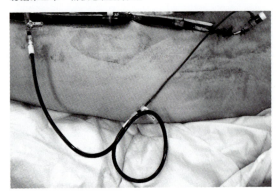

図6　下肢送血

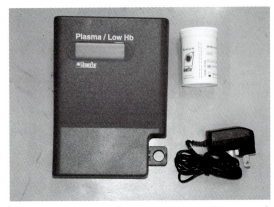

図7　簡易遊離Hb濃度測定装置HemoCue®（アムコ社）

の手順としては
1. 補助流量を減少した状態で，自己心機能回復の程度を心エコー，$ETCO_2$，尿量，$S\bar{v}O_2$より判断する．
2. 血液ガス分析を行い，呼吸機能に問題がないか確認する．必要に応じて呼吸器の設定条件を変更する．
3. 全身循環の評価として，B.E, Lactate¯などから嫌気性代謝亢進について判断する．

上記1～3を繰り返しながら（図8），流量が1 L/min以下となったところで，on-offテストを行う．補助流量を1 L/min以下とする場合は，抗凝固療法の強化とポンプ揚程の維持に注意が必要である．2～3週間をめどに使用する．

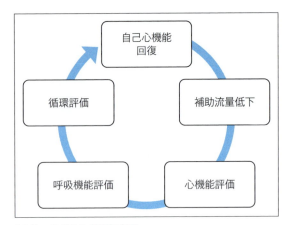

図8　PCPS離脱手順

d. 補助人工心臓

1）補助人工心臓（ventricular assist system：VAS/ventricular assist device：VAD）とは

従来の治療により重症心不全が改善しない症例に対しては，心臓ポンプ機能を代行し得る流量補助法としての補助人工心臓（VAS）が考慮される．このVASは，血液を移送する血液ポンプと送・脱血管，駆動・制御装置，およびエネルギー源から成り立つ．

当初，急性心不全に対する1ヵ月程度の使用を目的とした体外設置拍動流型VASの開発が進められ，日本では東京大学および当センターで開発されたシステムの臨床応用が1980年代初頭から開始された．これらは血液ポンプ，制御駆動装置とも体外に設置され，空気圧駆動方式が用いられ，両者とも1994年4月から急性心不全に対し保険適応となった．現在日本では，Nipro-Toyobo製国循型およびAbiomed社製AB5000が保険償還されている．なお，国循型の血液ポンプは，セグメント化ポリウレタン製ダイアフラム型で，制御駆動装置（VCTC50）は病院内での移動が行える（図9）．

長期使用においては植込型が望ましく，欧米では1980年後半から心臓移植へのブリッジ（Bridge to Transplant：BTT）として，植込型左心VAS（LVAS）が広く用いられてきた．当初，拍動流型のThoratec社製HeartMate-XVEおよびBaxter社製Novacorが用いられ，両者とも日本へ導入された．その後，耐久性の向上と小型化を

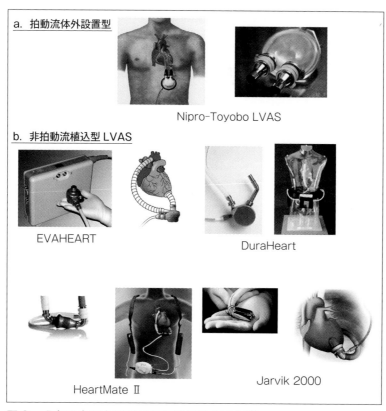

図9　現在日本で主に用いられる補助人工心臓

目的として非拍動流型が開発・臨床応用されている．日本で開発された遠心ポンプを用いたSun Medical社製EVAHEART，Terumo Heart社製DuraHeart，および米国で開発された軸流ポンプを用いるThoratec社製HeartMate-2，Jarvik社製Jarvik2000がBTTとして保険償還され，最近遠心ポンプを用いたHeartWare社製H-VADの治験が行われている．

2）VASの装着法

VAS装着には開胸操作が必要であり，通常体外循環下に行われる．LVASは，通常脱血用カフを左室心尖部に縫着し，同部の心筋を切除（システムにより心筋切除後にカフ装着を行う）してこれを介して脱血管を挿入するが，その先端は僧帽弁の方向を向くようにする．脱血管の装着処置において一時的に高頻拍ペーシングなどで心停止下状態とすることがあるが，右心機能を考慮して可能な限り心停止時間は短縮する．送血管は上行大動脈に部分遮断鉗子をかけて送血管先端の人工血管部分を縫着する．なお，急性心筋梗塞例や左室狭小例などでは右側左房脱血も検討する．この場合，右側左房に左房カフを縫着し，これを介して脱血管を挿入するが，その先端は僧帽弁の方向を向くようにする．

体外設置型では，送・脱血管は，皮下トンネルを介して右あるいは左季肋部で体外に出すが，皮膚貫通部においてはスキンカフを装着し，皮下トンネル部の治癒を促進し感染予防を図る．植込型では，前もって血液ポンプを収納するポケットを左腹壁内に作製しておく．ドライブラインは皮下トンネルを介して体外に導く．血液ポンプと送・脱血管を接続するが，この際，左房，左室内にも空気の残存がないことを経食道心エコーで確認する．なお，再開胸を想定して送血管の位置に注意するとともに，心外膜（通常はゴアテックスシートを追加）により心臓およびLVAS部を覆っておく．

LVAS装着時の流量保持に右心機能の温存が重要であり，特に追加手術などで装着手術において心停止を行うときには心筋保護（特に右心）に注意する必要がある．右心機能不全に対しては，一酸化窒素の併用および中等度以上の三尖弁逆流を

表10 重症心不全患者に対する補助人工心臓の適応基準

```
1）左心補助人工心臓
内科的治療および/あるいは IABP に反応しない心不全
    1）血行動態    PCWP≧20 mmHg
                  および
                  収縮期血圧≦80 mmHg あるいは心係数≦2.0
    2）副徴       1時間排尿≦0.5 mL/kg
                  SvO2≦60%
                  臨床経過    急激な血行動態の変化
                              進行する腎機能障害*
                              進行する肝機能障害**
2）右心補助人工心臓
    左心補助人工心臓駆動下において内科的治療および NO（一酸化窒素）
    吸入に反応しない右心不全
    （中等度以上の三尖弁逆流を伴う場合には三尖弁形成術を併用）
    CVP＜18 mmHg では，収縮期血圧≦80 mmHg あるいは心係数≦2.0
3）適用除外
    1）回復不能な腎機能障害
    2）回復不能な肝機能障害
    3）呼吸不全（循環不全に伴うものは除く）
    4）高度な血液障害（出血傾向など）
    5）重症感染症
    6）インフォームドコンセントがとれない場合
        （慢性心不全の急性増悪例）
```

* : 進行する腎機能障害の指標
　　BUN≧40 mg/dL および／あるいはクレアチニン≧2 mg/dL
　　1時間排尿≦0.5 mL/kg（利尿薬の使用下）
** : 進行する肝機能障害の指標
　　　総ビリルビン≧2.0 mg/dL および/あるいは SGOT≧200 U/L

伴っている場合には三尖弁輪形成術を行う．しかし，このような方法を行っても，多量のカテコラミン投与が必要で，右心不全から脱しない場合には右心 VAS（RVAS）の併用が必要となる．なお，RVAS は右心房あるいは右心室脱血，肺動脈送血となり，体外設置型 VAS が用いられる．

3）適応病態および開始時期
　①急性心不全
　急性の心原性ショックで，IABP や PCPS を含む治療にもかかわらず表10 に示す重症心不全の判定基準を離脱しない症例で，長期の補助を行うことにより救命が期待できる場合が VAS の適応となる．あくまでも VAS は心臓ポンプ機能の補助手段であるため，循環を維持しても回復しない諸臓器障害に対しては，治療効果を期待できない．救命の可能性がないと判断される場合には，VAS の適応とはならない．したがって，不可逆性の腎・肝障害，敗血症，中枢神経疾患，あるいは高度出血傾向がある場合は補助循環の適応から除外される．
　②慢性心不全の急性増悪例
　慢性心不全に対する補助循環は，BTT として，心臓移植が適応と考えられる症例や，急速に心不全が増悪し循環補助を行うことにより状態の改善が期待できる症例が対象となる．その適応基準を表11 に示す．血行動態的指標に加えて，重要臓器の機能障害の進行にも十分な配慮が必要である．
　なお，欧米では，心臓移植の適応のない症例に対し，植込型 LVAS がいわゆる destination therapy として用いられており，日本においても現在適応の検討が開始されている．

4）用いる VAS の選択
　①急性心不全
　体外設置型が用いられる．両心不全例では，両心補助を行う．PCPS 装着例で著明な肺水腫をきたしている症例では，当初 PCPS 回路による右心補助（RVAS-ECMO）を行い，呼吸機能の回復が得られた段階で人工肺を除いた右心補助に変更する．なお，状況によっては遠心ポンプが用いられることもある．
　②慢性心不全の急性増悪例
　BTT 症例（心臓移植適応と判定されている症例）で INTERMACS profile 1（Crash and burn）に対しては体外設置型を，profile 2 および 3

表11 植込型補助人工心臓適応基準

1. 対象疾患・病態
   心臓移植適応基準に準じた末期的重症心不全で，対象となる基礎疾患は，拡張型および拡張相肥大型心筋症，虚血性心筋疾患，弁膜症，先天性心疾患，心筋炎後心筋症などが含まれる

2. 選択基準
   1) 心機能　NYHA：クラスⅢ〜Ⅳ（Ⅳの既往あり）
   2) ステージ　D（重症の構造的疾患があり，最大限の内科治療にもかかわらず，安静でも明らかな心不全症状がある患者）
   3) 薬物治療　ジキタリス・利尿薬・ACE阻害薬・ARB・硝酸塩・β遮断薬などの最大限の治療が試みられている
   4) 強心薬・補助循環　ドブタミン・ドパミン・エピネフリン・ノルエピネフリン・PDEⅢ阻害薬などに依存，またはIABP，体外設置型補助人工心臓などに依存
   5) 年齢　65歳以下が望ましい（身体能力によっては65歳以上も考慮する）
   6) BSA　システムにより個別に規定
   7) 血行動態　stage D，NYHAクラスⅣの既往
   8) 条件　他の治療では延命が望めず，また著しくQOLが障害された患者で，治療に参加することで高いQOLが得られ，長期在宅治療が行え，社会復帰が期待できる患者
   9) 治療の理解　補助人工心臓の限界や併発症を理解し，家族の理解と支援が得られる

3. 除外基準
   1) 感染症　重症感染症
   2) 呼吸器疾患　重度のCOPD
               高度の肺高血圧症
               30日以内に発症した肺動脈塞栓症
   3) 循環器疾患　開心術後早期（2週間程度）
               治療不可能な腹部動脈瘤や重度の末梢血管疾患
               胸部大動脈瘤，心室瘤，心室中隔破裂
               中等度以上の大動脈弁閉鎖不全症
               胸部大動脈に重篤な石灰化
   4) 神経障害　重度の中枢神経障害
               薬物中毒またはアルコール依存の既往
               プロトコールに従えない，あるいは理解不能と判断されるほどの精神神経障害
   5) その他の臓器不全
               重度の肝臓疾患
               重度の出血傾向，高度慢性腎不全，慢性腎不全による透析症例，癌などの生命予後不良な悪性疾患，膠原病などの全身性疾患，インスリン依存性重症糖尿病
   6) 妊娠　妊娠中
   7) その他　著しい肥満，輸血拒否など施設内適応委員会が不適当と判断した症例

［日本循環器学会／日本心臓血管外科学会合同ガイドライン（2011-2012年度合同研究班報告）重症心不全に対する植込型補助人工心臓治療ガイドライン 2013：147-190 より転載］

(Sliding fast および Stable but dependent) に対しては体格を考慮して植込型を選択する．現在日本では，以下に述べる4システムが，BTT症例に対して保険償還されている．その中で，システムの選択は，体表面積1.4 m^{2}以上ではEVAHEART，DuraHeartが，1.2 m^{2}以上ではHeartMate-2，Jarvik2000が考慮される．また，装着前より両心補助が必要と判断される場合には，原則体外設置型で対応する．心臓移植適応と判定されていない症例では，当初体外設置型で対応し，その後心臓移植適応と判定されれば植込型への移行を考慮する．なお，植込型では介護人による24時間の管理が必要である．また，現状では管理施設から2時間以内での居住が求められている．

5) 管理および離脱

装着初期には全身循環の安定化を図り，循環動態安定後は種々の中心静脈ラインを抜去するとともに，抜管，経口摂取を開始する．また，早期にリハビリテーションを行い，VAS装着下に可能な限り通常の日常生活を行えるようにする．その後心エコーなどにより自己心機能の観察を行ないながら，LVASの駆動条件の最適化を図る．特に急性心不全例では，自己心機能の回復・LVASからの離脱を図る．抗凝固療法に関しては，ポンプ流量が維持されていればポンプ内血栓形成の危険性は少ないが，全身状態が正常化した場合には血栓形成の危険性が増加するため，出血がコントロールされた段階で抗凝固療法を行う．通常は，ワル

表 12 当センターにおける拍動流型 LVAS からの離脱基準

1. 安定した全身状態
2. 正常化した臓器機能（肝臓, 腎臓）
3. 感染症（-）
4. 十分な薬物療法
5. LVAS 補助量（ポンプ駆動数 60 bpm）における安定した血行動態
6. 自己心機能
● 左室脱血方式
　　心エコー所見
　　　LV diastolic dimension＜55 min
　　心拍数＜100 bpm
　　自己心拍出量＞2.5 L/min/m^2（ドブタミン負荷テスト下）
● 左房脱血方式
　　心エコー所見
　　　LV diastolic dimension　＜60 mm
　　　Corrected ejection time　＞200 msec
　　心拍数＜100 bpm
　　自己心拍出量＞2.5 L/min/m^2（運動下）

ファリンにより PT-INR をシステムに応じて調整する．さらに抗血小板薬を併用する．特に，感染を合併している場合や，自己心の収縮が不良で自己心内血栓形成の危険性がある場合には注意が必要である．体外設置型では，駆動状態に応じて拍動数を設定し安定した流量を確保する．植込型では，システムに応じて至適な回転数を設定する．

LVAS 駆動下においても，血圧，心拍数，不整脈への配慮は重要であり，βブロッカー，各種降圧薬，各種抗不整脈薬による管理が重要である．特に，LVAS 装着を必要とする不全心においては不整脈が頻発する場合が多く，この不整脈による影響で十分な補助量を得がたいことがあり，注意が必要である．

離脱の可能性は，VAS の駆動を減少し，その状態で積極的なリハビリを行い，全身および心臓の状態が悪化しないことを確認する．その後，CPX（cardiopulmonary exercise test）やドブタミン負荷により自己心機能を検討する．拍動流血液ポンプにおける離脱基準を表 12 に示す．十分な回復が得られたと判断されれば，VAS 除去の検討においても，表 12 に準じて行う．

植込型 LVAS では，状態安定後に在宅管理に向けたトレーニングを本人および介護者に行う．在宅治療が可能と判定されれば，在宅治療に移行する．その際，機器管理，創部管理および抗凝固療法管理などに配慮し，2〜4 週ごとに外来にて経過をフォローする．また，抗凝固療法管理においては，コアグチェックによる PT-INR の自己測定が有用である．

なお，補助人工心臓治療は，全身循環が良好に維持し，離脱の可能性や心臓移植へのブリッジなどを目指すものである．しかし，①諸臓器（腎臓，肝臓など）機能障害が高度で回復不能と判断される場合，②高度な脳神経障害を認める場合，③呼吸不全（循環不全に伴うものは除く）を認める場合，④高度な血液障害（出血傾向など）を認める場合，⑤重症感染症を認める場合には，補助人工心臓治療の継続について家族とともに，多職種で検討する．

5　心血管系合併症管理

a. 心血管系合併症

1）術後高血圧

術後の高血圧はしばしば経験する病態である．術後早期には低体温に加えて，交感神経系の活性が起こりやすく，レニン・アンジオテンシン・アルドステロン系の亢進，トロンボキサン A_2 やエンドセリンの分泌増加など術中に使用した体外循環使用により様々なホルモンが上昇し，高血圧を引き起こす．術後高血圧への対応は病因の評価から始まる．単に強心薬投与に伴うものと断定してはならない．表 13 に主な病因を列記する．それぞれの評価を行ったあと，病因への対応を行うが，一般的には予防的治療として鎮静鎮痛薬と降

表13 術後高血圧の原因
- 発熱
- 疼痛
- 不安，譫妄
- 低体温
- 低血糖
- 過剰な強心薬
- 徐脈
- 低酸素血症
- 高二酸化炭素血症
- 鎮静からの覚醒
- 喉頭刺激（胃管，気管チューブの刺激）

表14 低心拍出量症候群の管理
- 呼吸，電解質，酸塩基平衡の補正
- 冠攣縮や冠動脈閉塞（バイパスを含む）の鑑別（必要あれば造影での確認）
- 適切な心拍数の維持（必要あればペーシングを使用し，80～100/minに維持）
- 強心薬の使用（ドブタミン，ミルリノンなどを使用）
- 前負荷の適正化（肺動脈楔入圧 15～18 mmHg）
- 後負荷の適正化（体血管抵抗 1,000～1,300 dyne・sec・cm^{-5}）
- 貧血の是正
- IABPなどの補助循環の使用

圧薬を交感神経緊張の抑制目的で使用する．鎮静薬としてはプロポフォール，ミタゾラムなどを使用するが，近年ではα_2アゴニストであるデクスメデトミジンが使用される．デクスメデトミジンは長期使用に制限があったが2010年にその制限が撤廃され，使用しやすくなった．本薬は鎮静のみならず鎮痛作用を併せ持ち，かつ呼吸抑制が少ないことが特徴である．一方，鎮痛薬としてはフェンタニルやモルヒネなどが考慮される．降圧薬による血圧のコントロールとしては尿量が減少しないレベルを維持することが重要であるが，収縮期血圧を100～140 mmHg（平均血圧90～100 mmHg）程度とし，過度の降圧による臓器灌流障害を起こさないようにすることが大切である．具体的にはニカルジピンやジルチアゼムを選択する．一方，肺動脈楔入圧や右房圧が高い場合や，体液貯留がある場合にはニトログリセリンやヒト心房性利尿ペプチド（hANP）などの使用も考慮する．発熱前の悪寒戦慄（シバリング）でも血圧上昇をきたすことがあるが，保温に努め中枢温と末梢温の差をできる限り少なく（3℃以下）し，上昇を予防する．またシバリングが起こった場合には，ペチジンなどの麻薬系鎮痛薬やマグネシウムの投与などが効果的な場合がある．

2) 低心拍出量症候群

十分な心拍出量を得ることが術後には重要であるが，血行動態を評価する際には前負荷，心収縮力，心拍数，後負荷を考慮する必要がある．前負荷の異常としては循環血液量減少，心タンポナーデ，陽圧換気の影響，右心機能不全など，心収縮力の低下としては一過性虚血，術中の心筋障害，バイパスグラフトの攣縮などがあり，そのほかに徐脈や頻脈性の不整脈による心拍数異常，体血管抵抗の上昇に伴う後負荷増大などに注意する．実際の対処法としては心拍出量が低下している場合，血圧，肺動脈楔入圧，体血管抵抗などを参考とし，補液（輸血），強心薬，血管拡張薬を組み合わせて使用する．表14に低心拍出量症候群の管理について列記する．組織の酸素需要供給バランスを考慮して酸素運搬をつかさどるヘモグロビンの量についても注意を払わなければならない．心臓血管外科手術時の必要酸素運搬量を400 mL/min/m^2とした際には，PaO_2 100 Torrの条件下では心係数が4.0 L/min/m^2でヘモグロビンの値は理論上，7.5 g/dLが最低ラインとなるが，心係数が2.5 L/min/m^2ではヘモグロビンの値として12 g/dLが必要となる．よって心拍出量が低い場合にはヘモグロビンの値を高くしなければならない．

以上の対処でも低心拍出量症候群の改善が認められない場合には大動脈バルーンパンピング（IABP）や経皮的心肺補助装置（PCPS）などの補助循環を使用する．

3) 心筋虚血

冠攣縮に伴う心筋虚血は低心拍出量症候群の原因にもなり，術後に注意すべき病態のひとつである．冠攣縮は正常な冠動脈のみならずバイパスされた冠動脈にも起こり，ときにグラフト急性閉塞の一因ともなる．その診断はときに困難を伴うが，心電図における複数誘導でのST上昇や，急な低血圧，低心拍出量，ブロックや心室細動などの致死的不整脈が出現する場合に虚血を考慮する必要がある．心筋が虚血に陥ると心筋の収縮性が低下するため，心エコーによる壁運動異常の評価も重要である．治療としてはニトログリセリンやカルシウム拮抗薬が第一選択薬であるが，解決のためには冠動脈造影および血行再建が必要となる場合がある．

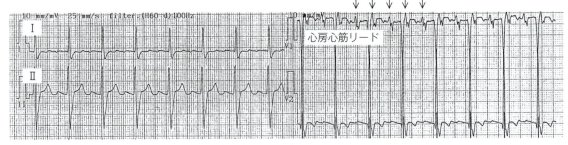

図10　心房頻拍の12誘導心電図と心筋電極による心電図
　体表面心電図のⅠ誘導およびⅡ誘導からは一見,洞調律のようにみえるが,心房電極から得られる心電図を参照すると心房の興奮（矢印）が認識でき,2：1の心房頻拍であることが容易にわかる.

b. 不整脈

　心臓血管手術後には基礎心疾患に加えて,心機能の変化に伴う低心拍出量,心筋虚血,低酸素血症,自律神経の変化,電解質変化,酸塩基平衡異常,心臓周囲の炎症などが生じて状況が刻々と変化する.また不整脈自体は一過性であっても,術後の血行動態が不安定な時期には危険な不整脈に移行する可能性があり,迅速な対応が望まれる.その際,起こった不整脈の診断のみならず,背景にある病態を考慮して対応しなければならない.

1) 不整脈の診断

　不整脈の診断は治療方針を決定するうえで大切なのはいうまでもない.不整脈の発生はモニタ心電図で捉えられることが多いが,可能な限り12誘導心電図を記録することが重要である.12誘導心電図により,心房粗動と心房頻拍,変行伝導を伴う上室頻拍と心室頻拍などの不整脈の種類の鑑別が容易になり,それぞれの不整脈の発生起源の推定が可能になる場合がある.心臓手術後で心筋電極を留置しているときには,12誘導心電図と同時に心内電位を記録することで,不整脈機序をより正確に診断できる（図10）.

2) 不整脈の治療

　不整脈の治療を行う場合,心機能や肝機能,腎機能,緊急性などを考慮して行う.抗不整脈薬は陰性変力作用を有しているため,心機能が悪い症例では,使用可能な薬剤が決まっている.一般的にはⅢ群薬に分類されるニフェカラントもしくはアミオダロン,Ⅰ群薬に分類されているリドカイン,メキシレチン,アプリンジン,プロカインアミドなどである.また肝機能や腎機能が悪い場合,それぞれの薬剤の代謝経路を考慮して使用すべきである.さらに,高齢者では薬剤の代謝率が低下していることがあり,通常量に比べ1/2から2/3程度の量を使用するほうが無難である.また術後には点滴もしくは注射薬が主体となるが,1日の投与総量としては,内服薬よりも少なくする.前述したとおり,抗不整脈薬を使用しなくても,背景の病態の改善が治療に直結する場合があるため,不整脈の原因除去も積極的に行う.表15に各種薬剤の使用量を列記する.それぞれの不整脈への対応については以下,個別に対応を述べる.

①洞頻脈

　術後には,ほとんどの患者が洞頻脈となる.手術による侵襲に対する生理的な反応であることがほとんどで,血行動態が安定している場合には経過観察でよい.ただし,急激な心拍数の上昇があった場合,他の上室性の不整脈（接合部性頻拍,心房頻拍,心房粗動,発作性上室頻拍など）との鑑別を行うと同時に,新たな症状（発熱,疼痛,不要な強心薬,貧血,敗血症,心タンポナーデ,低酸素血症,心筋虚血,低心拍出量など）が出現していないかをチェックする.

②心房期外収縮

　通常,心房期外収縮は血行動態に大きな影響を与えることはほとんどないが,心房細動や心房粗動のトリガとなる可能性がある.徐脈に伴って生じた心房期外収縮に対しては,留置された心筋電極を用いてペーシングを試みる.自己の心拍数より速い,いわゆるオーバードライブペーシングが有効な場合がある.薬剤は心房の異常自動能を抑制し,伝導を変化させて,心房粗細動の発生を抑

表15　抗不整脈薬の使用量

ニフェカラント（シンビット®）
　0.1～0.3 mg/kg をゆっくり静脈投与後，0.08～0.4 mg/kg/hr で持続投与
　徐脈による QT 延長や腎機能低下がある場合，投与量の減量を考慮

アミオダロン（アンカロン®）
　125 mg（1A）を 5％糖液 100 mL に溶解し 10 分で静脈投与後，24.7 mg/hr で持続投与
　血圧が低い場合や低心機能の場合，10～24.7 mg/hr の維持投与から開始

プロカインアミド（アミサリン®）
　3～5 mg/kg を 35 mg/min を超えない速度で静注投与後，20～40 mg/hr で持続投与
　肝機能障害や低心機能の場合，投与量の減量を考慮

アプリンジン（アスペノン®）
　1 mg/kg を 10 mg/min を超えない速度で静注投与後，内服 40～60 mg/day
　肝機能障害や低心機能の場合，投与量の減量を考慮，10 倍以上の希釈で投与

制でき，かつ心房粗細動になった際にも心拍数が調節できるタイプを選択する．一般的には短時間作用型β遮断薬のランジオロールが使用されることが多い．

③心房粗動，心房細動，心房頻拍

心房細動や心房粗動は開心術後に最もよく認められる不整脈で，72 時間以内に発生することが多い．近年では off-pump による冠動脈バイパス術が行われるようになり，その頻度は減少しているが，冠動脈バイパス術の 20％，弁膜症術後の 60％程度に発生するといわれている．心房細動，心房粗動で問題となるのは，術後の内因性カテコラミン分泌による房室伝導能の亢進と，それに伴う心拍数の増加である．前述のランジオロールでは，心拍のコントロールのみならず，ときに洞調律への復帰が見込まれる．心拍数のコントロールにはベラパミルやジルチアゼムも使用されるが，血圧低下などの副作用を考慮すると短時間で陰性変力，変時作用がなくなるランジオロールのほうが使用しやすい．一般的には心房粗動のほうが，心房細動より心拍コントロールが困難なことが多い．そのため血行動態が悪化しやすい低心機能例では，状況によっては電気的除細動が第一選択となる．一方，心房粗動や maze 手術後に起こる心房頻拍などリエントリー性の心房性不整脈では，留置された心房電極によるペーシングで停止することがある．心房細動，心房粗動，心房頻拍はモニター心電図での鑑別は難しいが，12 誘導心電図（図 11）や心房電極から得られる波形から判定できる場合がある．心房電極から得られる波形が単形で AA 間隔が一定な場合にはペーシングでの停止を試みてもよい．心機能が悪く，心房細動の出現が血行動態を悪化させるような場合には予防薬が必要となるが，有効性や心抑制を考慮するとアミオダロンが好ましい．なんらかの理由でアミオダロンの使用が困難な場合には，プロカインアミドやアプリンジンおよびニフェカラントが使用される．一方，心機能が保たれている場合は，Ⅰ群薬（ピルシカイニド，シベンゾリン，フレカイニドなど）を試みてよい．

④発作性上室頻拍

心房頻拍との鑑別が困難な場合があるが，心電図上 QRS 内や QRS 直後の ST 部分に心房波を認める場合（RP が短い），発作性上室頻拍を考慮する．治療としては ATP の急速投与やベラパミルの投与が行われる．ATP は作用時間は短いが，ときに気管支攣縮を誘発することがあるために喘息の既往がある症例では禁忌である．心筋電極がある場合にはペーシングにても停止が可能である．

⑤心室期外収縮

心室期外収縮は術後，よく目にする不整脈である．単発であれば，通常，血行動態に影響を与えることは少なく，経過観察でよい場合がほとんどである．連発・頻発する場合には血行動態悪化や電解質異常などの病態変化の徴候に留意し，全身状態の評価を慎重に行う．また Swan-Ganz カテーテルが刺激している可能性もあるため，12 誘導心電図で起源を推定する．一方，単発であっても，連結期（心電図上の RR 間隔）が短く（300 msec 未満），R on T 型を示す期外収縮には，心室細動への移行のリスクがあるので，心筋虚血の鑑別とランジオロールやアミオダロンまたはニフェカラントなどの治療を考慮する．

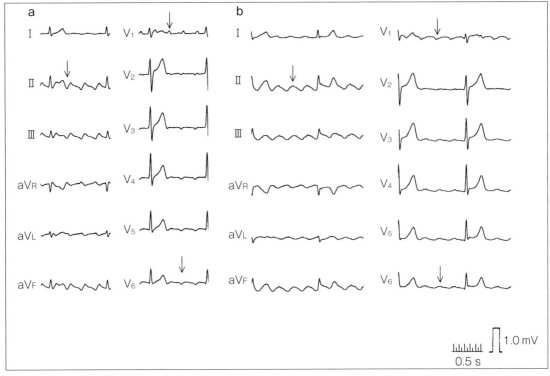

図11　心房粗動の12誘導心電図
　a：三尖弁輪を反時計方向に興奮が旋回する心房粗動の12誘導心電図である．典型例ではⅡⅢaVF誘導に陰性／陽性の鋸歯状波，胸部誘導では主成分がV₁陽性V₆陰性の心房波を認める．
　b：三尖弁輪を時計方向に興奮が旋回する心房粗動の12誘導心電図である．典型例ではⅡⅢaVF誘導に陽性／陰性の二相性波，胸部誘導では主成分がV₁陰性V₆陽性の心房波を認める．

⑥心室頻拍
ⅰ）非持続性心室頻拍

　非持続性心室頻拍は血行動態が安定しているときには心室期外収縮と同様に対処する．ただし心拍数が速く，多発する場合には積極的な加療を行う．また先行心拍から大きく遅れて（連結期450 ms以上．）多形性頻拍が生じるときには，薬剤性のQT延長症候群によるTorsade de Pointesの可能性があるので，12誘導心電図のQT時間を確認する．治療は原因薬剤の中止と，マグネシウムの投与である．心筋電極によるペーシングが可能な場合には心拍数を80/minから100/min以上に保つように心房ペーシングを行う．一方，QT延長がない場合には，ニフェカラントやアミオダロンを使用し再発を予防する．

ⅱ）持続性心室頻拍

　血行動態が破綻する持続性の心室頻拍に対しては，直流通電を行う．一方，血行動態が保たれた心室頻拍では抗不整脈薬を試みてよい．ただし，wide QRS頻拍では薬剤を選択する前に，心室頻拍と変行伝導との鑑別が必要となる．この場合，心筋電極から得られる心内電位があると，心室頻拍の証左としての房室解離の有無を確認しやすい．心室頻拍ではⅠ群薬のキシロカインもしくはメキシレチンに加え，近年ではⅢ群薬のニフェカラントもしくはアミオダロンが使用される．このほか，心筋梗塞の既往がある患者や冠動脈バイパス術後のように，不整脈基質が存在している場合には，不整脈はリエントリー性である可能性が高いので，心室ペーシングによる停止が可能な場合がある．ただし心室ペーシング自体が，より速い心拍数の心室頻拍を誘発することがあり，ペーシング後に心室細動へ変化する場合があるため，直ちに直流通電（除細動）ができる体制を整えておくことが重要である．また，心室頻拍が起こった際には虚血や心不全など病態変化のチェックを行うと同時に，それらの状況に対応していくことが重要である．Ⅲ群薬を投与しても再発するような

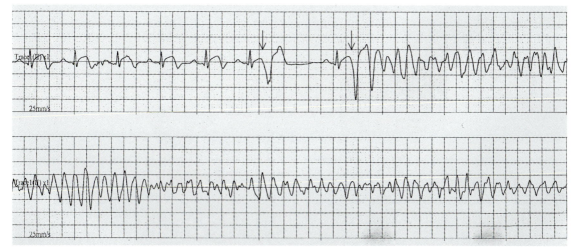

図12 虚血に伴う心室細動
　モニター上, ST の上昇と連結期の短い心室性期外収縮の出現を認めたあと, 心室細動となった. R on T 型となっており, このような起こり方を認めた場合, 虚血の関与を考慮しなければならない.

electrical storm 状態では, ランジオロール, マグネシウム, プロカインアミドなどを併用するが, 心機能や抗不整脈薬による催不整脈の出現にも十分に考慮して低用量から使用する.

⑦心室細動

　血行動態の破綻する心室頻拍と同様, すぐに除細動を行う. また電解質や心拍出量, 心内圧など病態変化のチェックも忘れてはならない. 虚血にともなう心室細動は初発の心室期外収縮の連結期が短く, R on T 型となることが特徴である（図12）. 新たな虚血が疑われる場合には緊急で冠動脈造影を行い, 虚血の解除を行う. また低心拍出量で強心薬が無効な場合には IABP を含めた補助循環の適応も積極的に考慮する. 再発予防にはニフェカラントやアミオダロンなどで加療するが, それでも再発する場合には心室頻拍と同様, 陰性変力作用の弱い I 群薬（プロカインアミドやアプリンジン）やランジオロール, マグネシウムなどとの併用を考慮する.

⑧徐脈性不整脈

　術後は前述したように様々な要因により, 頻拍傾向となることが多い. ただし, 大動脈弁置換術後などでは房室ブロックが出現しやすく, 最終的に恒久的ペースメーカの適応となる場合がある. 急性期の加療としては心筋電極を利用した心房, 心室のペーシングが行われる. 心拍数は症例ごとに 80/min から 100/min に設定される.

C 呼吸管理

1 人工呼吸管理の基本

　人工呼吸の目的は，肺でのガス交換を維持し体組織に適切な酸素供給を行うことで細胞内代謝を維持することである．心臓血管外科周術期には手術侵襲，全身麻酔，肺炎などによる合併症などの影響を受け，短期から長期にわたる人工呼吸管理を要する．通常の呼吸器疾患による人工呼吸管理と違うのは，循環に対する影響を常に念頭に置く必要がある点である．したがって一般的な呼吸管理法を十分に理解したうえで，心臓血管外科周術期の特徴とそのときの心機能を考慮して人工呼吸器設定を調節することが望ましい．

a. 心臓血管外科周術期の呼吸機能の特徴

　心臓血管外科患者は術前からの心不全による肺水腫，人工心肺による虚血再灌流肺傷害，輸液過剰などによる影響を受ける．こうした原因による呼吸機能障害は炎症所見が少ないことを除くと急性呼吸窮迫症候群（ARDS）と類似した病態をとることもあり，肺胞虚脱によるシャント率増加と低酸素血症，肺／胸郭コンプライアンス低下といった症状を示す．心臓血管外科術後の呼吸不全は心機能が許容範囲である限り，水分管理を行うことで消褪するものであるため，人工呼吸器設定を工夫する必要がない場合も多いが，心機能低下症例や強度の低酸素血症を呈する場合は，陽圧人工呼吸が循環に及ぼす影響を十分に考慮しつつ呼吸器設定を行う必要がある．

　通常のARDSであれば，動脈血酸素飽和度の目標を88〜95％程度とすることが一般的であるが[1]，患者が若年であればもっと低値を許容する考えもある[2]．酸素飽和度の目標値を高くすると必要となる呼気終末期陽圧呼吸（PEEP）や酸素濃度が高くなり，気道内圧上昇による肺傷害や吸収性無気肺といった副作用を危惧するためである．しかし，酸素飽和度が下がると同じ量の酸素を供給するためには心拍出量を増やして代償しなくてはならない．正常心機能であれば大きな問題ではないが，心臓血管外科周術期には難しいことがあり，酸素飽和度の目標値は通常より高めに設定することが多い．輸血の基準も同じであり，通常の重症患者では輸血の副作用との関係からヘモグロビンの目標値は9 g/dL以下が望ましいとされるが[3]，低心機能患者では酸素含有量を高めに保つため，それ以上の値が選択されることも多い．高いPEEPを要する重篤な呼吸不全の場合は，高い気道内圧による肺傷害を起こすのを防ぐため1回換気量を減らす必要がある．換気回数を増やしても肺胞換気量が保てない場合は，高二酸化炭素血症を呈する．通常のARDSではpHを指標とし7.20程度まで$PaCO_2$を上げることは許容できるとされている（permissive hypercapnia）[3]．心臓血管外科術後患者ではpHが下がると強心薬の効果が低下し循環管理が困難になることがあるため，許容できるpHの最低値は通常のARDSよりは高いことが多い．また，高二酸化炭素血症は冠動脈の収縮を引き起こすため冠動脈疾患では禁忌とされている．このように心疾患合併症例では呼吸器設定に制限が加わるため，一般的ARDSよりも膜型人工肺を用いた体外循環（ECMO）による補助に早期に移行しやすい特徴がある．

　近年の高齢化により，手術対象となる心疾患以外に気管支喘息や肺気腫といった呼吸器疾患を合併する例もまれでなくなった．こういった呼吸器疾患は人工心肺などを原因とする気道の浮腫により気道抵抗が増大し病態が大きく悪化することがある．病態が改善するまで一時的に体外循環を要するような事態にもなることを予測し準備をする必要がある．

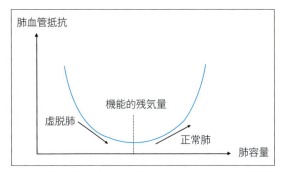

図1 肺容量(横軸)と肺血管抵抗(縦軸)の関係
　肺血管抵抗は正常時の機能的残気量レベルで最小値をとる．肺容量がそれより小さいときは肺胞外の血管抵抗が上がり，大きいときは肺胞内の血管抵抗が上がるためにこのような関係を示すとされる．虚脱肺では正常肺と異なりPEEPを用いて肺容量を増やすと肺血管抵抗が下がることもある．

b. 陽圧人工呼吸による循環への影響

　陽圧人工呼吸を行ったときに影響を受けるのは胸腔内圧である．胸腔内圧の上昇により心臓の前負荷である静脈還流の低下が起こる．これは心機能によらず起こる現象である．肺血管抵抗も陽圧人工呼吸により影響を受ける．肺血管抵抗は図1のように肺容量により変化する．正常の機能的残気量レベルで肺血管抵抗は最小値をとる．肺容量が減少すると肺胞外血管が引っ張られて血管抵抗が上がり，肺容量が増加すると肺胞内血管が引っ張られて血管抵抗が上がることによりこのような関係になるとされている．心肺機能が正常の場合，陽圧人工呼吸により肺容量が増えることにより血管抵抗が上がる．心臓の後負荷は心筋にかかる張力と言い換えることができる．陽圧の胸腔内圧は心筋の収縮方向に作用するため後負荷は減少する．正常心機能患者では陽圧人工呼吸による影響により心拍出量や血圧は低下する．うっ血性心不全患者では必ずしも同じことはあてはまらない．うっ血性心不全でも前負荷は低下するが，前負荷が過剰な状態では前負荷が減少したほうが心筋収縮力が増大する場合もある．心不全による肺水腫が存在すると肺胞虚脱が起こり機能的残気量が減少する．その結果，すでに述べたように肺血管抵抗が増加する．ここで陽圧人工呼吸，特にPEEPを付加すると機能的残気量が増加する．PEEPが過剰でない限り肺血管抵抗減少につながる効果がある．実際の臨床では肺容量をリアルタイムに評価する方法がないため最適PEEP値を決めるのは難しいが，心機能が悪くてもPEEPの使用を必ずしもためらう必要はない．うっ血性心不全患者では陽圧人工呼吸による後負荷低下は心機能の観点からは有利に働く．しかし，後述するように抜管時に急激な後負荷増加を招くことがあるため注意を要する．

　循環への配慮から気道内圧に制限を加えた場合，十分な酸素化を得るだけのPEEPを付加できないこともありうる．その場合は高濃度の酸素を要することになる．高濃度酸素自体が毒性を持つため，以前は酸素中毒という概念があった．実際，動物モデルでは高濃度酸素による肺傷害を作製できるが，ヒトでは酸素の代謝産物で毒性を示す活性酸素の処理系が発達しているため酸素による肺傷害が起こるという証拠はない．

c. 人工呼吸管理における注意点

　一般に気管挿管による人工呼吸を行うためには鎮静薬の投与を要するが，鎮静薬は心機能を低下させる場合が多いこともあり，心臓血管外科患者でも可能な限り早く人工呼吸器からの離脱を考えるべきである．抜管を考慮するためには術前および術中に生じた浮腫が軽快している必要がある．心機能が良好な場合は浮腫の完全軽快を待つより早めに抜管して早期離床を図ったほうがよい結果が得られることもしばしば経験される．しかし，患者の心機能によっては注意すべき点がある．術前から心不全がある患者では，胸部X線写真ではPEEPの効果で肺水腫が軽減しているようにみえても，抜管後早期に肺水腫像を呈することがある．大動脈弁や僧帽弁に逆流があるときは，すでに述べた陽圧呼吸中止による後負荷増大による弁逆流増加が起こり，呼吸への影響が大きく現れる場合もある．こういった事態が見込まれる症例では抜管前から利尿薬による肺水腫の治療を十分に行い，必要な場合は抜管前に血管拡張薬を増量しておくなどの対処を行っておく．

　呼吸器からの離脱はウィーニングと呼ばれる．ウィーニングは一般に2段階に分かれる．呼吸器の補助を減らす段階と気管チューブを抜去する段階である．人工呼吸器には各種換気モードがあり，それぞれの換気モードでウィーニングの仕方は異なる．例として synchronized intermittent mandatory ventilation（SIMV）では強制換気の回数を下げていくのに対し，pressure support ventilation（PSV）では補助圧のレベルを下げる．近年，技術の進歩により新しい換気モードも登場しているが，最良のウィーニング法は不明である．各換気モードを比較する以前に，まず徐々に換気補助を減らしたほうがいきなりcontinuous positive airway pressure（CPAP）やT-pieceといった換気補助を行わないモードに変えるより良好な結果が得られるという証拠そのものが存在しない．各換気モードを用いて換気設定を減らす方法が否定されているわけではないが，あまり細かく設定を変えても意味がなく，いたずらにウィーニング時間が長くなる可能性を念頭に置く必要がある[4]．

逆に，抜管そのものは注意深く検討する必要がある．気管挿管中にはわからなかった上気道の問題が顕在化することがある．術野が頸部に至るような大血管手術の場合，頸部全体の侵襲による強度の浮腫のため抜管すると気道の維持ができないことがある．評価のために気管チューブのカフ内の空気を抜いてリークの有無を調べ，気道や声門の浮腫を評価する方法があるが完全に予想することはできない．リークがある場合でも頸部や舌の腫脹がみられる場合は抜管の決断は慎重に行い，緊急気管切開の準備など緊急事態に備えておくのが望ましい．挿管時間が長い症例での抜管時に声門浮腫予防を目的として副腎皮質ホルモンの投与を行う方法がある．しかし，成人では明らかに有効とする証拠がなく，単回投与でも検査所見が修飾されるといった副作用があるため日常的投与は推奨しない．

手術操作，麻酔手技，術野での心筋保護操作などにより声帯機能をつかさどる反回神経や横隔膜を支配する横隔神経に損傷を与えることがある．反回神経麻痺は気管挿管中は評価不能で，抜管後に上気道狭窄症状が現れる．麻痺は片側であれば大きな問題にはならないが，麻痺が両側に及ぶと換気不能となる．気管挿管の時間が比較的長い症例では両側麻痺でもすぐに症状が現れない場合があるので注意を要する．気道狭窄の症状がある場合は，内視鏡で声帯機能を評価するなど早めに診断しておくことが重要である．横隔神経麻痺は補助換気中は症状が現れず，抜管後に発症する呼吸困難で判明することが多い．抜管前でも換気補助をまったく行わないT-pieceを用いて抜管可否を判断すれば抜管前に診断可能なことがある．胸部X線写真で麻痺側の横隔膜挙上が特徴であるが，はっきりしない場合は超音波や透視で横隔膜運動の評価を行う必要がある．片側麻痺の場合には心機能良好患者では治療を要しないこともあるが，人工呼吸から離脱できない患者では横隔膜縫縮術などの治療を要する．

心臓血管外科周術期の呼吸管理は対象が限定されることもあり，特定のエビデンスはない．そのため一般的な呼吸管理法の原則に則りつつ患者の心機能により管理法の調節が求められる．しかし，注意すべき点も多く，危険な事態を招くこともあるため起こりうる事態に対しては十分な準備を行うことが良好な術後成績のために重要である．

2　呼吸理学療法

呼吸理学療法は呼吸器疾患を持つ患者に広く行われている治療法であり，一般にも受け入れられている．しかし，その有効性に関してはこれまで詳細に検討されることなく施行されてきたのも事実であるが，近年になって呼吸理学療法の有効性を科学的に示す動きが強まっている．外科術後患者に対しても呼吸理学療法を含むリハビリテーションを行うことで早期離床/退院につながるという報告が多くされている．心臓血管外科周術期でも同様で，冠動脈バイパス術（CABG）術後早期の機能的能力の決定因子として吸気筋力があること，術前・術後の吸気筋トレーニング実施により術後早期回復につながることが報告されている[5]．日本での心臓血管外科術後の呼吸理学療法対象疾患としては，CABG術後，弁置換術後，弁形成術後，先天性心疾患術後，心臓移植術後などがある[6]．Hulzebosらは高リスクのCABG患者に対して術前から呼吸トレーニングを行うことで入院中の呼吸器合併症が有意に減少することを示したが[7]，疑問視する声もあり，現時点では予防的呼吸理学療法は行われていない[8]．重症心不全患者に呼吸理学療法を行うときは血行動態に影響を及ぼす危険性も報告されており，慎重に行う必要がある．特に伊藤らが報告しているように術

前から心機能が悪い患者，ノルエピネフリン投与中の患者，人工心肺を長時間要した患者では呼吸理学療法が困難な症例が多い[9]．一方，外科術後患者における呼吸理学療法の効果は無気肺の予防といった呼吸機能の改善にとどまらない．心臓血管外科術後患者ではないが，山内らは上腹部術後患者に呼吸理学療法を行うことで術後せん妄の発症率を低下させ，せん妄の遷延化を防止する効果があると報告している[10]．

術後の人工呼吸中に限るならば，体位変換による喀痰のドレナージは重要な理学療法である．体位変換の極端な例として腹臥位管理がある．心臓血管外科術後患者では気管チューブ以外に，各種ドレーン・カテーテル類が挿入されていることがほとんどのため，腹臥位にするための手間やドレーン・カテーテルが事故抜去してしまう危険性が通常より高かったり，腹臥位管理中に循環が破綻した場合に補助循環装置の装着が遅れるといった問題があるため臨床でのハードルは高い．しかし，術後でも感染症など各種の原因によるARDSを合併したような場合では腹臥位管理を考慮することがある．ARDS患者で腹臥位にすると換気血流比の改善により血液ガス検査結果が改善する．予後への影響については長らく議論があり，2001年のGattinoniらの報告では予後の改善は認められなかった[11]．2013年にGuérinらは腹臥位管理に習熟した施設で臨床試験を行うことによりARDS患者の予後を大幅に改善できたと報告した[12]．

重症ARDS患者に腹臥位管理を行うと血液ガス所見が改善することは昔から知られていた．理由として体位変換による含気改善以外に換気血流比の改善があげられる．ARDS患者の肺傷害は重力の影響で背側を中心に肺虚脱を起こす．腹臥位にすると含気を保った肺胞が下部になるため換気血流比の改善が起こるためである．実際，腹臥位から仰臥位に体位を戻すと血液ガスがもとの状態に悪化することが多いのも換気血流比を反映している[11]．また，腹臥位では腹圧の分布が仰臥位と異なるため，換気が仰臥位のときより均等に分布するといわれている．すなわち換気条件が同一でも肺内にガスが広く分布するため人工呼吸器関連肺傷害を予防することにつながる可能性がある．こうしたことがARDS患者での予後改善につながったのかも知れない．

腹臥位管理の際，PEEPなどの人工呼吸器設定をどうするかといった課題は残されており，今後検討する必要がある．いずれにしても腹臥位管理は呼吸理学療法の一部であり，特別な機器や薬剤を必要としないため，重症呼吸不全患者では常に念頭に置いて呼吸管理を行うことが望まれる．

3 呼吸器合併症

人工呼吸，特に気管挿管による陽圧人工呼吸は様々な合併症を起こしうる．陽圧呼吸により心拍出量が低下することで消化管や腎機能が影響を受ける．また，人工呼吸そのものによって肺がさらに傷害されることが昔から知られていたが，近年そのメカニズムが詳細に検討されるようになった．また気管挿管による人工呼吸期間が長くなると肺炎や副鼻腔炎といった感染症の発症率が高くなり患者の予後に影響する．さらに人工呼吸に関連したストレスや循環抑制による消化管出血も大きな合併症のひとつである．

a. 人工呼吸器関連肺傷害（ventilator associated lung injury：VALI）

陽圧人工呼吸は救命のために行う医療行為であるが，陽圧人工呼吸そのものが肺を傷害することが知られている．特に肺胞に肺内外からの炎症が波及することによるARDSでは患者予後に影響する重要な因子となる．ここでは外科手術後の人工呼吸に限定せず，ARDSに代表される急性呼吸不全に対する人工呼吸を想定して解説する．

ARDS初期には炎症により肺胞および肺胞周囲に炎症細胞の浸潤と浮腫が起こる[13]．病変は重力に影響され肺下部ほど強くなり肺胞虚脱を示す．ARDSでは肺/胸郭コンプライアンスが低下することから肺が硬くなる（stiff lung）と考えられており，人工呼吸に際しては硬い肺を広げるため通常より大きめの換気量を用いることが推奨された[14]．しかし，人工呼吸を続けると肺が気腫性変化を示すようになり，気胸や皮下気腫といった合併症を起こすことが知られるようになった（図2）．これは圧損傷と呼ばれ，人工呼吸による合併症とみなされた．その後CTによる詳細な検討が行われARDSでは肺胞虚脱によりガス交換を

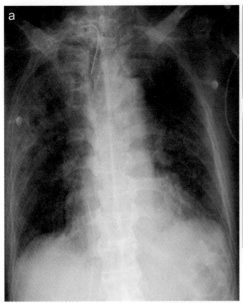
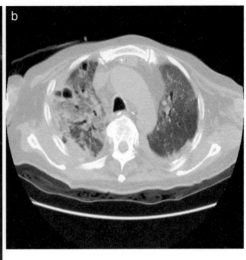

図2 ARDS患者に生じた圧損傷の例
　a：胸部X線像．肺野に気腫状変化を認める．
　b：同一患者の胸部CT像．肺の器質化およびすりガラス状陰影とともに気腫状変化を認める．

行える肺胞容積が減少していることがわかった（baby lung）[15]．したがって，ARDS患者の人工呼吸に際しては通常より換気量を減らすことで肺胞を保護することが重要と考えられるようになった．その後，換気量を制限した換気法により予後が改善することが多施設臨床試験で示され[1]，急性呼吸不全に対する人工呼吸における標準的な考え方となった．外科手術直後に起こる肺水腫はARDSと異なり肺胞に強い炎症はないが，病態は類似しており同様の人工呼吸を行うべきである．

　ARDS患者の虚脱した肺胞に含気を回復させガス交換を改善するため，古くからPEEPが用いられてきた[16]．その後，PEEPを用いることで肺胞構造が安定し人工呼吸による肺胞に対する傷害が軽減できる可能性が基礎研究で示された[17]．現時点では至適PEEPの決定法は不明であるが[18]，PEEPそのものは急性呼吸不全患者の人工呼吸において必須の治療法である．

　これまで述べたような人工呼吸により肺に与えられる悪影響を人工呼吸関連肺傷害（VALI）と呼ぶ．急性呼吸不全では原因疾患を治療することが重要なのは当然であるが，VALIをいかに減らすかが予後の観点から重要である．

b. 人工呼吸器関連肺炎（ventilator associated pneumonia：VAP）

　人工呼吸器関連肺炎（VAP）は気管挿管と人工呼吸の開始から48時間以後に起こる肺炎と定義される．人工呼吸を受けている患者に発症する感染症としては尿路・皮膚感染と並んで高頻度であるが，尿路・皮膚感染の死亡率が1〜4%と低いのに対してVAPの死亡率は20〜50%と高率である．またVAPが発症すると人工呼吸期間もICU滞在期間も延長する[19,20]．VAPの発症率に関するデータは標準化された診断基準がないため限られているが，院内肺炎という観点からは挿管患者の院内肺炎発症率は，非挿管患者より6〜20倍高率とされている[21,22]．VAP発症リスクは入院初期に高く，人工呼吸開始直後の5日間は1日あたり3%，6〜10日目は1日あたり2%，11日目以降は1日あたり1%と報告されている[23]．VAPを起こした患者の死亡率は起こさなかった患者と比べて2〜10倍高いとされる．これは原疾患の重症度を表している可能性もあるものの，重要な予後予測因子である[24]．VAPの危険因子として報告されているものを患者要因と治療要因に分けて表1に示す．

表1　VAPに関連する要因

患者要因	治療要因
血清アルブミン<2.2 g/dL	H_2ブロッカー±制酸薬
60歳以上	筋弛緩
	持続鎮静
ARDS	
COPD	4単位以上の輸血
昏睡/意識障害	頭蓋内圧モニタリング
熱傷/外傷	2日以上の人工呼吸
臓器不全	PEEPの使用
	頻繁な呼吸器回路交換
大量の胃内容誤嚥	再挿管
胃内pHとcolonization	胃管挿入
上気道のcolonization	仰臥位
副鼻腔炎	ICU外への搬送
	以前の抗菌薬使用/抗菌薬なし
	季節(秋,冬)

VAPは治療より予防が重要とされている．VAPの病態は口腔内常在菌が気管チューブを伝って下気道に侵入することによるため，予防法はそれに対処するものとなる．様々な予防法が提唱されたが，有効性が高いと考えられているのは，①血行動態が安定している患者のベッドを20～30°頭高位とすること[25]，②回転ベッドを用いた体位変換[26]，③クロルヘキシジンを用いた口腔内殺菌[27]，④特殊な気管チューブを用いた声門下分泌物の吸引[28]といったものがあげられる．気管挿管を避けるため可能な限り非侵襲陽圧換気法を選択するのもひとつである．

c. 消化管出血

腸間膜は自動調節能力が少なく，血圧が下がると血流，特に消化管粘膜の血流が低下する[29]．陽圧人工呼吸，特に15 cmH₂O以上のPEEPを用いている場合，心拍出量低下による腸間膜血流低下が著しいことが報告されている[30]．さらに人工呼吸中のストレスにより交感神経が刺激されると，血流が粘膜から筋層にシフトし消化管粘膜が虚血にさらされることになる[31]．また鎮静薬や麻薬など，人工呼吸のために患者に投与される薬剤は消化管の運動を低下させる[32]．昇圧薬の投与も腸間膜血流を低下させることがあり，消化管粘膜の虚血を悪化させる[33]．その結果として，重症患者の74～100％で内視鏡的に検出可能な胃粘膜病変が認められるという報告がある[34]．明らかなストレス関連消化管出血は，報告によるが重症患者の0.17～1.5％とされている[35]．消化管出血のリスクは人工呼吸期間が長くなるほど，またICU滞在が長くなるほど高くなる[36]．

ストレス潰瘍の原因としては胃酸が重要であるが，前述したように粘膜側の因子も大きい．消化管出血の治療は予防が最重要である．制酸剤の投与が試みられたこともあるが[37]，pHを4以上に保つために頻繁に投与しなければならないのが欠点であった．H_2受容体やプロトンポンプ阻害薬の登場によりこれらが取って代わった．いずれの薬剤も胃内pHを4以上に上昇させることができるが，プロトンポンプ阻害薬はpHを6以上に維持しやすい[38]．経腸栄養も胃内pHを上昇させる効果があり，人工呼吸患者での検討では消化管出血の頻度が低下したことが報告されている[39]．

d. 横隔神経麻痺

自発呼吸が出るに従い，吸気時に上腹部がへこみ，上部胸郭が下部胸郭に比べ優位に動くような明らかな両側横隔神経麻痺を疑わせる場合はもちろん，胸郭運動が小さくなく，呼吸数はむしろ多いにもかかわらず二酸化炭素が貯留するような場合には，まずベッドサイドで超音波検査により両側の横隔膜の動きをみる．

小児の超音波診断の実際について述べる．まず超音波プローブ(当センターでは3.5 MHz/2.7 MHzを用いている)を体軸方向に長軸をとり，後腋窩線に当て，視野のなかに下行大動脈を挟んで両側に横隔膜がみえる高さを探す．視野が決まったら呼吸に合わせて左右の横隔膜の動きを観察する．健常側は吸気とともに横隔膜面が2～3椎体分くらい下がるのに比べ，麻痺がある側は吸気時に動かない(固定)か吸気に合わせて挙上する(奇異性運動)．したがって麻痺側からプローブを当てるほうが横隔膜の動きが少なく，肺が横隔膜に被さってこないので観察しやすい．通常両側からプローブをあて確認する．超音波検査のみで横隔神経麻痺の診断はつくが，経験が少なく自信がなければ横隔膜縫縮手術の適応決定に透視を行って確認してもよい．成人では透視を行う．

当センターの結果を表2に示す．1週間経っても，両側あるいは片側のみの麻痺でも，患側横隔膜の奇異運動が改善しない場合は横隔膜縫縮術を考慮する．片側のみが挙上せず固定している場

表2 横隔神経麻痺患者の内訳（1995年1月～1997年12月）

患者番号	月齢	診断名	手術名	患側	横隔膜の動き	処置	縫縮術施行日（POD）
1	100	RI, CAVC, PA	fenestrated Fontan	r	挙上固定	r-plication	14
2	0.25	MS, CoA	EDA, PAB	l	挙上固定	l-plication	3
3	42	DORV, AVD	DSO, r-PA plasty	r	奇異	r-plication	3
4	95	c-TGA, VSD, ASD, PA	r-PA plasty, r-BT shunt	r	奇異	r-plication	4
5	74	UVH, CAVC	Fontan	bilat	固定	r-plication	13
6	36	UVH, PA, P/O l-BT, r-PAR	Fontan, PA reconstruction	r	挙上固定	r-plication	42
7	18	SAS, P/O EDA for CoA+VSD closure+PFO closure	Konno+Ross	r	固定	r-plication	24
8	0.16	TGA, VSD, PFO, PDA, PH	Jatene	r	奇異	r-plication	12
9	20	TGA, PS, ASD, common ventricle	RVOTR, septation, ASD closure	r	挙上固定	r-plication	24
10	51	TF, PA, MAPCA, P/O l-PAR mod. BT	r-UF	l	固定	l-plication	21
11	0.25	TGA（I）P/O BAS	Jatene	r	固定	r-plication	18
12	4	TF	TC, PA plasty	r	固定	n.o	
13	13	AVD, TA, P/O PAB+ASD creation, P/O BDG	AV fistel 作成	r	固定	r-plication	74
14	0.25	TAPVC (lb)	TAPVC repair	l	挙上固定	l-plication	
15	1	d-MGA, PS, DORV, CAVC	BT shunt	r	固定	r-plication	7
16	25	DORV, CAVC, CAVVR, PH, P/O PAB	BDG, CAVVP, redoPAB	l	固定	n.o	
平均値	30						19.9

RI: right isomerism, CAVC: common atrioventricular canal, PA: pulmonary atresia, MS: mitral stenosis, CoA: coarctation of aorta, DORV: double outlet of right ventricle, AVD: atrioventricular discordance, c-TGA: corrected transposition of great arteries, VSD: ventricular septal defect, ASD: atrial septal defect, UVH: univentricular heart, P/O: post opertive, l-BT: left Blalock-Tausig, r-PAR: right pulmonary artery reconstruction, EDA: extended direct anastomosis, PFO: patent foramen ovale, PDA: patent ductus arteriosus, PH: pulmonary hypertension, PS: pulmonary stenosis, TF: tetralogy of Fallot, MAPCA: major aortopulmonary communicating artery, mod: modified, BAS: balloon arterial septectomy, TA: tricuspid atresia, PAB: pulmonary artery banding, BDG: bidirectional Glenn, TAPVC: total anomarous pulmonary venous connection, d-MGA: d loop malposition of great arteries, CAVVR: common atrioventricular valve regurgitation. DSO: double switch operation, PA: pulmonary artery, RVOTR: right ventricular outflow truct reconstruction, UF: unifocalization, TC: total correction, CAVVP: common atrioventricular valve plasty.

合，2歳以上は横隔膜縫縮術を必要としなかったという報告もある．体重が10kg以上の患者では，抜管できたら状態に応じて経過を観察することも可能である．体重が10kg以下の患者では，片側のみ固定している場合でも急性期の術後管理の立場からは早期に横隔膜縫縮術を施行し，直ちに呼吸器から離脱する．しかし，横隔神経麻痺の原因が切断，凝固と異なり，牽引や局所心筋保護による低温障害の場合，改善する可能性が否定できないので，予想される原因により数日は経過を観察する．抜管後，患側の無気肺を繰り返すなら横隔膜縫縮術を考慮する．

e. 先天性心疾患に伴う気道異常

当センターで気道狭窄症状が問題になるのは小児なので，ここでは小児に限って記述する．表3に示すように約90％弱が気道の外からの圧迫で，10％強が先天性狭窄（気道の外からの圧迫を合併しているものも含む），まれに喉頭軟化症，気管軟化症があった．

肺を悪くしないうちに心臓手術を施行することが原則である（ただし術前に基本的に先天性狭窄があり，心臓手術を待機できる場合は可能な限り気道の成長を待つ）．先天性気道狭窄を合併した

表3 疾患別気道狭窄

疾患名	症例数	CTS	(TB)	T	C	LM	LMRM	RM	RI	RU	LU	LL	Mal	*1	*2
TOF	2					1							1		
TOF+PA	4	3	(3)			1									
TOF+PA+PDA	3	1	(1)			1	1								
TOF+PDA	5	1	(1)	1		2			1						1
TOF+PVA	6		(2)	1		4		1							
TOF+vasc. sling	1	1	(1)												
PDA	1					1									1
PDA+PFO	1	1													
PDA+ASD	1					1									1
PDA+CoA	1	1	(1)												
PDA+PA	1	1													
PDA+PA+DORV	1					1									
PDA+PA+DIRV	1				1										1
PDA+PA+CAVC	1									1					
PDA+VSD	5					2	1	2							1
PDA+CAVC	1	1													
PDA+CAVC+DORV	1					1									
PDA+PS+DORV	1					1									
IAA	4					4									3
CoA complex	11					10		1						1	3
VSD	9	1		1	1	5		1						3	
VSD+PS (PH)	2					2									1
truncus	2					1			1						
truncus+CAVC	1					1									
DORV	5				1	3	1							1	
DORV+CAVC	3					1		1	1						
CAVC	6					5		1						2	
TGA	3					1		1				1		1	1
TAPVC	2					2									
TA	1							1							
PA+UVH	2					1			1						
HLHS	3					2					1				
先天性僧帽弁疾患	6					4	1		1						
BWG症候群	1					1									
合計	98	11	(9)	3	3	59	2	8	5	2	2	1	2	8	13

CTS：先天性気管狭窄，TB：tracheal bronchus，T：気管，C：気管分岐部，LM：左主幹，LMRM：左主幹と右主幹の両方とも，RM：右幹，RI：右中間幹，RU：右上葉支，LU：左上葉支，LL：左下葉支，Mal：喉頭または気管軟化症，*1：術前からの症状が術後軽快したもの．*2：術後に大血管の吊り上げを要したもの．
TOF：tetralogy of Fallot, PA：pulmonary atresia, PDA：patent ductus arteriosus, PVA：absent pulmonary valve, PFO：patent foramen ovale, ASD：atrial septal defect, CoA：coarctation of aorta, DORV：double outlet of right ventricle, DIRV：double inlet of right ventricle, CAVC：common atrioventricular canal, VSD：ventricular septal defect, PS：pulmonary stenosis, IAA：interruption of aortic arch, PH：pulmonary hypertension, truncus：truncus arteriosus, TGA：transposition of great arteries, TAPVC：total anomarous of pulmonary venous connection, TA：tricuspid atresia, UVH：univentricular heart, HLHS：hypoplastic left heart syndrome, BWG：Bland-White-Garland.

　心疾患患児では，過大な呼吸運動負荷が容易に心不全をきたし，それにより急速な肺うっ血，肺高血圧症をきたす．このような状況になると呼吸管理は難しく，特に手術後は難渋する．
　診断はCTが有用であり，特に三次元構築を行えばほとんどの診断は可能である．心不全との鑑別，気道狭窄の性質・場所・程度の評価に気管支鏡検査が有用である．気管チューブ内径3.0～4.0 mmは外径2.2 mm，チューブ内径4.5 mm以上は外径3.2 mmの気管支ファイバースコープを

第一選択としている．

　術前に胸部単純X線写真やシネアンギオグラフィで診断がつくような先天性狭窄でも，術前人工呼吸を必要としていなかった患児では，術後基本的には人工呼吸器から離脱できる．

　術後，患児の最高気道内圧が高い場合，あるいは自発呼吸が出てくるにつれて努力様呼吸が顕著になるようであれば，気道内圧・流量のグラフィックモニタがついている呼吸器では気道狭窄の有無の判断がしやすい．平均気道内圧が上昇すると，小児では特にbarotraumaなどの肺障害や静脈還流の障害，心臓の圧迫などにより循環障害をきたしやすいので迅速な対処が必要である．

　術後，拡張した肺動脈，大動脈，左房などにより気管・気管支が外から圧迫されたり，先天性狭窄が術後の気道粘膜浮腫により増強したりする場合などでは，呼吸器からの離脱に難渋する．気道の外からの圧迫による場合，まず患児の気道内圧を下げる努力として患児を腹臥位または腹臥位気味の側臥位にしてみる．実際には完全な腹臥位にしなくとも，気道の圧迫の軽減をみる場合がかなりある．もちろん無気肺を防ぐために適宜体位変換は必要である．肺動脈の怒張が気道を圧迫し，呼吸運動負荷により肺高血圧を促し，さらに肺動脈の怒張を増悪させることに注意する．また，呼吸管理が遷延する理由，たとえば胸水貯留，横隔神経麻痺に対しては，おのおの排液，横隔膜縫縮で対処し解決する．

　気道粘膜の浮腫がとれる術後3〜4日目くらいをめどに人工呼吸器からの離脱を試みる．圧迫狭窄部位の断面積が正常の1/4以上あれば（通常の圧迫による狭窄部位の長さは1cm以下なので）臨床上問題ない場合が多い．圧迫狭窄がこれ以上ある場合，気管・気管支の前からの圧迫であれば，原因により動脈幹離断，上行大動脈や肺動脈の吊り上げ，後ろからの圧迫であれば下行大動脈の後方吊り上げなどが施行される（表3参照）．

　外からの圧迫が気管下部の場合，気管チューブと大血管との間で気管粘膜が圧迫により二次的に肉芽を形成することがあるので，圧迫部位を確認し，気管チューブの位置を調整する．

　原因がもともとのcomplete ringなどによる気管狭窄である場合は気管形成手術の適応となるが，近年気管形成の成績は技術的改良により進歩しているので，抜管できない場合は小児の気管形成を専門とする小児外科医にコンサルトするべきである．

　気道の異常の有無にかかわらず，小児の気道粘膜は脆弱なので乱暴な吸引による出血，肉芽形成などをきたさないように，愛護的に気管吸引を行う．出血部位がある場合は，同じところに吸引チューブの先端が当たらないように先曲がりチューブを用いる，挿入長さの限界を決めるなど工夫をする．

　新生児，低体重児で，気管チューブを通して通常の吸引操作や，吸引チャンネル付き気管支ファイバースコープの使用ができない場合には，ラリンジアルマスクを使用し，吸引チャンネル付き気管支ファイバースコープを操作することもできる．

　長期挿管になる場合を考慮し，胃管は軟らかいものを用いる．当センターでは，術直後に抜管できない症例では栄養チューブを用いている．特にチアノーゼ性心疾患患児では，気管壁側副血行が発達して易出血性であることが少なくないので注意が必要である．また，食道の後ろをまたぐ血管がある症例で長期の呼吸管理を余儀なくされる場合は，pulse necrosisによるこの血管からの出血の危険回避のために胃瘻造設を考慮する．

文献

1) The Acute Respirator Distress Syndrome Network : N Engl J Med 342 : 1301-1308, 2000
2) Hubmayr RD, Farmer CJ : Chest 137 : 745-747, 2010
3) Feihl F, Perret C : Am J Respir Crit Care Med 150 : 1722-1737, 1994
4) Esteban A et al : N Engl J Med 332 : 345-350, 1995
5) 玉木　彰：日集中医誌 19 : 559-61, 2012
6) 日本循環器学会（編）．循環器病の診断と治療に関するガイドライン．心血管疾患におけるリハビリテーションに関するガイドライン（2007年改訂版）．p.37-42, 2008 http://www.j-circ.or.jp/guideline/pdf/JCS2007_nohara_h.pdf.
7) Hulzebos EH et al : JAMA 296 : 1851-1857, 2006
8) Brasher PA et al : Aust J Physiother 49 : 165-73, 2003
9) 伊藤武久ほか：日集中医誌 19 : 616-621, 2012
10) 山内康太ほか：日集中医誌 18 : 599-605, 2011
11) Gattinoni L et al : N Engl J Med 345 : 568-573, 2001
12) Guérin C et al : N Engl J Med 368 : 2159-2168, 2013
13) Ware LB, Matthay MA : N Engl J Med 342 : 1334-1349, 2000
14) Pontoppidan H, Lowenstein GB : N Engl J Med 287 : 799-806, 1972
15) Gattinoni L et al : Am Rev Respir Dis 136 : 730-736, 1987

16) Ashbaugh DG et al : Lancet **290** : 319-323, 1967
17) Muscedere JG et al : Am J Respir Crit Care Med **149** : 1327-1334, 1994
18) The national heart, lung, and blood institute ARDS clinical network : N Engl J Med **351** : 327-336, 2004
19) Chastre J, Fagon JY : Am J Respir Crit Care Med **165** : 867-903, 2002
20) American Thoracic Society, Infectious Disease Society of America : Am J Respir Crit Care Med **171** : 388-416, 2005
21) Cross AS, Roup B : Am J Med **70** : 681-685, 1981
22) Horan TC et al : Infect Control Hosp Epidemiol **14** : 73-80, 1993
23) Cook DJ et al : Ann Intern Med **129** : 433-440, 1998
24) Melson WG et al : Crit Care Med **37** : 2709-2718, 2009
25) Rello J et al : Intensive Care Med **36** : 773-780, 2010
26) Choi SC, Nelson LD : J Crit Care **7** : 57-62, 1992
27) Koeman M et al : Am J Respir Crit Care Med **173** : 1348-1355, 2006
28) Muscedere J et al : Crit Care Med **39** : 1985-1991, 2011
29) Antonsson JB et al : Crit Care Med **23** : 1872-1881, 1995
30) Holland A et al : Eur J Anesthesiol **24** : 141-147, 2007
31) Dorinsky PM et al : Crit Care Med **15** : 106-113, 1987
32) Thoren T et al : Acta Anaesthesiol Scand **33** : 174-180, 1989
33) Chernow B et al : Anaesth Intensive Care **14** : 421-425, 1986
34) Peura DA, Johnson LF : Ann Intern Med **103** : 173-177, 1985
35) Pimentel M et al : Am J Gastroenterol **95** : 2801-2806, 2000
36) Cook D et al : Crit Care Med **27** : 2812-2817, 1999
37) Beejay U, Wolfe MM : Gastroenterol Clin North Am **29** : 309-336, 2000
38) Fennerty MB : Crit Care Med **30** : S351-S355, 2002
39) Pingleton SK, Hadzima SK : Crit Care Med **11** : 13-16, 1983

D 術後出血と管理

1 心タンポナーデ

a. 病態

術後出血あるいは心囊液貯留により心囊内圧が上昇し、心臓に戻る静脈還流が障害されて起こる心臓の充満障害である。心タンポナーデが起こるには、貯留液量のみならず貯留速度が影響する。術後早期の心タンポナーデと約2週間以上経過して起こる遅発性タンポナーデがある。また、大きく開胸していても起こることがあることを知っておかなければならない。

b. 症状

中心静脈圧の上昇、血圧の低下と、心拍出量の減少が起こる。脈圧の減少あるいは吸気時に血圧が10〜20 mmHg以上低下する奇脈が認められることもあるが、術直後は特異的ではない。遅発性タンポナーデの場合は、説明困難な白血球の増加、37℃台の微熱、頻脈、咳嗽を認めることが多い。

c. 診断

上記症状に加えて、胸部X線写真での経時的な縦隔陰影の拡大は本病態を疑わせる。ことに横隔膜との縦隔陰影が鈍に移行している場合には疑わしい。また、術後ドレーンからの出血が多かったものが、排液の性状が希血性とならずに急激に減少した場合には注意深い観察が必要である。心エコー検査での心囊液貯留、右室前面流出路が凝血塊で押され、拡張しない所見などが診断上重要である（図1）。術後の低心拍出量症候群（LOS）との鑑別診断が難しいが、急激な血圧の低下は本病態を疑わせ、早急な処置が必要である。

d. 治療

鑑別診断をかねてドレーンの位置を変えたり、ドレーンを切ってFogartyカテーテルで凝血塊を除く方法もあるが、感染の危険性がある。心膜穿刺は術後の心タンポナーデには無効である。急激に血行動態が悪化した場合にはICUにて手術創の下約5 cm程度を切開して、心囊の凝血塊、貯留液を除去する。術後出血量が多く（2時間続けて250 mL/hrの排液がある場合）、心タンポナーデが疑われる場合には、手術室にて胸骨を開けて再開胸止血術を行うべきである。通常は500〜600 mLの排液が得られることが多いが、150 mL前後の排液にても急激に血圧の上昇と脈拍の減少が得られることも多い。心囊内に開心術後と同じ太さのドレーンを留置しておく。

ポイントとしては、原因不明で、術後5〜6時間経過して起こる血行動態不良の際には本病態と考えて、心窩部手術創を開けて心囊内の血液を直接吸引ドレナージしてみる。この操作によるデメリットはほとんどない。

2 輸血

平成17年9月（平成24年3月一部改正）に旧厚生省から出された"血液製剤の使用指針（改訂版）"のなかで、血液製剤の適正使用について外科的適応に関して詳細な記載がある。しかしながら、心臓血管外科手術周術期に関しては、人工心肺、ヘパリンを使用するなどの特殊性が存在する。各血液製剤の使用基準について厚生労働省の使用指針に基づきながら、心臓血管外科手術後の特殊性に沿って記載する。

a. 赤血球製剤

近年、心臓疾患や高齢者においてさえも、制限

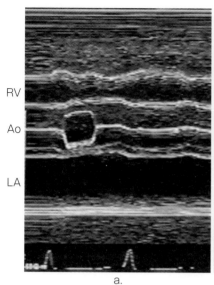
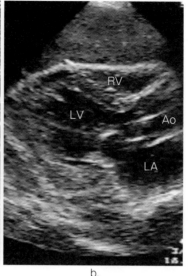

図1 経胸壁エコーによる心タンポナーデにおける右室圧迫像
Ao：大動脈，LA：左房，LV：左室，RV：右室

輸血のほうが自由輸血と同等か，むしろよいとする研究報告が散見される．心臓手術において，周術期の輸血が術後の罹病率・死亡率に関連し，長期生存率も下げるというエビデンスが蓄積されつつある．最近の知見では1〜2単位のような少量の輸血も術後の合併症のリスクを上げ，6ヵ月後の生存率を下げるとされる．このような流れをくみ，過剰な赤血球輸血は避けられるべきである．当センターにおいては，患者や状況により異なるが，通常ヘモグロビン値（Hb）が8g/dLになれば輸血するタイミングを考慮する．しかし，Hb 10 g/dL を超えて輸血する必要はないと考えられる．最近発表された3つのランダム化比較試験[1〜3]において liberal transfusion 群（Hb 10〜10.5 g/dL で輸血）と restrictive transfusion 群（Hb 7〜9.1 g/dL で輸血）において，アウトカムに差がないことが示されている．

小児心臓血管外科についても3つのランダム化比較試験がなされている．"Transfusion Requirements In PICU"（TRIPICU）study[4] においては Hb 7 g/dL および Hb 9.5 g/dL で輸血する2群において多臓器不全の発症，PICU 滞在日数，28日死亡について両群で差がなかったとされる．また生後6週間以降の小児心臓外科手術後患者について Hb 8 g/dL と 10.8 g/dL を輸血のトリガーとしたランダム化比較試験[5]においても人工呼吸器期間，PICU 滞在日数，有害事象の発生は変わりなかったが，入院日数は restrictive transfusion 群（Hb 8 g/dL で輸血）で少なかったとされる．これら2つのランダム化比較試験はいずれもチアノーゼ疾患を除いたものであったが，Cholette ら[6]は60例の Glenn および Fontan 姑息術後の患者において，restrictive transfusion（Hb 9 g/dL で輸血）と liberal transfusion（Hb 13 g/dL で輸血）に分け，乳酸値や動静脈酸素含有量差，死亡率，PICU および入院日数，人工呼吸器時間などに差がなかったとしている．

b. 濃厚血小板製剤

血小板に関しては，厚生労働省の基準では出血量が循環血液量の150％に達した段階で，手術前血小板の25％が残存し，外科的血小板製剤使用の基準値の5万 /μL を維持していると推定されるので，濃厚血小板製剤の補充の必要性は通常循環血液量の150％を超える出血量の場合に限られる．ただし，心臓血管外科手術の場合，①術前に抗凝固・抗血小板療法を必要とする症例が多い，②人工心肺による血小板機能低下が存在する，③ヘパリン，プロタミンを使用する，などで血小板機能が損なわれていることが多い．血小板機能低下で著しい出血傾向を示す場合には，10万 /μL 以上に血小板数を維持する必要がある場合にも遭遇する．

血小板輸血効果は補正血小板増加数（corrected count increment：CCI）によって評価される．輸血後1時間または24時間の血小板増加数を用い

総論第Ⅲ章　術後急性期管理

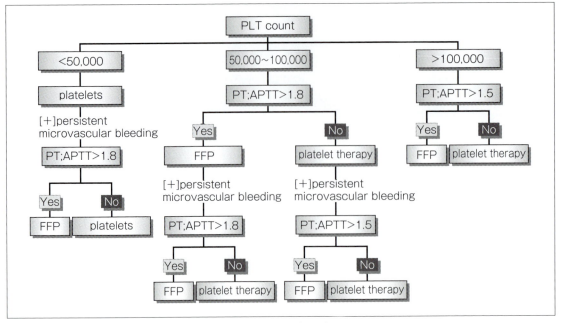

図2　人工心肺離脱後における止血のための輸血アルゴリズム
　ヘパリンをプロタミンで中和後，術野に明らかな外科的出血点が認められず，広範囲の滲出を認めた場合，まず血小板数（/μL）を測定し，その結果で3つのアームに分かれる．その後，PT，APTTが，基準値の1.5倍または1.8倍を超えて延長しているか，また輸血療法を行ったあとも毛細血管からの持続的な出血が続くかを基準に輸血療法の適応を決定する．
　（Despotis GJ et al：J Thorac Cardiovasc Surg 107：271-279, 1994 より引用改変）

て，以下のように計算される（血小板製剤1Uにつき$2〜3×10^{10}$の血小板が含まれる）．

$$CCI（/μL）＝血小板増加数（/μL）×体表面積（m^2）／輸血血小板総数（×10^{11}）$$

　1時間後CCI≧7,500〜10,000/μL，24時間後CCI≧4,500/μLの場合，血小板輸血効果は良好といえる．血小板増加が乏しい場合，血小板不応状態（platelet refractoriness）と呼ぶ．発熱，感染症，脾腫，DICなどの合併症が原因となりうるが，頻回輸血を受けている場合は，抗血小板抗体，抗HLA抗体による場合が多い．この場合HLA適合血小板の適応となる．実際，心臓外科の再手術の際に抗HLA抗体の存在に気づかず，大量出血時に血小板不応状態となり苦慮した経験を持つ．このため，現在赤血球不規則性抗体を持つ心臓血管外科待機患者では，抗HLA抗体の検索を実施している．このスクリーニングによりHLA適合血小板を事前に準備し，無事に手術を終えた例もある．

c. 新鮮凍結血漿（FFP）

　大量輸血時に輸液と赤血球製剤の投与を続けていけば，血中の凝固因子は出血による消費と血液希釈により減少する．生理的な止血効果を期待するための凝固因子の最少血中活性値は，正常値の20〜30％である．したがって，もともと凝固止血能に問題がなければ，出血量が循環血液量と等量以上になってはじめて凝固止血異常が生じる可能性が出てくる．厚生労働省の規準では，PTが30％以下に低下，APTTが基準値の1.5倍以上に延長しているときに新鮮凍結血漿（fresh frozen plasma：FFP）の適応があるとされている．しかしながら，心臓血管外科手術ではヘパリンを使用するためPT，APTTの評価が難しく，また血小板機能障害による止血困難を伴う症例も多いため，各症例において適正量は決定されるべきである（図2）．

　FFPでは，Na^+は生理的濃度と比較して174 mEq/Lとかなり高く，アルブミンは4.0 g/dLと正常より低くなっている．補充すべき凝固因子の生体内への回収率や半減期，消費性凝固障

害の有無などを考慮して投与量や投与間隔を決定する．10 U 程度輸血したところで，APTT，PT といった凝固機能を測定し，さらに追加投与が必要かどうか判断することも重要である．

d. アルブミン製剤

出血量が循環血液量の 50％ 以上になり，人工膠質液や赤血球輸血を行っても血圧が維持しがたく，血清アルブミン値が 3.0 g/dL 未満の場合，等張アルブミン製剤の適応になる．人工心肺を用いる場合で術前に血清アルブミン値が低い症例や体重 12 kg 未満の小児の場合は等張アルブミン製剤で人工心肺を充填することがある．2004 年の SAFE（Saline vs Albumin Fluid Evaluation study）でアルブミンの安全性が証明されたとはいえ，心臓血管外科術後は除外されているし，アルブミン製剤の適正使用に関してはまだ議論の余地があると思われる．最近でも，240 例の予定心臓血管外科患者を対象とし，5％ アルブミンと HES 130/0.4 およびリンゲル液をそれぞれ 50 mL/kg まで使用した study[7]において，5％ アルブミンと HES はリンゲル液群に比して輸血を受けた割合が多く，クレアチニンの上昇も認めることから，大量の HES もしくは 5％ アルブミン製剤の使用は予定心臓手術において有害となりうるかもしれないと結論されている．

アルブミン値の目標値は，急性期 3.0 g/dL，慢性期 2.5 g/dL に設定される場合が多い．投与されたアルブミンは 40％ が血管内に保持され，血清アルブミン値上昇分となる．したがって，以下のごとく必要量が計算される．
必要投与量 (g)
＝期待上昇濃度 (g/dL)×循環血漿量 (dL)×2.5
循環血漿量 (dL)
＝0.4 (dL/kg)×患者体重 (kg)
と概算すると
必要投与量 (g)＝上昇濃度 (g/dL)×患者体重 (kg)
と算出できる．

e. 輸血関連移植片対宿主病（TAGVHD）予防のための放射線照射

現在のところ，TAGVHD（transfusion-associated graft versus host disease）を確実に予防する方策は血液製剤（赤血球，血小板製剤）に対する放射線照射である．最低線量として 15 Gy 照射する．ただし，心臓移植患者などで免疫抑制が予想される患者に使用する製剤に対しては 25 Gy 照射している．放射線照射後の赤血球製剤では，照射 3 日後から上清中の K^+ 値が急上昇するため，急速大量輸血時，乳幼児，腎不全患者では注意を要する．

f. クリオプレシピテートとフィブリノゲン製剤

フィブリノゲンは，最も高濃度に存在する血漿中の凝固因子である．一次止血においては血小板表面の GPⅡb/Ⅲa に対してフィブリノゲンが結合し，血小板血栓を強固にするし，二次止血においては最終基質としてトロンビンによってフィブリンに変化し，血栓が完成する．このように，止血において大変重要な意味を持つフィブリノゲンであるが，近年，フィブリノゲンを投与することで輸血量を大幅に減少できるという報告が相次いでいる．ドイツの Hannover 大学から報告[8]された pilot study では，上行大動脈および大動脈弁置換術の患者を対象にクライテリア（5 分間出血が 60～250 mL）に入る患者を対象にフィブリノゲン濃縮製剤を他の輸血療法より前に投与するというかたちで介入すると，輸血量が 85％ も減少したとされる．日本では 2014 年 8 月現在，出血に対してはフィブリノゲン濃縮製剤の適応はないが，早期薬事承認を目指し，治験が進行している．

当センターにおいては，フィブリノゲン濃縮製剤の代わりにクリオプレシピテートを輸血部で作製し，大量出血時やフィブリノゲンが低値（150 mg/dL 以下）であるときには積極的に使用している．クリオプレシピテートは，FFP を低温融解（1～6℃で 1 日以上かけて融解）した上清で，フィブリノゲン，von Willebrand 因子，第Ⅷ因子，第ⅩⅢ因子，フィブロネクチンを高濃度に含む．これらの因子，特にフィブリノゲンを急速に，用量負荷をかけずに補充できるため，クリオプレシピテートは大量出血時の急性低フィブリノゲン血症の補正に有効とされる．当センターでは 2011 年から使用を開始し，2012 年には大血管外科手術症例の 80.6％ で投与されている．

g. 大量輸血の際の注意点

大量輸血の際には，血液製剤による低体温，高

カリウム血症，低カルシウム血症，低マグネシウム血症，酸塩基不均衡などの合併症に関しても十分注意する必要がある．

h. ABO 不適合輸血に対する治療

ABO 不適合輸血が判明した場合には直ちに輸血を中止し，血液型再判定のためのサンプルを確保する．治療は対症療法が中心で，死亡原因となるショック，腎不全，高カリウム血症などに対して適切な処置を行えば大多数は回復する．異型輸血による免疫反応は早期に終了するため，DIC に対するヘパリン持続投与などの積極的治療は，むしろ合併症を助長する危険性があることが指摘されている．同じ理由から，ステロイド大量療法および血漿交換・交換輸血の有効性は明らかではない．異型輸血に限らず，溶血に対するハプトグロビン投与の有効性は大規模臨床試験で確認されておらず，日本国内でのみ使用されているにすぎない．

文献

1) Hebert PC et al : N Engl J Med 340 : 409-17, 1999
2) Hajjar LA et al : JAMA 304 : 1559-67, 2010
3) Carson JL et al : N Engl J Med 365 : 2453-2462, 2011
4) Lacroix J et al : N Engl J Med 356 : 1609-1619, 2007
5) de Gast-Bakker DH et al : Intensive Care Med 39 : 2011-2019, 2013
6) Cholette JM et al : Pediatr Crit Care Med 12 : 39-45, 2011
7) Skhirtladze K et al : Br J Anaesthesia 112 : 255-264, 2014
8) Rahe-Meyer N et al : Br J Anaesthesia 102 : 785-792, 2009

E 術後鎮痛・鎮静管理

1 fast track 管理

　オピオイドを中心とした麻酔は，心抑制が少なく低心機能症例でも循環動態を保てることから，1990年代までの心臓手術では，大量のオピオイド（フェンタニル 20～100 μg/kg 相当）を用いる conventional cardiac anesthesia（CCA）が行われてきた．CCA では術後の人工呼吸管理が 12 時間以上に及ぶため，ICU 滞在は 1 日以上必要であった．1990 年代後半になると，短時間作用型鎮静剤・超短時間作用型オピオイドを用いる麻酔法が発展し，人工心肺中の心筋保護・体温管理も改良されてきたため，術後 6 時間以内の早期抜管が技術的に可能になった．手術件数とともに増え続ける医療費問題に後押しされ，早期抜管・ICU 滞在時間短縮・入院日数短縮による医療費削減を目的として生まれた概念が fast-track cardiac anesthesia（FTCA）である．2000 年代にかけて CCA と FTCA の比較研究が相次いで行われ，①FTCA の医療経済における優位性，②FTCA の安全性について検討が行われた．

　待機的 CABG 手術において，早期抜管が医療費削減につながることを示した前向き無作為試験がある[1]．早期抜管割付群（1～6 時間）は対象割付群（12～22 時間）に比べ，ICU での医療費が 53％少なく，入院にかかる総医療費は 25％少なかった．術後合併症を生じなかった患者に限ってみると，早期抜管群は ICU 滞在時間・入院日数ともに短く，当初より定めた基準に従って抜管・ICU 退室・退院を進めた場合，さらに費用削減を行えることが示された．

　CABG 症例の術中術後管理において，ICU 滞在時間短縮・入院期間短縮への寄与を，①オピオイドの多寡，②抜管プロトコルの有無（8 時間以内の抜管目標の有無），③人工心肺中の体温管理（<35℃，>35℃），の 3 要素について調査したメタアナリシスがある．結果，寄与が認められたのは早期抜管プロトコルのみで，少量オピオイド・通常温管理は有意な影響を及ぼさなかった．重要なのは早期抜管を目指す術後管理であることが示された．

　FTCA の医療経済に対する優位性については，よりデザイン化された研究が今後さらに必要である．しかし，医療費削減は単純に早期抜管によってもたらされるわけではなく，あくまで医療チームとして fast track 管理を目指す取り組みが不可欠であるとする報告が多い．

　長期的な鎮痛管理は術後の心筋梗塞の発症率を下げると報告されていたため，当初 FTCA には循環不全や呼吸不全の発症が危惧された．FTCA の安全性については，心臓手術の術後合併症を検討した大規模後ろ向きコホート研究がある[2]．CCA 群と FTCA 群で，入院中死亡率は 1.9％，2.3％と有意差はなく，術後合併症発症率に関しても，急性心筋梗塞が 5.2％，5.5％，脳梗塞が 0.9％，1.3％，急性腎不全がともに 0.8％と，それぞれ有意差はみられなかった．後ろ向き研究ではあるものの，7,989 例と術後合併症の検出力に足る症例数であり，FTCA が CCA に比較し安全面で劣らないことを示す結果であった．

　いまだ主流ではないが，OPCAB 症例を中心に手術室で抜管する ultrafast-track cardiac anesthesia を行う施設もある．経験のある医療チームが症例を選んで行えば，合併症の発症率は高くないとする報告が多いが，有用性・安全性の検討は今後も必要である．

　以上を踏まえ，fast track 管理を選択しない理由は現時点ではないと考えられる．しかし，医療チームの経験が前提となることはいうまでもなく，あえて挿管管理を継続する必要のある症例（気道出血，右心不全，左室破裂など）もあるこ

表1 fast track 管理のための抜管プロトコル

- 意識がある
- 安定した循環動態：強心薬が少量もしくは非使用，尿量＞0.5 mL/kg/hr
- 安定した酸素化：動脈血酸素飽和度≧93%（吸入気酸素濃度≦0.4）
- 体温：中枢温＞35.5℃，体表温＞35℃
- 胸腔ドレナージ量：2時間で100 mL 未満
- 循環補助デバイス（大動脈内バルーンパンピング）非使用
- 新たに出現した不整脈や，制御できない不整脈がない

（文献2, 3 より作成）

表2 Ricker Sedation-Agitation Scale

7	危険な興奮状態	気管内チューブを引っ張る．カテーテルを抜こうとする．ベッド柵を乗り越えようとする．スタッフを攻撃する．転げまわる．
6	強い興奮状態	頻回に声かけしても落ち着かない．拘束が必要．気管内チューブをかむ．
5	興奮状態	不安な様子，またはやや興奮している．起き上がろうとする．声かけすると落ち着く．
4	平静で協調的	落ち着いている．容易に覚醒する．指示に従う．
3	鎮静状態	自然には覚醒しない．声をかけたり静かにゆすったりすると覚醒するが，再び眠る．単純な指示に従う．
2	強い鎮静状態	身体刺激で覚醒するが，意思疎通できず指示に従えない．自発的に動くことがある．
1	覚醒不能	痛覚刺激にわずかに反応，もしくは無反応．意思疎通できず指示に従えない．

（文献4 より作成）

とは認識しておかなければならない．fast track 管理のための抜管プロトコルの一例を表1に示す[2,3]．

2 鎮痛・鎮静法

ICUへの帰室後から抜管までの間，患者の循環動態・安全・快適度を維持するために，病態と抜管目標時期に応じた適切な鎮痛・鎮静が求められる．

ICUで患者は，侵襲的デバイス（気管内チューブ，カテーテル，ドレーン），看護ケア（気管吸引，体位交換，衣類交換），長時間の臥床など，様々な要因から痛みを受けている．痛みが緩和されなかった場合，不安や睡眠障害から興奮を招き，血中カテコラミンの増加により心筋酸素消費が増え，痛みからの逃避反応として呼吸筋運動が小さくなるなど，好ましくない種々の反応が惹起されうる．これらストレス反応から生体を保護するため，術後経過に応じた鎮痛計画を立てるのが望ましい．

鎮痛は，痛み評価に基づいて評価と調整を繰り返しつつ図る必要がある．痛みの最も信頼できる評価指標は患者自らの訴えである．評価法としては，10 cm の線のなかで痛みの程度を指し示してもらう visual analogue scale（VAS），0から10の11段階で痛みの程度を表してもらう numeric rating scale（NRS）が代表的だが，広い年齢層で実施できる点でNRSが好まれる．鎮静のため意思疎通が図れない場合には，体動や表情といった患者の行動や，心拍・血圧・呼吸数といったバイタルから痛みの強さを類推することになるが，解釈はしばしば困難で評価者の経験に左右される．

ICU入室患者の70%に興奮の所見がみられるとする報告があるが，患者が不安や興奮を示した場合，まずは原因を探索することが重要である．患者要因としては疼痛・体位・睡眠障害・体動制限など，環境要因としては周囲の音・照明・室温など，様々な項目が考えられ，薬物的鎮静の調整はそれら可逆的要因に対処したあとに行う．鎮静の目的は，患者の不安・興奮を和らげ，看護や医療行為への協調性を高めることであるため，理想的な鎮静度は容易に回復する軽度の意識抑制である．過度の鎮静には循環抑制や認知機能低下といった合併症の危険性も伴い，人工呼吸換気への同調や行動制限のために鎮静薬を使用することは推奨されない．

鎮静度や興奮の程度を頻繁に評価することで鎮静薬を漸減していくことができる．Ricker Sedation-Agitation Scale は信頼性がはじめて証明された鎮静度評価法で，患者の意識・興奮度を7段階で評価する[4]（表2）．Ramsay scale は覚醒と睡眠のレベルから評価するもので[5]（表3），明確な区別が難しいなどの欠点も指摘されているが，最初に考案された鎮静度評価法であるため，研究・臨床ともに広く使用されている．脳波を利用した bispectral index（BIS）は，深鎮静の場合や筋弛緩

表3 Ramsay scale

1	覚醒状態	不安な様子．興奮している，もしくは落ち着きがない，もしくはその両方．
2		協調的．見当識あり．落ち着いている．
3		指示に対して従うのみ．
4	睡眠状態	眉間を軽く叩くか大声で呼びかけるかすると，すばやく反応する．
5		眉間を軽く叩くか大声で呼びかけるかすると，ゆっくりと反応する．
6		眉間を軽く叩いても大声で呼びかけても，まったく反応しない．

（文献5より作成）

表4 オピオイドの使用例

	当量	間欠的投与量	持続的投与量
フェンタニル	200 μg	0.3～1 μg/kg 静注，0.5～1 時間おき	0.5～2 μg/kg/hr
モルヒネ	10 mg	0.01～0.1 mg/kg 静注，1～2 時間おき	0.01～0.04 mg/kg/hr

3 鎮痛・鎮静法の実際

ICUでの鎮痛には，非ステロイド性鎮痛薬やアセトアミノフェンは出血傾向があり適していないため，オピオイドを中心に用いる．オピオイドの副作用は，呼吸器系（自発呼吸患者における呼吸抑制），中枢神経系（傾眠傾向），消化器系（蠕動運動低下）へ現れるが，特に循環系への変動として，脱水状態では低血圧を，交感神経系が賦活化されている場合は低血圧や徐脈を招きやすいため注意が必要である．

ICUでの使用に適しているオピオイドは，モルヒネとフェンタニルの2種類である．モルヒネは比較的長い作用時間を持つため，間欠的投与が望ましい．作用は5分以内に発現し，30～60分でピークに至り，3～7時間持続する．ヒスタミン遊離作用により低血圧が生じることがあり，また特に腎機能低下患者では代謝産物の蓄積により鎮静作用が遷延することがある．フェンタニルはモルヒネの100倍以上の力価があり，即効性（5分以内）と作用時間の短さ（30～60分）が特徴であるが，繰り返し使用した場合には体内に蓄積され，作用遷延と耐性を生じる．使用例を表4に示す．

ICUでの鎮静にはベンゾジアゼピン系薬剤，プロポフォール，中枢性α刺激薬を用いる．

ミダゾラム（ドルミカム®）はベンゾジアゼピン系薬剤のなかでも，即効性（2～5分）・短時間作用型という特徴を持つ．しかし，持続投与する場合，ミダゾラムおよびその代謝産物の体内蓄積により不本意な過鎮静につながる危険性があり，特に肥満・低アルブミン・低腎機能の場合，その傾向が強い．事前に定めた鎮静度に向けて間欠的に投与し，頻回投与が必要な場合には，最小限量で持続投与を始めるのが適切である．数時間から数日の投与で耐性がつき，徐々に必要量が増加することが知られている．ドルミカム長期投与後に拮抗薬であるフルマゼニル（アネキセート®）を用いる場合には，退薬症状を生じる危険性があり，また投与により心筋酸素消費量の増大することがあるため，0.1～0.15 mgの少量単回投与が推奨される．

プロポフォールは即効性（1～2分）と投与中止された場合の覚醒の速さが特徴である．薬物動態は肝機能・腎機能に左右されない．投与量に応じて呼吸抑制・血圧低下が強く表れ，急速投与した場合には特に顕著である．プロポフォール製剤は脂肪製剤を乳化剤とした乳濁液であるため，1.1 kcal/mLの熱量を持ち，長期投与や高用量投与時には高脂血症になることがある．また，48時間以上投与した場合，代謝性アシドーシス・脂質異常・横紋筋融解などを生じ，治療抵抗性の徐脈から心静止へ移行する propofol infusion syndrome が報告されている．プロポフォールの関与が疑問視されている部分もあるが，4 mg/kg/hr を上限とすること，16歳以下への投与は禁忌であること，7日を超えないことなどが勧告されている．

日本で使用できる中枢性α作用薬には，選択的 $α_2$ 刺激薬であるデクスメデトミジン（プレセデックス®）がある．鎮痛作用をもった鎮静剤で，呼吸抑制がほとんどないが，推奨投与量の 0.7 μg/kg/hr 以下では鎮静不足となる場合が少なくない．急速投与時には血圧上昇を，維持速度

表5 鎮静薬の使用例

	間欠的投与量	持続的投与量
ミダゾラム	0.02〜0.08 mg/kg, 0.5〜2時間おき	0.04〜0.15 mg/kg/hr
プロポフォール	-	0.3〜4 mg/kg/hr
デクスメデトミジン	-	1 μg/kg を10分で投与後 0.2〜1 μg/kg/hr

では徐脈・低血圧を生じうる．各鎮静薬の使用例を表5に示す．

表6 術後のけいれん発作の分類と原因

- ●部分性けいれん発作
  - ・脳卒中；脳梗塞，脳出血
  - ・感染；脳炎，膿瘍，脳症，髄膜炎
  - ・術前からの部分発作素因；陳旧性脳梗塞，側頭葉てんかん，脳腫瘍など
- ●全般性けいれん発作
  - ・びまん性脳障害；人工心肺後脳障害，多発塞栓
  - ・代謝性・薬剤毒性；電解質異常，抗生剤，トラネキサム酸，麻酔薬など
  - ・術前からの全般発作素因
- ●非けいれん発作

（文献6より作成）

4 シバリングの予防・治療

人工心肺離脱時，加温した血液を送血することにより，中枢温は速やかに上昇する．しかし，筋肉や脂肪などの体表部は上昇速度が緩やかであるため，十分復温されなかった場合には，ICU帰室後に熱量の再分布によって再度中枢温が低下する．体温低下に対し生体は末梢血管の収縮によって熱量の損失を予防し，シバリングにより熱産生を図る．シバリングは全身の筋肉の不随意運動で，200 Hz 程度の収縮・弛緩運動が，1分間に4〜8回の強弱をもって繰り返され，通常の2〜6倍の熱産生を行うとされる．しかし，その代謝亢進の結果，全身の酸素消費量が増加するため，相対的に心筋への酸素供給量は低下する．また，嫌気性代謝の亢進・二酸化炭素産生の亢進によりアシドーシスが進行すると，カテコラミンの効果が減弱するなど，循環動態にとってシバリングは好ましくない点が多い．

シバリングの予防のためには室温や送風式加温装置・電気毛布による体表部の加温が第一だが，末梢血管の拡張と相対的な脱水による血圧低下には注意を要する．シバリングが生じた場合には酸素供給量増加のため人工呼吸器設定を変更し，加温と薬物によるシバリングの停止を図る．オピオイドの一種であるペチジン（オピスタン®）はシバリングの閾値温度を下げる特有の性質があり，17.5〜35 mg の投与が治療に有効であるが，血圧低下を伴うことが多い．ペチジンが効果薄の場合や循環動態が不安定な場合には，少量の筋弛緩薬が血圧変動を生じず，有用である．

5 けいれん発作の治療

心臓手術では術中の循環や人工心肺の影響により，中枢神経障害・末梢神経障害を生じる危険性があり，中枢神経障害としては脳卒中・脳症・せん妄・認知障害・seizure（けいれん発作）などがあげられる．けいれん発作の発生頻度は少なくとも0.5%といわれている．

術後に異常運動がみられた場合，まずはそれがけいれん発作かどうか判断する必要がある．シバリング，振戦，筋弛緩薬からの回復などは除外する．発作終了後であれば，第1発見者からの詳細な情報は診断に重要である．頭位や眼位の偏りは部分発作の可能性を示し，全身のけいれん運動は全般発作を示唆する．けいれん発作の分類と主な原因について表6に示す[6]．発作が継続している場合には，所見をとりつつ，全身状態の安定化のため，正常な酸素化と血圧維持を図り，薬剤によってけいれん発作を中断させる．第1選択薬はジアゼパム（セルシン®）などのベンゾジアゼピン系薬剤である．部分発作に対してはフェニトイン（アレビアチン®）も有効だが，徐脈やブロック，血圧低下を生じることがあり術後には使用しづらい．プロポフォールなどの麻酔薬が有効な場合もある．

全身状態安定後，診断・検査を行う．血液検査では電解質異常のほか，けいれん発作閾値を下げる尿毒症の検索を行う．部分発作により中枢神経の器質的障害が疑われた場合にはCT検査を行う．CTで明らかな異常がみられなかった場合でも局所症状が顕著な場合には，MRI検査を行う．術直後はペーシングワイヤが挿入されている場合

が多いが，磁場強度の弱い機器では絶対的禁忌にはならない．脳波検査は70％の感度でけいれん発作を診断できる．

けいれん発作予防に維持療法が必要な場合，バルプロ酸（デパケン®）が全般発作・部分発作両者に有効である．心抑制作用はないが，肝代謝であるため肝機能低下時には注意が必要である．部分発作にはフェニトイン，カルバマゼピン（テグレトール®）も使用されるが，フェニトインはワルファリン（ワーファリン®）との相互反応が指摘されている．

けいれんを伴わないけいれん発作もICU患者の10～40％で生じているといわれ，診断自体が困難である．鎮静終了後に無反応や意識混濁が遷延した場合，疑う必要があり，眼振や顔・手のひきつりは有用な所見である．診断には24時間の持続的脳波検査を行う．

文献

1) Cheng DC et al : Anesthesiology **85** : 1300-1310, 1996
2) Svircevic V et al : Anesth Analg **108** : 727-733, 2009
3) van Mastrigt GA et al : Crit Care Med **34** : 1624-1634, 2006
4) Riker RR et al : Crit Care Med **27** : 1325-1329, 1999
5) Ramsay MA et al : Br Med J **2** : 656-659, 1974
6) Hunter GR et al : J Cardiothorac Vasc Anesth **25** : 299-305, 2011

F 水・電解質・栄養管理

1 輸液療法と栄養管理

輸液療法の目的は体液量および体液組成の補正，栄養基質の投与である．外科手術後における輸液療法は，生体の恒常性の維持に必須であり，術後管理の根幹を成す．本項では心臓血管外科手術後に必要な輸液および栄養管理について述べる．

a. 体液分布

成人の体液量は体重の約60％であり，約40％の細胞内液と約20％の細胞外液に分けられる．細胞外液はさらに血漿（1/4）と間質液（3/4）に分かれる．細胞内外の水分移動は浸透圧によって調節され，血漿と間質液の間の水分移動は膠質浸透圧，静脈圧，組織圧などによって規定される．新生児，小児では体重に占める体液量，特に細胞外液量の割合が大きい．一方，高齢者では細胞数の減少により体重に占める体液量の割合が減少し，相対的には細胞外液の占める割合が増加する．両者とも成人に比べ，容易に脱水に陥りやすい．

b. 周術期の体液生理と栄養代謝

1) 心不全の影響

心不全状態においては，心拍出量の減少率を上回る腎血流量の低下が起こる．視床下部・下垂体系，交感神経系，レニン・アンジオテンシン・アルドステロン（RAA）系が活性化され，それぞれから抗利尿ホルモン（ADH），副腎皮質刺激ホルモン，ノルエピネフリン，アンジオテンシンなどの神経体液性因子の分泌が亢進し，水とナトリウムが貯留傾向を示す（神経内分泌反応）．この結果，循環血液量が増大し，心拍出量や腎血流量が回復に向かう．

2) 手術侵襲・時間の影響

心臓手術の侵襲に対してSIRS（systemic inflammatory response syndrome）と呼ばれる生体反応が起こる．すなわち侵襲刺激に対してサイトカインネットワークが誘導され，各種メディエータを介して反応が全身に波及し，様々な体液代謝変動が起こる．サイトカインは視床下部・下垂体や交感神経を刺激して上述の神経体液性因子にも影響する．さらに毛細血管の透過性が亢進し，間質への体液移動が促進し（capillary leak），間質液が増加する．手術侵襲が小さく，体外循環を使用しない場合（心拍動下冠動脈バイパス術など非開心術）には，術後速やかに正常時の体液バランスに復するが，侵襲が過大であればcapillary leakは術後数日間持続する．

また，手術時間が長くなるほど傷害された組織の透過性が亢進し浮腫が生じやすくなり，組織浮腫を起こさず循環不全も起こさない輸液速度の許容範囲が極めて狭くなることが数理モデルでも示されている．

3) 体外循環の影響

体外循環の充填液として大量の血液・血漿製剤および細胞外液補充液が用いられる結果血液希釈が起こり，心筋保護液として高用量のカリウムやマグネシウムなどを用いるため，体液・電解質バランスが大きく変化する．さらに，体外循環の導入によりSIRSが亢進し，手術侵襲による影響が加速される．

4) 周術期の栄養代謝

心臓疾患では栄養摂取障害や代謝亢進により著しい低栄養状態を呈することがある（心臓悪液質）．さらに周術期には，手術侵襲・体外循環・低心拍出量などのストレスで低栄養状態が加速される．免疫応答や創傷治癒を促進するため，エネルギー代謝や蛋白異化が亢進し，窒素バランスは負となる．インスリン分泌が相対的に不足するた

め高血糖を呈することが多い（surgical diabetes）．心筋では脂肪異化（β酸化）が亢進し，心収縮力の低下・心虚血部の拡大・不整脈の誘発につながる．ビタミンB_1やセレン欠乏症は慢性心不全の増悪因子となる．

c. 周術期の体液管理

1）体液管理の要点

補正輸液と維持輸液を区別して考える．上述した周術期の影響に術後出血が加わって，術後急性期には各体液コンパートメント間のバランスが大きく変化する．したがって，循環血液量（前負荷）の適正維持と間質浮腫（capillary leak）を考慮して輸血や輸液量を調節する必要がある．維持輸液量は水分必要量と栄養必要量を加味して決定する．

2）人工呼吸と水分・栄養管理の概略

通常は人工呼吸からの早期離脱を図るが，循環動態の変動（心不全，出血）あるいは呼吸障害（肺水腫，肺炎）のため人工呼吸からの離脱が困難と判断される場合は，まず循環動態の安定を目指す．すなわち，水分制限を緩めて経静脈栄養や経腸栄養などによって異化亢進を抑制する．循環動態が改善したあとに水分制限を行い，負の水分バランスを保って浮腫軽減を促し，人工呼吸離脱を進める．積極的な除水により人工呼吸からの離脱が容易になることが多い．

d. 周術期の輸液療法の実際

1）術中の輸液・循環管理

近年，輸液最適化と制限輸液療法の2つの概念が注目されている．前者は低侵襲心拍出量モニタなど血行動態モニタリングにより，循環血液量不足などによる低灌流や酸素需給バランスの破綻を是正するものであり，後者は晶質液の投与を制限することにより，過剰投与による間質浮腫に伴う術後合併症を防止するものである．ともに膠質液の積極的な投与に特徴があるが，個々の症例に応じて検討する必要があり，具体的には英国の術中輸液ガイドライン（GIFTASUP）や目標指向型管理などが提唱されている．

2）術後の輸液療法

上述の概念に基づき，輸液量は従来より少なくなる傾向があるが，術中総バランスはプラスにな

表1 心臓手術後早期の維持輸液量の例

体重	開心術（体外循環）	非開心術
〜10 kg	30〜60	60〜100
10〜20 kg	20〜40	30〜60
20 kg〜	10〜30	20〜40
	（mL/kg/day）	（mL/kg/day）

表2 心臓手術後早期の輸液例

[小児]（体重20 kg 未満）	
10％ブドウ糖	0.4 mL/kg/hr
5％ブドウ糖	総水分量をもとに調整
カリウムは原則として持続投与	
[成人]	
10％ブドウ糖*	20 mL/hr
1号開始液	40〜60 mL/hr
慢性腎不全・透析患者は10％ブドウ糖の代わりにGIを用いる．	
*：カリウムを添加する場合は，開心術では2 mEq/kg/day，非開心術では1 mEq/kg/day	

ることが多い．

術直後の輸液量は少量とし，尿量や循環呼吸系の状態をみて漸増する．標準的な維持輸液量の例および輸液例を表1・表2に示す．血液・血漿製剤に大量のナトリウムが含まれるため，開心術では10％ブドウ糖液を基本輸液として用いる．非開心術でも血清ナトリウム値をみながら輸液内容を調節する．主として，ナトリウム濃度が比較的低くカリウムを含まない，いわゆる1号開始液を用いる．なお術直後の循環管理では，循環血液量の維持のために，血液・血漿製剤の補充が重要であり，中心静脈圧，肺動脈楔入圧，動脈圧，心拍出量，静脈血酸素飽和度などの循環系パラメータに基づき総合的に評価する．復温や血管拡張薬に伴う末梢血管拡張に対しては相応の血液量補充が必要となることが多い．なお，晶質液に比したアルブミン製剤の有害性はおおむね否定されるようになった（SAFE study）が，代用血漿などの膠質液の使用を含め，心臓血管外科術後では病態に応じた検討が必要である．

術後急性期を過ぎれば，輸液量の指標として尿量が重要で，少なくとも0.5 mL/kg/hr（新生児では1 mL/kg/hr）以上の尿量の維持を目標として漸増する（表1）．不感蒸泄（成人で約15 mL/kg/day，小児で約30 mL/kg/day）や代謝水（成人で約5 mL/kg/day）を考慮し，術前状態と術

中バランスに応じた体液総バランス（血液バランスと水分バランス）を設定する．術前からのうっ血性心不全や腎不全患者では，体重は体液補正の指標として重要である．うっ血性心不全患者では，術後も脱水傾向の管理が望ましい．また，血清電解質（ナトリウム値）や血清尿素窒素，尿電解質や尿浸透圧から脱水の程度や電解質バランスを評価し，体液バランスを補正する．呼吸循環動態が安定すれば，速やかに経口摂取を開始し，輸液も減量する．経口摂取が不十分であれば，経腸栄養あるいは経静脈栄養へと移行する．

e. 周術期の栄養管理

術前からの低栄養状態，術後の経口摂取が1週間以上制限されるような侵襲の手術，術後合併症の発症例では，積極的な栄養管理を行う．栄養管理の目的は，術前の栄養障害の悪循環を断ち，心機能・呼吸予備力・全身状態の改善を得ることである．

術後の異化亢進は手術侵襲に対するサイトカインなどを介した生理的な反応のため，術直後は代謝反応を同化に戻すことは困難であり，体内蛋白や脂質の代謝に対し，アミノ酸，蛋白質，脂質の供給が不可欠である．さらに炎症期には糖新生が亢進するため，過剰な糖負荷による過栄養を避けることが重要である．また，ショックなど血行動態が不安定な術後急性期には静脈栄養を行うが，基本的には腸管免疫の観点から積極的に経腸栄養を開始することが推奨される（後述）．

1）エネルギー必要量

年齢別のエネルギー所要量の一応の目安を表3に示す．またはHarris-Benedictの式から得られる基礎エネルギー量（BEE）に，病態によって決定される活動指数や侵襲係数を乗じて算出する．一般に術後早期では水分投与制限，高血糖などの問題で直ちに必要量を投与しがたいので，その50％程度から始めて徐々に増量する．可能なら呼気ガス分析による間接熱量計で基礎代謝量を測定し投与量を設定する．

2）アミノ酸・蛋白質

アミノ酸所要量は成人で0.8〜1.2 g/kg/day，小児で1.5〜2.5 g/kg/day程度を基準とするが，侵襲により1.5倍程度に増加するため，窒素バランスなどを目安にして調整する．乳児では術後早期は0.5 g/kg/day程度から開始し増量する．アミノ酸が蛋白合成に有効に利用されるために，非蛋白カロリーを十分に投与する．非蛋白カロリーとアミノ酸窒素の比（NPC/N）を100〜200，腎不全時には300以上，小児では200以上を目標とする．分岐鎖アミノ酸（BCAA）であるバリン，ロイシン，イソロイシンは手術時や飢餓時に筋肉にて代謝されて熱源になる．

3）脂質

脂肪の異化亢進は心収縮力低下をもたらす．また必須脂肪酸の欠乏により毛細血管の透過性亢進，易感染性，創傷治癒遅延も起こるため，脂肪乳剤を成人で0.2 g/kg/day，小児で0.4 g/kg/day程度補充する．安定期には熱源として20〜30％を補い，成人で1 g/kg/day，小児で2 g/kg/day程度の投与が可能である．投与速度は有効な代謝のために0.1 g/kg/hrとすれば，免疫系，網内系や凝固系に悪影響を及ぼさない．なお持続鎮静薬としてプロポフォールを用いる場合には，その基材である脂肪乳剤（約10％）による脂質負荷に注意する．

4）糖質

熱源として重要であり，成人では0.3 g/kg/hr，乳幼児では1.0 g/kg/hr程度のブドウ糖投与が可能である．しかし，糖質の過剰投与は高血糖，高浸透圧，水分貯留の原因となる．周術期にはsurgical diabetesを呈することが多いが，血糖管理は血糖値81〜108 mg/dLの強化インスリン療法よりも180 mg/dL以下の管理のほうが，低血糖や血糖値の変動が少なく，予後も良好であった（NICE-SUGAR study）．血糖値120〜160 mg/dLを目標とし，低血糖を回避することが重要である．また，代謝亢進のある場合，糖質の負荷は炭酸ガス産生量を増し，呼吸負荷を増大させるため，人工呼吸から離脱する際には不利となる．呼吸商（炭酸ガス排泄量／酸素消費量）の小さい脂質の投与（糖質1.0，脂質0.7）が炭酸ガス産生を軽減するために有用な場合もある．

2　電解質異常

電解質異常の病態と程度の診断，基礎疾患の評価，補正療法の設定，補正療法に対する治療効果の予測が重要である．定期的に電解質濃度を測定

し補正を加える．術後に起こりうる電解質異常の原因と対処・補正の方法について以下に示す．

a. 血清ナトリウムの異常

低ナトリウム血症
(血清ナトリウム値<130 mEq/L)
原因：開心術後に過剰な水分貯留により細胞外液が希釈されて生じる(細胞外液増加型)．ナトリウム制限やナトリウム利尿，下痢・嘔吐によるナトリウム欠乏も起こりうる(細胞外液減少型)．
対応：①細胞外液増加型には利尿薬による除水や水分制限で対処する．
　　過剰な水分量(L) = 体重(kg) × (1 − 血清ナトリウム / 目標ナトリウム)
②細胞外液減少型では血清ナトリウム値を積極的に補正する必要はないが，125 mEq/L以下では脳の脱髄性変性を起こす可能性があるため，2日間程度かけてゆっくり補正する．
　　ナトリウム喪失量(mEq) = 体重(kg) × 0.6 × (140 − 血清ナトリウム)
　　NaCl投与(mEq/12時間) = 体重(kg) × 0.2 × (140 − 血清ナトリウム)

高ナトリウム血症
(血清ナトリウム値>150 mEq/L)
原因：利尿薬による除水や水分制限など脱水によることが多い．代謝性アシドーシス補正に用いる重炭酸ナトリウム投与でも生じる．
対応：循環血液量を正常化してから，5%ブドウ糖液などで水分不足分を2日間程度でゆっくり補正する．
　　水分不足分(L) = 体重(kg) × 0.6 × (1 − 150/血清ナトリウム)

b. 血清カリウムの異常

低カリウム血症
(血清カリウム値<3.5 mEq/L)
原因：開心術後の利尿期や利尿薬投与で，カリウムの喪失によることが多い．インスリン投与や中心静脈栄養，β_2作動薬投与によりカリウムが細胞内に移行する．
症状：期外収縮が発生しやすい．

対応：尿量・腎機能のチェックとカリウムの補給を行う．フロセミドの減量やスピロノラクトン(カリウム保持性利尿薬)の投与を行う．カリウム投与(0.2〜0.3 mEq/kg/hr)を2〜3時間行い，血清カリウム値を再検する．カリウム投与に対して低カリウム血症の改善が不十分であれば，マグネシウム欠乏も考慮する．

高カリウム血症
(血清カリウム値>5.5 mEq/L)
原因：腎機能障害でのカリウム排泄障害，高度溶血，カリウムの過剰投与により生じる．インスリン欠乏や代謝性アシドーシスではカリウムが細胞外へ移行する(pHが0.2低下すると血清カリウム値が1 mEq/L上昇する)．
症状：心電図上，T波の先鋭化，ST低下，R波減高，PR延長，P波消失，QRS幅の拡大，徐脈，心停止などが起こる．心電図変化はカリウム値の上昇速度に影響される．また，ペーシング刺激に反応しにくくなる．
対応：カリウム投与を中止する．カリウムの体外への排泄，細胞外から細胞内への移行を促す．
　　5.0<血清カリウム値≦6.0 mEq/L
　　　カリウム投与中止
　　　利尿薬(フロセミド)投与
　　6.0<血清カリウム値
　　　GI療法(グルコース−インスリン療法)
　　　7%重炭酸ナトリウム 1〜2 mL/kg 静注
　　　2% $CaCl_2$ 0.1 mL/kg 静注
　　　腹膜透析，血液濾過・透析
　　　低ナトリウム血症の補正

c. 血清カルシウムの異常

低カルシウム血症
(血清カルシウム値<8.5 mg/dL, 2.1 mmol/L)
原因：慢性腎不全や副甲状腺機能低下で生じる．イオン化カルシウムは大量輸血で減少する(クエン酸塩との結合)．アルカローシスで助長される．未熟児・新生児ではカルシウム貯蔵と副甲状腺機能が不十分なため，低カルシウム血症を生じや

症状：テタニー，不整脈や心電図上 QT 延長
対応：カルシウムの投与（2% $CaCl_2$ または 8.5% グルコン酸カルシウム 2 mL/kg/day 静注）

高カルシウム血症
(血清カルシウム値＞11 mg/dL，2.8 mmol/L)
原因：カルシウムの過剰投与やビタミン D 過剰投与，副甲状腺機能亢進で生じる．
症状：心電図上 QT 短縮
対応：カルシウムやビタミン D の投与制限脱水の補正後に利尿薬投与：フロセミド 0.2 mg/kg 静注

d. 血清クロールの異常

低クロール血症
(血清クロール値＜90 mEq/L)
原因：嘔吐や胃管からの吸引でクロールが喪失する場合などに生じる．
症状：低クロール性アルカローシスを呈することがある．
対応：クロールの投与．血清ナトリウム値と平行して変動している場合はナトリウムの補給も行う．
クロール喪失量 (mEq) = 体重 (kg) × 0.6 ×（100 − 血清クロール）
NaCl 投与 (mEq/12 時間) = 体重 (kg) × 0.2 ×（100 − 血清クロール）

高クロール血症
(血清クロール値＞110 mEq/L)
原因：利尿薬による除水や水分制限など脱水による場合や生理食塩水，KCl，NH_3Cl を大量に投与した場合などに生じる．
症状：高クロール性アシドーシスを呈することがある．
対応：5% ブドウ糖液で水分不足分をゆっくり補正する．
水分不足分 (L) = 体重 (kg) × 0.6 ×（1 − 100/ 血清クロール）

e. 血清マグネシウムの異常

マグネシウムは細胞内陽イオンとしてはカリウムに次いで多く，解糖系，蛋白・核酸代謝における酵素活性に重要な役割を果たす．また，カルシウムイオンの生理作用に拮抗的に働き，様々な心保護作用を有する．血清マグネシウムの約 60% はイオン化している．

低マグネシウム血症
(血清マグネシウム値＜1.4 mEq/L)
原因：急性期は侵襲による尿中排泄の増加や体外循環での希釈，インスリン療法による細胞内移行で生じ，慢性期は長期の投与不足，下痢などで生じる．
症状：知覚異常，意識低下，痙攣・不整脈（筋・心筋の被刺激性亢進）
対応：マグネシウムの投与（AHA ガイドラインでは Torsades de pointes 型多形性心室頻拍や不整脈の原因として疑われる場合）硫酸マグネシウム 0.02〜0.04 g/kg 点滴静注

高マグネシウム血症
(血清マグネシウム値＞2.2 mEq/L)
原因：マグネシウムの過剰投与や腎不全などで生じる．AHA ガイドラインのマグネシウム補充療法では 4〜8 mEq/L を目標濃度とするため，注意が必要である．
症状：意識障害，筋力低下，心電図上 PR・QRS 延長
対応：グルコン酸カルシウムや利尿薬の投与．脱水の補正（輸液による希釈）や腎不全への対処（血液透析）．

f. 血清リンの異常

低リン血症
(血清リン値＜2.5 mg/dL，0.81 mmol/L)
原因：中心静脈栄養やインスリン投与，β_2 作動薬投与，呼吸性アルカローシスなどによりリンが細胞内に移行する．低栄養状態の患者の再栄養症候群に注意する．また利尿薬，尿細管障害，副甲状腺機能亢進による腎からの尿中排泄増加や腸管からの吸収低下により生じる．
症状：1.0 mg/dL 以下では ATP や 2,3-DPG の産生障害により，心筋収縮低下，呼吸不全などの神経筋障害，溶血，ヘモグロビンの酸素解離障害などを発症しうる．
対応：原因の除去とリン補給．リン投与（0.6〜0.9 mg/kg/hr）を行い，6〜12 時間ごとに血清リン値を再検する．

表3 年齢別の栄養所要量の目安

年齢（歳）	熱量（kcal/kg/day）	蛋白質（g/kg/day）
0～1	100	2.2
1～3	80	1.7
3～6	70	1.5
6～10	60	1.3
10～12	50	1.1
12～15	40	0.9
15～	25～30	0.8

表4 年齢別の水分所要量の目安

age	必要水分量
1日	30 mL/kg/day
2日	60 mL/kg/day
3日	90 mL/kg/day
4日	120 mL/kg/day
5日～3ヵ月	150 mL/kg/day
3～6ヵ月	120 mL/kg/day
6ヵ月～	100 mL/kg/day
1歳～	90 mL/kg/day
2歳～	80 mL/kg/day
4歳～	70 mL/kg/day
8歳～	60 mL/kg/day
12歳～	50 mL/kg/day
18歳～	40 mL/kg/day

3 新生児・乳児の輸液・栄養

a. 新生児・乳児の生理

新生児・乳児は急速な発育過程にあり，水分所要量，不感蒸泄および体液区分が成人と大きく異なり，月齢・年齢毎に基礎代謝量も変化する．水分所要量・栄養所要量は体重あたり成人の約2倍に及ぶ．一応の目安を表3・表4に示す．一方，腎機能（糸球体濾過量，尿細管排泄量，濃縮能など）は成人の20～40％しかなく，容易に浮腫や代謝性アシドーシスを生じる．

b. 輸液管理

術後急性期には間質液の貯留と循環血液量の減少を同時にきたすため，水分投与を制限し，かつ循環血液量の維持に必要な血液・血漿製剤の投与を行う．通常，開心術後は総輸液量を水分所要量（表4）の30～60％程度に制限し，半日～1日ごとに漸増していく．血液バランスと水分バランスを合わせた総バランスと体重を目安として，輸液量を調節する．その際，不感蒸泄は環境・病態により大きく異なり，気管挿管中は減少するが，未熟児，高い環境温度，体温上昇，radiant warmerの使用，光線療法中などでは著明に増加することも考慮する．血清電解質（ナトリウム値）や血清尿素窒素からも脱水の程度を評価する．

特に，水分投与量に関しては以下の配慮を要する．薬剤投与や電解質補正，膠質浸透圧維持に相対的に大量の輸液を要するため，維持輸液量はかなり制限される．またカテコラミンなどの重要薬剤を持続投与する場合，希釈の程度が小さいと注入量が不安定となり，大きいと水分投与量が多くなる．ゆえに薬の希釈液を高張糖液や膠質液にして対応することもある．圧モニタルートのヘパリン生食液は微量輸液ポンプを用いて少量を正確に投与する．

c. 栄養管理

新生児・乳児は栄養素の体内貯蔵が乏しいため，栄養摂取が困難な状態が続けば著しい栄養障害をきたす．新生児は容易に低血糖に陥る反面，ストレス下では糖代謝能が低下するため，術後急性期には10％ブドウ糖の輸液を用い，徐々に糖濃度を上げる．蛋白異化亢進を回避するためには40 kcal/kg/dayが必要であるが，過剰エネルギー投与は肝への過負荷から血清ビリルビン値が上昇することがあるので注意する．腎への負担軽減のためNPC/Nは200以上とするが，アミノ酸は経静脈投与で2.5 g/kg/dayまで増量可能である．脂肪の必要量は高く，経静脈投与では2 g/kg/dayまで増量する．

慢性期には生理的な経腸〜経口投与に移行する．ただし，循環不全や呼吸障害があれば哺乳運動が心肺負荷となり，吸啜・嚥下反射が不十分であれば誤嚥の危険性も高いため，経管経腸栄養から慎重に開始する．経腸栄養は血栓症などの合併症がないため，特にFontan手術やGlenn手術ではより早期の移行を考慮する．

4 経腸栄養

a. 特徴と適応

術後2～3日以内に十分な経口摂取が見込まれ

る患者では，術後の人工栄養管理は通常不要である．ASPEN（米国静脈経腸栄養学会），ESPEN（ヨーロッパ静脈経腸栄養学会）などの急性期栄養ガイドラインでは，ICU滞在が2～3日以上と予測される重症例に対しては，可能な限り経腸栄養を行うこと，経腸栄養を24～48時間以内に開始することを推奨している（早期経腸栄養）．侵襲後4～5日以上を経過してからの経腸栄養は，その効果が低いとされる．経腸栄養療法の利点として，①腸管粘膜の維持，②免疫能の維持，bacterial translocationの回避，③代謝反応の亢進の抑制，④胆汁うっ滞の回避，⑤消化管の生理機能の維持，⑥カテーテル敗血症，気胸などの中心静脈栄養時の合併症がない，⑦長期管理が容易である，⑧廉価である，などがあり，静脈栄養に比して生体防御に有利で感染性合併症が減少する．また，患者自身の消化管吸収力や栄養素の必要度に応じて，患者自身の恒常性が栄養吸収を決定する．

消化管機能が保たれている場合は経腸栄養を原則とし，静脈栄養は適応すべきではない．ただし，消化管閉塞や腸管虚血などの消化管機能不全，汎発性腹膜炎，重症の循環不全や血行動態が不安定な状態（高用量のカテコラミン投与および高用量の輸液など）などは経腸栄養の禁忌となり，静脈栄養が容認される．経腸栄養で必要なエネルギー量の60％以下しか投与できない場合にも，1週間経過以降は静脈栄養を補完的に用いる．静脈栄養は投与エネルギー量や栄養成分が正確で，水分出納も厳密に管理できる利点もある．

b. 種類

窒素源の違いで成分栄養剤，消化態栄養剤，半消化態栄養剤に分類される．成分栄養剤は窒素源がアミノ酸，消化態栄養剤は窒素源が低分子ペプチドやアミノ酸，完全水溶性・無残渣で均一の栄養成分を有し，脂肪含有が少なく，消化酵素を必要とせず，消化力低下時も上部消化管で速やかに吸収可能である．半消化態栄養剤は窒素源が蛋白質で消化過程が必要で，流動性不良・チューブ閉塞も生じるが，浸透圧が低く下痢もまれであり，必須脂肪酸の投与も不要，味がよく経口摂取が比較的容易，比較的安価であるなどの利点がある．

半消化態栄養剤のなかでは，各疾患の代謝障害や栄養素の不均衡に応じて調整された肝不全用，腎不全用，糖尿病用，呼吸不全用，癌患者用，免疫強化用の各病態別のものもある．

アルギニン，n-3系不飽和脂肪酸，核酸，グルタミン，抗酸化物質などを強化した免疫増強経腸栄養剤は，定時の大手術や人工呼吸を要する重症患者において感染性合併症の発生を低下させる．ただし重症敗血症では，アルギニンによりNO産生が高まり予後が悪化する可能性があるため注意する．

c. 投与方法

術後急性期は静脈栄養を実施し，重症例や術後合併症症例では可及的早期に経腸栄養に移行する．重症例では持続経腸栄養とし，緩徐な速度（15～20 mL/hr）で開始し，徐々に増量して目標量とする．急速に増量すると腹満や下痢などの消化器症状が出現しやすい．長時間に投与するので栄養剤の細菌汚染には特に注意が必要であり，細菌汚染が下痢の原因となることもある．持続投与では胃内残量，胃液量，排便（下痢）量などを時系列でチェックする．人工呼吸中も投与可能であるが，特に抜管前後や呼吸状態が不良の場合には誤嚥に十分注意する．

5 特殊病態における栄養管理

a. 乳び胸（cylothorax）

先天性心疾患で頸動脈・鎖骨下動脈合流部近傍を剝離したあとや，内胸動脈を剝離したあとに発症することがある．手術操作による胸管，リンパ管損傷，上大動脈圧上昇が原因である．

症状：胸腔ドレーンからミルク様の排液がみられ，脂肪食で悪化する．

診断：無菌で大量のリンパ球を含み，トリグリセリドも高値（110 mg/dL）で，ズダンⅢ染色で脂肪染色される．

治療：中鎖トリグリセリド（MCT）を主とした低脂肪食，無脂肪食あるいは中心静脈栄養で胸管流量を減少させ，保存的に経過観察する．MCTは直接門脈系に取り込まれ，細胞膜を通過する．ドレナージが2週間以上になれば外科的にリークの閉鎖か胸管の遮断・結紮を考慮する．

b. 肝障害

　術前からの肝硬変は，分岐鎖アミノ酸（BCAA）低下・芳香族アミノ酸（AAA）上昇のアミノ酸インバランスによる肝性脳症，蛋白合成能低下による低アルブミン血症，亜鉛欠乏などを引き起こしやすくなる．また周術期には肝うっ血（うっ血性心不全や右心不全）や低心拍出量症候群による肝循環障害，薬剤などが原因で肝機能障害をきたす．肝性脳症の予防や創傷治癒のために積極的な栄養管理が必要である．

　水・電解質管理：水・ナトリウムの排泄障害，カリウムの排泄亢進がある．新鮮凍結血漿，アルブミン製剤，抗生剤の投与はナトリウム貯留を助長する．水分・ナトリウム制限を行い，利尿薬を用いて水分バランスを調整する．

　栄養管理：基本的には経腸栄養を選択するが，肝予備能が著しく低下している急性肝不全急性期には糖液とインスリンの静脈栄養（25～30 kcal/kg/day）を行う．回復期には肝再生時のアミノ酸需要の観点から，肝性脳症の昏睡度や肝予備能の改善をみながら BCAA を含むアミノ酸を投与する．慢性肝炎・肝硬変代償期には ESPEN のガイドライン（蛋白質：1.2～1.5 g/kg/day，エネルギー：35～40 kcal/kg/day）などに準じた栄養管理を行い，アミノ酸インバランスに応じて BCAA を含む投与量を決定する．血漿アミノグラムも参考になる．

c. 腎障害

　術前の腎機能障害は，基礎代謝の亢進，蛋白異化の亢進と BCAA の低下を伴うアミノ酸代謝異常などの病期に共通した異常と，非透析例と透析例で異なる異常があり，病態に応じた栄養管理が必要である．また周術期には，循環動態の変動や低血圧・低心拍出量・脱水などが原因で腎機能障害を引き起こし，水・電解質バランスの異常や窒素代謝産物の排泄障害をきたす．

　水・電解質管理：腎の調節能の低下により安全域が狭くなる．水分投与量は尿量・不感蒸泄量・代謝水を考慮して決定し，体重・胸部 X 線での心胸比・中心静脈圧などから適宜調節する．血中電解質濃度と尿中電解質排泄量から電解質の投与量を決定する．

　栄養管理：経腸栄養を中心とし，十分なエネルギーと窒素源の適正な投与により異化亢進を抑制する．非透析例では投与エネルギー 30～50 kcal/kg/day，蛋白質 0.6～1.0 g/kg/day で NPC/N を 300 以上とする．ただし重篤な心不全を合併する場合，早期の腹膜透析，血液濾過・透析による循環血液量や水・電解質の管理が必要となる．透析例ではリンの上昇がない限り蛋白質の制限は弛めてよく（NPC/N を 150），またアミノ酸が体外喪失するため，蛋白所要量は血液透析中では 1～1.2 g/kg/day，腹膜透析中では 1.2～1.5 g/kg/day に増加するので，最大 2.5 g/kg/day まで蛋白を投与する．電解質異常を伴う場合には腎不全の特殊製剤を考慮する．

d. 呼吸不全

　COPD など術前の慢性呼吸不全患者は，呼吸筋酸素消費量の増大に基づく代謝亢進により，体重減少などの栄養障害を呈する．投与エネルギーを基礎代謝の 1.3～1.7 倍程度にする．換気不全による高炭酸ガス血症を伴えば呼吸商の小さい脂質を主体とした栄養組成とする．さらに抗炎症作用を期待すれば n-3 系不飽和脂肪酸を強化したもの，高侵襲であれば BCAA を強化したものなど，各病態に適した栄養剤を選択する．

　また，周術期の ARDS や慢性呼吸不全の急性増悪も，肺の障害だけでなく全身の消耗を伴い，同様に積極的な栄養管理が人工呼吸からの離脱に重要である．急性呼吸不全では，まず水分が制限された高濃度栄養製剤を考慮し，高脂質低炭水化物製剤などは状態により選択する．また，血清リン酸塩濃度を厳重にモニタし，適切に補正する．

G 薬物投与管理

1 投与経路

心臓血管外科系手術後急性期には，高カロリー輸液（total parenteral nutrition：TPN），電解質輸液，強心薬（カテコラミン，強心配糖体など），降圧薬（硝酸薬，カルシウム拮抗薬），抗不整脈薬，利尿薬，催眠・鎮静薬，鎮痛薬，抗菌薬，血液製剤など多種多様な注射薬が投与される．そのため，中心静脈カテーテルは，マルチルーメンカテーテルが使用される．ルート管理のうえで大切なことは，投与薬剤の種類が多いことに起因する誤接続防止のために，投与経路をメインの輸液経路，強心薬経路，降圧薬経路などと薬効群別に分けることである．これらの薬効以外の注射薬も，中心静脈の各経路から三方活栓などを用いて同時に投与することが可能である．また，末梢経路も重要な投与経路であるが，中心静脈と異なり血管が細く血流が少ないため，輸液の浸透圧やpHの影響などによって血管痛や静脈炎を起こしやすい．さらに，20％以上のブドウ糖液などの高浸透圧薬，アレビアチン®注・メイロン®注などの強アルカリ性薬，ボスミン®注・ノルアドリナリン®注などのカテコラミンを代表とする血管収縮剤，KCL®注などの高濃度電解質補正用薬剤，FOY®注などの細胞障害性薬剤は，血管外に漏出すると重大な皮膚障害を発症することもあるために，投与中は血管外漏出に対する慎重な観察が必要となる（表1）．万一，血管外漏出があった場合は早急に局所ステロイド投与などの適切な措置をとる．

表1 心臓血管外科術後使用注射剤で血管外漏出により皮膚障害を起こす可能性がある注射薬

	商品名	一般名	理由
強アルカリ製剤	アレビアチン注射液 ソルダクトン静注用 ネオフィリン注 メイロン静注	フェニトインナトリウム カンレノ酸カリウム アミノフィリン 炭酸水素ナトリウム	アルカリ性が強くなるほど皮膚損傷が強くなる
高浸透圧薬	アミノフリード輸液 ブドウ糖（20％以上）	ブドウ糖	高浸透圧のため
電解質補正液	アスパラカリウム注 カルチコール注射液 大塚塩カル注2％ KCL補正液	L-アスパラギン酸カリウム グルコン酸カルシウム 塩化カルシウム 塩化カリウム	組織障害作用があるため
血管収縮薬	イノバン注，カタボン注 エホチール注射液 ドブトレックス注射液 ノルアドリナリン注 ボスミン注	ドパミン エチレフリン ドブタミン ノルアドレナリン アドレナリン	血管収縮作用があるため
その他	塩酸バンコマイシン点滴静注用 注射用FOY 注射用フサン 1％ディプリバン注	塩酸バンコマイシン ガベキサート ナファモスタット プロポフォール	酸性のため 組織障害作用があるため

表2 ポリ塩化ビニル（PVC）製輸液セットに吸着する薬剤

商品名	一般名
アンカロン注	アミオダロン塩酸塩
サンディミュン注射液	シクロスポリン
ニトロール注シリンジ	硝酸イソソルビド
ドルミカム注射液（乳酸リンゲル液と配合）	ミダゾラム
プログラフ注射液	タクロリムス
フロリードF注	ミコナゾール
ペルジピン注射液/ニカルジピン注	ニカルジピン塩酸塩
ヘルベッサー注射用	ジルチアゼム塩酸塩
ホリゾン注	ジアゼパム
ミリスロール注	ニトログリセリン
ロヒプノール静注用	フルニトラゼパム

2 ライン管理

　決められた注射薬を正確に，そして安全に投与するためには，注射薬と輸液容器や輸液チューブなどの医療器材との相互作用を考慮したライン管理が必要となる．ここでは，注射薬の医療器材への吸着，フタル酸ジ-2-エチルヘキシル（DEHP）の溶出，注射薬と三方活栓との相互作用について記載する．

a. 吸着が問題となる薬剤

　輸液容器や輸液チューブなどの医療器材のなかでミリスロール®注やペルジピン®注（ニカルジピン®注）などの注射薬はポリ塩化ビニル製（PVC）の輸液チューブに吸着され含量低下が起こり，正確な薬液量が静脈内に投与されない（表2）．これらの薬剤の吸着率は点滴速度が遅いほど，チューブが太く長いほど高くなる（図1）．また，インスリン製剤は，種々の素材の輸液容器や輸液セットに吸着し，その吸着率は器材の材質や輸液組成によって異なる．そのため，血糖値をモニタしながら投与量の調整を行うことが大切である．インスリンの吸着抑制のために脂溶性ビタミンを含むTPN用ビタミン剤を輸液中に混注すると含量の低下が抑えられることも知られている．

b. フタル酸ジ-2-エチルヘキシル（DEHP）の溶出

　脂肪乳剤などの油性の注射薬や，脂溶性の薬物を溶解するために添加されているポリオキシエチレンヒマシ油やポリソルベート80などの溶解補助剤を含む注射薬は，DEHPを可塑剤として使用しているPVC製の輸液セットを使用すると，そのなかのDEHPが薬液中に溶出することが報告されている．DEHPは環境ホルモンのひとつであり，精巣毒性を有する一般毒性物質とされており，可能な限り人体への曝露は防ぐべき物質で

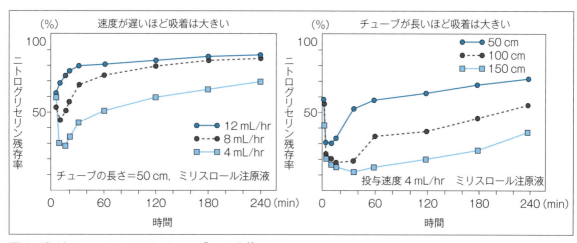

図1　ミリスロールのPVCチューブへの吸着
　ミリスロール注投与にあたっての各社輸液ポンプに対応する非吸着セット解説書（2005年2月作成）より
（臨床麻酔 9：1085-1090, 1985）

表3 ポリ塩化ビニル（PVC）製輸液セットなどからDEHP〔フタル酸ジ-(2-エチルヘキシル)〕が溶出する可能性のある注射薬
（溶出の原因は主に添加物である）

商品名	一般名	溶出の原因となる添加物
アンカロン注	アミオダロン塩酸塩	ポリソルベート80
アムビゾーム点滴静注用	アムホテリシンB	水素添加大豆リン脂質
イントラリピッド輸液	ダイズ油	精製卵黄レシチン
イントラリポス輸液	精製ダイズ油	精製卵黄レシチン
ケイツーN注	メナテトレノン	精製ダイズレシチン
サンディミュン注射液	シクロスポリン	ポリオキシエチレンヒマシ油
1％ディプリバン	プロポフォール	精製卵黄レシチン
ネオラミン・マルチV注射用	総合ビタミン剤	ポリソルベート80
エルネオパ1号，2号注	高カロリー輸液用総合ビタミン・糖・アミノ酸・電解質液	ポリソルベート80
フルカリック1号，2号，3号注		
ミキシッドL，H輸液		
プログラフ注射液	タクロリムス水和物	ポリオキシエチレン硬化ヒマシ油60
フロリードF注	ミコナゾール	ポリオキシエチレン硬化ヒマシ油60
ロピオン静注	フルルビプロフェンアキセチル	精製卵黄レシチン
リプル注	アルプロスタジル	高度精製卵黄レシチン

表4 ポリカーボネート製医療器材との相互作用がある注射薬

商品名	一般名	原因となる添加物
イントラリピッド輸液	ダイズ油	ダイズ油，精製卵黄レシチン
イントラリポス輸液	精製ダイズ油	ダイズ油，精製卵黄レシチン
サンディミュン注射液	シクロスポリン	ポリオキシエチレンヒマシ油
1％ディプリバン	プロポフォール	ダイズ油，精製卵黄レシチン
ネオフィリン注	アミノフィリン	エチレンジアミン
プログラフ注射液5mg	タクロリムス水和物	ポリオキシエチレン硬化ヒマシ油60
フロリードF注	ミコナゾール	ポリオキシエチレン硬化ヒマシ油60
ロピオン静注	フルルビプロフェンアキセチル	ダイズ油，精製卵黄レシチン
ミキシッドL注	高カロリー輸液用アミノ酸・糖・脂肪・電解質液	脂肪乳剤
リプル注	アルプロスタジル	ダイズ油，高度精製卵黄レシチン

ある．これらの薬剤を投与するときは，DEHPフリーの投与ルートの選択が必要となる（表3）．

c．三方活栓との相互作用

ポリカーボネート製の三方活栓は，脂肪乳剤（または脂肪乳剤を含有する製剤：プロポフォール），油性成分，界面活性剤およびアルコールなどの溶解補助剤を含む注射剤を持続的に投与するとクラックして液漏れが生じ，その結果，患者に対して正確な投与量が確保できず障害が発生することが知られている．したがって，これらの注射薬（表4）を持続的に投与するときは，三方活栓の過度の締め付けを行わず，さらに2～3日以上の連続使用時は，クラックが生じていないかの頻回な観察と交換が必要である．これとは別に，脂肪乳剤を含む注射剤の投与時は感染防止の目的で24時間以内の輸液ライン交換が推奨されている．

3 フィルタについての注意点

静脈栄養療法で問題となるのは，注射アンプルカット時や混合操作中に発生する異物の混入や微生物汚染である．感染症の発症誘因となるだけではなく，体内に流入した不溶性異物により，血管肉芽腫，動脈塞栓，肺小結節化，静脈炎，肺の間質性変化などが起こる可能性がある．これらの異物の除去，空気注入の防止などの目的でフィルタが使用される．フィルタにはスクリーンフィルタが用いられており，その孔径は0.45μmと0.2μmのものがある．不溶性異物の除去には

表5　0.2μm のフィルタを通過しない薬剤

商品名	一般名	原因となる理由
イントラリピッド輸液 イントラリポス輸液 1％ディプリバン	ダイズ油 精製ダイズ油 プロポフォール	脂肪乳剤（分子量が大きい）
ケイツーN注 サンディミュン注射液	メナテトレノン シクロスポリン	油性製剤（添加剤の分子量が大きい）
アムビゾーム点滴静注用 ロピオン静注 リプル注	アムホテリシンB フルルビプロフェンアキセチル アルプロスタジル	リポ化製剤（添加剤の分子量が大きい）
グリセオール注 低分子デキストランL	濃グリセリン デキストラン40	高粘度製剤
献血ヴェノグロブリンIH 献血ベニロン-I その他のグロブリン製剤 献血アルブミン静注 その他のアルブミン製剤	ヒト免疫グロブリン スルホ化ヒト免疫グロブリン ヒト血清アルブミン	血漿分画製剤（分子量が大きい）
インスリン製剤 グラン注射液 サイレース注 セルシン注 ノイトロジン注 ビソルボン注 注射用プロスタンディン ミリスロール注 ボスミン注	フィルグラスチム フルニトラゼパム ジアゼパム レノグラスチム ブロムヘキシン塩酸塩 アルプロスタジル ニトログリセリン アドレナリン	フィルタへの吸着による含量低下

0.45μm のものが，微生物除去には0.2μm のものが望ましいとされている．しかし，薬剤によっては0.2μm のフィルタに吸着されるものや薬剤本体あるいは添加剤の分子量が大きいなどの理由により通過しないものがある．表5にフィルタの使用に影響を与える薬剤の一覧を示した．これらの薬剤は，フィルタを通さずに体側の注入口を使用しなければならず，十分な感染防止と不溶性異物の混入防止の手技が要求される．

4　注射薬の配合変化

心臓血管外科手術後急性期においては，TPNなどの輸液に補正用電解質やビタミン薬をメインルートとし，他の薬剤は，別ルートから原液のまま，あるいは生理食塩液か5％ブドウ糖液に溶解・希釈して単味で投与することが多い．そのため，溶解・希釈液の選択とその後の安定性が問題となる．

希釈液の選択に注意する代表的な注射薬にカルペリチド（ハンプ®注）がある．本剤は，他剤との配合変化が多いため，可能な限り単独投与する．特にドパミン，ドブタミンなどの強心薬やアミノ酸輸液，ヘパリンナトリウム製剤と混合すると24時間以内に外観変化，含量低下が認められるため，別のラインから投与する．また，ナファモスタット（フサン®注）に関しても，生理食塩液または無機塩類を含有する溶液をバイアルに直接加えると，白濁あるいは結晶が析出する場合があるので，5％ブドウ糖注射液または注射用水を加え，完全に溶解後に5％ブドウ糖注射液に混和し投与を行う必要がある．そのほかに，フレカイニド（タンボコール®静注）も生理食塩液で配合変化を起こすために必ずブドウ糖で溶解する．また，ジアゼパム（ホリゾン®注）などは，主薬自体が水に難溶性で有機溶剤（エタノール）を用いて溶解されているために，希釈により結晶が析出することがある．溶解液量に注意するものとして，ニフェカラント（シンビット®静注）がある．本剤は結晶析出を防ぐ観点からできるだけ低濃度での使用が望ましく，1mg/mL の濃度での使用が推奨されている．

表6 心臓血管外科術後使用注射剤でpHの移動で配合変化が起こる主な薬剤

pH	要因	薬剤名	一般名	pH	変化	添付文書上の配合変化情報
10 ↓ 6	酸性側への移動で配合変化	ソルダクトン静注用	カンレノ酸カリウム	9～10	白濁	pHなどの変化により配合変化が起こりやすいので，他の薬剤との配合に際しては注意すること．
		ラシックス注	フロセミド	8.6～9.6	白濁	
		ネオフィリン注	アミノフィリン	8.0～10.0	結晶析出	
		ソル・コーテフ注射用	ヒドロコルチゾン	7.0～8.0	白濁	本剤はpHの変動などにより白沈または黄沈を生じることがあるので，輸液などと混合する場合には注意すること．また，本剤を数種薬剤と混合して使用する場合には，特に注意する必要がある．
		ソル・メドロール静注用	メチルプレドニゾロン	7.0～8.0	白濁	本剤はpHの変動などにより白沈を生じることがあるので，輸液などと混合する場合には注意すること．また，本剤を数種薬剤と混合して使用する場合には，特に注意する必要がある．
2 ↑	塩基性側への移動で配合変化	静注用キシロカイン	リドカイン	5.0～7.0	白濁	アルカリ性注射液（炭酸水素ナトリウム液など）との配合により，リドカインが析出するので配合しないこと．
		アスペノン静注用	アプリンジン	5.3～6.7	混濁	溶解時のpHが高いと白濁・沈殿を生じることがあるので，pH 7.4以上の注射液および輸液との配合は避けること．
		ワソラン静注	ベラパミル	4.5～6.5	白濁	
		セレネース注	ハロペリドール	3.5～4.2	白濁	
		アタラックス-P注射液	ヒドロキシジン	3.0～5.0	混濁	
		イノバン注	ドパミン	3.0～5.0	微黄変色	pH 8.0以上になると着色することがあるので，重曹のようなアルカリ性薬剤と混合しないこと．
		ペルジピン注射液	ニカルジピン	3.0～4.5	白濁	配合する輸液によってはpHが高いなどの原因で本剤が析出することがあるので，十分注意すること．配合変化を起こす薬剤；フロセミド，カンレノ酸カリウム，アミノフィリン，ブクラデシンナトリウム，アムリノン，リドカイン，イオヘキソール，イオパミドール，トラネキサム酸，カルバゾクロムスルホン酸ナトリウム水和物，ヘパリンナトリウム，ウロキナーゼ，チソキナーゼ，アルテプラーゼ，ホスホマイシン，セフォチアム塩酸塩，セフゾナムナトリウム，イミペネム，フロモキセフナトリウム，炭酸水素ナトリウム
		ドブトレックス注射液	ドブタミン	2.7～3.3	白濁	pH 8以上のアルカリ性の注射液（炭酸水素ナトリウム注射液，アミノフィリン注射液など）と混合しないこと．［このような注射液と混合時，混合液がpH 8以上になることがあり，pH 8以上の溶液中では，本剤の分解・着色が促進される．またこのような注射液と混合すると，着色のほか混濁・沈殿を生じることがある．］
		ドルミカム注射液	ミダゾラム	2.8～3.8	白濁	本剤は酸性溶液で安定であるが，pHが高くなると沈殿や白濁を生ずることがあるので，アルカリ性注射液（チオペンタールナトリウム注射液など），リドカイン注射液との配合は避けること．
		ビソルボン注	ブロムヘキシン	2.2～3.2	白濁	

次に，溶解された注射薬は安定であっても，同じ経路で複数の薬剤を同時に投与する場合には，輸液チューブのなかでの着色，沈殿，力価低下などの配合変化に注意する必要がある．すなわち，

表7 単独投与が望まれる注射剤（血液製剤以外）

薬剤名	単独投与でなければならない理由	溶解液
アレビアチン注	本剤は強アルカリ性でありpHが低下するとフェニトインの結晶を析出するので他剤とは配合できない	5％ブドウ糖液より生理食塩液のほうが安定で，4倍希釈までで希釈後1時間まで安定.
アンカロン注	沈殿を生じるので，生理食塩液と配合しないこと．同一ラインで他薬剤を注入しないこと．	5％ブドウ糖液
インデラル注	本剤よりアルカリ側の薬剤とで沈殿などの外観変化を生じやすいので生理食塩液または5％ブドウ糖注射液以外の薬剤との配合は勧められない．	
オメプラール注	本剤は，pHなどの変化により配合変化が起こりやすいので，他剤との混注は可能な限り避けること．	日局生理食塩液または日局5％ブドウ糖注射液
ケイツーN注	他の薬剤との配合により可溶化力が低下し配合変化を起こすことがある．	点滴静注を行う場合には，日本薬局方生理食塩液または5％ブドウ糖液で希釈し，単独の点滴ラインで持続投与すること．
サブラッド血液ろ過用補充液BSG	配合変化を生じやすいので，他剤との配合は避けることが望ましい．	
タケプロン静注用	配合変化を生じやすいので，他剤との配合は避けることが望ましい．	
ダントリウム注	混合によりpHが9以下になると，ダントロレン（遊離酸）が析出するので混注を避け，単独投与すること．	1バイアルに日局注射用水60 mLを加え，振り混ぜ，溶液が澄明になったことを確認のあと，使用する．
プロポホール注・ディプリバンキット	エマルジョン製剤であるため，投与前に本剤を他の薬剤（5％ブドウ糖注射液を除く）と混合しないこと	本剤を5％ブドウ糖注射液（ガラス製容器）で希釈するときの希釈率は5倍を超えないこと（プロポフォール濃度2 mg/mL以上）．希釈は投与直前に無菌的に行い，6時間以内に使用すること．希釈した溶液は細菌汚染などを防止するため，24時間以内に使用すること．また，冷凍しないこと．
パズクロス注300・500	配合変化（白濁など）が認められているため，原則として他剤および輸液と配合しないこと	
ハンプ注	本剤は，他の注射剤と混合せず用いることが望ましい．	本剤は日本薬局方注射用水5 mLに溶解し，必要に応じて日本薬局方生理食塩液または5％ブドウ糖注射液で希釈.
フェノバール（10％）	水により主薬が析出するので，静脈内注射および他の注射剤との混合はしないこと．	
プロジフ注（100・200 mg/V）	点滴による投与を想定して開発されていないことから，他の薬剤および輸液との混合は避けること．	
ペルサンチン注（10 mg/A）	ジピリダモールの化学的性質により配合変化を起こしやすいので，他の薬剤との混合注射はしないこと	ブドウ糖注射液とは混合注射が可能である．
ホリゾン注	本剤は有機溶媒が使用されているため，その溶解能が低下するような他の注射液と混合または希釈して使用しないこと	
ラボナール注	pHが酸性側に変動することにより，沈殿を生じるので原則として単独投与すること	
レペタン注	ブプレノルフィンの希薄溶液は，強酸性およびアルカリ性でやや不安定なので原則として他剤との混合注射は避けること．	

チューブのなかで薬剤が結晶化して，正確な投与量が投与されないことや，塞栓によって送液が中断されることもあるので，投与する薬剤の組み合わせを考慮する．注射薬の配合変化は主薬と主薬，主薬と相手側の注射薬の添加剤，添加剤間において惹起される．混合される注射薬の数が多くなるにつれ，その反応は複雑となる．表6には，心臓血管外科手術後急性期に使用する可能性のある注射薬のなかで，わずかなpH変化によって配合変化を起こす注射薬を記載した．このなかで，pHが高いフロセミド注射液（ラシックス®注）は，酸性側へのわずかなpH移動で白濁を生じる．逆にpHが低い塩酸ニカルジピン注射液（ペルジピン®注，ニカルジピン®注）やミダゾラム注射液（ドルミカム®注）は塩基性側へのわずかなpH移動で白濁が生じる．これらの特性を理解し

表8 単独投与が推奨されている血液製剤

薬剤名	単独投与でなければならない理由	溶解液
アルブミナー	5%ブドウ糖液，生理食塩液などの中性に近い輸液・補液以外の他剤との混合注射を避けること．	
アンスロビンP注	ATⅢは弱アルカリ（pH 7～8）溶液中では安定であるが，酸性溶液中（たとえばpH 5以下）では不安定であり原則として，他剤との混合注射は避けることが望ましい．	添付の溶解液．
献血アルブミン（5・20・25%）	5%ブドウ糖液，生理食塩液などの中性に近い輸液・補液以外の他剤との混合注射を避けること．	
ヴェノグロブリン-IH（500・2500・5000 mg）	中性に近い輸液・補液剤以外の他剤との混合注射を避けること．	
乾燥HBグロブリン注（200・1000 U/V）	本剤は筋注用製剤であるので，通常単独で用いる．本剤の主成分はヒト蛋白であるので，蛋白結合性のあるステロイドや抗生物質あるいは変性の可能性のある酸・アルカリの配合は好ましくない．	
ノイアート注	ATⅢは弱アルカリ（pH 7～8）溶液中では安定であるが，酸性溶液中（たとえばpH 5以下）では不安定であり原則として，他剤との混合注射は避けることが望ましい．	添付の溶解液．
ハプトグロビン注	pH 4.5以下の輸液と混合すると不溶性物質を形成してヘモグロビン結合能が低下するため．	
フィブロガミンP注	他剤との混合注射は避けることが望ましい．	添付の溶解液．
献血ベニロンI注（0.5・2.5・5 g/V）	本剤は一般に各種電解質液以外の輸液との混合でなんらかの影響を与えることが考えられるので，他剤との混合注射は避けること．	

たうえでの投与経路の選択が必要となる．また，血液製剤は他剤との配合により蛋白変性を起こすことがあるため，原則として単独で投与する．心臓血管手術後に使用される注射薬で配合変化の問題から原則として単独投与するものを表7，表8に示した．

文献

1) 各薬剤添付文書，インタビューフォーム

H 感染症対策

1 一般的予防法

術後感染症には，手術部位感染（SSI）と遠隔部位感染がある．言い換えれば，手術操作が及んだ部位の感染と，それとはまったく別部位の感染である．心臓血管外科手術は極めて侵襲が大きいため，手術後しばらくは患者（宿主）の免疫能が低下した状態が続くことになり，この時期に感染症が発症しやすくなる．心臓血管外科で手術を受ける患者の多くは入退院を繰り返していたり，長期間の入院歴があったり，抗菌薬の使用頻度が高かったりするので，すでに耐性菌を保菌している場合が少なくない．また，ICUなどの術後管理病棟ではそういった患者を数多く診療しているため，必然的に耐性菌検出の頻度の高い環境となっている．つまり，心臓血管外科手術後患者では，厳密な感染対策を施さないと，内因性，外因性（水平感染）両者による感染症のリスクが極めて高くなるだけでなく，感染症自体も難治性で長期化する．術後感染症は直接予後にも影響をおよぼすため，できる限りの方法で予防することが大切である．

a. 創部管理

創部のケアはSSI予防のために重要である．ドレッシングは短期を目指す．CDCガイドラインでも，一次閉鎖創の被覆は24～48時間を推奨しており，それ以上のドレッシングの必要性には言及していない．当センターでは網目状の吸収フォームつきのフィルムドレッシング材（オプサイトPOST-OPビジブル®）を使用している．ドレッシング材は，十分な吸収力があり，創面の観察が無理なくできるものがよい．当センターでは創部のフィルムドレッシング材による被覆は5～7日とやや長い．出血や滲出液が多い場合には術後2日目あたりで交換することもある．今後，より短期のドレッシングを目指す必要があると考えている．

b. 血糖管理

高血糖，特に術後48時間以内の高血糖は独立したSSI発症因子である．術前の血糖管理よりも術後の血糖管理のほうがSSI対策には重要だとする報告もある．少なくとも術後48時間までは血糖値を200 mg/dL以下（150～180 mg/dL）にコントロールすることを目安とする．

c. 標準予防策（standard precautions）

標準予防策の遵守は，すべての医療現場におけるすべての患者ケアに適応される感染対策の基本中の基本である．標準予防策は，すべての血液，体液，分泌物，排泄物，粘膜に感染性があるとする考え方に基づく感染対策であり，手洗い，手袋，ガウン，マスク，ゴーグル，フェイスシールドなどを状況に応じて使用していく．標準予防策は感染症の有無や病原微生物の有無とは無関係に行われるべきものである．近年，この標準予防策に「咳エチケット」が追加された．心臓血管外科手術患者の多くは高齢であり，かつ喫煙歴のある患者が多いため，COPDなどの慢性呼吸器疾患の併存が多く，慢性咳嗽，喀痰を訴える人も多い．かぜとの鑑別が難しい場合が少なくない結核や百日咳といった感染症などは初期対応が極めて重要である．こうした意味でも咳エチケットの考え方は大変重要である．具体的には咳のみならず，鼻水，充血などの呼吸器症状のあるすべての人に対して，咳やくしゃみのときはティッシュペーパーや手で口および鼻を覆い，その後はサージカルマスクを着用してもらう．呼吸器分泌物に触れた場合には必ず手洗いをしてもらう．症状がない人には極力1 m以内に近づかないようにし

てもらう．

もし，対象患者から病原微生物が検出された場合は，その微生物の感染様式（接触感染，飛沫感染，空気感染）に合わせた感染対策が追加される．通常，ICUなどの術後管理病棟で最も重要なのが接触感染予防策である．

d. 接触感染予防策

術後患者はICUなどの病棟で管理されるが，こういったいわゆる集中治療病棟はどうしてもMRSA（メチシリン耐性黄色ブドウ球菌），MRSE（メチシリン耐性表皮ブドウ球菌），MDRP（多剤耐性緑膿菌），ESBLs（基質拡張型βラクタマーゼ）産生菌などの薬剤耐性菌が検出されやすい環境になる．つまり，これらの耐性菌は患者から検出されるだけでなく，環境中にも存在していると考えて対応すべきである．患者間での耐性菌のやりとりや環境中の耐性菌の患者への伝播は極力回避しなければならない．そのためにも術後管理病棟では厳格な接触感染予防策が必要になってくる．

耐性菌が検出されている患者のケアをする医療従事者は，患者や汚染の可能性のある環境に接触するときには基本的にガウンと手袋を着用する．この場合，入室時に着用，退室前に廃棄する．手袋，ガウン，マスク，ゴーグル，フェイスシールドなどの個人防護具の着脱は正確に行う必要がある．着用の順番は，手洗いのあと，ガウン→マスク→ゴーグル／フェイスシールド→手袋であり，脱ぐ順番は，手袋→ゴーグル／フェイスシールド→ガウン→マスクとなる．特に脱ぐときに注意が必要で，最も汚染が激しいと考えられる手袋を最初に外すとともに，マスクは病室内での飛沫感染や空気感染のリスクを考えて退室直後に外す．

e.（術後）予防的抗菌薬投与

術後感染予防抗菌薬投与については第Ⅰ章で述べたとおりである．耐性菌の出現を最小限に抑えるためにも，当センターでの予防抗菌薬投与期間は原則として術後24時間までとし，長くとも3日以内としている．3日以上の予防的抗菌薬投与は耐性菌発生のリスクになるので，なるべく術後48時間までにとどめる．なお例外的に，MRSA保菌者でなくても補助人工心臓装着術および心臓移植手術に際しては，周術期予防抗菌薬としてリネゾリド（LZD）＋ドリペネム（DRPM）を用いている．

f. VAP予防

VAP（人工呼吸器関連肺炎）は気管挿管による人工呼吸開始48時間以降に新たに生じた肺炎のことであり，発症率は9～24％と報告されている．気管挿管による人工呼吸管理中の患者では，気管カニューレにより喉頭挙上が障害されており，口腔内の病原微生物が気管チューブの外側からカフをすり抜けて気管内に到達（silent aspiration）しやすく，これがVAPの主な原因と考えられている．気管挿管による人工呼吸管理では，鎮静剤や筋弛緩薬などの投与により咳嗽反射が抑制され，さらに高濃度酸素や湿度の低い吸入気などにより粘液線毛クリアランスが障害されているため，気道からの微生物を含めた異物除去能が著しく低下しており，気道に流れ込んできた病原微生物を排除できないため肺炎を発症しやすくなる．VAPの併発は死亡率を上げ，入院を長期化させる．VAP予防のためには，標準予防策の徹底はもちろん，口腔ケア，セミファーラー位（30～45°上体挙上），カフ圧の維持（20～30 cmH$_2$O），腸管運動抑制制限，経腸栄養，NPPV（非侵襲的陽圧換気）の使用，挿管期間の短縮，気管切開への移行（2週間以上の人工呼吸管理時），経鼻挿管の回避，血糖コントロール（目標血糖値：120～180 mg/dL），不必要な輸血の回避（目標Hb値＞7.0 g/dL），などはいずれも有効と考えられ，可能な限り実施すべきである．

g. 血管内留置カテーテルの管理

中心静脈カテーテル（CVC）留置に関連した感染症（カテーテル関連血流感染症：CRBSI）は，敗血症やデバイス感染の発生リスクとなり，心臓血管外科手術後の患者の予後を左右するため，厳重な予防策を講じ，その発症を最小限に抑えることが重要である．そのためにもCVC挿入は原則として無菌的に行う．抗菌薬の予防投与は不要であるが，マスク，清潔手袋，長袖の滅菌ガウン，キャップを着用のうえ，操作野に対して十分な広さのドレープを用いて行う（maximal barrier precautions）．CVC挿入時の消毒には基本的にポビドンヨードを使用するが，アレルギーなどがあり

使用できない場合はクロルヘキシジンアルコールなどを使っている．挿入部位は基本的にフィルム型ドレッシング材で管理するが，汗や滲出液が目立つ場合にはパッド型ドレッシング材を使用している．

h. 尿道留置カテーテルの管理

心臓血管外科手術例では，重症で厳密な尿量測定が必要なケースが多く，手術自体も長時間に及ぶため，長期間の尿道カテーテルの留置が必要となる場合が少なくない．尿路感染は院内感染のなかで最も発生頻度が高く，なかでもカテーテル関連尿路感染（CAUTI）の予防は極めて重要である．尿道カテーテルは無菌的に挿入し，できる限り閉鎖式システムを採用する．長期留置例ではシルバーコーティングカテーテルの使用も考慮する．明らかな感染徴候や閉塞がない限り，定期的な尿道カテーテルの交換は行っていない．

i. サーベイランス

一般的な感染対策としては，サーベイランス（surveillance）も重要である．特定の感染症の発生分布や原因に関するデータを収集，統合，分析して，臨床現場へ継続的に情報提供していくことにより，感染率の減少を目指す．サーベイランスとしては，MRSAなどの耐性菌サーベイランス，SSIサーベイランス，中心静脈ライン関連血流感染（CLABSI）サーベイランス，尿路カテーテル関連尿路感染サーベイランス，医療器具関連感染サーベイランス，などがある．当センターではMRSAを中心とした耐性菌サーベイランスに力を入れている．経時的な感染率の変化を把握し，必要な介入を適切に行うにはサーベイランスが不可欠である．サーベイランスは開始するだけでも医療従事者の意識が高まり，これだけで感染率を下げることができるといわれている（ホーソン効果）．

2　術後対策

a. 抗菌薬投与

心臓血管外科手術患者では，カテーテルなど体内に留置される人工物が多く，周術期の予防抗菌薬投与にもかかわらず感染症を発症する場合が少なくない．術後感染症はとにかく早期診断，そして早期の，かつ的確な治療開始が大切である．原因菌が判明していれば，その菌をターゲットにした抗菌薬を十分量投与すればよいが，診断時に原因菌が不明の場合は，感染症部位や病棟環境を考慮して想定される微生物をターゲットに抗菌薬を選択していく．初期治療で重要なことは，抗菌薬投与前に必ず検体を採取すること，原因菌を外さないこと，治療効果の判定をきちんと行うこと，である．

1）ブドウ球菌感染に対する抗菌薬投与

黄色ブドウ球菌（MSSA，MRSA）やコアグラーゼ陰性ブドウ球菌（CNS）は人工物感染の主要な原因菌である．当センターでも院内の黄色ブドウ球菌の60～70％はMRSAである．また，表皮ブドウ球菌に代表されるCNSは，その80％以上がメチシリン耐性であり，クリンダマイシン，スルファメトキサゾール・トリメトプリム（ST）合剤，フルオロキノロン系，ゲンタマイシン（GM）にも50％以上が耐性である．病原性としては黄色ブドウ球菌よりも弱いが，薬剤耐性は高度であり，注意が必要である．

心臓血管外科手術後に留置カテーテルなどの人工物の感染が疑われる場合で，特にMRSAなどの耐性ブドウ球菌がすでに検出されている症例（保菌者）や原因菌不明の重症例においては，VCMを初期から迷わず投与する．腎障害例ではテイコプラニン（TEIC）を選択してもよいが，有効血中濃度に達するまでに2～3日要する．トラフ値はVCM，TEICともに15～20μg/mLを目安とする．VCMでは急速静注によるred man症候群に注意し，投与濃度を薄めて，1時間以上かけて静注する．副作用や高度腎障害のためVCMやTEICが使用できない場合や，VCMあるいはTEICでは改善しない耐性ブドウ球菌感染症では，ダプトマイシン（DAP），リネゾリド（LZD）あるいはアルベカシン（ABK）の使用を考慮する．縦隔洞炎，左室補助装置（LVAS）感染，グラフト感染など，VCMやTEICが病巣深部まで到達していないと推測される場合にはLZDのよい適応となる．LZDは投与10日～2週間で血小板減少など，血球系減少の副作用が出現する症例があるので注意を要する．副作用発現例で，まだ抗

表1 主な抗MRSA薬の特徴と用法・用量

	特徴，注意点	TDM	用法・用量
バンコマイシン（VCM）（バンコマイシン®）	腎障害に注意 短時間で有効血中濃度を獲得 エビデンスが最も豊富	ピーク値：25～40 μg/mL トラフ値：15 μg/mL前後	0.5～1 g×2～4回（1日量2 g）
テイコプラニン（TEIC）（テイコプラニン®）	VCMに比べ半減期長く，腎毒性軽い VCMよりは組織移行性高い	トラフ：15～20 μg/mL	初日1回400 mg，12時間おきに2回投与，その後24時間おきに
アルベカシン（ABK）（ハベカシン®）	緑膿菌活性もある	ピーク：9～20 μg/mL トラフ：≦2 μg/mL	150～200 mg×1回
リネゾリド（LZD）（ザイボックス®）	高い組織移行率 TDM不要，腎毒性少ない 骨髄抑制に注意 経口薬あり（吸収率100％）	必要なし	1回600 mg×2回
ダプトマイシン（DAP）（キュビシン®）	殺菌性（溶菌しない） 静菌状態の菌にも有効 腎障害および骨髄抑制が少ない CPK上昇に注意	必要なし	1回6～8 mg/kg×1回（30分かけて）

MRSA薬の投与が必要な場合は，LZDを中止している間は他剤（VCM，DAP，TEIC，ABK）を使用し，副作用が改善したらLZD投与を再開する．表1に主な抗MRSA薬の特徴と当センターにおける用法・用量を示す．原因菌がメチシリン感受性黄色ブドウ球菌（MSSA）の人工物感染であれば，セファゾリン（CEZ）を投与する．

心臓血管外科患者では人工物長期留置例が少なくないため，抗菌薬投与が長期化する傾向にある．長期間に及ぶ抗菌薬投与は耐性菌出現のリスクになるとともに，耐性菌のさらなる高度耐性化を惹起する可能性がある．当センターにおいても，VCMやTEICのMIC値が高くなり臨床的効果を得にくくなったMRSA感染症例が散見される．MIC<1～μg/mLのMRSA株ならばVCMの効果が十分期待できるが，MIC 2 μg/mLに近づくにつれて効果が得られにくくなる．TEICの場合，MIC 8 μg/mL以上の株では治療成績は低下する．これらの場合は迷わずDAP，LZDあるいはABKの使用を検討するとともに，院内で伝播しないよう徹底した接触感染対策が必要である．抗MRSA薬投与が長期化する場合，高度耐性化を回避するために抗MRSA薬のサイクリング療法を行うケースもある．この際，VCM，TEIC，DAP，LZD，ABKに加えてリファンピシン（RFP）＋ST合剤，ミノマイシン（MINO）＋ST合剤といった抗MRSA活性のある薬剤の組み合わせをローテーションに組み入れる場合もあるが，明確なエビデンスはなく，適応は限定的と考えるべきである．

2）緑膿菌感染に対する抗菌薬投与

緑膿菌は広く自然界に存在するが，病院内では流し場やバス，トイレなどの水場に濃厚に生息している．医療関連（院内）感染において問題となる主要な菌のひとつであり，もともと抗菌薬に対して広く耐性を示すため，入院期間が長く抗菌薬使用の機会が多い患者ほど緑膿菌が検出されやすくなり，同時に感染症を起こしやすくなる．

治療に際しては，薬剤感受性をみながら，ピペラシリン（PIPC），セフタジジム（CAZ），アミノグリコシド系などの抗緑膿菌活性のある抗菌薬を選択する．カルバペネム系の乱用は極力控える．薬剤感受性が不明の場合は，アンチバイオグラムを参考に薬剤を選択する．当センターではカルバペネム系に対する耐性率がやや高いので，初期治療薬としてはPIPCやセフェム系を推奨している．多剤耐性緑膿菌（MDRP）に対しては，場合によっては3～4剤の併用が必要になることもある．感受性でR（耐性）と出ている抗菌薬でも，それまで未使用であれば併用薬剤として検討している．必要があればブレイクポイント・チェッカーボード・プレート（栄研化学）を利用し，臨床効果が望めそうな併用薬剤の組み合わせを調べる．アズトレオナム（AZT）が併用薬剤のひとつ

として選択される場合が少なくない．最近，ポリペプチド系抗菌薬のコリスチンが日本でも使用可能になったので，緑膿菌のみならず，βラクタム系，フルオロキノロン系およびアミノグリコシド系の3系統の抗菌薬に耐性を示す多剤耐性グラム陰性菌による感染症では投与を考慮する．

3）ESBLs 産生菌感染に対する抗菌薬投与

現在ほとんどの医療施設で ESBLs (extended-spectrum β-lactamase) 産生グラム陰性桿菌が確実に増加し続けており，今後最も注意すべき耐性菌のひとつである．ESBLs は大腸菌，*Klebsiella*, *Proteus*, *Citrobacter* などで検出されることが多い．当センターでも大腸菌，*Klebsiella* で検出されるケースが比較的多く，検体では尿が多い．ESBLs はカルバペネム系やセファマイシン系を分解できないため，理論上はセファマイシン系のセフメタゾール（CMZ）も有効であるが，感受性でS（感受性あり）と判定されていても臨床的には効果が得られないケースもある．ESBLs 産生菌感染症に対しては，特に重症例では，初期からカルバペネム系抗菌薬を使用する．

4）その他の耐性菌感染に対する抗菌薬投与

ステノトロフォモナス・マルトフィリア（*Stenotrophomonas maltophilia*）は，もともと *Pseudomonas* 属に分類されていたような菌であり，緑膿菌同様水回りに好んで生息する．自然耐性があり，多くの抗菌薬や消毒薬に対し耐性を示す．このため，広域抗菌薬投与例や長期入院患者ではしばしば検出される菌であり，いったん感染を起こすと治療に極めて難渋する．薬剤感受性をみて抗菌薬を選択していくが，ほとんどの抗菌薬に耐性である．ニューキノロン系に感受性を示す株も散見されるが，基本的に第1選択薬は ST 合剤である．しかし，早い症例では ST 合剤投与2週間前後で耐性となり効果が得られなくなるので治療は難渋する．

アシネトバクター・バウマニ（*Acinetobacter baumannii*）も環境由来菌であり，緑膿菌よりは病原性は低いが，乾燥に強く，環境に1〜5ヵ月程度生存できる．デバイス表面に定着しバイオフィルムを形成するため，感染症を引き起こすと難治性となる．抗菌薬に耐性があり，消毒薬にも抵抗を示すため，抗菌薬は感受性をみながら選択する．抗菌活性があるのはスルバクタム・アンピシリン（SBT/ABPC）あるいはカルバペネム系である．当センターではまだ多剤耐性アシネトバクター・バウマニ（MDRAB）の検出はない．

カルバペネム耐性腸内細菌科細菌（carbapenem resistant *Enterobacteriacae* : CRE）は，カルバペネムを分解する酵素（カルバペネマーゼ）を産生することにより，カルバペネム系抗菌薬に耐性を獲得した腸内細菌科細菌の総称であり，"deadly bacteria" として近年世界的に問題になっている．カルバペネマーゼがペニシリンやセファロスポリン系のすべてのβ-ラクタム系抗菌薬を分解するうえに，CRE 自身がβ-ラクタム系以外のアミノグリコシド系やニューキノロン系などのほとんどすべての抗菌薬に耐性を示すため，CRE による感染症の治療は困難を極める．特に敗血症の際には，最大で半数近くが死亡すると報告されている．治療薬として有効と考えられているのは，チゲサイクリンとコリスチンである．

b. SDD (selective digestive decontamination)

選択的口腔咽頭除菌（selective oropharyngeal decontamination : SOD）では，VAP などの院内肺炎の発症予防として，二次的な黄色ブドウ球菌，グラム陰性桿菌，真菌の定着を予防する目的で，口腔内に非吸収性の抗菌薬（トブラマイシン，アムホテリシンB，ポリミキシンEなど）を投与する．この SOD に加えて，術後から第3世代セフェム系抗菌薬などの，グラム陰性菌をターゲットにした抗嫌気活性のない抗菌薬を静脈内投与するのが選択的消化管内除菌（SDD）である．SDD では，心臓血管外科手術に直接関連しない腸管内の常在細菌叢（嫌気性菌）を温存することが大切である．SOD や SDD は，VAP 発生率の低下や感染症による死亡率の低下をもたらすという報告もあるが，反対に否定的な見解もあり，評価は定まっていない．当センターでは，ルーチンの SDD は行っていない．

c. カテーテル敗血症

CVC や尿道カテーテルの挿入は前述のように無菌的に行う．特に CVC 挿入時は maximal barrier precautions が必要である．しかし，こうした予防策を講じても，感染予防のためのバリアで

もある皮膚を貫き直接血管内に留置するCVCなどでは，カテーテル由来血流感染（catheter related blood stream infection：CRBSI）が生じる危険性はどうしても高くなる．CRBSIの約90％はCVC関連といわれている．カテーテル敗血症の診療で重要なことは，早期診断とそれに伴う的確な早期治療開始である．

1) CRBSIの診断

まず，言葉の定義として敗血症（sepsis）とは，感染症による全身性炎症反応症候群（SIRS：WBC増多または低下，発熱・低体温，頻呼吸，頻脈のうち2項目以上）であり，血液培養陽性は必須ではない．ここではカテーテル敗血症≒CRBSIとして扱うことにする．

一般的にCVC留置後に，38℃以上の発熱，悪寒戦慄，血圧低下，アシドーシスなどが生じ，血液培養にて微生物が検出されていればCRBSIと診断できる．しかし，手術による発熱，WBC上昇，CRP上昇などは術後数日は続くので，この期間はCRBSIの診断がしづらい．術後経過が良好であれば，発熱，WBC上昇，CRP上昇なども順調に改善に向かうはずであるが，経過途中（術後数日）から足踏み状態になったり，逆に増悪傾向に転じたりした場合は，感染症合併の可能性を常に念頭に置かなければならない．カテーテル先端培養は，それのみの単回の結果では，血流感染の診断には至らないが，複数回同一の菌が検出された場合は原因菌である可能性が高くなる．血液培養は必ず，少なくとも2セットは採取する．採血量は1セットあたり少なくとも10 mL，できれば20 mLは採取する．もちろん，血液培養陽性はCRBSIの診断のポイントであるが，たとえ培養陰性であっても感染症の可能性があれば敗血症（sepsis）として対応することが大切である．カンジダによるCRBSIの場合，血液培養やカテーテル先端培養による検出率は50％程度なので，血中β-D-グルカン値も参考にする．透析中の患者や，大量の外科ガーゼ，輸血，アルブミン製剤，γグロブリン製剤を使用している患者では，β-D-グルカンが偽陽性を示すこともあるので注意する．血液以外の複数箇所からのカンジダの検出は，カンジダ感染の診断上重要な情報となる．

2) CRBSIの治療

治療の原則は，CRBSIと判明すればなにより

もまずカテーテルを抜去，または別の部位に入れ替えることである．抗菌薬投与なしにそれだけで解熱，炎症所見の改善を認めることもある．しかし，患者によってはカテーテル抜去や入れ替えが困難なことがあり，特にカテーテル感染が確定していない場合など，挿入したまま抗菌薬投与を行うこともある．また，カテーテル感染が疑われる患者では原則ガイドワイヤによる入れ替えはしない．

CRBSIで最も多い原因微生物は，コアグラーゼ陰性ブドウ球菌（CNS），黄色ブドウ球菌，腸球菌，グラム陰性桿菌，*Candida*属などである．特に前2者が大部分を占め，そのなかでもMRSAや表皮ブドウ球菌などのメチシリン耐性CNSの占める割合が多い．したがって，CRBSIを疑った場合，たとえその患者にMRSA検出歴がなかったとしても，初期経験的抗菌薬としてVCMあるいはTEICといった抗MRSA薬は必須である．問題は抗MRSA薬単剤でいくのか，他剤を併用するのか，であるが，術後のCRBSI，特に敗血症では適切な初期治療が予後を左右するので，グラム陽性菌単一菌によると判断するに足る確かな証拠がない限り，単剤での初期治療はリスクが高すぎる．初期治療が外れることは極力避けなければならないので，最低限抗緑膿菌活性のある抗菌薬を併用するべきである．その際，緑膿菌に対する薬剤感受性は施設によって異なる可能性があるので，その施設のアンチバイオグラムを参考に抗菌薬を選択することが重要である．それまでに投与されていた抗菌薬の種類と投与期間，その他の感染症の合併の有無（創部感染や尿路感染など），ほかの部位からの分離菌の有無と種類，なども参考にする．カンジダ血症が疑われる場合は，初期治療としてミカファンギン（MCFG）あるいはアムホテリシンB脂質製剤を投与する．また，敗血症性ショックの場合は，抗菌薬投与開始が1時間遅れるごとに生存率が7.6％減少するといわれている．抗菌薬投与は診断後できるだけ早く（遅くとも2〜3時間以内に）投与開始する．もちろん抗菌薬投与前には必ず検体採取を行うことを忘れてはならない．

初期経験的抗菌薬治療が開始されたら3〜4日後に必ず効果判定を行う．効いてもいない抗菌薬を漫然と投与してはならないし，効いているからといって広域抗菌薬を漫然と継続投与してもいけ

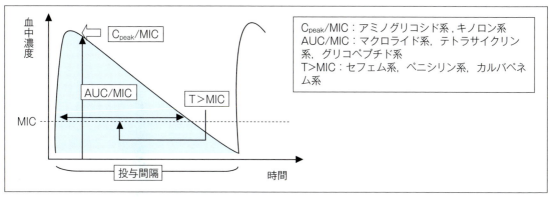

図1 抗菌薬における PK/PD 解析の概念
MIC（最小発育阻止濃度）
C_{peak}/MIC：点滴終了後血液-組織間濃度が平衡状態となったときの濃度（C_{peak}）と MIC の比
AUC/MIC：抗菌薬の曝露量（AUC）と MIC との比
T>MIC：血中濃度の MIC を超えている時間（T）の投与間隔に占める割合
着色部は AUC を示す

ない．抗菌薬治療はなるべくピンポイント攻撃にすることが鉄則である．血液培養や創部培養などの結果，臨床所見を踏まえて，できるだけ標的を絞った治療にシフトしていく（de-escalation）．

CRBSI やカテーテル敗血症に対する抗菌薬投与期間に関してはガイドラインで推奨されているものもあるが，明らかなエビデンスがないものもある．黄色ブドウ球菌や Candida 属が原因菌の場合は，非トンネル型のカテーテルは抜去し，14日間の抗菌薬投与を行う．一方，CNS やグラム陰性菌の場合は，ほかに合併症がなく，カテーテル抜去後解熱していれば数日～7日間程度の抗菌薬投与でよいと考えている．

3 TDM に基づく抗菌薬の投与方法[1)]

a. TDM とは

抗菌薬における TDM（therapeutic drug monitoring）の意義は，菌を減少させるのに有効な濃度に達しているかを確認すること（offensive TDM）と，副作用を招くような濃度に推移していないかを確認すること（defensive TDM）にある．日本で保険診療上，TDM が認められている抗菌薬はグリコペプチド系のバンコマイシン（VCM），テイコプラニン（TEIC）およびアミノグリコシド系のアミカシン（AMK），ゲンタマイシン（GM），トブラマイシン（TOB），アルベカシン（ABK）である．抗真菌薬としてはアゾール系のボリコナゾール（VRCZ）が認められている．

1) PK/PD 理論

近年，感染症の領域では pharmacokinetics（PK）/pharmacodynamics（PD）理論に基づく抗菌薬の投与方法が推奨されている．抗菌薬の PK/PD 理論とは，感染部位あるいは，それと平衡にある血液などの薬物濃度の時間推移から算出した血中濃度曲線下面積（area under the curve：AUC）あるいは C_{peak}（ピーク値）などの PK パラメータと病原体微生物の薬剤感受性を示す最小発育阻止濃度（minimum inhibitory concentration：MIC）などの PD パラメータによって投与方法を決定するものである．

一般的に抗菌薬の有効性はその PK/PD 理論から大きく2つのタイプに分類される．ひとつは，薬物濃度に依存して抗菌活性を発揮する薬物と，もうひとつは，薬物曝露時間に依存して抗菌活性を発揮する薬物である．前者のタイプの薬物は，さらに抗菌活性が薬物の濃度あるいは曝露量に依存する2つに分けられ，それぞれ C_{peak}/MIC および AUC/MIC の比が効果と相関することが知られている（図1）．一方，時間依存的に作用を示すタイプの薬物は，血中濃度が MIC を超えている時間（time above MIC：T>MIC）が効果と相関する（図1）．

2) C_{peak}/MIC に効果が相関する抗菌薬

C_{peak}/MIC タイプのものは，濃度依存的に抗菌

作用を発揮するタイプであり，点滴静注終了時の C_{peak} を一定の水準以上に保つことが有効性を保つうえで重要となる．このタイプの典型例として，アミノグリコシド系抗菌薬（AGs）があげられる．この系統の薬物は一般的に PAE（post-antibiotic effect）を有することから，病巣部周辺の薬物濃度がゼロとなったあとも，ある程度の時間は抗菌作用が持続する特徴がある．

3) AUC/MIC に効果が相関する抗菌薬

AUC/MIC タイプは病原菌に対する抗菌薬の曝露量と MIC との比である AUC/MIC が，一定水準を超えているか否かが有効性を左右するタイプである．このタイプの例としてはグリコペプチド系薬剤の VCM があり，その有効性確保のためには AUC/MIC を 400 以上にすることが推奨されている（一般臨床ではルーチンの AUC 評価は推奨されていない）．

4) T>MIC に効果が相関する抗菌薬

T>MIC タイプのものは，薬物の抗菌活性が病原菌との接触時間依存的に発揮されるタイプであり，血中濃度が MIC を超えている時間の長さの投与間隔に占める割合が有効性を維持するうえで重要となる．したがって，このタイプの抗菌薬の有効性を期待するには，低用量を頻回に投与してトラフ値が一定水準を下回らないようにする必要がある．

b. TDM に基づいた投与量設定

TDM に基づく投与量設計を行うためには投与時刻，投与量と点滴時間，採血時間を正確に把握することと，TDM に基づいた正確な投与時間，投与量，点滴時間を厳守することが大切である．

1) バンコマイシン塩酸塩（VCM）（塩酸バンコマイシン®）

VCM は主に糸球体濾過により 80〜90％が未変化体として腎臓から排泄される薬剤であり，腎機能の低下に伴って，半減期の延長，AUC の増大が認められる．このため，腎機能障害の程度に応じた投与量・投与間隔の調節が必要となる．

①TDM 実施のタイミング

TDM は，定常状態に到達すると考えられている 4〜5 回目投与直前（投与前 30 分以内）の血中濃度採血によって行う．その後は 1 週間に 1 回の TDM が推奨されるが，心臓血管手術後で循環血流量が不安定で尿量が不安定な時期では，その薬物動態が変化するために，より頻回の TDM が必要となる．

②TDM の目標値

MRSA における VCM の低感受性化を避けるために，トラフ値を 10〜20 μg/mL に維持することが重要である．特に菌血症，心内膜炎，髄膜炎，肺炎（院内肺炎，医療介護関連肺炎）では，良好な臨床効果を得るためにはトラフ値を 15〜20 μg/mL とする必要がある．PK/PD 理論では，MIC が 1 μg/mL のときは AUC/MIC を 400 以上にするためにトラフ値を 15〜20 μg/mL に設定しなければならない．MIC が 2 μg/mL の場合は代替療法を考慮する．MIC が 4 μg/mL のときは治療抵抗性が強いために，リネゾリドなどの他の抗 MRSA 薬を選択する．トラフ値の上昇とともに腎機能障害の発生率が高くなる．特に高齢者でトラフ値が 20 μg/mL を超える場合や，脱水，心臓移植後に使用されるシクロスポリン・タクロリムスなどの免疫抑制薬，アミノグリコシド系抗菌薬などの腎毒性が強い薬剤との併用では腎機能障害の発現率が高率となるため注意を要する．

③用法・用量

通常，MIC が 1 μg/mL 以下の場合で腎機能正常者では，1 回 15〜20 mg/kg を 12 時間ごとの投与が必要となる．ただし，1 日 3 g 以上の投与は慎重に行い，1 日 4 g を上限とする．また，重症感染症患者で早期に目標血中濃度に到達させるために，25〜30 mg/kg の負荷投与を行う．トラフ値を 15〜20 μg/mL に達成するためには，初回投与は通常投与量，またはトラフ値 10〜15 μg/mL を目標とした投与評価を行い，その後初回 TDM の結果が得られた段階で投与設計を行う．腎機能低下時は，1 回投与量の目安を 15〜20 mg/kg とし，投与間隔を 24 時間またはそれ以上に延長して調整する．透析で除去されるために，初回以降は透析日のみ 7.5〜10 mg/kg を透析後に投与し，透析の前に TDM を行い投与量補正をする．

持続的血液濾過透析（CHDF）時の初回投与量は 15〜20 mg/kg を通常投与する．維持量は 7.5〜10 mg/kg を 24 時間ごとに投与し，適宜 TDM を行い補正する．

表2　テイコプラニンの腎機能障害時の投与方法（4日目以降）

Ccr (mL/min)	60≧Ccr＞40	40≧Ccr＞10	10≧Ccr
投与方法（400 mg/day）	隔日	3日ごと	5日ごと
通常投与量に対する割合	1/2	1/3	1/5

Ccr：クレアチニン・クリアランス
（タゴシッド®添付文書 2012年10月改訂）

2）テイコプラニン（TEIC）（タゴシッド®）

TEIC は，VCM と同様に腎排泄型抗生物質であり，腎機能に応じた投与設計が必要である．しかし，VCM に比べて有効域と副作用発現域の乖離があるために，VCM に比べ比較的安全に使用できる．また，VCM に比べて半減期が長い（83〜168 時間）ために，初回投与時は必ず負荷投与を行う．

①TDM 実施のタイミング

投与方法によって異なるが，通常は投与開始後4日目にトラフ採血を行い，その後7日目以降のトラフ値の確認を行う．前日に1日2回の負荷投与を行ったときは，最終投与から18時間以上経過してからトラフ確認を行い，その後，維持量を決定する．

②TDM の目標値

TEIC の有効トラフ値は，10〜30 μg/mL であり，特に重症感染症では 20 μg/mL 以上に保つ必要がある．一方，トラフ値が 40〜60 μg/mL を示した症例に腎障害・血液毒性・肝障害などの副作用発現率が高くなるとされている．

③用法・用量

投与早期から有効血中濃度を得るためには，負荷投与が必要となる．腎機能が正常な患者の投与方法は，1日目は1回 400 mg を1日2回 30分で点滴静注し，その後 400 mg を1日1回投与し，その後 TDM を行い投与量の調節を行う．初回のトラフ値を 15 μg/mL 以上とするためには，400 mg（6 mg/kg），1日2回の2日間連続投与を行う必要がある．腎機能低下患者の投与方法は，3日目までは正常患者と同じ投与方法を行い，4日目以降は表2に示す投与方法で投与を行い，TDM を実施し投与量・投与間隔の補正を行う．血液透析時は初回から3日間は腎機能正常者と同じ投与方法を行い，TDM を透析前に実施する．その後透析後に 3〜6 mg/kg を目安として投与を行い，1週間に1回の TDM を透析前に実施する．

CHDF 時は初回より3日間は腎機能正常者と同じ投与法を行い，初回の TDM を実施する．維持投与量は 48 時間ごとに 3〜6 mg/kg（または 3 mg/kg 連日投与）を目安とし，TDM で補正する．

3）アミノグリコシド系抗菌薬（AGs）

AGs は主に未変化体として糸球体で濾過され，85〜95％ が尿中から排泄される．投与された AGs は，細胞外液に分布し，組織内濃度は血中濃度に比べあまり高くない．しかし，腎臓，特に腎皮質での濃度は高く，腎機能低下患者では，薬物動態特性から排泄遅延が起こり，さらなる腎機能の悪化を引き起こす．また，腎機能低下に伴うトラフ値の上昇と投与期間の長期化により第Ⅷ脳神経障害が引き起こされる．

①TDM 実施のタイミング

通常投与開始後3日目にトラフ採血とピーク採血（点滴開始1時間後：点滴時間が30分なら30分後）の2点を採血する．トラフ採血は腎機能や第Ⅷ脳神経障害を防止するために一定濃度より低値にするために，ピーク値は AGs の効果が濃度依存的であることに基づく．初回 TDM 後は1週間に1回の TDM の実施が推奨される．

②TDM の目標値

AGs による効果的かつ安全な感染症治療を行う目的で近年，1日1回の高投与量の投与方法が推奨されている．その場合の血中濃度の目標ピーク値およびトラフ値は，GM，TOB では 20（15〜25）μg/mL および 1 μg/mL 未満，AMK では 56〜64 μg/mL および 1 μg/mL 未満，ABK は 9〜20 μg/mL（C_{peak} 15〜20 μg/mL）および 2 μg/mL 未満となっている．ただし，GM を感染性心内膜炎に対してペニシリン G などの抗菌薬と併用する場合は，腎機能正常者では，1 mg/kg を8時間ごとに投与し，ピーク値 3〜5 μg/mL，トラフ値 1 μg/mL 未満と通常の有効血中濃度より低めに維持することで相乗効果が期待される．

表3 アミノグリコシド系抗生物質の投与方法（成人）

	初期投与量	血液透析（HD）	持続透析（CHDF）
AMK	1回15 mg/kgを24時間ごと	1回3.0 mg/kgを48時間ごと（透析日は透析後）	初回負荷量10 mg/kg，維持量7.5 mg/kgを24～48時間ごと
GM，TOB	1回5～7 mg/kgを24時間ごと	1回1.0～2.0 mg/kgを48時間ごと（透析日は透析後）	初回3 mg/kg，以降2 mg/kgを24～48時間ごと
GM（感染性心内膜炎）	1 mg/kgを8時間ごとまたは12時間ごと		

AMK：アミカシン　GM：ゲンタマイシン　TOB：トブラマイシン

表4 抗真菌薬の効果と関連するPK/PDパラメータ

薬剤	抗真菌活性		PAFE	PK/PDパラメータ	排泄経路
	カンジダ属	アスペルギルス属			
AMPH	殺菌	殺菌	長期	C_{peak}/MIC	腎・肝
5-FC	静菌	活性なし	短期	T＞MIC	腎
FLCZ	静菌	活性なし	長期	AUC/MIC	腎
ITCZ	静菌	殺菌	長期	AUC/MIC	肝
VRCZ	静菌	殺菌	長期	AUC/MIC	肝
MCFG	殺菌	静菌	長期	C_{peak}/MIC	肝

AMPH：アムホテリシンB（ファンギゾン®，アムビゾーム®），5-FC：フルシトシン（アンコチル®），FLCZ：フルコナゾール（ジフルカン®，プロジフ®（プロドラッグ）），ITCZ：イトラコナゾール（イトリゾール®），VRCZ：ボリコナゾール（ブイフェンド®），MCFG：ミカファンギン（ファンガード®），PAFE：post-antifungal effect

③用法・用量

AGsは，濃度依存的に殺菌作用を示し，効果と相関するPK/PDパラメータの目標値はC_{peak}/MICで8～10と考えられている．たとえば，分離菌に対するMICが4 μg/mLの場合，目標C_{max}がMICの10倍とすると40 μg/mLとなる．目標濃度にするための1回投与量は以下の式で求められる．

1回投与量＝目標濃度×分布容積（AGsの場合は肥満や浮腫がなければ0.25 L/kg）

したがって，40 μg/mLのC_{max}を得るための1回投与量は40 μg/mL（mg/L）×0.25 L/kg＝10 mg/kgとなる．ただし，分離菌のMICが高い場合は1回投与量が増加し，安全性が確保できないためにほかの抗菌薬を選択する．次に至適トラフ値を得るために腎機能に応じた投与量を設定する．AGsの腎機能別の投与方法を表3に示す．

4）抗真菌薬

抗真菌薬の効果と関連するPK/PD理論はC. albicansに関しては，明らかにされている（表4）．しかし，アスペルギルス症に対するPK/PD理論は今後の検討が待たれる．ここでは，抗真菌薬のなかで保険診療上唯一TDMが認められているボリコナゾールについて記載する．

ボリコナゾール（VRCZ）（ブイフェンド®）は肝代謝型の薬剤であり，肝代謝酵素のチトクロームP450の分子種のCYP2C19により主に代謝される．このCYP2C19には遺伝子多型が存在し，代謝の遅いpoor metabolizer（PM）が日本人には約15～20％の頻度で存在する．PMではVRCZの代謝が遅延し，通常よりAUCが3～6倍増加することが報告されている．また，肝機能異常が発現した症例のトラフ値は全て4.5 μg/mLを超えていた．以上のことから，VRCZ投与にあたっては，TDMの実施が極めて重要であることが示唆されている．

①TDM実施のタイミング

通常投与では5～7日目に定常状態に達するために，それ以降にトラフ値を採血し，TDMを行う．

②TDMの目標値

VRCZの安全性に関するトラフ値は，国内第Ⅰ相臨床試験においては肝機能障害が認められた

症例（5 症例）のトラフ値が 4.5 μg/mL 以上であった．有効性に関するトラフ値は，同じ国内臨床試験では 2.05 μg/mL 以上の症例（10 症例）における治療成功率が 100％ であったとするデータと，2 μg/mL 以下の症例（18 症例）では 44％ の有効率であったデータがある．抗菌薬 TDM ガイドラインでは，目標トラフ値を ≧1～2 μg/mL とするとなっている．

③用法・用量

早期に有効域まで血中濃度を上昇させるために負荷投与を行う（静脈内投与は初日に 6 mg/kg を 1 日 2 回，経口投与は 1 回 300 g を 1 日 2 回）．ただし，軽度～中等度の肝機能低下（Child-Pugh 分類クラス A，B の肝硬変に相当）がある患者では減量を行う（初日は通常の負荷投与量の半量，2 日目以降は通常の維持投与量の半量）．

腎機能低下時は，経口製剤では投与量の調節の必要はないが，注射剤では，可溶化剤として β-シクロデキストリンナトリウム（SBECD）が添加されており，中等度の腎障害（Ccr が 30～50 mL/min）では，SBECD が蓄積するために，意識レベル，血行動態の安定性，皮膚反応および肝機能検査値など全身状態を観察する必要がある．Ccr が 30 mL/min 未満の患者では VRCZ の静脈内投与は原則禁忌である．また，血中濃度は投与量の増量とともに非線形に上昇することが報告されていることから，急激な投与量の増量は避け，増量後は TDM を行うことが大切である．

文献

1) 日本化学療法学会 / 日本 TDM 学会：抗菌薬 TDM ガイドライン，杏林舎，東京，2012

I 凝固系管理

1 生体における血栓止血のメカニズム

　基本的に，血液および血管が健常状態ならば止血機構は作動しない．これは，血管内皮細胞が抗血栓性に働くためである．血管内皮細胞上には，抗血栓性膜蛋白質であるトロンボモジュリン，血管内皮プロテインC受容体やヘパラン硫酸類などが豊富に存在し，抗血栓に貢献している．外傷などで血管が破綻した場合，血管内皮下基質が血流に露出することになる．血管内皮下基質は，血管内皮細胞とは逆に向血栓性であり，血管損傷局所で止血機構が作動する．①血小板の粘着・凝集により血小板血栓が形成される．これに並行して，②凝固メカニズムによって血栓内にフィブリン網が形成され，強固な止血栓が完成する．次いで，血管損傷部位の組織修復に合わせて，③線維素溶解現象が起こり，最終的に形成された血栓は血管内から除去される．

　病的な血管内血栓症も，おおむね同様の過程で成立する．病的血栓症の場合は血管破綻に変わって，①抗血栓性を低下させるアテローム硬化などの血管壁の変化，②血管狭窄部位での異常な高ずり応力や血流のうっ滞などの血流の変化，③血漿抗血栓性因子や血小板凝集阻害因子の低下，④組織因子の発現が異常に亢進した血球の増加，血漿抗線溶因子の亢進，血液粘稠度の亢進などの血液成分の変化が血栓形成の要因となる．

2 抗血小板薬と抗凝固薬

　血流が豊富で速い動脈内での血栓形成には，凝固因子が段階的に活性化されてフィブリン形成に至る凝固系よりも，血流に抗して血管壁の損傷・変性部位に粘着・凝集する性質を持つ血小板の関与が大きい．急性冠症候群の治療・発症予防に，アスピリンなどの抗血小板薬が広く使用されているゆえんである．

　これに対して，肺血栓塞栓症の原因となる深部静脈血栓症や，心原性脳塞栓症を惹起する左房内血栓などは，血流のうっ滞をリスク因子として発症するのが特徴的である．血流うっ滞下で形成される血栓症は，抗凝固薬でより効率的に抑制されることが知られている．実際には生体で形成される血栓の多くは混合血栓であるが，動脈血栓は血小板系が，静脈血栓は凝固系が中心的役割を演じている．

3 術後抗凝固療法

　心臓血管外科においては，冠動脈病変，大動脈瘤，肺塞栓症など基礎疾患として血栓塞栓症を持つ患者を対象とすることが多い．術後は，これらの再発を防ぐため，さらには機械弁，人工血管などの異物が挿入される場合があり，抗凝固療法が必要となる場合が多い．しかしながら，心臓血管外科手術，特に人工心肺を必要とする手術では，血小板機能低下，凝固障害，線溶系亢進をきたし，術後しばらくの間は出血傾向に傾く．したがって，術後の抗凝固・抗血小板療法は，出血のリスクと血栓塞栓症のリスクとのバランスを考慮することが重要となる．

a. 弁置換術後

　経口摂取が可能となった時点で，ワルファリン投与を開始する．機械弁では，ワルファリンを生涯投与する．僧帽弁ではPT-INR (prothrombin time-international normalized ratio) を2.0～3.0，大動脈弁では1.8～2.5でコントロールする．生体弁では，ワルファリンを術後1～3ヵ月投与する．生体弁（ステントなし），ホモグラフトではワルファリンは不要であり，必要に応じてアスピリン

を投与する．また心房細動が存在する場合には，抗凝固療法もしくは抗血小板療法の強化が考慮される．

b. 冠動脈バイパス術後

off pumpバイパス術では，人工心肺を使用しないため，術後出血傾向は軽度である．そのため，術後早期（6時間程度）からヘパリン（12,000 U/24 hrを目安として）を開始する．経口摂取が可能となった時点でアスピリン（バイアスピリン2錠/day）に切り替える．バイアスピリンが2錠服用された時点でヘパリンを中止する．on pumpバイパス術では，術後のヘパリン投与は基本的には行わず，経口摂取が可能となった時点でアスピリン投与を開始する．

c. 大血管外科手術後

肺塞栓除去術の術後では，出血のコントロールがついた時点で，未分画ヘパリンを持続で開始し，ドレーン出血の状態を見ながらAPTT 2〜3倍を目標として投与する．経口摂取が可能となった時点でワルファリンへの切り替えを考慮する．

d. 先天性心疾患手術後

体重10 kg以下の症例で中心静脈カテーテル挿入時はヘパリンを5 U/kg/hrで持続投与し，ACT (activated clotting time) 150秒前後を目標にコントロールする．

自己組織を用いて肺動脈形成を行った場合は，経口投与が可能となった時点で，抗血小板薬（小児ではジピリダモール5 mg/kg 分2，成人ではバイアスピリン1錠　分1）の投与を行う．

異物（Fontan手術の際の人工血管や，弁付きパッチなど）を用いた手術や，静脈系の修復術の際には，経口開始が可能となった時点でワルファリン（PT-INR 2前後を目標とする），抗血小板薬の投与を行う．

以上は基本的な考え方であり，術後の出血量，患者背景などを考慮して修正されることも多い．また，ヘパリンや低分子ヘパリンの使用量，ワルファリンのPT-INR目標値，抗血小板薬の効果について，欧米と比較して人種差があるのかどうかについてもいまだ明確なエビデンスは存在しない．日本における術後抗凝固，抗血小板療法のガイドラインは，欧米のエビデンスを考慮しつつ，日本での臨床試験によるエビデンスを集積しながら確立されていくものと思われる．

4 血小板数低下，DIC，その他の凝固異常

心臓血管外科手術，特に人工心肺を使用する手術では，術後に血小板数が10万/μL以下に低下することが多い．血小板機能低下と合わせて出血傾向を呈し，血小板輸血を必要とする症例も少なくない．この場合には，血小板数だけを目安とするのではなく，血小板機能低下を念頭において血小板輸血を考慮すべきである．

血小板数は術後数日で正常域に回復するが，血小板数の回復が遅延する症例，回復後再度低下する症例に遭遇することがある．これらの症例への対応，血小板輸血，抗凝固・抗血小板療法に関する判断に苦慮することも少なくない．

鑑別すべき疾患として，血栓塞栓症，感染症，播種性血管内凝固症候群 (disseminated intravascular coagulation：DIC)，抗HLA抗体や抗血小板抗体の保持，輸血後紫斑病，薬剤性血小板減少症，血栓性血小板減少性紫斑病 (thrombotic thrombocytopenic purpura：TTP) などがあるが，近年，ヘパリンの副作用として，ヘパリン起因性血小板減少症 (heparin-induced thrombocytopenia：HIT) の存在が注目されている．さらに血栓塞栓症治療における問題として，ヘパリン抵抗 (heparin resistance)，アスピリン抵抗 (aspirin resistance) の存在も指摘されている．

a. 血栓塞栓症

心臓血管外科患者の場合には，術前から血栓塞栓症を基礎疾患として持つ場合も少なくなく，術後に血小板低下を認めた場合には，血栓塞栓症発症の可能性に対する考慮が必要である．TAT（トロンビン・アンチトロンビン複合体），FDP (fibrin/fibrinogen degradation products)，D-dimer, 可溶性フィブリンなどの凝固，線溶系の分子マーカーを測定するとともに，エコー検査など適切な画像診断を用いて血栓塞栓症の有無を検索する．特に深部静脈血栓症は臨床的な症状が伴わないことも多く，十分な検索が必要となる．深部静脈血栓症が存在する場合には，ヘパリン，

低分子ヘパリンを 5 U/kg/hr 程度から開始し，血小板数や凝固・線溶系マーカーの変化を参考に投与量の調節を行う．その後，必要ならワルファリンへの切り替えを考慮する．

b. ヘパリン抵抗 (heparin resistance)

ヘパリンを使用する際に，注意すべき点としてアンチトロンビン（AT）欠乏症に代表されるヘパリン抵抗の存在がある．ヘパリン 35,000 U/day 以上の投与で，APTT (activated partial thromboplastin time) が治療域の下限（基準値の 1.5 倍以上）に達しない例がヘパリン抵抗ありと定義される．AT が 60％ 以下に低下するとヘパリン抵抗を示し，血栓塞栓症の発生が増加すると報告されており，AT-III 濃縮製剤の投与を考慮する．したがって，ヘパリン投与時には，APTT ならびに AT の定期的な測定が重要となる．

他に，ヘパリンコファクター II，tissue factor pathway inhibitor (TFPI) が低下している症例，凝固第VIII因子，顆粒球エラスターゼ，血小板第IV因子が増加している症例などで，ヘパリン抵抗が認められる．特に APTT 検査は，凝固第VIII因子の増減を鋭敏に反映するため，凝固第VIII因子が上昇している症例では，ヘパリン濃度が至適にもかかわらず，APTT の延長が認められないため，誤って大量のヘパリンを投与し出血を招く偽性ヘパリン抵抗といわれる現象をきたす可能性がある．

c. 薬剤性血小板減少症，感染症

術後血小板減少を呈した場合，薬剤の関与，感染症の有無のチェックも重要となる．薬剤の開始時期と血小板数の推移，他の血球系（赤血球，白血球数）の変化についてもチェックする．もし，疑わしい薬剤があれば，中止もしくは同効薬への変更を考慮する．さらに，発熱，白血球数，白血球分画，CRP，胸部 X 線写真，各種培養（血液培養）などを参考に感染症の有無をチェックし，抗生物質投与などを考慮する．細菌感染だけではなくウイルス疾患（サイトメガロウイルス，EBウイルスなど）で血小板減少または血球貪食症候群をきたすことがある．必要であればウイルス検査，フェリチンなどの検査を行う．

d. 抗HLA抗体，抗血小板抗体保持ならびに輸血後紫斑病

血液製剤中に残存している供血者由来の白血球抗原，血小板抗原に対する同種免疫反応により，輸血後に抗 HLA 抗体もしくは抗血小板抗体が産生される症例がある．これらにより受血者は血小板輸血不応状態，すなわち同種血小板輸血を行っても，血小板数の増加が認められない状態になる．さらに，抗血小板抗体ができている患者に，対応抗原陽性の血小板を含む血液製剤を輸血すると，抗体の力価が上昇し，抗原陽性の血小板を破壊するとともに，患者自身の抗原陰性の血小板まで破壊し，輸血後 5～10 日経って急に血小板減少を起こし，出血症状を呈する輸血後紫斑病の存在も知られている．したがって，疑わしい場合（特に頻回の輸血を繰り返している再手術症例など）は，抗 HLA 抗体と抗血小板抗体の測定が必要となる．これら患者の血小板輸血不応状態を回避するためには，HLA 適合血小板輸血が必要となる．

e. 播種性血管内凝固症候群 (DIC)

近年，DIC に対する概念が変化しつつあり，その診断，治療に対する考え方も大きく変わりつつある．従来，DIC は播種性血管内凝固に伴う消費性凝固障害に起因する出血症状と，多発する血小板・フィブリン微小血栓により生じる虚血性臓器障害を本態とする症候群と定義されてきた．1990 年代に入り炎症性反応，特に凝固・炎症反応の密接な関係が DIC の病態に関与することが指摘されるようになった．これらの研究成果に従い，DIC の概念は，上述した消費性凝固障害，虚血性臓器障害に加えて，白血球や血管内皮細胞活性化による血管内皮細胞障害を本態とする炎症性微小循環障害により，炎症性臓器障害をも引き起こす病態と定義されるようになってきている．これらの概念をもとに，重症敗血症患者への抗凝固治療の有効性に関する大規模スタディが試みられた [PROWESS trial[1], KyberSept trial[2], OPTIMIST trial[3]].

PROWESS trial では，活性化プロテイン C が重症敗血症の死亡率を有意に低下させることが明らかとなり，米国 FDA は敗血症の治療薬として認可するに至った．また，KyberSept trial では，

表1 SIRSの診断基準

体温	>38℃あるいは<36℃
心拍数	>90/min
呼吸数	>20回/min あるいは $PaCO_2$<32 mmHg
白血球数	>12,000/mm^3 あるいは<4,000/mm^3 あるいは幼若球数>10%

以上のうち2項目以上が該当するとき, SIRSと定義.
(米国胸部疾患学会, Critical Care Medicine学会, 1992年)

試験全体では生存率の改善は認められなかったが, ヘパリン併用例を除いたサブグループ解析では, アンチトロンビン投与群の死亡率低下が認められた.

近年の不可逆的状態に近いDIC(overt DIC)と初期段階のDIC(non-overt DIC)を区別する必要性が認識されている. これらの動きを受けて, 日本血栓止血学会と日本救急医学会が合同で, 「急性期DIC診断基準」を策定した.(表1, 表2). この診断基準は, ①早期診断が可能, ②診断が早期治療に結びつく, ③重症度を定量できることなどを目的として策定され, DICを侵襲後の炎症反応, すなわち全身性炎症反応症候群(systemic inflammatory response syndrome: SIRS) 関連凝固障害 (SIRS related coagulopathy)として定義するという特徴を持つ. この診断基準は厚生省DIC診断基準やISTHのovert-DIC診断基準と比較し, DICの診断感度は高いものの, 特異度が低いことが指摘されている.

DICは, 敗血症に代表される①線溶抑制型, 大動脈瘤に代表される②線溶亢進型, 固形癌に合併したDICなど両者の中間的病態を示す③線溶均衡型に分類される. 線溶抑制型では, 臓器症状は高頻度に認められるが出血症状はみられにくい. 凝固活性型マーカーであるTAT, PAI-1 (plasminogen activator inhibitor-1)は著明に増加するが, 線溶活性化のマーカーであるPIC(プラスミン・α_2-プラスミンインヒビター複合体)やFDP, D-dimerの上昇は軽度となる. 線溶亢進型ではしばしば重症の出血症状が認められるが, 臓器症状はみられにくい. 線溶活性化分子マーカーであるFDPやPICが著明に増加する.

感染症に合併した線溶抑制型DICに対しては, 前述した活性化プロテインCの有効性が指摘され, 未分画ヘパリンの投与は好ましくないとの意見が最近多い. ヘパリンはATと結合し, ATを消耗させ, その抗炎症効果を減弱させる可能性がある. この点, 構成する糖鎖数が少ないヘパリン様物質(ダナパロイドナトリウム)は, ATの血管内皮への結合の抑制が軽度となるため, ATの持つ血管内皮に対する抗炎症作用を保持しながら抗凝固活性を維持することが可能となるといわれている. ほかに, 低分子ヘパリンあるいは蛋白分解酵素阻害薬(メシル酸ガベキセートは白血球に対する阻害作用を持つ)を使用する場合がある. ヘパリンや低分子ヘパリンを使用する場合は, AT活性に注意し, 70%以下なら補充する必要がある. 蛋白分解酵素阻害薬を使用する場合には, その抗線溶作用に留意する必要がある. また, 2008年に承認された遺伝子組み換えヒトトロンボモジュリン製剤はヘパリンに対する非劣性が明確に示されているばかりではなく, 出血症状の改善や凝血学的検査値の改善, 出血症状に関する有害事象発現率などについても優れていることが示されており, 現時点でDICに対して最もしっかりとした臨床試験のエビデンスを持つ抗凝固薬であると考

表2 急性期DIC診断基準

スコア	SIRS	血小板数(/mm^3)	PT (PT比)	FDP (μg/mL)
0	0~2	12万≦	1.2>	10>
1	≧3	12万> ≧8万 あるいは24時間以内に30%以上の減少	≧1.2	10≦ <25
2	—	—	—	—
3	—	8万>あるいは24時間以内に50%以上の減少	—	25≦

4点以上でDICと診断
(文献5より引用改変)

えられる.

線溶亢進型DICで,出血傾向が著明な場合には,抗線溶作用を持っているメシル酸ナファモスタットやメシル酸ガベキセート,場合によっては,ヘパリン類の使用下に抗線溶療法としてトラネキサム酸が有効な場合がある.

線溶均衡型DICについては,低分子ヘパリン,メシル酸ガベキサート,メシル酸ナファモスタット,アンチトロンビンなどの投与を考慮する.

f. ヘパリン起因性血小板減少症（HIT）

ヘパリン投与患者における出血傾向に次ぐ重篤な副作用として近年注目されているのがHITである.HITは血小板減少を呈するが（2万/μL以下になることはまれで,平均最低血小板数は約5万/μL),出血が主症状となることはまれで,後述するように動静脈血栓症を引き起こすという矛盾する病態（HITパラドックス）を呈する.ヘパリンと血小板第Ⅳ因子の複合体に対する抗体（HIT抗体）が,ヘパリン投与により誘導されることにより発症する.HITの通常の自然歴は,ヘパリン投与開始後5〜14日の間に血小板減少として発症し,HIT発症患者の約33〜50％が血栓塞栓症を合併し,死亡率は約20％にのぼるとされる.

血栓塞栓症は,静脈血栓症（深部静脈血栓症,肺塞栓症など）の発症頻度が動脈血栓症（脳梗塞,四肢虚血,心筋梗塞など）の発症より多い.さらに,残存しているHIT抗体により,①ヘパリン中止後しばらくしてから発症する遅延発症（delayed onset）型,②過去にHIT抗体を保持し,ヘパリン再投与により数分から数時間内に急激に発症する急速発症（rapid onset）型,③ヘパリン投与歴がないにもかかわらず自然抗体としてHIT抗体を保持し,ヘパリン初回投与時に急速に発症する自然発生型HIT（spontaneous HIT）がある.

HITはヘパリンを中止しただけで,その後の代替の抗凝固療法を行わなければ,1日あたり約6％の患者が血栓塞栓症を発症すること,また代替の抗凝固療法を実施すれば血栓塞栓症の発症が減少することが報告されている.

HITはトロンビン産生過剰による過凝固が病態であり,ヘパリンを中止しただけでは合併症である血栓塞栓症を防止することはできないことを肝に銘じ,ヘパリン中止と同時にアルガトロバンによる抗凝固療法を開始する.

HITの診断は臨床的診断と血清学的診断を合わせて行う.臨床的診断はHITの臨床的特徴を反映した4T'sスコアリングシステムなどがあるが,高スコア群においても陽性的中率は0.48と2人に1人は過剰診断してしまう.血清学的診断には,患者血漿中にある抗PF4/ヘパリン抗体量を測定する免疫測定法が広く普及しており,酵素免疫測定法（ELISAなど）,ラテックス比濁法,化学発光免疫測定法（後2法は,2012年に日本において保険収載された）などが存在する.しかしながら,これらの測定法は感度は高いものの（95％以上）特異度が低く,過剰診断を招くことが問題となる.

そこで抗PF4/ヘパリン抗体が血小板を強く活性化させる能力を持つかどうかを測定する機能的測定法が,感度・特異度とも高い診断法となるが,2014年7月現在で高いクオリティコントロール下に機能的診断法を実施できるのは非常に限られる.当センター輸血管理室では実施可能であり,抗体測定やHITに関するコンサルトをお受けしている.HIT疑いの症例に遭遇された場合にご連絡いただければ幸いである.

g. 偽血小板減少症（pseudothrombocytopenia）

最近,EDTAを抗凝固薬として用いた採血管で採血した血液を用いて血小板数を測定する施設が多いが,EDTAが血小板凝集をきたし,見かけ上,血小板減少となる症例がある（臨床的には問題ない）.これらは,クエン酸採血,ヘパリン採血を行うと正常の血小板数を呈する.出血症状の伴わない,奇異な血小板減少を見かけた場合には鑑別すべき現象である.

h. アスピリン抵抗（aspirin resistance）

近年,アスピリン投与にもかかわらず血小板機能が抑制されない患者群がアスピリン投与群の数％に存在するとの報告がなされた.これらの患者群は,アスピリンに感受性を示す患者群と比較して,血栓塞栓症を発症するリスクが高いことが示唆されている.

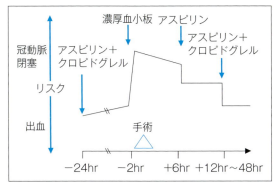

図1 抗血小板薬服用中患者の手術のストラテジー
（文献4より改変）

i. 血栓性血小板減少性紫斑病（TTP）

TTPには先天性と後天性があり，先天性TTPはvon Willebrand因子切断酵素（ADAMTS13）活性の低下により，後天性TTPはADAMTS13に対する抗体が誘導されることで発症する．臨床的には，赤血球破砕像，間接ビリルビンの上昇，ハプトグロビンの低下などの溶血所見や腎症状，精神神経症状が重要となる．治療として，先天性TTPでは新鮮凍結血漿を定期輸注し，ADAMTS13を補充すること，後天性TTPは新鮮凍結血漿を用いた血漿交換が有効である．

j. 薬剤溶出性ステント（DES）留置患者の緊急手術

DES留置後には，現時点では1年以上のアスピリンとクロピドグレルによる抗血小板療法が行われる．抗血小板薬服用中の患者で緊急手術を行わねばならない場合，どのようなストラテジーがよいであろうか．この疑問に答えるべく，ドイツのグループが以下のようなストラテジーを提案している[4]．

最後にアスピリンおよびクロピドグレルを服用してから，可能ならば12〜24時間手術を遅らせる．手術の1〜2時間前に濃厚血小板2単位（ドイツの1単位は日本のおよそ14単位の濃厚血小板に相当）を輸血．術後は止血が確認されれば6時間後にアスピリンを再開．クロピドグレルは止血状況に応じて24〜48時間で再開としている（図1）．14例のpilot studyではあるが，このストラテジーで手術を行うことで，術中出血も予想範囲内で，大出血はなかったとしている（1名術後4日目にACSを起こしている）．

アスピリンは2時間で，クロピドグレルの活性化体は6〜8時間でクリアされることを利用したストラテジーで，これら抗血小板薬が体内でクリアされてから投入した濃厚血小板で戦うというコンセプトである．抗血小板薬の休薬時間を最小限にできるという点で優れた方法と考えられる．

文献

1) Bernerd GR et al ; PROWESS study group : N Engl J Med **344** : 699-709, 2001
2) Brian L Warren et al ; KyberSept Trial Study Group : JAMA **286** : 1869-1878, 2001
3) Abraham E et al ; OPTIMIST trial study group : JAMA **290** : 238-247, 2003
4) Thiele T et al : J Thromb Haemost **10** : 968-971, 2012
5) Gando S et al : Crit Care Med **34** : 625-631, 2006

J 腎不全

1 急性腎障害（AKI）の定義

急性腎不全（ARF）は，ハリソン内科学には，「ARFとは，急激な糸球体濾過量の低下（数時間～数日），窒素老廃物の貯留，細胞が胃液や電解質・酸塩基ホメオスターシスの破綻を特徴とする症候群である」と記載されている[1]．病態を端的に表現しているが，この記載からARFを診断することは困難である．実際，多くの観察研究で複数の診断基準が用いられてきた．そして，ARFの発症が手術後の予後などに関連することは明らかになったが，統一された診断基準がなかったので，比較検討することが困難であった[2～5]．

そこで，Acute Dialysis Quality Initiative（ADQI）がつくられ，2004年にARFの診断基準であるRIFLE criteria（表1）が発表された[6]．その後，各国の集中治療系および腎臓内科系の学会が集まり急性腎障害ネットワーク（Acute Kidney Injury Network）がつくられ，まず急性腎障害（acute kidney injury：AKI）が定義され，2007年にRIFLE criteriaを改良したAKIN criteriaが発表された（表1）[7]．RIFLE criteriaとの違いは，①Risk，Injury，FailureをStage 1から3に変更，②クレアチニンのベースラインからの0.3 mg/dL以上の上昇をStage 1に追加，③血液浄化療法が施行されたらStage 3の3点である．

AKIの診断には血清クレアチニンと尿量が用いられているが，早期発見には適さないため，以下のマーカーが有力な候補として検討されている：cystatin C, β_2-Microglobulin, α_1-microglobulin, N-acetyl β-D glucosaminidase（NAG），interleukin 18, neutrophil gelatinase-associated lipocalin（NGAL），fatty acid binding protein, kidney

表1 AKIの定義とステージ分類（RIFLE and AKIN）

1）定義			
急激（48時間以内）に腎機能が低下（Scr値0.3 mg/dL以上上昇，もしくはScr値が1.5倍以上に上昇，尿量0.5 mL/kg/hr以下が6時間以上持続）			
2）ステージ分類			
RIFLE Stage	AKIN Stage	Scr値	尿量
Risk (R)	1	1.5～2倍に上昇 または0.3 mg/dL以上上昇（AKIN）	0.5 mL/kg/hr以下が6時間
Injury (I)	2	2＜Scr≦3倍に上昇	0.5 mL/kg/hr以下が12時間
Failure (F)	3	Scr＞3倍に上昇，または急激なScr≧0.5 mg/dL上昇を伴うScr4 mg/dL 透析導入患者はステージ3とする（AKIN）	0.3 mL/kg/hr以下が24時間または無尿が12時間
Loss (L)		急性腎不全の遷延（＞4週間）	
ESKD (E)		末期腎不全状態（＞3ヵ月）	

Scr：血清クレアチニン値
（文献6, 7より引用）

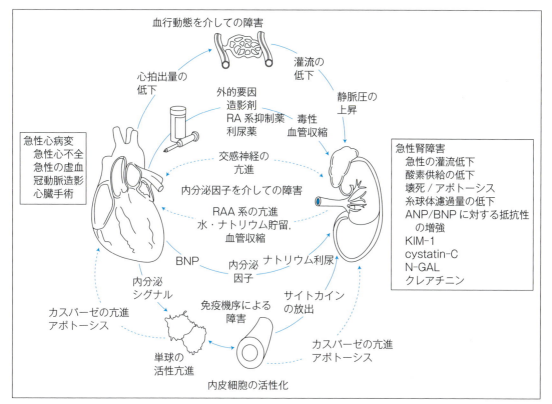

図 1 心腎関連
ANP：心房性ナトリウム利尿ペプチド，BNP：脳性ナトリウム利尿ペプチド，KIM：kidney injury molecule，
N-GAL：neutrophil gelatinase-associated lipocalin，RAA：レニン・アンジオテンシン・アルドステロン
（文献9より引用）

injury molecule-1，netrin-1，osteopontin など[8]．

2 外科手術における AKI の原因

非心臓手術における周術期 AKI の発症率は1％前後であるが，心臓手術後には5〜20％にも上ると報告されている[2〜5]．その理由として，心臓と腎臓には心腎連関として多くの因子が関係し合っていることがあげられる（図1）[9]．また，心血管手術では術前後と術中で様々な因子が働く（表2）．いずれの場合でも，腎臓への灌流圧の低下，炎症，血管収縮物質の使用の3つが重要な要因であり，以下に説明を加える．

①手術侵襲：手術侵襲により，免疫反応や神経内分泌反応が賦活化される．レニン・アンジオテンシン・アルドステロン（RAA）系の亢進により，水分・ナトリウムが貯留するなど，水分・電解質管理の恒常性が変化する．

②血行動態の不良：麻酔や出血，サードスペースへの移行による有効循環血液量の減少により，血圧が低下しやすい．

③腎毒性物質：抗生物質，非ステロイド抗炎症薬（NSAIDs）などによる，腎障害（尿細管細胞障害，腎血流の減少）がよく知られている．造影剤も，直接的な尿細管毒性や微小血管閉塞の関与が考えられる．

④人工心肺：交感神経系，RAA 系が賦活化される．炎症・血液希釈などにより，低血圧を来し，腎血流の減少をもたらす．

⑤大動脈遮断：腎動脈周囲での大動脈遮断では，直接的・間接的に腎血流が劇的に減少する．尿細管壊死や，粥腫片による腎動脈塞栓が起こりうる．

⑥麻酔：麻酔剤による直接の腎毒性が報告されているものはないが，血圧低下作用による影響で尿量減少は認められる．

⑦術前の腎機能：われわれが腹部大動脈瘤患者の待機的手術前後の腎機能を検討した報告から

表2 心血管手術の周術期に生じる AKI に関連する因子

		術前	術中	術後
腎前性	循環血液量減少	経口摂取低下 炎症（発熱） 感染症 利尿薬	出血 輸液不足 炎症の惹起	感染症 輸液不足
	低血圧	心機能不全 出血 血圧低下 ショック	心機能不全 灌流圧の低下 麻酔 出血 血圧低下	心機能不全 血圧低下
	腎血管トーヌス異常	RAS 抑制薬 NSAIDs	血管収縮薬	血管収縮薬 NSAIDs
腎性	虚血性	腎動脈狭窄・閉塞	腎動脈解離 大動脈クランプによる虚血 コレステロール塞栓症 腎梗塞（血栓）	コレステロール塞栓症
	腎毒性	造影剤腎症	横紋筋融解症 溶血	抗菌薬の使用
	腎実質障害	慢性腎臓病の既往	慢性腎臓病の既往	慢性腎臓病の既往
腎後性		尿路疾患の既往	尿路疾患の既往	尿路疾患の既往

RAS 抑制薬：レニン・アンジオテンシン系抑制薬，NSAIDs：非ステロイド抗炎症薬

も，術前の腎機能（血清クレアチニン，蛋白尿，腎臓のサイズなど）によって，術後早期の腎機能が規定されることがわかった[10]．

3 外科手術における AKI の予防と治療

AKI を発症すると，様々な遠隔臓器障害が発生する（図2）[11]．肺では，急性肺障害／急性呼吸窮迫症候群が起こる．サイトカインなどを介して，急性の心障害や脳障害が起こる．そのため，AKI では腎保護のみならず，主要臓器障害発症をモニタリングする必要がある．

a. 血行動態の管理

周術期の患者に対して，臓器低灌流を是正することは重要である．具体的な目標は明確ではないが，平均動脈圧 65 mmHg 以上，中心静脈圧 8〜12 mmHg，血中乳酸値の正常化，中心静脈酸素飽和度 65% 以上，代謝性アシドーシスの是正，頻脈の是正（100/min 以下），尿量の確保（0.5 mL/kg/hr 以上）などが提唱されている．

①輸液療法：脱水や循環血液量の減少，血圧低下，心拍出量減少は，周術期の AKI の誘因となるため，脱水を避けるような適切な周術期輸液管理を行う．ただし，何を指標に用いるか，必ずしも明確なものはない．等張液，電解質液，アルブミン製剤などが用いられる．

②血圧管理：上述のように，脱水を避けるような周術期輸液管理が血圧管理にとっても重要である．

③血管作動性薬物：ノルアドレナリンは強力な血管収縮作用と弱い強心作用を持ち，腎血流の低下が危惧されたが，実際の症例では腎虚血を悪化させず腎機能の改善効果が認められた．

b. 腎血流を増加させる薬物療法

①低用量ドパミン：ドパミンは D_1 受容体を介して選択的に腎血流を増加させ，$β$ 受容体を介して心拍出量と腎灌流を増加させる．低用量（3〜5 μg/kg/min）で，腎血流や心拍出量増加が報告されている．術後 AKI に使用した論文では，周術期 AKI の予防効果はなかった．

②fenoldopam：選択的 D_1 作動薬であり，腎血流量や GFR を増加させる．ナトリウム排泄作用，血圧低下作用を有する．術後 AKI に使用した論文では，周術期 AKI の予防効果が認められたとの報告もある．

c. ナトリウム利尿を起こさせる方法

①心房性ナトリウム利尿ペプチド：輸入細動脈

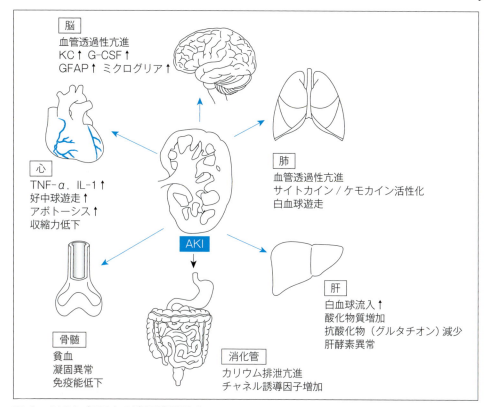

図2 AKIに起因する遠隔臓器障害
AKI, acute kidney injury ; G-CSF, granular colony-stimulating factor ; GFAP, glial fibrillary acidic protein ; GSH, glutathione ; IL-1, interleukin-1 ; KC, keratinocyte-derived chemokine ; TNF-α, tumor necrosis factor-α
（文献11より引用）

を拡張させ，輸出細動脈を収縮させ，GFRを上昇させる．また，糸球体の透過性を亢進させ，利尿とナトリウム排泄を促す．低用量（0.05μg/kg/min）で術後の透析回避に有効との報告もある．

②ループ利尿薬：周術期AKIの予防効果は報告されていない．

③マンニトール：浸透圧利尿とフリーラジカルスカベンジャーとしての働きがある．

d. 炎症を抑制する方法

①N-アセチルシステイン：抗酸化薬で，造影剤腎症での有効性が示唆されたが，周術期AKIの予防効果は明らかではない．

②スタチン：コレステロール低下作用だけでなく，抗炎症作用が報告されている．敗血症によるAKIでの有用性が示唆されている．

③フィブラート：シスプラチンによる腎近位尿細管障害の発症が，フィブラートにより抑制されたとの報告がある．

e. 栄養管理，血糖管理

AKIによるprotein-energy-wasting状態を改善させるため，エネルギー摂取（20～30 kcal/kg/day；炭水化物3～5 g/kg/day，脂質0.8～1.2 g/kg/day），蛋白摂取（透析導入前0.6～0.8 g/kg/day，透析導入後1～1.5 g/kg/day）が推奨されている．できるだけ，経腸栄養を行うことが推奨されている．また，ビタミンや微量元素の補充も過剰にならないように，注意して行うことが勧められている．

AKIでは，インスリン抵抗性や高血糖が起こることが知られている．高血糖による内皮機能や凝固系への悪影響は明らかであるが，インスリンを用いた厳格な血糖管理では，低血糖への危険性があり，明らかな血糖管理目標値は設定されてい

表3 慢性腎臓病の定義と重症度分類

a. 定義

①尿異常，画像診断，血液，病理で腎障害の存在が明らか．特に蛋白尿の存在が重要．
②糸球体濾過量（glomerular filtration rate：GFR）<60 mL/min/1.73 m²
①，②のいずれか，または両方が3ヵ月以上持続する．

日本人のGFR推算式
推定GFR (mL/min/1.73 m²) = $194 \times (Cr)^{-1.094} \times (年齢)^{-0.287}$ (×0.739 女性の場合)

(文献12より引用)

b. CKDの重症度分類

原疾患	蛋白尿区分		A1	A2	A3
糖尿病	尿アルブミン定量 (mg/日) 尿アルブミン/Cr比 (mg/gCr)		正常	微量アルブミン尿	顕性アルブミン尿
			30未満	30~299	300以上
高血圧 腎炎 多発性嚢胞腎 腎移植 不明 その他	尿蛋白定量 (g/日) 尿蛋白/Cr比 (g/gCr)		正常	軽度蛋白尿	高度蛋白尿
			0.15未満	0.15~0.49	0.50以上
GFR区分 (mL/分/1.73 m²)	G1	正常または高値	≧90		
	G2	正常または軽度低下	60~89		
	G3a	軽度~中等度低下	45~59		
	G3b	中等度~高度低下	30~44		
	G4	高度低下	15~29		
	G5	末期腎不全 (ESKD)	<15		

重症度は原疾患・GFR区分・蛋白尿区分を合わせたステージにより評価する．CKDの重症度は死亡，末期腎不全，心血管死亡発症のリスクを緑のステージを基準に，黄，オレンジ，赤の順にステージが上昇するほどリスクは上昇する．
（KDIGO CKD guideline 2012を日本人用に改変）CKD診療ガイド2012 p.3 表2

ない．おおむね，120~180 mg/dL以下を目標とし，高血糖や低血糖を起こさないようにする．

f. 腎代替療法（RRT）

AKIに対する上述の輸液・薬剤治療に十分に反応せず，補助療法の限界が確認されれば，腎代替療法（renal replacement therapy：RTT）の導入が必要となる．溢水，電解質異常，アシドーシスなどの明らかな尿毒症症状はRRT開始の基準になるが，一定の基準は定まっていない．RRTの方法，透析量の基準も定まっていない．敗血症や臓器合併症を有するAKIでは，より早期にRRTが開始される傾向がある．

4 慢性腎臓病（CKD）

近年，腎機能低下や蛋白尿が末期腎不全のリスクだけでなく，心血管疾患や死亡のリスクでもあることが指摘されている．2002年に米国腎臓財団が，腎障害の早期発見，早期介入により腎不全とともに心血管疾患の発症を阻止することを目的に，慢性腎臓病（chronic kidney disease：CKD）という概念を導入し，2005年に米国心臓病学会がCKDは心血管疾患発症のリスクであると提言した．日本腎臓学会からも，2007年，2008年，2012年にCKD診療ガイドが発表された[12]．表3に，CKDの定義とステージ分類，日本人のGFR推算式を示す．日本では，推定GFR60未満の患者数は成人人口の約13%と膨大である．慢性透析患者総数も多く，2013年末で約31.5万人と毎年増加している．透析患者の死亡原因の大半は，心血管病が占めている．

文献

1) Brady HR, Brenner BM：急性腎不全，ハリソン内科学，第2版，メデイカル・サイエンス・インターナショナル，東京，p1696-1705，2006
2) Chertow GM et al : Am J Med **104** : 343-348, 1998
3) de Mondonca A et al : Intensive Care Med **26** : 915-921, 2000
4) Mehta RL et al : Kidney Int **66** : 1613-1621, 2004
5) Uchino S et al : JAMA **294** : 813-818, 2005
6) Bellomo R et al : Crit Care **8** : R204-R212, 2004
7) Mehta RL et al : Crit Care **11** : R31, 2007
8) 森　潔ほか：日腎会誌 **52** : 566-571, 2010
9) Ronco C et al : J Am Coll Cardiol **52** : 1527-1539, 2008
10) Nakamura S et al : Clin Nephrol **65** : 165-172, 2006
11) Scheel PJ et al : Kidney Int **74** : 901-909, 2008
12) 日本腎臓学会（編）：CKDの定義，診断，重症度分類，CKD診療ガイド2012，東京医学社，東京，p1-4，2012

K 糖尿病

1 心血管疾患と糖尿病

近年，糖尿病患者数は増加し，2013年の厚生労働省の国民健康・栄養調査では，糖尿病が強く疑われる人は950万人で，20歳以上の男性の15.2%，女性の8.7%と報告されている．そして，糖尿病は，高血圧，脂質異常症とともに重要な心血管病変の危険因子である．

日本の2型糖尿病患者を対象としたコホート研究であるJapan Diabetes Complications Study（JDCS）の8年次までの中間解析結果では，冠動脈疾患の発症頻度は1,000人・年あたり8.8（男性10.6 女性6.8）人と一般住民の発症頻度に比べて高い．一般住民の調査（吹田研究）でも糖尿病がある者は冠動脈疾患の発症数は1,000人年あたり4.2人であり，糖尿病患者では，非糖尿病者に比べて冠動脈疾患の頻度は2.5倍に上昇する[1]．また，CCUに入院した虚血性心疾患患者では20～40%が糖尿病を合併しており，境界型糖尿病と未治療の隠れ糖尿病を含めると60～70%に及ぶという報告もあり，糖尿病は冠状動脈バイパス術を受ける対象患者の合併症としても最も頻度の高い疾患となっている．

糖尿病に対する薬物介入研究の大規模臨床試験のメタアナリシスが2009年において報告された[2]．その結果では，強化療法によるHbA1c平均値0.9%の低下は，非致死的心筋梗塞を17%，冠動脈病変を15%軽減した．対象患者，ベースラインおよび目標HbA1c，介入方法は異なるものの，血糖管理により心血管病変の発症が有意に抑制されたとするものである．しかしながら，適切なHbA1c低下の程度は年齢，罹病期間，合併症，HbA1cレベルを考慮すべきとされている．また，血圧，脂質管理を含めた治療の重要性も忘れてはならない．

表1 周術期の糖尿病管理

1）術前コントロールの目標
- 尿ケトン体陰性
- 空腹時血糖100～140 mg/dLまたは食後血糖200 mg/dL以下
- 尿糖は1+以下，または尿糖排泄量1日の糖質摂取量の10%以下

2）手術延期：以下のいずれかの場合
- 尿ケトン体陽性
- 空腹時血糖200 mg/dL以上，食後血糖300 mg/dL以上

3）術前から速効型インスリンを主軸にインスリンによって血糖を管理する

4）手術はできるだけ午前中に計画する

5）術当日，絶食の場合，当日のインスリン皮下注も中止
- 当日のインスリンは静脈内投与に統一

6）術中コントロールの目標
- 血糖値150～250 mg/dL，尿糖1+以下

7）インスリン投与は静脈内投与のみ，単独経路とする

8）スライディングスケール（予測的インスリン調節法）を行う

糖尿病患者に対して冠状動脈バイパス術（CABG）と経皮的冠動脈インターベーション（PCI）のどちらが優れているかということに関して，多くの無作為対象試験（RCT）が報告されているが，近年はPCIにDESステントが使用されるようになり，以前の結果では十分な判断ができない．2002年から2007年にエントリーされ2010年にBMSから報告されたCARDia Trialでは，1年間のフォロー期間ではプライマリーエンドポイント（死亡，脳卒中・心筋梗塞発症）に有意な差を認めなかったが，血行再建術を含めた有害心イベント（MACE）ではCABGのほうが優れていた[3]．さらに，2005年から2010年にかけて行われたFREEDOM trialでは，冠動脈多枝病変を有する糖尿病患者を対象にしたCABGとDES-PCIのRCTで，CABGのほうが費用対効果に優れているという報告がされている[4]．

急性大動脈解離については発症前の血圧の管理状況が予後を悪くするリスク因子であるという報

表2 術中輸液（GIK療法）

ブドウ糖投与速度 10 g/hr のとき 1）投与開始時の速効型インスリン必要量（6時間あたり）(U) 　　＝6時間で投与するブドウ糖量（g）/5＋投与開始時血糖値（mg/dL）/100 2）スライディングスケール法で1）に増減	
変更前血糖値（mg/dL）	追加速効型インスリン量（6時間あたり）
≦110	−2 U
111〜150	0 U
151〜200	＋2 U
201〜250	＋4 U
251〜300	＋8 U
301≦	ブドウ糖輸液を中止し専門医に連絡

＊K＞4.5 mEq/L のときは KCl の添加なし
　K≦4.5 mEq/L のときはブドウ糖を含む液が KCl 20 mEq/L になるように調整

表3 インスリンスケールを用いた用量調節（その1）

術後 day 0, 1 は下記のスケールに従い，インスリンの持続静注を行う．

血糖測定値が前値の 90％以上の場合		
血糖値		ヒューマリン R
80〜119		維持
120〜149		＋1 U/hr
150〜119		＋2 U/hr
200〜		＋4 U/hr
血糖測定値が前値の 90％未満の場合		
血糖値		ヒューマリン R
200 未満	前値の 70〜89％	75％に減量
	前値の 50〜69％	50％に減量
	前値の 50 未満	専門医に連絡
200 以上		維持

告がコホート研究からあるが[5]，糖尿病罹患の有無が予後に影響することを示した報告はない．

2　周術期における血糖管理

　糖尿病患者では高血圧，虚血性疾患，不整脈などの合併が多く，腎障害や尿路感染症なども高頻度に合併している．また，免疫能の低下や血流障害による易感染性があるといわれている．術前のHbA1c が 6.5％以上であれば糖尿病と診断されていなくても糖尿病患者として扱うのが望ましい．日本で行われた後ろ向きコホート研究であるJMAP 研究（糖尿病，非糖尿病とも off-pump 手術が約 70％）によると，糖尿病患者は非糖尿病患者に比べて有意に感染症の合併が多く，それによると考えられる死亡が多い傾向にあった[6]．このように糖尿病患者の手術に際しては，術前からのリスクチェックと周術期の血糖管理が必要であり，糖尿病専門医へのコンサルテーションが望ましい．

　日本糖尿病学会が推奨する周術期の糖尿病管理法を表1に示す[7]．糖尿病が手術療法のみで良好にコントロールされている場合は，絶食時間の短い手術であればインスリンを要しないこともあるが，薬物療法を行っている場合はインスリン治療が原則となる．たとえ経口糖尿病薬で血糖のコントロールが良好であっても，術前からインスリンに変更し術後安定してから経口糖尿病治療薬に戻すことが原則である．ビグアナイド系薬剤は手術中に乳酸アシドーシスを惹起する可能性があり，

表4 インスリンスケールを用いた用量調節（その2）

術後 day2 のインスリンスケールは術前の治療薬（表 4a）に基づいて決定し，表 4b のスケール 1〜4 のいずれかで開始する（皮下注にて行う）．

表 4a 術前の治療薬によるスケールの分類

スケール 1	グリニド，グリクラジド 20 mg，DPP-4 阻害薬のいずれか 1 剤使用下で HbA1c 6.5％未満
スケール 2	グリニド，グリクラジド 20 mg，DPP-4 阻害薬のいずれか 1 剤使用下で HbA1c 6.5％以上 グリクラジド 40 mg を含む処方（その他の併用薬は DPP-4 阻害薬以外） グリメピリド 0.5 mg を含む処方
スケール 3	グリクラジド 40 mg＋DPP-4 阻害薬 グリベンクラミド 1.25 mg 以上 5 mg 未満 グリメピリド 1 mg 以上 3 mg 未満 のいずれかを含む処方
スケール 4	グリクラジド 60 mg 以上 グリベンクラミド 5 mg 以上 グリメピリド 3 mg 以上 リラグルチド，エクセナチド使用 のいずれかを含む処方

表 4b day 2 より開始するスケール

スケール 1		スケール 2		スケール 3		スケール 4	
血糖	ヒューマリン R	血糖	ヒューマリン R	血糖	ヒューマリン R	血糖	ヒューマリン R
100〜	2 U	90〜	4 U	90〜	4 U	90〜	6 U
150〜	4 U	150〜	6 U	150〜	6 U	150〜	8 U
200〜	6 U	200〜	8 U	200〜	8 U	200〜	10 U
				眠前ヒューマリン N	4 U	眠前ヒューマリン N	6 U

表5 インスリンスケールを用いた用量調節（その3）

Day3, 6, 9 の朝食前血糖と昼食前血糖に基づき表 5a に従って開始時スケールを変更する．

表 5a 見直し前まで用いていたスケールのヒューマリン R，ヒューマリン N の使用単位を以下に従って増量もしくは減量する．

		ヒューマリン N（眠前）
朝食前血糖値	150〜249 250〜	＋2 U ＋4 U
		ヒューマリン R（食前）
昼食前血糖値—朝食前血糖値	100〜199 200〜	＋2 U ＋4 U

Day2 において持続の糖質を含む輸液が行われていた場合は表 5b のスケールで開始し，輸液が中止された段階で表 4b のスケールを開始する．この場合スケールの見直しは表 4b のスケールが開始された日から 2 日後，5 日後に表 5a によって行う．

表 5b 糖質を含む輸液が行われていた場合に Day2 より開始するスケール

スケール 1		スケール 2		スケール 3		スケール 4	
血糖	ヒューマリン R	血糖	ヒューマリン R	血糖	ヒューマリン R	血糖	ヒューマリン R
150〜	2 U	150〜	2 U	150〜	2 U	150〜	2 U
200〜	4 U	200〜	4 U	200〜	4 U	200〜	4 U
眠前ヒューマリン N	6 U	眠前ヒューマリン N	8 U	250〜	6 U	250〜	6 U
				ヒューマリン N	12 時間ごとに 6 U	ヒューマリン N	12 時間ごとに 8 U

1週間前，おそくとも3日前から中止する．スルホニル尿素薬も効果が数日持続することがあるので，3日前から中止する．CABGなど心血管外科手術で中心静脈栄養が行われることはほとんどないが，中心静脈栄養の導入が予測される場合は術前から計画的に導入することが望ましい．術中の血糖管理の目標は150～200 mg/dLとされている．術中輸液とインスリンスライディングスケールを表2に示す[7]．術後は経口開始に伴いインスリン皮下注に移行するが，数日でストレスが減少することによりインスリン必要量が減少し，低血糖を起こす危険が増すので定期的な血糖モニタリングが必要である．

周術期の血糖管理目標については多くの報告があり，以前より厳格な血糖管理が術後感染症の予防に有効であるという報告があった．しかし，最近，ICUで目標血糖値80～110 mg/dLとした強化インスリン療法では経口栄養摂取患者の場合に低血糖とそれによる死亡リスクを上昇させるというメタアナリシスが報告された[8]．また，糖尿病患者では周術期の血糖を150～200 mg/dLを目標に管理することは200 mg/dL以上でもよいとする場合に比べて術後の死亡率と脳卒中の発症を抑制するが，150 mg/dL未満に厳格に管理しても，さらなる効果は期待できないというメタアナリシスが報告されている[9]．以上より，術後ICUでの管理目標は200 mg/dL未満とし，低血糖にならないように管理することが望ましいといえる．当センターでの術後のインスリンスケールを用いたインスリン用量調節の方式を表3～5に示す．

文献

1) Watanabe M et al : Diabetes Res Clin Pract **88** : e20-e23, 2010
2) Ray KK et al : Lancet **373** : 1765-1772, 2009
3) Kapur A et al : J Am Coll Cardiol **55** : 432-440, 2010
4) Magnuson EA et al : Circulation **127** : 820-831, 2013
5) Howard DP et al : Circulation **127** : 2031-2037, 2013
6) Minakata K et al : J Cardiol **59** : 275-284, 2012
7) 糖尿病専門医研修ガイドブック，第6版
8) Marik PE, Preiser J-C : Chest **137** : 544-551, 2010
9) Sathya B et al : Diabetes Res Clin Pract **102** : 8-15, 2013

L 消化器系合併症

　心臓血管外科疾患の手術は循環の源となる部位に疾患を有するため，その影響は全身各臓器に及び，当然，消化器系へも大きな影響を与える．また過大な手術侵襲によるストレスが原因となることもある．その特徴は，症状としてすぐには現れないが，診断されたときには，すでに重篤な状況に陥っていることが多々あることである．そのため，術後管理を行う際は，術中状態を理解し，周術期の経過を把握し，どのような消化器合併症を起こす可能性があるか予想し，予防策を含めた集約的診断と治療を進めることが肝要である．

　以下に心臓血管外科術後管理において，重要と思われる消化器合併症について詳述する．合併症は大まかに表1のように分類される．それらの早期発見のためには，モニターや血液データーの把握と同時に，腹部の視診，触診，胃液や便などを直接観察していくことが，その一助になることを強調したい．

1 胃，十二指腸

a. 急性胃粘膜病変（acute gastric mucosal lesions：AGML）

　心臓血管手術においては，手術中の体外循環使用，低体温，血圧変動，大動脈遮断など，身体に与えるストレスは非常に大きい．AGMLとは，突然の腹痛や吐血あるいは下血で発症し，内視鏡検査で深い陥凹となる消化性潰瘍とは異なり，急性胃炎所見や潰瘍など多彩な病変が認められる病態をいう．出血を伴うものが多く，多発するびらんや不整型の浅い潰瘍などを含み，食道，胃，十二指腸のいずれにも起こりうる．心臓血管手術後においては，程度の差はあるものの，かなり発症のリスクが高いと考えられる．AGMLは悪化して消化管穿孔を起こすことはないもの，潰瘍性出血を起こすことがある．特に術後のAGMLは，通常のものと比較して露出血管が多く，重篤な出血性胃粘膜病変となる頻度が高いとの報告もある．また，大量出血をきたす場合は重篤化し，致死率も高い．

1）原因

　胃病変は，攻撃因子と防御因子のバランスで生じる．胃粘膜血流量が低下し，特に胃粘膜酸素供給量の著明な低下を認め胃粘膜が虚血をきたすと，胃粘膜の保護粘膜層が消失し，粘膜が胃酸におかされる．その結果，浅いびらんが形成される．心臓血管外科周術期の要因としては，直接的虚血，ストレス性，薬剤誘起性のいずれも要因となりうるが，フリーラジカルの発生との関与も指摘されている．

2）予防と治療

　AGMLは，大きな侵襲を受ければその時点で形成されてしまうため，増悪の予防と治療，そして潰瘍性出血の予防が重要である．

①薬物治療

　心臓血管手術など生体侵襲が大きい手術後は一般的にH_2受容体拮抗薬を第1選択薬にすることが推奨されている．胃，十二指腸出血を認める際は，より強力なプロトンポンプ阻害薬への変更を考慮する．

ⅰ）H_2受容体拮抗薬：H_2受容体拮抗薬は，夜間の胃酸分泌を90％以上抑制するが，食後の胃酸分泌の抑制効果は弱い．プロトンポンプ阻害薬に比べその薬効はやや低い．

表1　発症原因からの分類

1. 虚血
2. うっ血
3. 塞栓症
4. 再灌流障害
5. 術後の器質的障害
6. ストレス

腎排泄性であり腎機能低下症例や透析患者では使用量を減じる必要がある．また肝機能障害や間質性肺炎，血小板減少症の副作用がある．

ⅱ）プロトンポンプ阻害薬：壁細胞において胃酸分泌を阻害するため，ほぼ完全に胃酸分泌を抑制する．最近は薬効の適応拡大もあり，使用しやすくなってきた．
ワルファリンやジゴキシンの血中濃度を上昇させるため，注意が必要である．特に，本薬剤は肝代謝が優位であり，肝疾患を有する患者への投与は注意が必要である．

ⅲ）胃粘膜防御因子強化薬：スクラルファート（アルサルミン）は H_2 受容体拮抗薬や制酸薬と同程度に潰瘍性出血を防止する有効な薬剤である．透析患者，腎機能低下への投与はアルミニウム中毒に注意しなければならない．

②消化管への栄養

経管栄養は薬物療法にも勝るとも劣らぬ，予防加療であり，可能な限り早期に消化管への栄養投与を考慮する．われわれはGFOを第一選択とし開始している．

ⅰ）GFO：glutamine-fiber-oligosaccharide enteral formula：グルタミン9g/日，水溶性食物繊維15 g/day，オリゴ糖7.5 g/dayの3つの栄養素を少量（100〜150 mL/day）の水分に溶解して投与する栄養法である．GFOの投与で，すべての消化管粘膜細胞のエネルギー基質を供給し，しかも粘膜表面に対する物理的刺激によって粘膜の萎縮を抑制するとともに，腸管内の異常細菌の増殖抑制を可能にしていると考えられている．

③循環動態の安定化，ストレスの低減

当然のことであるが，AGMLのリスク状態を脱するための原疾患の加療と，ストレスを低減する環境整備，不穏，疼痛に対しては適切な薬物療法を考慮する．

ⅰ）塩酸デクスメデトミジン（プレセデックス）：強力かつ選択性の高い中枢性 α_2 アドレナリン受容体作動薬である．α_2 アドレナリン受容体作動薬は，鎮静および鎮痛作用，抗不安作用，ストレスによる交感神経系亢進を緩和することによる血行動態の安定化

作用など，広範な薬理作用を示す．

ⅱ）スルピリド（ドグマチール）：脳内の伝達物質（ドパミン）に作用することにより，術後の抑うつ気分，不安，緊張，興奮を鎮め，精神状態を安定化する効果がある．

---

b. 消化管出血

胃粘膜からの少量の持続出血は術後しばしばみられるが，H_2 受容体拮抗薬などの登場や適切な予防治療により重篤な出血に至ることは少なくなった．しかし，難治の大量消化管出血はときに致死的な状況となる．

1）原因

頻度が高いのは胃十二指腸潰瘍と出血傾向に伴う胃・十二指腸のびらん，大腸憩室からの出血であるが，代表的な原因を表2にまとめた．

術後管理の機械的刺激が原因となることもあるので注意が必要である

①経食道心エコー

エコープローブ挿入による直接的機械刺激や圧迫による粘膜虚血が原因と考えられており，食道胃接合部に起こしやすい．特に術中ヘパリン投与下や低体温，低血圧，長時間手術は増悪因子となる．また低体温時，古い機種ではプローブからの発熱が原因と思われる低温熱傷による食道損傷の経験があり，機種によっては取り扱いに注意が必

表2　消化管出血の原因

A．上部消化管出血
1．胃または十二指腸のびらん
2．潰瘍
  　精神的ストレス
  　心筋梗塞などの重篤な病変や手術侵襲
  　ステロイド，非ステロイド抗炎症薬などの薬剤
  　潰瘍の既往
3．出血傾向
  　抗凝固療法
  　重症感染症（DIC）
  　肝不全
4．胃食道静脈瘤
5．機械的刺激や傷害
  　経食道心エコー
  　胃管
B．下部消化管出血
1．腸間膜動脈閉塞症
2．炎症性腸疾患
3．憩室症
4．内痔核や裂肛
5．出血傾向

②胃管

　胃管の圧迫による接触性潰瘍形成をきたす可能性があり，長期留置には注意が必要である．

2）診断，治療

　術後胃管や下血からすぐ診断できることもあるが，不安定な血行動態，Hbの低下，BUNの上昇などが先行することもある．原因不明な上記状態のときは消化管出血を疑い検索を進める．

　　①内視鏡

　消化管出血の場合は出血点を同定するために内視鏡検査が第1選択であり，噴出性動脈出血や露出血管を認めたら同時に内視鏡的止血術を施行する．下部消化管の場合は出血性ポリープ，単純潰瘍，動静脈奇形など出血部位が限局し，内視鏡的に確認できる疾患においては内視鏡的止血術の適応となる．

　内視鏡的止血：緊急内視鏡検査にて，露出血管を有する潰瘍を認めた場合に試みる．
　　ⅰ）トロンビン散布法・純エタノール局注療法
　　ⅱ）高張ナトリウム・エピネフリン液局注療法
　　　（hypertonic saline epinephrine：HSE）

　　②血管造影

　出血が多く部位の同定が内視鏡では不明なときや，内視鏡では出血が止まらないとき，血管造影を行い，出血している動脈に選択的にカテーテルを挿入し，血管収縮薬や塞栓物質（コイル，スポンゼル・リピオドールなど）の注入を行うことで止血を試みることがある．

　　③RI診断

　大量出血時に小腸や結腸からの出血の診断に有用で，原因がわからないときに選択される．^{99m}Tc-labelled red cells や ^{99m}Tc-suifur collid を用いる．

　　④薬物療法

　静注
　　ⅰ）H_2受容体拮抗薬
　　ⅱ）セクレチン（ガストリン放出の抑制とガストリンによる胃液分泌を抑制）
　経口
　　ⅲ）トロンビン末
　　ⅳ）アルロイドG（アルギン酸ナトリウム）：潰瘍面に付着して止血効果があるといわれる．
　　ⅴ）マーロックス®（水酸化アルミニウムと水酸化マグネシウムの合剤）：制酸薬

　　⑤手術

　内視鏡的止血術で止血が困難な場合，内視鏡にて出血源が不明でも血管造影によって出血源が確認された場合，手術的止血の適応となる．

c. 消化管虚血

　心臓血管外科領域の手術は動脈硬化に起因する疾患群も多く，大動脈や末梢動脈に高度な粥状硬化，またすでに狭窄や閉塞を認めることが多い．通常は側副血行路が発達しており，大きな問題にならないことが多いが，術中操作や血行動態によっては虚血を惹起することもあり，注意が必要である．また，大動脈の遮断や吻合などの操作をする場合は，術中エコーなどを施行し，アテローム塞栓症を回避するよう心がけることが肝要である．一方，数々の原因により腸間膜動脈の攣縮を起こし，その結果，腸管虚血を引き起こす，非閉塞型腸管虚血（non-occlusive mesenteric ischemia）を合併することがあり，注意深い観察が必要である．

1）原因

　上腸管膜動脈の血栓塞栓症，両側腸骨動脈の血栓塞栓症，アテローム塞栓症（shower embolism）など．

2）診断

　消化管虚血の確定診断は困難であるが，いかにこれを早期に疑い，診断するかが，患者の予後を大きく左右する．以下にその徴候を示すが，疑いが高ければ試験開腹も念頭に置くことが重要である．

　　①腹部膨満

　時間経過とともに腹部膨満が進行し，覚醒した患者では腹痛を伴うことが多い．

　　②循環動態の不安定化

　心原性でなく低血圧が出現し，過度のボリューム負荷が必要となる．これは虚血部位の腸管が著明に浮腫を起こし，敗血症状態になりつつある状態と考えられる．

　　③血液検査

　ラクテートの上昇，代謝性アシドーシスの進行，AST，ALT，LDH，CPKの上昇がみられることが多いが，初期の場合はその変化が少ない．

④腹部エコー

著明な腸管壁肥厚が認められる．腸管血流の同定も可能との報告もあるが，末梢血流に関しては熟練が必要となる．

⑤CT

CT 施行可能ならば，広範囲腸管虚血には有用である．

⑥血管造影

非閉塞性腸管虚血の場合，確定診断の第一選択であり，なおかつ薬である血管拡張薬の選択的動注に移行できる．

⑦試験開腹

上記診断過程でそれが疑われた場合は試験開腹し，虚血の程度と範囲をみることが大切と思われる．壊死性変化の場合は早期切除が必要である．

d. 腸閉塞（イレウス）

麻痺性イレウスと機械的イレウスがあるが，多くの場合，術後の麻痺性イレウスである．

1）症状

腹部膨満，排ガス，排便の停止，悪心・嘔吐がみられる．腸蠕動は麻痺性では減弱し，機械的では亢進し，金属音が聴取される．

2）検査

腹部 X 線において，臥位で小腸ガス，立位で鏡面像を認める．また，これらの経時的変化が乏しい症例では胃管から消化管造影剤アミドトリゾ酸（ガストログラフイン®）を注入し，追腸造影で確認することも有用である．

3）治療

イレウスは保存的治療が第 1 選択であるが，機械的イレウス，特に絞扼性イレウスは緊急手術の適応となる可能性があることを念頭に置いて治療を進める．

①減圧療法

胃管やイレウス管により腸管内容を吸引し，減圧する．胃液や腸液の量や性質は腸管蠕動の程度の診断にもなる．

②浣腸，下剤

浣腸により腸管蠕動を促すもので，効果的なこともある．

③薬物治療

パンテノール（パントール®），パントテン酸はビタミンの一種で（ビタミン B_5）腸蠕動をよくする働きがあるが，パントテン酸の欠乏が主因でないことも考え，効果のないときは漫然と投与すべきではない．基本的には減圧，腸管安静療法で時間とともに改善，軽快することが多いが，難治性の場合ジノプロスト（プロスタグランジン $F_2\alpha$，プロスタルモン F®）も有効な場合がある．しかし，頻脈や昇圧などの副作用に注意が必要である．

④経管投与

保存的治療（イレウスチューブ挿入による排液・排ガスなど）に少量の白湯や大建中湯を併用すると，腹部膨満や悪心などの症状の改善や，また少腸管蠕動を促すとの報告もあり，胃管から逆流がなくなったら，すべて吸収されなくても使用してみる．

2　肝臓

心臓血管外科手術後においては，一般的な薬剤性肝機能障害も多いが，左心不全，右心不全，肺動脈圧上昇，三尖弁異常などによる右房圧の上昇に起因する，肝臓の循環不全（うっ血肝）による肝機能障害が存在することが特徴である．したがって治療上大切なことは，対症療法だけではなく，原因の検索とその除去を同時に行っていくことである．

a. 高ビリルビン血症

高ビリルビン血症の原因を考えるうえで，胆汁色素の体内での動きを理解しておく必要がある．

1）ビリルビンの生成と代謝

体内のビリルビンの 80％ は，老廃赤血球が網内系（骨髄，脾臓，肝臓など）で破壊されて生じ，網内系由来のビリルビンは間接ビリルビンとなる．残る 20％ は，赤血球完成前に破壊される無効造血や，肝臓の臓器ヘムに由来する早期ビリルビン（シャントビリルビン）である．肝内のビリルビン代謝機構は以下の 3 ステップから成っている．

①ビリルビンの肝細胞による摂取，移送
②ビリルビンの抱合

グルクロン酸抱合により，非抱合型（間接）ビリルビンが抱合型（直接）ビリルビンに変換される．

表3 高ビリルビン血症の原因

間接高ビリルビン血症		
●ビリルビン産生過剰	溶血性疾患 シャント,高ビリルビン血症	
●ビリルビン摂取障害	薬剤	
●ビリルビン抱合障害	新生児黄疸 薬剤	
直接高ビリルビン血症		
●ビリルビン排泄異常		
●肝細胞障害	肝炎,肝硬変症,感染性肝障害,肝癌など	
●胆汁排泄障害	肝内胆汁うっ滞 (ウイルス性,薬剤性など) 肝外胆汁うっ滞 (胆石など)	

③ビリルビンの細胆管への移行

直接ビリルビンは胆道系を経て胆汁中に排泄される．腸内に排泄された直接ビリルビンは回腸末端までほとんど吸収されず，回腸末端以降で分解されウロビリノゲンになる．その大部分が便中に排泄され，一部が腸管から再吸収され，胆道系と腎から排泄される．

2) 高ビリルビン血症の原因

心臓血管手術後にみられる高ビリルビン血症の原因を表3に示す．

間接ビリルビンか直接ビリルビンかを考えて原因を精査する．

①間接高ビリルビン血症

ⅰ) ビリルビンの産生過剰：溶血性黄疸，赤血球造血異常性黄疸がこれにあたる．特に人工心肺使用の手術，人工物が（人工弁，人工血管）血流にさらされる手術の術後は溶血の存在に注意が必要である．また，手術部の血腫，腸管出血など体内に老廃赤血球の存在が原因となる．

ⅱ) 肝内でのビリルビン摂取障害，抱合障害：ビリルビンの摂取障害や抱合障害をきたす疾患に関してはほかの成書を参照されたい．生理的新生児黄疸は，グルクロン酸抱合過程の酵素であるglucuronyl transferase が生理的に低いために生じる黄疸である．通常7〜10日で自然消失するが，ビリルビン値が異常高値を示す場合は光線療法の適応となる．

②直接高ビリルビン血症

ⅰ) ビリルビンの排泄異常：体質性黄疸による．

ⅱ) 肝細胞障害：肝炎，肝硬変，感染性肝障害などでは肝細胞の変性，壊死により直接ビリルビンが血中に流出する．またこの場合，肝細胞でのビリルビンの摂取や抱合も障害されるため，間接ビリルビンも増加する．肝障害が進行すると直接ビリルビンが優位となることが多い．

ⅲ) 胆汁排泄障害：胆汁うっ滞は肝内型と肝外型に分類される．肝内胆汁うっ滞は薬剤性肝障害（ALPが著明に上昇）やウイルス性肝炎が原因となる．肝外胆汁うっ滞は，肝外胆管の結石や胆嚢炎，先天性胆道閉鎖などが原因となる．

3) 治療

治療上大切なことは，肝機能障害に対する対症療法だけではなく，原因検索とその除去を同時に進めることである．心原性であれば循環動態安定に向けて治療を進め，薬剤性であれば，その薬剤を可能な限り中止することである．

一般に，肝不全の治療として以下があげられる．

①適切なグルコースおよびアミノ酸の投与

分岐鎖アミノ酸を主体とした特殊アミノ酸輸液を行う．

②薬物療法（肝庇護薬）

グリチルリチン・システイン・グリシン（強力ネオミノファーゲンC®），グルタチオン（タチオン®），肝臓抽出製剤（アデラビン®9号）などを考慮する．

③グルカゴン-インスリン療法（GI療法）

代謝改善と肝再生を目的とし施行されるが，その効果は不明である．

④血液浄化

血漿交換療法

血漿交換は血漿から分子量の大きな物質（自己抗体，免疫複合体，クリオグロブリン，エンドトキシンなど）を除去することにより重要臓器への侵襲軽減を期待する治療法である．高価な治療であり，重篤な合併症を伴うこともあるので，エビデンスに基づいた治療選択が大切である．

除去しようとする物質が，次の条件を少なくともひとつは満たすことが前提である．

ⅰ) 血液濾過や透析で除去できない分子量15,000以上の物質．

ⅱ) 半減期が長い物質．

iii) 体内で急速障害を与える物質や，通常の治療が有効でない物質．

　いずれにしても，一過性に症状が軽減しても，原因除去がされていなければ有効な治療とならないため，その適応は慎重に選択させるべきである．

M 中枢神経異常

1 原因と発生頻度

 心臓血管外科手術に際して最も注意する合併症のひとつとして,脳梗塞,脳出血,痙攣,意識障害などの中枢神経異常があげられる.近年,心臓血管外科手術の対象症例の高齢化に伴い,脳合併症の頻度がむしろ増加傾向にあり,また,これらの発生は術後のQOLの重要な鍵を握るものであるため,その予防対策は大切である.脳合併症の原因として,成人症例では心腔内血栓や大動脈粥状動脈硬化の遊離による塞栓や人工心肺に伴う空気塞栓,低灌流による脳虚血,低酸素脳症などがあげられる.また,心臓血管外科の手術後1〜2週間は不整脈が起こりやすく,特に一過性心房細動によって引き起こされる脳梗塞に注意が必要である.一方,小児開心術例では,複雑心奇形での長時間の循環停止,チアノーゼ発作や無輸血手術での血液希釈による低酸素供給状態など,成人症例以上に脳障害を起こす多くの原因が考えられる.

 成人症例での,待機的な冠動脈バイパス術(CABG)の周術期脳合併症発生リスクは1〜5%,弓部大動脈瘤では3〜15%とされている.CABGでも再手術例や心機能低下例,75歳以上の高齢者に対する待機手術では5〜10%,心機能低下例や他の重篤な疾患(肺,肝,腎,脳,末梢血管)が合併する場合の緊急手術では10〜20%と高くなる.一方,CABG周術期におけるせん妄の頻度は10〜28%,認知機能障害の頻度は30〜79%と高率である.周術期脳合併症に対するリスクとして,加齢,脳卒中の既往,高血圧,糖尿病,左心機能低下,体外循環時間,周術期の心筋梗塞および狭心症,大動脈粥状硬化性病変,閉塞性動脈硬化症があげられる.また,頸動脈病変との関係では,一側性の高度狭窄や閉塞例,両側性の50%狭窄以上の病変例では脳合併症のリスクが高い,との報告がある.

2 予防

 心・大血管周術期の脳血管障害の発生機序には,塞栓性機序と血行力学的機序がある.術前スクリーニング検査により,いずれの機序による脳梗塞発生の危険性が高いかを明らかにし,予防もそれぞれの病態に応じた対策を考える必要がある.

 塞栓性機序の原因として,上行大動脈や弓部大動脈の大動脈粥腫などからの血栓塞栓,左房内血栓,左室壁在血栓,術後の過凝固状態,術後の一過性心房細動が重視されている.上行大動脈病変は,胸部CTや経食道心エコー検査により知ることができ,高度の大動脈粥状硬化と判断された場合は,人工心肺装着時の送血管挿入や大動脈遮断法を工夫し,上行大動脈に手術操作を加えない試みもなされる.一方,周術期の血行力学的機序による脳梗塞の危険度を知るには,脳循環予備能の評価が必要であり,脳循環動態の定量評価が可能なPET検査やアセタゾラミド負荷SPECTが有用である.

 当センターでは,頸部血管エコー検査を心大血管手術の術前検査として行い,そのリスクを高・中・低の3段階に評価している.つまり,頸部血管エコー検査で断面積75%以上の狭窄性病変がみつかった場合,両側性であればリスク高,片側性の場合は,アセタゾラミド負荷SPECTを行い,アセタゾラミド効果が陽性であれば脳循環予備能が低下していると判断しリスク高,陰性ならリスク中とし,そのほかはリスク低とした.また両側の椎骨動脈の血流低下が認められた場合は,MRAにて椎骨脳底動脈の評価を行い,その程度によりリスクを定めている.

当センターでの以前の検討で，過去2年間に待機的心・大血管手術予定全例（663例）に術前リスク評価を行い，うち499例に心・大血管手術を施行した．周術期脳合併症の発生は11例（2.2%）で全例虚血性脳血管障害であり，発症機序は11例中7例が塞栓症であり，明らかに血行力学性に生じた例はなかった．手術をCABGに限定すると，172例のうち周術期脳合併症は2例（1.2%）で，塞栓性1例，不明1例であった．術前リスク評価を実施する以前のCABG 253例の検討では，5例（2%）に周術期虚血性脳血管障害が発生し，発症機序は塞栓性2例，血行力学性2例，不明1例であった．術前検査施行後は血行力学性と考えられる症例が皆無になっており，術前検査の効果が分かる．しかし，塞栓性機序に対する効果は不十分で，術後の一過性の心房細動の予防や抗凝固療法を考慮していく必要がある．

脳血管障害のリスクの高い例に対しては，周術期脳合併症を低下させるべく，CABGではカニュレーションによる血栓塞栓や人工心肺使用中の低血圧を避けることのできるoff-pump CABGが望ましい．また人工心肺を使う場合は，ヘパリンコーティング回路を用いる，脳灌流圧を保つため人工心肺中の血圧を常時60 mmHg以上に保つ，などの工夫が望まれる．

冠動脈疾患と虚血性脳血管障害は同じ動脈硬化性疾患であり，両者はしばしば合併している．心疾患と頸動脈の両方の手術が必要な患者の治療戦略には，確立した一定の方針はない．一般的には最大限の薬物療法を行い，症状のある方から手術をするか，低侵襲の手術の方から行うことが多い．最近では，心・脳血管のどちらにも手術適応がある場合は，同時手術よりも二期的手術が勧められる．2011年の米国頭蓋外頸動脈椎骨動脈疾患患者管理ガイドライン（ECVDガイドライン）では，6ヵ月以内に一過性脳虚血発作や軽症の脳梗塞を起こした症候性の高度頸動脈狭窄例に対しては，CABGに先行して頸動脈内膜剥離術（CEA）または頸動脈ステント留置術（CAS）を行うことがclass IIaで推奨されている．また，極めてリスクの高い例では，手術を見合わせ経皮的冠動脈形成術（PCI）や内科的治療に切り替えざるを得ない場合もある．

3 症状

成人の開心術例の術後中枢神経異常としては，意識障害，麻痺，けいれんなどの器質的に明らかな脳障害と，高次脳機能の低下があげられる．周術期の脳梗塞の61～87%は術中および術後2日以内に発症しているが，術後3日以降に発症するdelayed strokeもまれではない．

術後にいったん覚醒する前の神経学的評価の際は，麻酔薬の影響を考える必要がある．この場合でも，肢位の異常や麻痺の有無には注意をすべきである．脳幹出血や脳底動脈閉塞では四肢を伸展位とする除脳硬直が，両側性の大脳皮質や白質の広範な病変では両上肢を屈曲し両下肢を伸展する除皮質硬直がみられることがある．運動麻痺の有無は，上肢では両手を持ち上げて離すと麻痺側の手が速く落下し，下肢では両膝を立てさせると麻痺側がより速くより外側に倒れるというdrop testや，筋緊張の左右差，腱反射の左右差，Babinski徴候などで観察する．感覚障害は，左右の痛み刺激に対する顔のしかめ具合や，手足の反応の差で推測しうる．

瞳孔や眼位の異常など眼の異常は，挿管中や意識障害時でも客観的に評価しうる．瞳孔では，瞳孔不同，対光反射や毛様体脊髄反射の消失に注意する．眼位は，大脳半球障害では両眼が持続して病巣側に偏倚する共同偏視がみられ，高度になると顔も眼球と同方向を向く．てんかんでは，病巣と反対側に向かう共同偏視が生じることが多い．また，意識障害時の眼球運動の検査として，人形の眼現象（oculo-cephalic reflex：OCR）やカロリック・テストがある．OCRは頭を受動的に急速に左右・上下へ回転させ眼球の動きをみるもので，脳幹機能が保たれていると眼球がその反体側に動くが，脳幹機能が障害されると眼球は動かないか共同性ではなくなる．眼球浮き運動（ocular bobbing）や彷徨性眼球運動（roving eye movement）など異常眼球運動にも注意を要する．

開心術後の高次脳機能低下の発生頻度は高く，30～79%にも及ぶといわれる．その多くは一過性であるが，なかには慢性期にも残存する例がある．一方，小児例では言語機能を含む高次脳機能検査を行うことが難しく，明らかな脳障害以外は

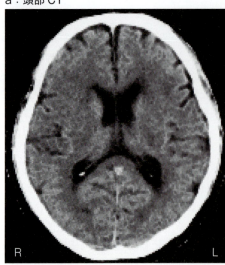 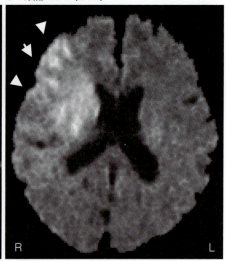

図1　急性期脳梗塞の頭部CTと頭部MRI（DWI）
　a：左片麻痺と意識障害の発症80分後の頭部CTで，右レンズ核の不鮮明化が疑われるが，明らかな低吸収域は指摘できない．
　b：発症95分後の頭部MRIの拡散強調画像で，右中大脳動脈の前方皮質領域と穿通枝領域に高信号域を認め（矢頭），急性期脳梗塞と診断された．

早期の評価は困難なため，失語・発達遅延などの症状が明らかになるまで数ヵ月から数年を要することもある．

4　早期診断

運動麻痺，感覚障害，失語などの局所脳神経症状を呈する症例では，症状をみつけ次第できるだけ早く頭部単純CT検査を行う．CTにてまず頭蓋内出血の有無を確認することは，その後に適切な処置を行ううえで非常に重要である．術後からの意識障害や失見当識が遷延する例では，麻酔の種類と量を再検討し，また血糖値・電解質異常など代謝異常を除外したうえで，脳合併症を疑う．その際に，神経学的診察とともに頭部CT検査を行う．

脳梗塞では，発症早期の頭部CTでは低吸収域として病変を捉えられないことがある．このような場合には24時間後に再度フォローのCTを行う．MRI拡散強調画像（DWI）は脳虚血の程度と拡がりによるが，発症後1～3時間前後の超早期の脳梗塞巣を明瞭に描出しうる．またMRIは，CTでは診断が困難な後頭蓋窩病変や小病変の検出や，梗塞巣の新旧の鑑別にも有用という利点がある．ただし，MRIはペースメーカや体内金属のある患者では検査が不可で，CTよりも時間がかかるため，術後の重症患者や乳幼児には不向きという欠点がある．なお，この点を補うべく，近年MRI検査が可能なペースメーカが臨床使用開始となっている．図1aは，左片麻痺と意識障害の発症80分後の頭部単純CTで，右レンズ核の不鮮明化が疑われるが，明らかな低吸収域は指摘できない．発症95分後の頭部MRIの拡散強調画像（DWI）で，右中大脳動脈の前方皮質領域と穿通枝領域に高信号域を認め，急性期脳梗塞と診断された（図1b）．本例は，引き続いて行った緊急脳血管造影で右中大脳動脈水平部閉塞を認めたため，経動脈的な局所血栓溶解療法を行い，同部位の再開通が得られた．その後，社会生活自立の状態で自宅退院となった．

脳梗塞以外の頭部CT所見としては，脳内出血，くも膜下出血，急性硬膜下血腫，急性硬膜外血腫などがある．

5　治療

脳合併症の種類と重症度，心・大血管の原疾患の重症度により治療方針が変わる．

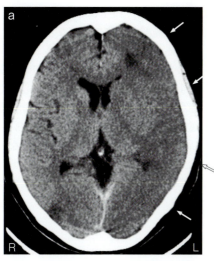 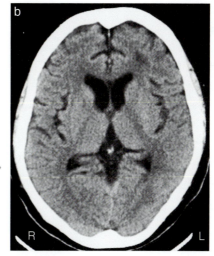

図2 低体温療法にて脳梗塞を回避し得た例の頭部 CT の経過
　a：術後に左向き共同偏視を認めたときの頭部 CT．左半球全体の脳溝の不鮮明化や脳腫脹がみられるが（矢印），まだ明らかな低吸収域とはなっていない．左半球全体の超急性期脳虚血と考えられる．
　b：直ちに低体温療法を導入した．1ヵ月後の CT で左前頭葉皮質下に小梗塞を認めるが，左半球の皮質領域は梗塞を回避しえた．

　一般療法として，脳梗塞の急性期には原則として降圧は禁忌であるが，血圧値や合併症の程度に応じて血圧管理を行う．心機能をモニタしながら，脳浮腫治療のためのグリセロール製剤の投与，脱水の補正，デキストラン製剤による膠質浸透圧の維持を行う．

　特殊療法として，脳梗塞超急性期の血栓溶解療法や低体温療法がある．急性期脳梗塞に対する経静脈的なアルテプラーゼ（rt-PA）投与は，日本では 2005 年に発症 3 時間以内の脳梗塞に対して保険適応となり，2012 年に発症 4.5 時間以内の脳梗塞までに適応拡大となった．ただし rt-PA 投与に関しては厳密な適応基準があり，大手術の 14 日以内では禁忌とされている．心臓血管外科手術後の脳梗塞は，術後早期に起こることが多く，rt-PA 静注療法は適応外とされることが多い．一方，血栓溶解薬の選択的動注療法は，血栓溶解薬の全身投与である経静脈的血栓溶解療法より出血のリスクが低いとされており，術後一度覚醒したのちの脳梗塞に対して，適応を慎重に検討したうえで，ウロキナーゼや rt-PA を用いた選択的動注療法をすることがある．

　低体温療法は，脳温を 33～34℃ に下げ虚血侵襲から脳を保護する治療法である．導入は早いほどよく，頭部 CT で明らかな低吸収域がみられない時期が望ましい．図 2a は，胸部大動脈瘤の術後に麻酔からの覚醒遅延と左向き共同偏視を認めた例の頭部 CT である．左半球全体の脳溝の不鮮明化や脳実質の腫脹など early CT sign を認めるが，明らかな低吸収域は認めない．ただちに低体温を導入し脳温 33℃ で 4 日間維持後，24 時間に 1℃ のペースでゆっくりと復温した．フォローの CT で脳浮腫は改善し，臨床的にも意識状態・神経症状は改善した．1ヵ月後の CT では，皮質下の小梗塞のみで，皮質は梗塞にならずに救うことができた（図 2b）．

　脳塞栓症では，四肢，腸管，腎臓など他臓器への塞栓を起こしやすく，また早期に脳塞栓が再発すれば致命的になるため，急性期からの再発予防が大切である．脱水の補正と早期抗凝固療法としてヘパリン 1 万～1.5 万 U/day の持続点滴を行う．

　心臓血管外科の手術後の一過性心房細動は術後 1～2 週間以内に出現することが多いが，その際は脳梗塞の予防目的で，ヘパリンなどの抗凝固療法を行う．

　また，痙攣を頻発する例では，バルビタールやジアゼパム，フェニトインの投与を行う．

6 まとめ

心臓血管外科手術に際しては，術前の脳に関する詳細な検討が必須である．このためには，特にリスクの高い症例において，頭部 CT や MRI にて脳組織自体の病変を評価するだけではなく，①頸部血管エコー検査による頸動脈病変の評価，②胸部 CT・MRA や経食道心エコーによる上行大動脈・大動脈弓から弓部分枝の血管病変の評価，③脳 SPECT・PET による脳循環や頭蓋内 MRA による側副血行路の評価などを行い，各症例の病態に応じた治療法を検討することが，術後の脳障害の合併を回避するために大切である．

手術適応や周術期管理には，心臓や大循環と同等もしくはそれ以上に，脳保護や脳機能管理を考慮する必要がある．また，脳合併症の正確な診断，病型や発症時期の評価，適切な治療のためには，術前からの脳内科，脳外科，循環器内科などとの連携を考えた体制づくりが重要である．

各論

I

先天性心疾患の管理

術前管理

1 新生児

新生児期に手術介入が必要な先天性心疾患患児の術前管理について記載する．新生児未熟児管理の一般的内容は他の成書を参照されたい．

a. 胎児診断

近年は小児循環器科への新生児入院の約8割が胎児診断症例である．胎児心エコー検査の発展に伴い，現在では出生前にほぼ正確な形態異常診断が可能である．

胎児循環では肺血流は少なく，体静脈血は右心房から卵円孔を介して左心房に短絡し，右心室に流入した血液は肺動脈から動脈管を介して大動脈に導かれている（図1）．出生時の肺呼吸成立に伴い，循環動態は劇的に変化する．肺血管抵抗が低下して肺血流は増加し，卵円孔と動脈管は狭小化し閉鎖する（図2）．胎児診断の際にはこれら循環動態の変化を十分に理解することが大切である．

重症大動脈弁狭窄（cAS）や先天性完全房室ブロックなどでは，胎児体血流が不足し胎児水腫として発症することがある．このような場合には，胎外での生存が可能な在胎週数であれば娩出と出生直後よりの治療開始を計画する．肺血流は基本的な胎児循環に関与しないので，純型肺動脈閉鎖（PAIVS），重症肺動脈弁狭窄（cPS）や総肺静脈還流異常（TAPVC）などは胎児期には発症せずに経過する．

当センターでは定期的に周産期科（産婦人科，新生児科）と小児循環器科の合同カンファレンス

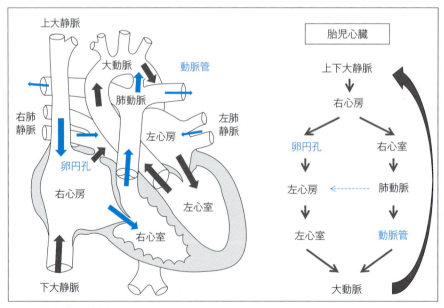

図1 胎児期の循環
　　胎児期の肺血流は総心拍出の1割程度である．卵円孔と動脈管を介して，胎児心臓は左心室と右心室の並列使用で体循環を維持している．
　　（当センター　中沢一雄らのシェーマより引用改変）

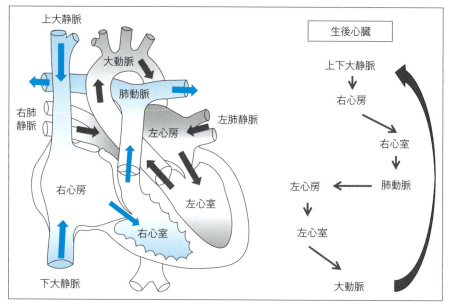

図2 生後の循環
　生後は肺呼吸成立により急速に肺血流が増加する．動脈管と卵円孔が閉鎖して，肺循環と体循環は直列接続になる．
（当センター　中沢一雄らのシェーマより引用改変）

を開き，胎児診断例について周産期管理や分娩時期，分娩方法などについての方針を決定している．cASや心拡大著明なEbstein病など特に重症と判断され，生直後の心臓カテーテル治療や心臓外科手術が必要な症例については，小児心臓外科循環器科合同カンファレンスで人工心肺や体外膜型人工肺（ECMO）による初期管理の適応を含めて検討を行っている．

---
b. 心疾患の形態診断

　新生児は心雑音やチアノーゼで先天性心疾患を疑われるが，小児循環器専門医が不在の新生児治療施設は多い．小児循環器科ではインターネットを用いた心エコー動画のリアルタイム転送による遠隔診断を臨床応用しており，酸素投与やプロスタグランジン製剤の使用，緊急搬送などについて迅速な勧告を行い，ショック状態の回避や改善などに役立てている．

　当科では心臓手術を前提とした新生児心疾患の形態診断は，心エコー検査のみで完了することを基本方針とし，心臓カテーテル検査は原則的にカテーテルインターベンション施行時にのみ施行している．また当センターの保有するDual Source CTは時間分解能が高く，新生児でも呼吸停止を必要とせずに心大血管の精細画像を得ることが可能であるが，放射線被曝を考慮し，混合型TAPVCや体肺動脈側副血行路（MAPCA）を伴う心室中隔欠損兼肺動脈閉鎖（PAVSD）などに限定して検査を施行している．

---
c. 術前管理の基本概念

　出生後は肺血管抵抗が急速に低下し，動脈管と卵円孔は閉鎖傾向となるが，新生児は不安定で発作的に肺高血圧を呈することがある．先天性心疾患を持つ新生児にも同様の変化が起こり，胎児期には成長発育の障害とならなかった心大血管構築異常が，致死的な異常へと変化することもある．

　新生児期術前管理の基本は，循環動態のダイナミックな変化を捉え，新生児の持つ心機能の範囲内で体循環と肺循環のバランスをとり，危機的な低酸素血症に陥ることなく生存に必要な体血流を保つことにある．

---
d. 動脈管依存の循環動態

1）体循環が動脈管依存の先天性心疾患

　左心低形成症候群（HLHS）や大動脈離断（IAA），大動脈縮窄複合（CoA complex）など体血流が動脈管に依存している先天性心疾患では，

動脈管の狭窄や閉鎖は体血流の減少や途絶となり急速にショック状態に陥る．診断が確定すれば速やかに Lipo-PGE$_1$（リプル®，パルクス®）の持続静注（3～5 ng/kg/min）を開始する．酸素投与は動脈管閉鎖傾向を助長するとともに肺血管抵抗を低下させ，より体血流を減少させるので中止する．

早期娩出例や低出生体重児では，Lipo-PGE$_1$ 投与により無呼吸発作の増悪が認められることが多く，動脈管が大きく開存している例では Lipo-PGE$_1$ を 3 ng/kg/min 以下の少量で開始し，心エコーで動脈管開存の経過をみて投与量を調節している．また動脈管の閉鎖傾向は肺動脈端に生じることが多いが，拡張した動脈管の蛇行による屈曲で狭窄を生じることもあるので注意が必要である．

診断時に動脈管が閉鎖または狭小化しショック状態またはプレショック状態と判断すれば，集中治療を開始するとともに PGE$_1$（プロスタンディン®）0.1 μg/kg/min の持続静注を開始して動脈管の再開存を図る．上記 Lipo-PGE$_1$ を 100～200 ng/kg/min に増量してもよい．改善傾向がなければ緊急手術の対象である．

2) 肺循環が動脈管依存の先天性心疾患

cPS，PAIVS，PAVSD など，肺血流が動脈管依存の疾患では，診断が確定すれば上記と同様に Lipo-PGE$_1$ の持続静注を開始する．まれに動脈管の閉鎖傾向が改善せず，Lipo-PGE$_1$ による血管拡張で血圧が低下し，さらに肺血流が減少してチアノーゼが増悪することがある．この場合は容量負荷やカテコラミン使用も考慮する．酸素は肺血管抵抗を低下させるが，動脈管閉鎖方向に作用するので基本的に用いない．動脈血酸素分圧が 30 mmHg 以下の危機的なチアノーゼが持続する場合は，BT シャントなど肺血流を維持する緊急手術の適応である．

ときには PGE$_1$ や Lipo-PGE$_1$ を使用せずとも動脈管が自然閉鎖せずに経過することもあるが，新生児期チアノーゼの程度だけではなく将来の肺動脈成長も視野に入れた注意深い経過観察が必要である．右室形成が良好で 2 心室治療を目指す PAIVS や cPS では，肺血管抵抗が低下すればカテーテル治療による肺動脈弁の開放を行うが，ほかの多くの疾患群では BT シャントなどの体肺動脈短絡手術を行う．

e. 心房間交通

卵円孔や心房中隔欠損（ASD）などの心房間交通が狭小化すると，三尖弁閉鎖（TA）や PAIVS，cPS などでは体静脈血の還流が不良となり右心不全症状が出現する．僧帽弁閉鎖（MA）や HLHS などでは肺静脈血還流が障害され，肺うっ血所見が出現する．また，心室中隔欠損（VSD）がない完全大血管転位（TGA）では体循環と肺循環のミキシングが障害され重度の低酸素血症を呈する．

TA や MA など十分な心房間交通が必要な循環動態では，積極的に心臓カテーテルによるバルーン心房中隔裂開術（BAS）を施行する．初回手術に両側肺動脈絞扼術を選択した HLHS では，手術と前後して BAS が必要なことが多い．

f. 低酸素濃度ガス吸入療法

HLHS や CoA complex，IAA などの新生児では動脈管開存が維持されても，肺血管抵抗の低下により体血流が減少し手術前にショック状態に陥ることがある．肺血管抵抗を高めに保つため，過去に様々な取り組みが行われてきた．完全鎮静人工呼吸下の過少呼吸で低酸素高二酸化炭素血症とする方法から，低酸素濃度ガスおよび高二酸化炭素濃度ガスを用いた人工呼吸療法へと進んだが，気道分泌物による変動が大きく血行動態は不安定であった．

近年は経鼻カニューレを用いて自発呼吸下に低酸素濃度ガスを吸入させ，安全かつ効果的な結果を得ている．高肺血流により 60 回/min 以上の多呼吸を呈する新生児に対し，院内中央配管の人工空気（酸素濃度 22％）とボンベ窒素ガスを混合して 14～19％程度の低酸素ガスを作製し，経鼻カニューレを用いて 1～3 L/min で投与している．経皮的酸素飽和度モニタの目標値を設定して投与酸素濃度の調節を行い，血圧，心拍数，呼吸数，尿量，血液ガスをモニタする．奏効すれば血圧は上昇し，心拍数，呼吸数は低下し，尿量は増加する．血液ガス検査では乳酸値が低下し代謝性アシドーシスが改善する．ただし低酸素濃度ガス吸入療法は姑息的な管理法であり長期間維持するものではなく，いったん開始すれば早期の外科手術を考慮すべきである．

g. 一酸化窒素ガス吸入療法

胎児循環から新生児循環への移行に伴い肺血管抵抗は急速に低下するが，新生児は生理的肺高血圧の状態にあり，発作的肺高血圧を呈することもまれではない．一酸化窒素ガス（NO）は肺血管抵抗を低下させ，肺血流増加や肺高血圧改善を図る目的で用いられ，胎児動脈管早期閉鎖や新生児仮死，胎便吸引症候群などに伴う新生児遷延性肺高血圧（PPHN）など新生児領域で効果的に使用されている．

先天性心疾患領域では，術後管理に比して術前管理にNOを使用する機会は少ない．肺血流減少型のチアノーゼ心疾患において，重度低酸素血症の際に用いることがあるが効果は限定的である．重度肺静脈閉塞を伴うTAPVCや共通肺静脈閉鎖とPPHNとの心エコーによる鑑別診断にNO負荷は有用である．

h. 新生児期手術が必要な代表的心疾患

1) 完全大血管転位 (transposition of the great arteries：TGA)

VSDがなく肺動脈狭窄を伴わないTGAでは，Lipo-PGE$_1$で動脈管を維持するとともに，卵円孔が狭小化していればBASが必要である．動脈管では主に大動脈から肺動脈方向へ酸素飽和度の低い血液が流れ，卵円孔では左心房から右心房へ酸素飽和度の高い血流が短絡する．肺血管抵抗が低下すれば高肺血流となり，チアノーゼは軽減するが心不全症状が増悪する．左室圧低下がない生後1週間前後でのJatene手術（動脈スィッチ手術：ASO）を予定する．術前心エコー検査では左室圧と冠動脈形態の診断が重要である．

2) 総肺静脈還流異常 (total anomalous pulmonary venous connection：TAPVC)

肺静脈閉塞所見を呈するものは，内科的管理では改善は期待できず緊急手術の対象である．上下左右4本の肺静脈と共通肺静脈，垂直静脈の形態を心エコー検査で確定する．形態診断が不明であれば造影CT検査を考慮する．

3) 左心低形成症候群 (hypoplastic left heart syndrome：HLHS)

Lipo-PGE$_1$で動脈管開存を維持する．肺血管抵抗の低下に伴い高肺血流から体血流減少傾向になり，呼吸数増加や尿量減少が出現すれば低酸素濃度ガス吸入療法を開始する．現在は新生児期早期に両側肺動脈絞扼手術を行い，生後1ヵ月程度でのNorwood手術を基本方針とするが，条件がよい例では一期的Norwood手術も考慮する．

痕跡的な左室と大きな右室のため胎児エコーでの異常検出が容易であり，出生前診断例が増加している．胎児診断なく出生したHLHSでは，心雑音がなくチアノーゼが軽度な例は異常に気づかれず，産科退院後に動脈管が閉鎖しショック状態となることがある．また，動脈管は開存しているが，肺血管抵抗が低下し高肺血流により全身状態不良となる例もある．いったんショック状態に陥ったHLHSは，PGE$_1$や低酸素濃度ガスを用いた集中治療により全身状態の回復が得られないと手術による救命は困難である．

卵円孔が狭小で出生直後より危機的な低酸素血症を呈する例やTurner症候群などの染色体異常を合併するもの，左心室からの類洞交通が認められるものは予後不良なことが多く，注意が必要である．

4) 大動脈縮窄・離断 (coarctation of the aorta：CoA/interruption of the aortic arch：IAA)

基本的な術前管理方針は上記HLHSと同様である．Lipo-PGE$_1$で動脈管開存を維持し，肺血管抵抗の低下に伴い高肺血流により体血流減少傾向になれば低酸素濃度ガス吸入療法を開始する．

全身状態が良好なら一期的修復手術を予定するが，ショック状態での搬送例では大動脈再建と肺動脈絞扼手術を選択する．心エコー検査で確定診断が得られないときは橈骨動脈逆行性造影や造影CT検査が有用である．

5) 純型肺動脈閉鎖 (pulmonary atresia with intact ventricular septum：PAIVS)

右心室の形成が比較的良好で流入路，筋性部，流出路の3部位が存在し，右室容積や三尖弁輪径が正常値比で60%以上あり，大きな類洞交通がないものは2心室治療の対象となる．Lipo-PGE$_1$で動脈管開存を維持し，カテーテルインターベンションによる肺動脈弁のワイヤ穿孔とバルーン開放（PTPV）を企画する．術後は右心室コンプライアンス低下と肺血管抵抗低下を期待して，最短1週間は動脈管開存を維持する．

右心室の形成が不良な例やPTPV後も肺血流

の動脈管依存が持続する例はBTシャント手術の対象となる．

6) Ebstein病 (Ebstein's malformation)

　胎児期より三尖弁逆流が重度で右房右室の拡張が著明なEbstein病は，拡大した心臓で胸郭内が占拠され，肺低形成を伴い予後不良なことが多い．肺呼吸が成立すれば，三尖弁の閉鎖と右心系の縫縮を行い，体肺動脈短絡手術で肺の成長に期待するStarns手術を行ってきた．最近は右室機能の保持が期待できる例にCone手術を選択する．

2　乳児期以降

　乳児期以降の先天性心疾患は，基本的に待機手術になることが多く，術前管理も外来診療にかかる部分が大きい．基本項目を以下に記載するが，一般小児科的内容はほかの成書を参考にされたい．

a. 感染症

　生後6ヵ月以降は母胎からの受動免疫がなくなり，次々と感染症を発症する可能性がある．周術期には手術侵襲そのものや全身麻酔，人工心肺の影響で重症化することがあるので，術前は感染の機会を可能な限り減じるように努力が必要である．感染の機会を得たら潜伏期を経た後に手術を行う．

　RSウイルス，インフルエンザウイルス，ロタウイルス，ノロウイルスなどは院内感染により病棟で急速に拡大することがあるので，特に注意が必要である．

b. 予防接種

　先天性心疾患の患児は外科手術のスケジュールを考慮して予防接種の計画を立てる必要がある．当科では経験的に下記のように指導している．

① 全身麻酔による手術の前後1ヵ月はワクチン接種を控える．
② 輸血後1ヵ月間は不活化ワクチン接種を控える．
③ 輸血後1ヵ月間はポリオとBCG接種を控える．
④ 輸血後3ヵ月間はポリオとBCG以外の生ワクチン接種を控える．
⑤ ガンマグロブリン大量投与後3ヵ月間は不活化ワクチン接種を控える．
⑥ ガンマグロブリン大量投与後3ヵ月間はポリオとBCG接種を控える．
⑦ ガンマグロブリン大量投与後6ヵ月間はポリオとBCG以外の生ワクチン接種を控える．

c. 感染性心内膜炎

　齲歯や歯科処置の後，心臓カテーテル検査や心臓手術の後，副鼻腔炎や中耳炎後には感染性心内膜炎を発症することがあり注意が必要である．これら処置時の抗生物質予防投与や歯科，耳鼻科での定期検診などが推奨される．

　また，感染性心内膜炎を疑った際には，心大血管領域だけでなく歯科，耳鼻科領域での感染源検索や頭部CTでの脳膿瘍チェックも必要である．

d. 貧血

　乳児期は生理的貧血の発症時期であり，特に未熟児には強く現れることがある．貧血は心不全症状を増悪させるので，早期の鉄剤投与やエリスロポエチン使用を考慮して輸血の機会を減じるべきである．

e. 薬剤

　ワルファリン（ワーファリン®）内服は手術3日前に中止するが，人工機械弁を使用している場合はヘパリン持続点滴に変更しておく．ジピリダモール（アンギナール®，ペルサンチン®）などの抗血小板薬を内服しているときは手術7〜10日前に中止しておく．

　人工心肺を用いた開心術の際には，ジゴキシンは手術5日前に中止する．TOFなど無酸素発作予防目的でβ遮断薬を内服している例では，長時間作用型のカルテオロール（ミケラン®）をプロプラノロール（インデラル®）に変更し，手術2日前に中止することが基本であるが，重篤な発作が懸念される場合は直前まで内服させることもある．

f. 乳児期以降に手術が必要な代表的心疾患

1) 心室中隔欠損 (ventricular septal defect：VSD)

　大きいVSDでは，生後1ヵ月ごろより高肺血

流による心不全が進行し、生後2～3ヵ月で破綻することが多い。収縮期雑音が明瞭でないため、喘息様気管支炎や肺炎として人工呼吸管理に至ることもある。心エコーで確定診断し閉鎖手術を行う。

中等度のVSDは哺乳量と体重増加に注意して管理する。正常体重増加曲線から逸脱していくものは閉鎖手術の適応である。心不全症状が軽快し体重増加が良好なものは自然閉鎖傾向の膜性部欠損が多いが、肺血管抵抗上昇による短絡量減少が疑われる例は心臓カテーテル検査で手術適応の確定診断が必要である。

2) 心房中隔欠損 (atrial septal defect：ASD)

染色体異常などを合併して乳幼児期より肺高血圧を伴うものは、心臓カテーテル検査で肺血管抵抗を計算し手術適応を判断する。学童期以後はカテーテルによる閉鎖栓留置が第1選択になりつつあるが、適応に限界があり外科手術例も多い。

心エコーで肺静脈還流が確定できなければ、MRIやCT検査を考える。

3) Fallot 四徴症 (tetralogy of Fallot：TOF)

重度チアノーゼや無酸素発作のある例は準緊急的にBTシャントなどの体肺動脈短絡手術を行う。心エコーで大動脈と鎖骨下動脈 (特に起始異常の有無)、肺動脈形態を確定しておく。無酸素発作には鎮静、β遮断薬投与などを行うが、赤血球輸血による容量負荷が著効する。

心臓カテーテル検査で適応判断し、生後6ヵ月をめどに心内修復手術を行う。

4) Fontan 手術適応例 (Fontan candidate)

Fontan candidate は生後6ヵ月頃に両方向Glenn手術を行い、1歳でのFontan手術を目標とする。いずれも心臓カテーテル検査で適応判断するが、肺血管抵抗と体肺動脈側副血行路に留意する。

肺血管抵抗が高値であれば、在宅酸素療法やシルデナフィル (レバチオ®)、タダラフィル (アドシルカ®)、ボセンタン (トラクリア®)、ベラプロスト (ドルナー®) などの導入を考える。

鎖骨下動脈や内胸動脈から肺への側副血行が発達していれば、Fontan手術前に心臓カテーテルによるコイル塞栓術を行っている。コイル留置後に発熱やCRP上昇を認めることもあるが、塞栓後は2週間以内に手術を行う。

5) 乳児特発性僧帽弁腱索断裂

生後3～6ヵ月の乳児が重度左心不全で発症する。腱索断裂による突然の重度僧帽弁逆流のため、心拡大による代償機転が成立せず循環が破綻する。集中治療を開始するが、僧帽弁形成、腱索再建や人工弁置換などの緊急手術以外では救命不能なことも多い。心エコーで僧帽弁の弁尖や弁下装置の形態を確定する。

6) 心房内臓錯位症候群 (heterotaxy syndrome, isomerism heart)

心大血管の形態異常から心房内臓錯位症候群を疑えば、不整脈、気管支分岐と肺葉形態、肝臓や脾臓、消化管の異常など他臓器にも留意する。

right isomerism (右側相同) では、脾臓が存在せず免疫力が低下し、重症感染を繰り返す例があるので、感染時対応や予防接種に注意が必要である。また、心房頻拍を伴うことが多い。left isomerism (左側相同) では、腸回転異常を伴い腸閉塞や胆道閉鎖を発症することがある。洞不全症候群や房室ブロックなどの不整脈増悪に注意する。

B 術中管理

1 麻酔

　先天性心疾患の麻酔管理を安全に行うには，多種に及ぶ先天性心疾患をある程度整理したかたちで覚えておく必要がある．また，出生からの自然歴や手術介入時期，その術後経過および外科的戦略などについても概要を把握しておく必要があるため，非常に要求される知識が多い．ただし，患児における問題点とゴールをしっかりと把握しておけば，小児心臓麻酔自体はそれほど難しいものではない．

a. 術前評価と前処置

　術前評価の重要な点は，当然のことながら，患者の現在の血行動態をよく把握することである．心臓の内外にあるシャントの存在，閉塞部位があればその程度，肺血流の程度，現在のSpO_2を確認しておく．一般的には①高肺血流，心不全もしくは②低肺血流，チアノーゼという分類が最も理解しやすいが，必ずしもそればかりとは限らず，術前の問題点および心臓手術後の改変された問題点を予測しておくことが最も重要である．

　術前絶飲食時間は，6時間前まで固形物の摂取を許可し，4時間前まで母乳，2時間前までクリアウォーターを許可する．当院では術前の脱水を防ぐため，術前2時間前に最大10 mL/kgの糖水の飲水を行うことが多い．また，spell発作をきたす可能性のあるFallot四徴のように，脱水状態が重篤な状況をきたす可能性のある疾患では術前より点滴を行うことが望ましい．

　前投薬は，6ヵ月未満の小児には通常不要である．6ヵ月以上の児には，当院では必要に応じて最大0.7 mg/kgのジアゼパム（セルシンシロップ）を入室1時間前に内服させることが多い．特に，Fallot四徴など啼泣にてanoxic spellを起こす可能性がある疾患はやや過鎮静気味に前投薬を行う．

b. モニタリングにおける注意事項

　小児心臓手術における標準的モニタリングは，心電図，パルスオキシメータ，動脈圧，中心静脈圧，体温（中枢温・末梢温）である．先天性心疾患のモニタリングでは，成人症例と違いいくつかの注意点が存在する．

　心電図は，成人同様にⅡ，V_5誘導にてモニタリングを行う．パルスオキシメータは，PDAの開存している病態や上下肢に圧差が存在する疾患（大動脈縮窄／離断，左心低形成症候群（HLHS））などでは上下肢をモニタリングする．動脈圧は，基本的には上肢に確保し，パルスオキシメータ同様上下肢に圧差が存在する疾患は下肢にも確保する．中心静脈は，基本的には右内頸静脈を第1選択とする．近年，当センターでは，ほぼ全例にエコーガイド下での穿刺を基本としている．複数回手術を受ける患児では，頸静脈の狭小化を認めることがあるため注意する．狭小化が認められた場合には左内頸静脈や大腿静脈よりカテーテルを挿入する．近年は中心静脈血酸素飽和度（$ScvO_2$）を連続測定できるカテーテルにより$ScvO_2$をモニタリングすることも多い．$ScvO_2$は，臓器の酸素供給バランスをよく反映し，特に，HLHSにおけるNorwood手術や成人先天性心疾患においてシャント依存性の単心室症例などでは有用性が高いことが報告されている[1]．

　体温管理は低体重児ほど重要であり，当センターでは挿管後速やかに体温をモニタリングすることにしている．

　カプノメータによる$EtCO_2$は，成人においては，主に呼吸状態のチェックに用いることが多いが，先天性心疾患においては，それに加え肺血流のモニタリングの意義があることを忘れてはなら

ない．肺血管抵抗をコントロールすることが多い小児心臓麻酔においては，パルスオキシメータと同じくらいの重要性があるといっても過言ではない．特にFallot四徴症や，シャント依存性の心疾患においては注意深く監視する必要がある．

左房圧は，術前左室容量が小さく術後心不全をきたす可能性が高い疾患［総肺静脈還流異常（TAPVC），完全大血管転位（TGA），Fallot四徴症（TOF）］などに使用されることがあり，心室拡張末期圧を反映するため，麻酔管理上有効である．同様に，中心静脈圧との較差が成否に重要となるGlenn，Fontan手術においても心房圧をモニタリングする．また，術中は必要に応じて，肺動脈圧や心室圧を穿刺して測定し，手術の成否や循環管理の参考とするが，術後持続モニタリングすることは当センターにおいてはまれである．

経食道心エコーは，成人症例ではもはや必須のモニタリングとなった．小児心臓手術でもエコーの軽量化，進歩に伴い挿入可能な症例が多くなったが，呼吸や循環に悪影響を及ぼす可能性を常に考慮しなければならない．当センターでは患児の体重が5 kg以上であれば，マルチプレーンのエコーを，3 kg以上であればシングルプレーンのエコーを，血行動態および呼吸状態の変化が許容されることを確認して挿入している．

c. 術中管理総論

先天性心疾患において使用される中心的な麻酔薬は，現在においてもフェンタニルを中心としたオピオイドであることに異論はないであろう．近年は超短時間作用性のレミフェンタニルも登場したため，選択肢が増加した．レミフェンタニル使用は当センターでも，早期抜管が可能なASDや成人先天性心疾患などを中心に使用頻度が増加している．しかし，術後PH crisisや低心拍出量症候群（LOS）をきたす可能性のある病態に使用することは，術後急激な循環動態の変動をきたす可能性があり，現段階においては推奨されず，その結果，多くの症例ではフェンタニルによる麻酔管理を行っている．いずれにせよ，術後の血行動態の安定が最重要であり，術後管理を意識した麻酔管理が求められる．フェンタニル使用量は，人工心肺使用の有無・年齢・術後予想される心不全の期間および人工呼吸管理時間などを参考にして投与する．術後抜管の時期は，施設間較差もあるため，一概にはいえないが，大きく分けて当日抜管，翌日抜管，それ以降に分類して考えると，術中フェンタニルの投与量も決定しやすい．

術中血行動態管理において，最も強調されるのが，肺血管抵抗（PVR）の管理である．現在の患児の年齢における生理的な肺血管抵抗値を意識して，術前のSpO$_2$，Qp/Qsを参考にPVRの管理を行う．

いずれにせよ，おのおのの患児に対し最も適した麻酔管理を行い術後管理までつなげていくことが最も重要であり，その意味では患児の術後の予想されるコースを十分に把握することが求められる．

d. 麻酔導入から体外循環確立まで

麻酔導入に関しては，術前点滴ラインが挿入されていないことが多いため，吸入麻酔薬を用いた緩徐導入が選択されることが多い．セボフルランと笑気を用いた50％酸素によるマスク導入が可能なことが多い．ただし，anoxic spellの可能性が高いTOFの患者ではセボフルランに純酸素投与にて導入する場合もあれば，逆に，酸素投与により容易に循環虚脱をきたすHLHS患者などの導入には可能な限り低い酸素濃度で導入する場合もある．挿管人工呼吸管理を開始したあとは，なるべくQp/Qsを1に近づけるべく呼吸管理を開始する．

導入後の麻酔法は，心筋に予備能力のない新生児には，フェンタニルを中心に適宜ミダゾラムの単回投与を行うことを原則としている．乳児期以降にはフェンタニルを中心にセボフルランなどの吸入麻酔で代用することも多く，3歳以上で体重も十分あり心機能が良好な患児にはレミフェンタニルも状況に応じて使用している．

e. 体外循環中

体外循環中は，適宜筋弛緩薬と静脈麻酔薬を投与する．小児においては体外循環での希釈率も高いことに注意する．

f. 体外循環離脱時

体外循環離脱時は，成人症例同様に，循環動態の変化と今後起こりうる問題点を外科医と麻酔科

医とで共有しつつ，循環管理を開始する．特に，術後心不全と PH crisis の発生の可能性は十分に認識する必要がある．術前に心室容量の小さい疾患（TAPVC, TOF, TGA など）は術後，心室の仕事量が増加する．そのため，過度の容量負荷および圧負荷により容易に心不全をきたすため，極めて慎重な容量管理が必要である．PH crisis の予防には，フェンタニルを中心とした十分な鎮痛鎮静を行うことが最も重要である．

循環作動薬については，他項に譲るが，カテコラミンの第 1 選択はドパミンであり，近年では PDE III 阻害薬を使用する状況が増えつつある．特に，後負荷上昇に弱い特徴を持つ先天性心疾患の麻酔管理上は有用な場合が多い．心室拡張末期圧を軽減し，房室弁逆流の軽減も併せて心拍出量の増加に寄与する．さらに肺血管抵抗の軽減も大きな利点となりうる．ただし，術後も何らかの閉塞機転が存在する場合には，圧較差を増強する可能性があり，過度な投与は慎むべきである．また，エピネフリンの少量持続投与は，後負荷を過度に上昇させず心拍出量および血圧を増加させることから，疾患によっては使用する局面も多い．血管拡張薬は，ニトログリセリンが第 1 選択である．実際，Fontan 循環や VSD/PH など，術後肺血管抵抗を下げなければならない局面の多い先天性心疾患の麻酔管理においては非常に重要な役割を果たしている．ただし，血管拡張薬はすべて体血管抵抗もある程度低下させることは知っておく必要がある．それに対し，一酸化窒素（NO）吸入は肺血管抵抗のみを選択的に低下させるため，当センターでは使用する頻度が高くなっている．

g. 体外循環離脱後

体外循環離脱後は，出血に応じて適切な容量管理を行う．適切な容量管理は術野やエコー，末梢温，圧による情報で総合的に判断する．ただし，VSD・PH などのように術後心不全が軽減されるものについては容量管理はそれほど難しいものではない．それに対して，術後心不全，低心拍出量が予想される疾患においては過度な容量負荷は慎む．特に新生児期に手術を行わなければならない疾患（TAPVC, TGA, HLHS など）については，術後心不全，LOS をきたす疾患が多い．腎臓も未熟であり LOS により容易に急性腎不全をきた

すので腹膜透析用のチューブを挿入する．そのような疾患も術後，心臓が適応し心不全から離脱すれば腎機能も回復し，腹膜透析から離脱できる．以上のように，各疾患においては，術後の問題点や術後回復の過程はある程度予想できるものも多い．それぞれについては，各疾患の項目を参照されたい．

h. ICU 搬送まで

ICU には，心電図，動脈圧，パルスオキシメータをモニタリングしながら搬送する．その際，純酸素投与可能な症例にはジャクソンリースで，高濃度酸素禁忌の症例にはアンビューバッグで加圧しながらゆっくり移動する．

2　人工心肺

a. 循環管理

厳密な循環血液量管理や低コンプライアンスで拡張予備能の低い小さな心臓の正確な機能把握，血管拡張薬や収縮薬による末梢血管抵抗の調節や最適な心血管作動薬の投与により，個々の患者の病態に対して最適な循環管理を提供するためには，術者・麻酔科医・人工心肺操作者が協同一致して手術に向かう体制の構築が不可欠である．新生児・乳児の適正灌流量は併用される低体温と密接な関係を持つが，高灌流量体外循環は，血管細動脈平滑筋の発達が未熟なことに起因する血流分画の著しい偏位を防止する可能性がある．血液ガス調節は α-stat 法と pH-stat 法の 2 種類の方法があり，新生児・乳児領域における有意性については，いまだ議論されるところである．

1) 低体温と灌流量

一般的に体温の低下とともに酸素消費量は減少し，それに応じて灌流量を減少させることは可能である．この低体温に伴う灌流量の低下は，解剖学的に狭小な部位での良好な手術視野の確保や心内環流血による心筋温の上昇防止といった二次的効果を生む．欧米では，複雑心奇形に対する手術に際して，超低体温循環停止法もしくは超低体温低灌流法が好んで用いられてきた．近年は，細口径の静脈カニューレによる両大静脈カニューレーション下の完全体外循環が可能となり，結果とし

表1 新生児・乳児・小児体外循環プロトコル

体重 [kg]	回路 サイズ	人工肺	Total flow [mL/分/kg]	送血管 [Fr]	脱血 管曲 SVC [Fr]	脱血 管曲 IVC [Fr]	脱血 管直 SVC [Fr]	脱血 管直 IVC [Fr]	送血回 路径 [mm]	脱血回路径 [mm]	ポンプ ヘッド チューブ 径 [mm]	priming volume (リザーバレ ベル) [mL]
<2.5	SSS JMS社	「OXIA-ICNEO」 JMS社	200	8	12				3.5	6.4×6.4 ×4.2	6.0	88 (0)
2.5〜3.5						12		14				
3.5〜4.0			200〜180	10	12		14					
4.0〜6.0	SS JMS社	「Oxia-IC」JMS社	180〜160	10		14		16	4.8	6.4×6.4 ×6.4	6.0	105 (0)
6.0〜9.0			160		14		16					
9〜14			160〜140	12	16		18					
14〜17	S JMS社	「Quadrox-i HMO31000」 MAQUET社	140〜100	14	18	20	18	20	6.4	8.0×8.0 ×9.5	9.5	280 (0)
17〜25					20	24	20	24				
25〜35		「CX-FX15RW30」 TERUMO社	100	16	24							330 (0)
35〜50	M TERUMO社	「CX-FX15RW30」 TERUMO社	2.4 L/分/m²	21	24	28	24	28	9.5	9.5×9.5 ×9.5	遠心ポンプ	680 (200)

て視野の確保が得られること，また心筋保護法の進歩により心筋虚血時間の延長に対して安定した予後が得られたこと，循環停止や低灌流法による術後の中枢神経の問題を示唆する研究結果などから，循環停止を行わない施設が多い．

2) 適正灌流量

新生児・乳児の基礎代謝量は成人に比して大きい．これは心拍出量に対して重要臓器血流の占める割合が多いことや，生命維持に加えて成長期にあるため酸素消費量が増加していることに起因する．低灌流量では良好な手術視野の確保のみならず，送脱血バランスの調節が容易である反面，血流分画の著しい偏位が発生する．このうち血流不足部位では嫌気性代謝が亢進され代謝性アシドーシスが進行するが，この状態は低体温時には潜在しており復温に伴う灌流量増加により露呈する．対策として体外循環中に血管拡張薬であるクロルプロマジン塩酸塩の積極的投与を行うことで体外循環中の末梢血管抵抗が低く抑えられ，高灌流体外循環が可能となり尿量増加と術後血行動態の改善を得られたとする報告もある．

このような点を踏まえて，当センターでも積極的に血管拡張薬を使用して高灌流体外循環を実施している (表1)．血管拡張薬の投与方法としては，たとえば体重7kg以下の患児に対しては，体外循環開始後，血圧が安定した時点でフェントラミンメシル酸塩0.1 mg/kgを投与する．さらに尿量が維持されている環境下においては血圧を30〜50 mmHgに調節するように，クロルプロマジン塩酸塩を適時投与している．臨床での最適灌流量は，その時点での灌流圧，尿量(重要臓器血流)，側副血行量(手術視野の確保)，混合静脈血酸素飽和度(温度・Hb量)，嫌気性代謝亢進(B.E・Lactate-)，脳代謝モニタなどの総合的評価のもとで調節されなければならない．

3) 酸塩基平衡

低体温体外循環における酸塩基平衡のコントロールにはα-stat法とpH-stat法の2種類が存在する．成人症例における中等度低体温下(28〜32℃)では脳の酸素需給バランスはα-stat法で十分に保たれている．pH-stat法では脳血流の自己調節能は減弱するが，血液中の総CO_2量増加による脳血管拡張作用が増強することにより，脳塞栓発生の可能性が増すという報告が多い．新生児・乳児の体外循環において超低体温下循環停止法を採用する場合の酸塩基平衡のコントロール法はpH-stat法が有用とされている．これは脳血管拡張作用により均一な脳冷却効果が得られること，さらには血液中の総CO_2量増加に伴い脳組織の代謝が抑制され酸素消費量が低下すること，酸素解離曲線の右方移動による酸素配給量増加によると考えられている．チアノーゼ性心疾患における側副血行量と血流分画といった観点から酸塩基平衡のコントロール法を選択する場合には，血液中の総CO_2量増加に伴う肺血管収縮による側副血行量の減少と脳血管拡張による脳血流増加が得られるpH-stat法が有用であるという報告もある．またpH-stat法は，前述した血管細動脈

平滑筋の発達が未熟なことに起因する血流分画の著しい偏位を防止する可能性もあり，今後神経学的な遠隔予後が明らかにされれば，新生児・乳児の体外循環における標準的酸塩基平衡のコントロール法となる可能性がある．

b. 体液管理

新生児・乳児の人工心肺初期充填量と循環血液量の比率（体外循環における希釈率）は成人に比して大きく，他家血充填もしくは晶質液充填を問わず，初期充填液の影響を最小限にとどめることは重要である．このため最適な充填血組成の構築や充填血洗浄，体外循環システムの最小化が推進された（表1）．血液希釈は容易に膠質浸透圧低下を招来し組織浮腫の原因となり，さらに患児に対して低体温法の導入や体外循環システム運転という莫大な異物接触が行われる．結果として血管透過性の亢進や炎症反応の増大から組織浮腫が増強するといった二次的副作用をも考慮する必要がある．限外濾過の併用は膠質浸透圧維持に有用であり，近年では体外循環終了後の血液濃縮を可能とするmodified ultra-filtration (MUF)を実施する施設も多い．

1）膠質浸透圧の維持

新生児・乳児の体外循環において，静脈血液を導出し動脈血化して体内に返血するまでの間は，莫大な異物接触に曝される状態の継続と捉えることができる．この異物接触は結果的に毛細血管透過性を亢進させ，間質水分量の増加の原因となる．さらに体外循環中の（動脈圧−静脈圧）が低く維持される新生児・乳児の体外循環において，膠質浸透圧の維持は水分バランスを保つうえで重要である．アルブミン投与により浮腫の軽減と術後体重増加軽減が得られたという報告や，体外循環回路へのアルブミン付着により術後血小板数が増加したという報告もある．血清アルブミンの目標値は3.0 g/dL以上とし必要に応じて補正する．投与されたアルブミンは40％が血管内に保持されることを考慮して必要量を補正する．

3 限外濾過

限外濾過（extra corporeal ultra-filtration method : ECUM）とは，血液透析の初期から使用されてきた方法で，透析液や置換液を利用せず，過剰な水分を除去する方法である．新生児・乳児体外循環においては，血液濃縮器を用いて除水する原理は同じだが，その目的と施行時期から，①充填血液洗浄，②余剰水分の除去（conventional ultra-filtration : CUF），③低分子量炎症性物質の除去（dilutional ultra-filtration : DUF），④体外循環終了後の血液濃縮による血行動態の改善（modified ultra-filtrarion : MUF）に分類される．

a. 充填血液洗浄

初期充填液の最適化は，体外循環の侵襲が大きい新生児・乳児にとって非常に重要である．他家血充填における血液洗浄は，保存血液の電解質補正とブラジキニンなどの組織障害性物質の除去を目的とした標準手段となった．当センターにおける血液洗浄法を示す（図1）．Hb値は8〜10 g/dLとなるように限外濾過を実施し，最終的な正常電解質濃度を確認する．血液洗浄により初期血圧低下（initial drop）時間は短縮するが，これは体外循環時間の比較的短い症例において重要である．

b. CUF

新生児・乳児の生理学的特徴として，細胞外液量に比べ水分摂取量と排泄量が多く，容易に浮腫や脱水状態となる．体外循環中は炎症反応の亢進や血液希釈（晶質性心筋保護液投与や局所冷却のIce slush，術野で使用する水分が吸引回路からリザーバに還流する）と低体温の影響により，多量の水分貯留が発生する．体外循環中ECUMにより過剰水分を除去し，適正なHb濃度と膠質浸透圧の維持を目的とした限外濾過（CUF）を必要に応じて行っている．

c. DUF

体外循環中，特に大動脈遮断解除後（部分的な肺循環再開後）から人工心肺離脱までの間に，血液中の低分子量炎症性物質の除去効率の上昇を目的として，体外循環回路内に細胞外液を補充しながら，同量をECUMにて濾過するDUFを行う（図2）．DUFの効果としては，炎症性サイトカインの低下と補体活性の抑制が報告されている．しかし，DUF施行により，カテコラミンや血管拡張薬の濃度希釈が発生することがわかってお

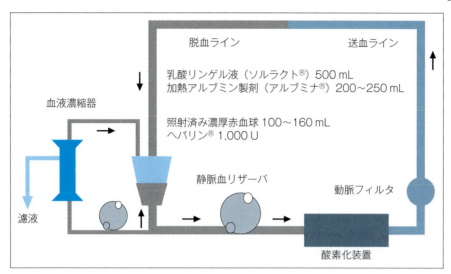

図1 血液洗浄
　乳酸リンゲル液（ソルラクト®）200〜300 mL と加熱アルブミン製剤（アルブミナ®）200〜250 mL にてプライミング後，照射済み濃厚赤血球 100〜160 mL を追加投与する．その後血液濃縮器にて除水を行う．除水は 300〜500 mL 程度行い，最終的な薬剤投与と電解質調整を行う．
　（麻酔手技上達のコツより一部改変転載）

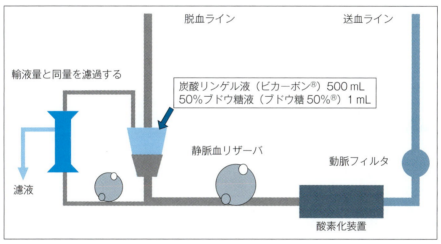

図2 DUF
　（麻酔手技上達のコツより一部改変転載）

り，体外循環離脱の5分前には DUF を終了する必要がある．また，至適濾過量に関しては，濾過量の増加には血液濃縮器のサイズアップに伴う血液の異物接触面積の増加が必須であり，さらなる炎症性物質の産生を促す可能性もあることから，近年では減少傾向にある．現在，当センターでは，遮断解除後より濾過量 500 mL 程度の DUF を行うにとどめている．

d. MUF

　人工心肺離脱後に送脱血カニューレを利用して患児血液を血液濃縮器に導き，水分除去後返血する MUF が行われるようになった．濾過量は患児の循環血液量不足分となるので，人工心肺回路残血を循環血液量が維持できるように返血する．結果として患児の体内余剰水分除去と回路内残血の返血による急速な血液濃縮が可能となる．

各論第Ⅰ章　先天性心疾患の管理

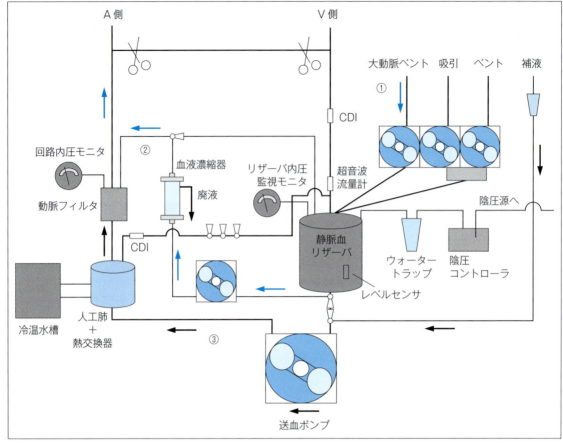

図3　A-A MUF 回路構成
1. 心筋保護カニューレより大動脈ベントを介して静脈血リザーバに血液を回収する．
2. 回収された血液は血液濃縮器で濃縮されたあと，動脈フィルタを介して送血カニューレより返血される．
3. 濾過量を考慮しながら，血行動態が安定するように，補液により回路内残血を置換することで血液濃縮を行う．

新生児・乳幼児における MUF の効果に関しては多くの報告がなされているが，特に体外循環中の水分バランスの改善や心筋浮腫軽減と，速やかな血液濃縮による Hb 値の上昇に伴う血行動態改善は十分認識されている．2005年の北米小児心臓病院に対する調査では75％の施設で MUF が実施されている．炎症性物質の除去効果に関しては相反する報告がなされているが，MUF end point の設定により異なる結果が出るものと考えられる．最近では，新生児・乳幼児症例だけでなく，小児，成人症例においても MUF を施行する施設も増えつつあり，MUF は今後いっそう増加していくものと考えられる．当センターでは，人工心肺離脱後の心筋保護カニューレよりエア抜きを目的とした大動脈ベントを利用した A-A MUF を施行し，速やかな血液濃縮に努めている（図3）．

文献
1) Rossi AF et al : Am J Cardiol **73** : 1118-1123, 1994

C 術後管理・総論

1 手術の目的

a. 術式選択

　近年における診断法の進歩，および小児の体外循環技術に関連した種々の補助手段の進歩により，多くの先天性心疾患に対する外科的治療成績は向上した．さらにこれら技術の進歩により低年齢での様々な手術が可能となり，これまでは救命すら困難と思われていた疾患に光明があたるようになり，逆に新たな乗り越えるべき問題も発生している．特に段階的手術としての各種開心・非開心姑息手術はその治療戦略の多様性とともに最重症疾患の生命予後を改善させた．もはや生命予後の向上ではなく遠隔期のQOLを目指した治療のための新たな術式導入が試みられている．さらには年長児や成人期に至った修復手術後の症例数の増加に伴い，続発症や遺残症の再手術も積極的に行われるようになり，先天性心疾患の外科的治療はますます多様化している．

　今後の先天性心疾患に対する治療の戦略は，エビデンスに基づいた予後の予測と長期的な展望に立った術式選択が重要である．その術式選択のためには，各疾患の特徴を初期診断の段階から正確にとらえ，各患児について全体の外科的治療計画を考え，次に各ステップの手術時期を決定しなければならない．救命のための挑戦的手術，生命予後改善のための抜本的な手術，成長期における新たな併発症を予測した先行的手術，あるいは成長後をにらんだ予防的手術など，コンセンサスの得られた個々の術式選択方針について整理しておくことは，患者および家族に十分なインフォームドコンセントを得るうえで重要なポイントになる．

　手術は大きく分けて人工心肺を用いる開心術と，これを用いない非開心術に分けられる．一方，術後に修復状態となるか否かによって修復手術と姑息手術に区別される．また，修復手術も正常心形態への改変を目的にした解剖学的修復手術と，短絡や狭窄の消失を目的とした機能的修復手術がある．姑息手術の術式も多種多様であり，従来から行われている短絡術などのほかに，修復手術が不可能な状態から可能な状態へ形態改変することを期待する準備手術や，分割手術としての段階的手術がある．

b. 手術の目的

　先天性心疾患は基本的には心形態異常（心奇形という表現は好ましくないので近年あまり用いない）であり，これらに対する外科的治療のほとんどは形態改変（改造）手術であり，ほとんどの手術が機能改善の手術である成人手術とは異なる．そのため解剖学的特色は多岐多様にわたるので多くの疾患に関する正確な知識が必要である．同一疾患であっても手術によって術後に起こる血行動態の変化は異なり，術後管理の方法は変わる．したがって，多面的に血行動態に影響を及ぼす因子につき把握する必要がある．

　一般に，非チアノーゼ性心疾患では，短絡や狭窄により右心系もしくは左心系あるいはその両方に負荷が増大した状態にあり，修復手術によってその負荷が消失する．したがって，術後には心負荷軽減が期待でき，一般に低心拍出量症候群（LOS）は生じにくい．術前に代償不全に陥っているような場合でも，術後心不全からの回復は比較的早い．問題が生じるとすれば術前に進行している肺血管病変などが問題となる．

　一方，チアノーゼ性心疾患に対する外科的治療の目的は一様ではない．修復手術の一番の目的はチアノーゼの消失であるが，心負荷軽減という効果が必ずしも伴うものではなく，逆に手術によって心負荷が増大することがしばしばある．術後に

体心室に容量負荷が増大する疾患（例：Fallot四徴症などの肺血流減少性疾患や総肺静脈還流異常，大動脈縮窄・離断複合など）や術後圧負荷が増大する疾患（例：完全大血管転位など）では術後急性期に体心室がそれら容量負荷や圧負荷を代償できず，心不全からLOSに陥りやすい．逆に，非チアノーゼ性心疾患のように術前に容量負荷が体心室に増大した状態での修復手術で，術後に容量負荷が消失する場合には術後の体心室の条件はよい．しかし，術前の容量負荷が過大で，チアノーゼ期間が長期の場合（例：高齢者や房室弁逆流を伴う例など）は，心筋の変化をきたしていることが多く，術後の心不全はやはり避けがたく回復も遅いと考えるべきである．また，単心室系疾患のチアノーゼ消失を目的とするFontan型手術では，心室の前負荷低下，非拍動性肺血流と体静脈圧上昇などの特徴を有する低心拍出量状態であるFontan循環への変換は独特の循環変化であり，通常の修復手術とは大きく概念の違う効果（変化）を理解する必要がある．

　チアノーゼ性心疾患に対する姑息手術は，大きく分類すると肺血流を増加させる手術と減少させる手術の2つに分かれる．前者はBTシャント手術に代表される体肺血流短絡術であり，チアノーゼを軽減させ，かつ肺動脈の発達を促すことが目的である．その一方で心室に容量負荷をかけるという側面もある．過剰な肺血流の増加は心室が容量負荷に対応できず，LOSを招くことがある．後者の代表例は肺動脈絞扼術である．修復手術に至る前に起こってしまう不可逆的な肺動脈床の変化を防止し，過大な肺血流による心不全を予防する目的以外に，大血管転位などの疾患では体心室（形態的左心室）のトレーニング目的で行われることもある．

　従来姑息手術と呼ばれていたもののなかには段階的手術，あるいは侵襲を軽減するための分割手術と称するほうが適当な場合もある．つまり大動脈縮窄・離断複合に対する大動脈再建術，Norwood手術，Fontan手術の準備手術としての両方向性Glenn手術などは，設定した目標に向けた部分的修復手術であったり準備手術であったりする．上記の姑息手術との境界線も明確ではないが，いずれにせよその血行動態の特徴は一様でなく，個々の疾患を理解することが適切な術後管理に最も重要なことである．

c. 手術侵襲

　先天性心疾患手術では，術前に手術によって得られる効果と引き起こされるリスクを推測・理解するのはもちろんであるが，実際の手術の後に手術侵襲を正確に評価することが，術後管理をするうえで重要である．考慮する項目としては，手術時年齢，手術時間，体外循環使用の有無，体外循環時間，心停止時間，出血量，輸血量，心室切開の有無とその箇所，心停止からの拍動の回復状態，遺残症・続発症の有無と程度などである．これに大量出血，ショック，不整脈，不十分な心筋保護，心室の過伸展，心筋・冠動脈損傷など，術中の偶発的な事柄があれば，術後にこれを十分考慮しなければならない．近年の心臓外科治療成績向上は，体外循環法，心筋保護法，止血法などの進歩によって手術侵襲を低下させたことが大きな要因である．現状の補助手段を用いて偶発的な要因が否定でき，通常の術前状態の患者に対する確立された手術で希釈限外濾過（DUF）や限外濾過変法（MUF）などの術中限外濾過が適正に行われていれば，必ずしも体外循環による手術侵襲は生死を左右する要因ではなくなってきている．とはいえ，新生児・乳児期早期の手術では，やはり体外循環の影響は大きく，閉胸時には手術侵襲の正確な評価を行うことが重要である．

2　新生児・乳児期の術後管理

　先天性心疾患に対する外科的治療は，補助手段や術式の改良が進むにつれ，術中死が著しく減少した．そして，手術時期がますます低年齢化の方向にあるため，新生児・乳児期における手術予後決定因子が術後の管理要因に占める割合は大きい．

　心臓の状態把握にあたっては疾患に大きく関連した特徴を理解する必要があるが，新生児から乳児期早期（3ヵ月未満）における最も大きな変化は肺血管抵抗の変動である．この点から，新生児期開心術が一般的に行われるようになった最近では，新生児期を未熟児，新生児期早期，後期などに細かく区別して，胎児循環からの急速な変化の過程にある患児の生理学的および病態的特徴を理

解する必要がある．

a. 循環管理の留意点

胎児期から新生児期にかけては肺循環の開始とともに循環動態が大きく変化し，心・肺・血管系はすべて新たな環境に順応しなければならない時期である．その特徴は新生児期から乳児期早期にかけてみられる．

1) 胎児循環からの離脱と容量負荷

胎内での体循環維持は右室と左室の両心室で行われており，出生後に肺循環が開始されると，新生児期は生理的に両心室に容量負荷がかかった状態になると理解される．したがって，この時期における心筋状態としては容量負荷に対する予備力は少ないと考えられ，特に左室は容易に代償不全に陥る．これは，僧帽弁や大動脈弁の逆流で胎児期・新生児期に重症心不全例がみられることから理解される．

2) 新生児と圧負荷

先天性大動脈弁狭窄や大動脈縮窄症例で，新生児・乳児期早期に特徴的に心不全に陥る例がみられることから，新生児期における心筋状態は容量負荷のみならず圧負荷にも予備力は少ないものと考えられる．ただし，上記の疾患における左室心筋は胎児期からトレーニング状態にあり，修復手術後は総肺静脈還流異常や完全大血管転位に比べると予備力が大きい．

3) 肺循環の変化と病態変化

肺循環が出生後に開始され，呼吸の安定と呼吸筋の発育により肺血管抵抗は徐々に低下する．この時期に心内短絡があると左右短絡が徐々に増加し，心室に対する容量負荷が心不全の原因になり得る．単純な心室中隔欠損や房室中隔欠損においては，心不全に陥りやすい時期は生後2ヵ月以降である．しかし，完全大血管転位などで，動脈管を開存させておく目的でPGE$_1$を投与した状態下では，通常生後1〜2週間前後で心不全症状が出現する．肺血管抵抗の生理的低下の程度や時期は，合併する心疾患や管理様式により修飾されるが，肺循環動態の変化が大きいのが新生児・乳児期早期の最も大きな特徴である．

4) 循環管理上の注意

循環管理にあたっては，それぞれの疾患が有する特徴を考慮して至適な脈拍数，血圧を目標にし，左室容積が低値の例では積極的にペースメーカを用いて頻脈傾向で管理する．昇圧を目的としたカテコラミン使用は，過度とならないよう注意する．術後においても肺循環動態の影響は大きく，手術侵襲と術中・術後の管理様式によって複雑に修飾され，時間とともに変化する肺血管の状態を常に把握する．特に心内短絡が残存している術後状態では，肺血管抵抗の低下が肺循環と体循環のバランスを変化させ，急激に心不全，体循環不全に陥ることがある．血管拡張薬の応用は新生児開心術の成績向上に大きく寄与しており，特に体外循環中，術後急性期の循環管理に重要である．ICUでの術後管理における血管拡張薬の使用はかつては肺血管抵抗の低下目的にも使われたが，一酸化窒素（NO）が同じ目的で使用されるようになった現在，過度の使用は体血管の過度の拡張と透過性の亢進をもたらして，容量負荷のための蛋白製剤などの血液製剤の必要量を増加させ，術後の侵襲となることもあるので注意を要する．

b. 呼吸管理の留意点

肺が出生後に機能を開始する臓器であることから，単に肺血管抵抗が高いという循環管理上の特殊性のみならず，肺胞の機能，強度，および呼吸様式の未熟性を伴う．

1) 呼吸様式

新生児の胸壁筋は未発達で，呼吸は主に横隔膜による腹式呼吸を営む．気道抵抗が高いため，分時換気量，1回換気量はともに少なく，呼吸数が多いことが特徴である．このことは，乳児期早期まで特徴的である．乳児が口を開けて呼吸するのは呼吸不全の症状で，通常は鼻からのみ呼吸するものであると考える．必要があって胃チューブを鼻腔から挿入する際は細いものを用い，絆創膏固定についても鼻孔を閉塞させないよう注意する．人工呼吸器離脱後に呼吸様式の不均衡がみられた場合には横隔神経麻痺を疑い，積極的に横隔膜縫縮術を考慮する．

2) 体位

新生児・乳児においては頭部が大きく気道が狭いので，容易に閉塞をきたしやすい．呼吸管理にあたっては気道抵抗を下げるための体位を工夫し，頸部は伸展させる．腹部膨満は呼吸障害の原

因となるため，積極的に減圧を図り，semi Fowler位をとるなどの予防的処置を行う．

3) 人工呼吸器使用時の注意

新生児・乳児期には主にカフなしの気管チューブを用いるため，呼吸時のリークや口腔内分泌物の気管内流入を予防できるサイズを選び，問題がある場合には積極的に交換する．リークが問題になるときはカフ付きに変更することで容易に解決することがあるのでためらわずにチューブ交換をすることが望ましい．新生児・乳児では気管チューブの最適な位置のレンジが狭く，不適切な先端位置によって容易に気道閉塞や気管損傷を生じるため，X線で先端の位置を確認したあとも首の角度やチューブ，呼吸器回路の固定方法には工夫が必要である．成人よりも死腔の影響が大きいため気管チューブや回路は適切な長さ，サイズを使用することが肝要である．呼吸器パラメータのチェック項目をマニュアル化しておくことが近年医療安全上からも医療機関に求められている点であるが，小児では気道の乾燥は気道，肺胞を容易にダメージするため，加湿およびその水滴の管理には特に繊細に気を配らねばならない．肺胞損傷を予防するためには吸気圧はできるだけ20 cmAq（水柱センチメートル）以下を目標にするが，必要があればその限りではない．吸引操作後には十分肺胞を膨張させておく必要があるが，過度の呼気圧により容易に肺損傷から気胸を合併する可能性を考慮し，バッグの操作は愛護的に行う．特に新生児・乳児症例を，幼児期以降の症例や成人症例と一緒に共通の医療スタッフで管理せざるを得ないときは，気道内圧計を用いて，その都度バッグに加える力加減を調節するきめ細かさが必要である．過換気を行う場合には酸塩基平衡のバランスを保ち，過度のアルカローシスに起因する脳障害に留意する．人工呼吸中の鎮静については，呼吸循環動態が安定するまでは必須であるが，安定後は速やかに減量して，薬物の蓄積による呼吸抑制と脳神経系への悪影響を予防する工夫が必要である．

4) 人工呼吸器の離脱

新生児・乳児期における人工呼吸器の離脱条件で確立されたものはいまだなく，多分に経験的な判断が必要である．酸素濃度が適切に下げられ，呼気圧 20 cmH$_2$O 以下，PEEP 2 cmAq 以下，間欠的強制換気（IMV）5回/min 以下の条件での呼吸様式を，十分観察して決定する．通常，意識状態や循環状態の評価と合わせて決定し，再挿管を考慮しながら抜管を試みることも必要である．離脱中は気道内圧の過度の上昇が起こりやすいが，近年の人工呼吸器の発達は目を見張るものがあり，離脱中の自発呼吸への追従性のよさ，フローセンサーの感度，設定条件の精度，防滴対策などの点から高額ではあってもハイスペックの機種を使用すべきである．そのことによって覚醒下に離脱の過程でBaro traumaを起こすことなく肺の虚脱を防ぎ，安全に抜管に導くことが重要である．

c. 水分・体液管理の留意点

新生児・乳児においては急速な発育過程にあり，体重あたりの必要熱量，水分量は成人のほぼ2倍である．旺盛な代謝が営まれ，組織間液の増加で対応している．反面，腎機能（糸球体濾過速度，尿細管最大排泄量，濃縮能など）は成人の20～40％しかないので浮腫が起きやすく，代謝性アシドーシスになりやすい．

1) 必要水分量の目安

心疾患がもとで循環不全に陥った状態では，腎臓による水分バランスの維持は困難なことが多く，新生児・乳児の管理では水分管理が最も重要なポイントとなっている．

必要水分量は日齢，月齢により異なり，以下の数値が目安となる．

・0～2日で 60～80 mL/kg/day
・3～7日で 100～120 mL/kg/day
・8～28日で 120～140 mL/kg/day
・3ヵ月前後で最大となり 150～160 mL/kg/day
・その後漸減，12ヵ月では 120 mL/kg/day

2) 開心術後の水分管理

体外循環使用下開心術後においては，膜透過性の亢進が組織間液の過剰貯留と循環血液量の減少を助長し，体液バランスの失調は心拍出量減少の原因となる．したがって術後急性期には，循環血液量の維持に必要な量の血液や血漿製剤を投与し，組織間液減少を図るために水分投与は最小限（20～50 mL/kg/day）にとどめ，利尿薬を使用し，十分な利尿が得られないときには積極的に腹膜灌流を併用する．胸腔容量が小さい新生児・乳児期早期患児においては，浮腫の進行に伴い肺機

能は低下，胸腔内圧は上昇し，心灌流血の減少と心圧迫による心機能低下をきたし，急速に循環不全に陥ることがある．急激な浮腫進行による悪循環が予想されれば，胸骨スプリントや場合によっては胸骨吊り上げを用いた開胸処置が有効なことが多い．浮腫の改善と循環動態の安定化が得られたら，水分投与量を前記必要量まで徐々に増加させる．近年，術中のDUFとMUFの応用により，新生児・乳児期早期開心術後における浮腫の程度は軽減している．呼吸と循環が安定すれば比較的速やかに水分投与量を増加させて，利尿の確保に治療の主体を移す必要がある．

3）体液バランスの目安

水分バランス，血液バランスをチャートから算出する．血漿製剤を多く用いる管理下では，水分，血液を総合した総バランスを目安としたほうが妥当な場合が多い．さらに，体重測定を行い，患児の組織間液量の変化を予測する．術前より体重が増加している間は浮腫が残存していると考え，負のバランスを目標とし，術前体重より減少した段階で投与水分量の増加を考慮する．通常，人工呼吸器離脱時には術前体重の5%前後減少した状態が目安となる．

4）栄養管理

新生児は容易に低血糖に陥る反面，術後のストレス状態下では糖代謝能は容易に低下するため，術後急性期には5〜10%ブドウ糖の輸液を用い，血糖をみてから徐々に糖濃度を上げていき，循環動態が安定した時点で栄養管理を考慮する．高カロリー輸液の過剰カロリー投与は，肝過負荷から血漿ビリルビン値が上昇することがあるので注意する．高血糖の場合はインスリンの持続点滴を速やかに開始する．慢性期にはできるだけ生理的に経口，または経鼻チューブによるミルクの投与が望ましい．

d．感染対策

自己の免疫産生能は生後2〜4ヵ月以降に有効になると考えられる．それまでは母体から譲り受けた抗体が唯一の感染防御機能であるため，新生児・乳児期早期患児の取り扱いは，ほかの患者と区別して感染予防対策をとる必要がある．循環管理のために複数の中心静脈カテーテルが必要となることが少なくないが，高カロリー輸液をほかの薬物投与ラインと併用する場合，カテーテル敗血症の合併頻度が高いので注意し，発熱時にはカテーテル交換をまず考慮しなければならない．感染予防対策で最も重要なことは処置時のグローブの着用，患児に触れるごとに手洗いを確実に行うことで，メチシリン耐性黄色ブドウ球菌（MRSA）やメロペネム（MEPM）耐性緑膿菌などの水平感染を予防するうえでも大切である．また抗生物質の過剰かつ長期の投与は避けるべきである．

e．薬物投与の留意点

新生児・乳児における薬物代謝は不明な点が多く，未熟な腎・肝機能を考慮すると，すべての薬剤について大量・長期投与は躊躇される．少量から開始し，こまめに効果を観察する．また，適切な投与量にも幅があり10倍量の間違いなどは容易に起こりうるため，薬液作製時，開始時のダブルチェックが必須である．

f．体温調節の留意点

新生児・乳児では心臓病に関係なく単位体重あたりの体表面積が大きく，体温喪失が大きい．また心不全は中枢熱，末梢温低下を引き起こし，同時に低体温は循環不全と悪循環を招き，アシドーシス，低血糖の原因となり，状態悪化をきたすため，患児の管理にはインファントウォーマーなどの保温機能が不可欠である．特に術後の短時間の搬送時やICUにおける処置時でも注意を要する．四肢末梢を覆い，保温を追加する．未熟児や循環不全時には四肢体幹をラップや綿で覆うことも考慮する．中枢性発熱時には頭部，背部のみを冷却し，冷水による胃冷却を考慮する．覚醒時には頭部以外の強制冷却は避ける．

g．病状説明における留意点

出生直後からの長期母子分離は，乳児・幼児の被虐待児症候群のひとつの原因と考えられている．したがって，出生直後から入院している患児などに関しては，状態や予後を両親にわかりやすく説明し，時間をかけて興味を持たせる努力が必要である．できるだけ面会時間を工夫して，父親の面会も可能にすることが必要である．

表1 主な疾患に対する修復手術後の遺残症・続発症

疾患	術式	主な手術時年齢	主な姑息手術	留意点	房室ブロックの可能性	主な遺残症, 続発症
ASD	closure	1歳以降			−	
VSD	closure	3ヵ月〜1歳	PAB		+	PH
ECD	ICR	3ヵ月〜1歳以降		房室弁の状態	+	MR, TR
CAVC	ICR	3ヵ月〜1歳	PAB	房室弁の状態	++	MR, TR, PH
TF	ICR	6ヵ月〜2歳	SPS	PA, LVの大きさ	+	PSR
TF+PA	ECRまたはRVOTR	1ヵ月〜4歳	SPS, UF	PA, MAPCA	+	RVOTO, PH, 遺残側副血行路
TGA	ASO	0〜2週	SPS+PAB	LV, 冠動脈	+	PS, AR
TGA+VSD	ASO	0〜1ヵ月	PAB	冠動脈	+	PS, AR
TGA+VSD+PS (PA)	ECRまたはRVOTR	3ヵ月〜2歳	SPS	VSDの位置, 大きさ	+	RVOTO, LVOTO
DORV	ICR	3ヵ月〜1歳	PAB	VSDの位置, 大きさ	+	RVOTO, LVOTO, TR, PH
DORV+PS (PA)	ECRまたはRVOTR	3ヵ月〜2歳	SPS	VSDの位置, 大きさ	+	RVOTO, LVOTO, TR
TAPVD	ICR	0〜3ヵ月			−	PH
PTA	ECRまたはRVOTR	0〜1歳		半月弁の状態	+	AR, RVOTO, PH
CoA・IAA complex	ICR	0〜3ヵ月	staged	大動脈弁下狭窄	+	LVOTO, PH
UVH (DILV)	septation	1〜3歳	PAB, staged	心室容量, 房室弁	++	MR, TR, PH
UVH+PS (PA)	Fontan	1〜3歳	SPS, Glenn		−	CAVVR
TA	Fontan	1〜3歳	SPS, Glenn		−	

〈疾患〉ASD: atrial septal defect, VSD: ventricular septal defect, ECD: endocardial cushion defect, CAVC: common atrioventricular canal, TF: tetralogy of Fallot, PA: pulmonary atresia, TGA: transposition of great arteries, PS: pulmonary stenosis, DORV: double outlet right ventricle, TAPVD: total anomalous pulmonary venous drainage, PTA: persistent truncus arteriosus, CoA: coarctation of aorta, IAA: interruption of aortic arch, UVH: univentricular heart, DILV: doubleinlet left ventricle, TA: tricuspid atresia
〈術式〉ICR: intracardiac repair, ECR: external conduit repair, RVOTR: RV outflow tract reconstruction (ECを用いない方法), ASO: arterial switch operation
〈姑息手術〉PAB: PA banding, SPS: system-pulmonary shunt, UF: unifocalization
〈留意点〉MAPCA: major aortopulmonary collateral arteries
〈遺残症, 続発症〉R (L) VOTO: R (L) outflow tract obstruction, CAVVR: common atrioventricular valve regurgitation

3 術後遺残症・続発症

先天性心疾患は複雑な疾患であればあるほど, その修復後にも心の形態は正常ではなく何らかの遺残症・続発症があると考えて術後管理を計画する. その種類, 程度は術前の疾患状態, 術式によってある程度予測することはできる(表1). 修復手術後になお残存する遺残症としては, 弁病変(狭窄, 逆流), 流出路狭窄, 肺高血圧, 遺残短絡, 遺残側副血行路などが考えられ, 非特異的なものとしては低形成心室や心筋障害の残存があげられる. それらは術直後の特殊な環境(人工呼吸, カテコラミンの使用)などにより修飾されている可能性もあるので状況に応じた対応が必要である. また, 術後に新たに発生する続発症としては, 弁病変, 流出路あるいは流入路狭窄, 完全房室ブロックなどの不整脈がある.

a. 遺残症・続発症と薬剤の選択

　術後に強心薬や血管拡張薬などを用いる際，これらの遺残症や続発症の種類と程度を正確に把握したうえで，薬剤の種類を決定する．特にカテコラミンはこれらの遺残症や続発症を修飾し，選択を間違えると血行動態をむしろ増悪させることがあり，また再手術適応の判断を困難にする可能性もある．したがって，術後圧測定，心エコーなどによる術後評価は重要で，あらかじめある特定の遺残症，続発症を予想する場合には，左房圧，右房圧，肺動脈圧，右室圧などのモニタカテーテルが薬剤効果判定に有用である．大動脈弁狭窄や左室流出路狭窄などの心大血管領域における後負荷残存状態では，血管拡張薬やドブタミン，イソプロテレノールの使用は控え，ドパミン，ノルエピネフリンを選択する．大動脈縮窄や大動脈離断の多く，また両大血管右室起始や完全大血管転位における心室内血流転換術後などで潜在的に左室流出路狭窄が存在すると考えられる場合も，同様の薬剤選択をする．

b. 心臓カテーテル検査

　術後 ICU 入室中であっても複雑な心疾患の修復後であればあるほど正確な血行動態を把握することは難しく，それが重篤な病状を招いている可能性があり原因が完全に解明できない場合は，たとえ開胸下や補助循環下であっても積極的にカテーテル検査や CT を行い病状の把握に努める．

c. 再手術

　単一の遺残症や続発症が術後心不全の原因である場合には，再手術を考慮する．また，それぞれの遺残症や続発症の程度は軽度であっても，左室流出路狭窄と僧帽弁逆流，あるいは肺高血圧と三尖弁逆流などのように，組み合わせによっては重篤な循環不全の原因となる場合がある．また，カテコラミンの使用によって，それらどちらかの状態が増悪するために薬剤の使用が困難な場合も考えられ，保存的に改善するかどうかは病変の重篤度と術後急性期に限定されるものかどうかの見極めが必要であるものの，再手術は常に考慮しておく．

D 非開心修復手術の管理

1 動脈管開存症（patent ductus arteriosus：PDA）

病態

成熟児では生後10〜15時間で動脈管の中膜が収縮して機能的閉鎖が生じ，内膜の増生などによって2〜3週で完全閉鎖するといわれている．これが開存したまま生後数日から数週後に肺血管抵抗が低下すると，左-右短絡が生じる．この短絡は肺血管，左房，左室に容量負荷を与え，心不全，呼吸不全の原因となる．短絡量は体動脈-肺動脈間の血管抵抗の差と動脈管のサイズで規定されるが，心室中隔欠損などの心内短絡と比べて，収縮期，拡張期ともに左-右短絡となるため，口径の割に高流量になりやすい特徴がある．高肺血流量から収縮期にはほぼ体血圧と同等の肺高血圧になっている例でも，拡張期における左-右短絡は少なくなく，腹部大動脈血流は動脈管から肺動脈への引き込み血流となり，循環不全に陥りやすい．未熟児症例では腎不全や壊死性腸炎を発生させる原因となる．

高肺血流例では，うっ血性心不全，呼吸不全が出現し，頻呼吸，頻拍，発汗，不機嫌，摂食障害，体重増加不良を示し，肺水腫となったり，肺炎など呼吸器感染を繰り返したりする．肺血管抵抗が上昇すると，心不全，呼吸不全はいったん軽減するが，さらに肺血管抵抗が高度に上昇するとチアノーゼが出現し，典型的にはdifferential cyanosisが認められるようになる．

軽度肺高血圧例では，無症状のまま経過することが多い．

手術によって短絡は消失し，心負荷，呼吸負荷は消失する．肺血管抵抗の上昇した例では，術後にも肺高血圧が残存し，右心負荷が継続する．

手術適応

近年のカテーテル治療の発達により多くの症例がカテーテル動脈管閉鎖術の適応となるので，外科手術の適応はほとんどが新生児から6ヵ月未満あるいは体重6kg未満の症例に限られる．短絡が多く心不全に対する内科的治療が奏効しない例，高度肺高血圧例，体重増加不良例などが外科手術の適応になり，心不全が軽度以下の場合には成長を待ってカテーテル治療の適応である．それ以降の年齢で手術適応となるのは形態的にカテーテル治療が困難であるケースとなる．肺血管抵抗が上昇し右-左短絡となっている場合には，閉鎖自体が禁忌である．

手術様式

左第3または第4肋間後側方開胸下に，大動脈上で壁側胸膜を縦切開し，動脈管を露出する．この際，左反回神経を胸膜側に付着させ前方に避ける．未熟児例や乳児期早期例では，絹糸による一重または二重結紮を行う．動脈管組織は脆弱なため，断裂をきたさないよう5〜7号くらいの太めの糸を用い注意深く結紮する．断裂をおそれて不完全な結紮を行うと，遺残短絡の原因となることもある．薬物療法で閉鎖しない乳児の場合には内視鏡下の動脈管クリッピング法も保険医療となっている．

一方，成人例では加齢や細菌性心内膜炎の既往から動脈管に石灰化を伴っていて鉗子をかけることが危険な場合があり，高齢者外科手術が必要な場合は人工心肺，あるいは左心バイパス使用下に体血圧を低下させたうえで離断するか，または肺動脈内から直接閉鎖，あるいはパッチ閉鎖を行うこともある．

術後管理

通常の単純開胸手術に準じる．動脈瘤合併例など，特異的な例を除けば早期死亡はまれで安全な手術である．

①後出血：未熟児例や乳児例で単純結紮にとどめる場合，閉胸の際に脱気し，胸腔ドレーンは留置しない場合もある．切離の場合には剝離面が多く，後出血の可能性があるのでドレーンを留置する．ドレーンからの血性排液が 2 mL/kg/hr 以上の場合には再開胸を考慮する．ドレーンが凝血塊で閉塞しないよう，定時的にドレーンのミルキングを行う．

②気道の確保と清浄化：気道内に血液，粘液分泌物などが貯留すると無気肺，肺感染症をきたすので，気管挿管中は気管吸引を頻回に行う．抜管後も積極的に喀痰を喀出させるよう，ネブライザー，深呼吸，体位変換などの理学療法を積極的に行う．

③胸腔内ドレーン：5〜10 cmH$_2$O の陰圧で低圧持続吸引器を用いて吸引する．肺の再膨張，排液の状態をみて抜去するが，抜去時は呼気で呼吸停止をさせて行う．空気の排出が悪いと，緊張性気胸や皮下気腫が発生する．咳嗽反射でドレーンから空気を逆に引き込むことがあるので，吸引などで咳嗽を刺激する場合には一時的にドレーンを遮断し，また早期抜去を心がける．剝離面が多い場合や後述する乳び胸が疑われるときは，ミルク投与後乳びの排出がないことを確認して抜去する場合もある．

④左反回神経麻痺：反回神経の剝離操作が原因で，一過性の左声帯麻痺が出現することがある．通常，嗄声のみみられ数週間で回復するが，誤嚥したり呼吸障害をきたしたりする場合は気管切開を要することもある．

⑤横隔神経麻痺：陽圧呼吸下では障害はないが，自発呼吸時に換気障害をきたす．胸部 X 線による横隔膜の挙上の確認や，透視や超音波検査による横隔膜の奇異性運動の確認によって診断する．呼吸筋の発達の未熟な幼児例や乳児例では気管チューブ抜去困難となることが多く，横隔膜縫縮術を考慮する．

⑥乳び胸：胸管が損傷され，術後経口摂取が開始されると乳び胸となることがある．通常，保存的に低脂肪食を投与し，乳児例では中鎖脂肪酸トリグリセリド（MCT）ミルクを投与して乳び量を減少させ，胸腔ドレーンから持続吸引して呼吸障害を防止する．数日で改善しない場合には絶食とし，高カロリー輸液を行う．保険適応ではないがソマトスタチンの静脈内投与が有効である場合がある．また，血液凝固第 13 因子の欠乏症などの場合は補充を考慮する．さらに長期間治癒しない場合には，再開胸下に胸管断端を結紮閉鎖する．

⑦肺高血圧残存例：術中術後の輸血による肺機能低下を最小限にするため，止血操作は特に慎重に行い，無気肺，気胸などの肺合併症の予防に努めることが重要である．血管抵抗を低下させるため，吸入酸素濃度は比較的高く維持する．高度肺高血圧残存例にはシルデナフィル，タダラフィルなどの PDE-5 阻害薬あるいはボセンタン，アンブリセンタンなどのエンドセリン I 拮抗薬などの投与や一酸化窒素（NO）の吸入を考慮する．

⑧未熟児例：動脈管閉鎖は未熟児管理の一面にすぎず，手術侵襲を最小限にとどめる工夫が必要で，手術時間の短縮，体温管理などに特に留意が必要である．未熟児網膜症予防のため，酸素投与は最小限にとどめる．

2 大動脈縮窄・離断症

病態

新生児期・乳児期早期例では，動脈管閉鎖に伴い狭窄が進行し，急激に左心圧負荷から左心不全を発症する例がみられる．また心内短絡を合併する例では，高肺血流となり，体循環不全の状態に陥る．下半身の血流障害から末梢循環不全，乏尿となり代謝性アシドーシスをきたす．代謝性アシドーシス，乏尿があれば緊急手術が必要である．心内奇形の合併がなく，乳児期・幼児期以降で左室の代償性肥大をきたした例では，重篤な心不全を起こす例は少ない．縮窄部での圧較差 50 mmHg 以上の例，上半身の高血圧例，体重増加不良例では早期手術が必要となる．幼児期・学童期以降例では内胸動脈，肋間動脈を介した上下半身間の側副血行路の拡張がみられる．

術前管理

術前は多かれ少なかれ下半身の血流が不足しており，診断がつき次第完全に動脈管が閉鎖してショック状態であっても PGE_1 の投与を開始し動脈管の再開通を試みること，挿管人工呼吸管理，深鎮静での管理を行い，できるだけ状態を改善して手術に臨まなくてはならない．

手術様式

心内奇形を合併する大動脈縮窄や大動脈弓離断症では，一期的修復術が第1選択であるが術前状態不良例で人工心肺使用が懸念される場合は，単純大動脈縮窄に準じた開胸による大動脈再建術と，心内病変によっては肺動脈絞扼術を行う．新生児期・乳児期症例では35℃程度の体温管理のもと単純大動脈遮断下に，拡大直接吻合（extended direct anastomosis : EDA）を行う．幼児期・学童期での手術において，特に狭窄の程度の軽い症例では側副血行路の発育が悪いので，左房-大腿動脈間の左心バイパスや上行大動脈-下行大動脈間の一時的バイパスの併用を行う．右上肢と下肢を同時に観血的血圧モニタすることが好ましい．

術後管理

開胸手術に準じた一般管理上の問題（動脈管の項参照）以外の特徴的なものとして，以下のものがある．

①肺血流管理：心内形態異常合併例で肺動脈絞扼術を同時に施行した例では，肺血流量の調節が重要となる．肺血管抵抗の推移に応じて，肺血管抵抗の低減（血管拡張薬やNOの投与）あるいは体血管抵抗の調節が必要である．肺高血流が持続し，体循環維持が困難な場合は早期に二期的手術を考慮する．

②高血圧：新生児・乳児例では，術後の高血圧残存は軽度で，問題となることは少ない．5歳以上例では術後しばらく高血圧は残存する．高齢者における高度の高血圧残存に対しては，術後急性期には積極的に降圧薬を使用する．術直後にはニトロプルシド，ニトログリセリンなどの亜硝酸薬，フェントラミンなどのα遮断薬，カルシウム拮抗薬などの持続静注で管理する．

③腹痛：幼児期以降の例では術後数日間，軽度腹部不快感を訴える場合が多い．原因は腸間膜血管炎によるとされ，ときに症状が強く，グル音が微弱で腹満を示し，腹痛，発熱，イレウス，白血球増多を示す症例もある．したがって，幼児期以降の症例では術後数日間絶食期間をおき，症状が強い場合は経鼻胃管による減圧を図り，降圧薬を使用する．

④対麻痺（paraplegia）：原因は側副血行の発達が不良な例で，術中の大動脈遮断中の脊髄の虚血による．学童期以降の患者に合併することが多い．その防止のためには，術中の厳密な体温管理や左心バイパスなどの補助手段が肝要である．

⑤遺残狭窄：その程度によりカテーテルによる拡張術や再手術を考慮する．

3 血管輪

大動脈弓の異常によって，血管輪ないし完全な輪でなくとも気管，食道を圧迫する．第8鰓弓の吸収不全もしくはほかの部分の吸収不全に起因する．

疾患分類

①重複大動脈弓（double aortic arch）：血管輪の典型例で，左右の第8鰓弓の吸収不全による．両側の大動脈弓が総頸動脈，鎖骨下動脈を分枝し，動脈管が片側または両側に存在する．左下行大動脈例では後部弓が優位に，右下行大動脈例では右前部弓が優位となる．動脈管は左側が多く，短い場合は肺動脈を後方に牽引し前方から気管を圧迫する．

②左大動脈弓による圧迫：異常腕頭動脈（後方から起始），異常左頸動脈（近位で右側から起始），右鎖骨下動脈起始異常（通常，気管・食道の後方を走行）を示す例に認められる．

③左大動脈弓と右下行大動脈による圧迫：右側動脈管が右肺動脈と右側大動脈ないし右鎖骨下動脈異常起始部を連結し，完全な血管輪を形成する．右鎖骨下動脈と右動脈管の間で右側大動脈が離断されて発生する．

④右大動脈弓による圧迫：左第4弓の吸収が左総頸動脈と左鎖骨下動脈の間で起こると，左鎖骨下動脈起始異常を伴う右側大動脈弓となる．左側

動脈管が合併すると完全な血管輪が形成される．

⑤頸部大動脈：鎖骨上部に上行大動脈が突出して圧迫をきたす．

⑥肺動脈スリング：左肺動脈が右肺動脈から起始し，右気管支の後方を通過し気管と食道の間を左肺門に向かって走行する．右気管支と遠位気管を圧迫する．全周性気管軟骨による気管狭窄を合併することが多い．

病態

気管・食道の圧迫による呼吸不全，嚥下障害を主症状とするが，無症状の場合も多い．呼吸器症状は頸部の屈曲によって増悪し，伸展によって寛解する．また，摂食によって喘鳴が増強し，チアノーゼをきたす．固形物の摂取によって嚥下困難が出現することもある．単純胸部 X 線，食道造影，気管支鏡，血管造影にて診断する．

手術様式

手術治療の基本は気管，食道の後方の血管を離断することである．

①重複大動脈弓：動脈管ないし動脈管索を離断し，いずれか細い大動脈弓を鎖骨下動脈遠位部で離断する．

②左大動脈弓による圧迫：
 （ⅰ）異常腕頭動脈：腕頭動脈の胸骨への吊り上げを行う．
 （ⅱ）右鎖骨下動脈起始異常：右開胸下に異常起始した右鎖骨下動脈を切断し，右側大動脈に再建する．あるいは左開胸下に右鎖骨下動脈を離断する．
 （ⅲ）左大動脈弓と右下行大動脈による圧迫：右開胸下に右側動脈管ないし動脈管索を離断する．

③右大動脈弓による圧迫：左側動脈管ないし動脈管索を離断する．

④頸部大動脈：動脈管ないし動脈管索の離断のみで有効とする報告がある．

⑤肺動脈スリング：左開胸下に左肺動脈を気管と食道の間で切断し，心膜切開後主肺動脈に吻合する．

術後管理

単純開胸手術に準じる．圧迫や絞扼が解除されると，嚥下障害は劇的に改善することが多い．気道に二次的狭窄をきたしていたり，先天的に気管形成不全や気管軟化症を合併していたりする症例では，呼吸器症状の改善に時間を要することがあり，新生児・乳児例では長期の人工呼吸管理が必要であることが少なくない．

E 新生児期・乳児期早期開心修復手術の管理

1 完全大血管転位（transposition of great arteries : TGA）

病態

　心室流出路・大血管の結合様式の異常による一連の疾患群である．正常（図1a）と異なり，右室から大動脈が，左室から肺動脈が起始する．発生段階において，共通動脈管が大動脈・肺動脈に分割される際隔壁形成が，正常ではみられる螺旋形態をとらないことによるものが一般的である．ここでは心室流入部の構造異常を合併するもの double inlet，common inlet などは含まないこととする．

　最も頻度が多いのは，大動脈が肺動脈の右前から起始する d-TGA である（図1b）．大動脈が肺動脈の左前から起始する l-TGA の場合には，心室の clockwise rotation が合併して完全大血管転位となっていることがあるが，より一般的には，房室錯位を伴い修正大血管転位と呼ばれる，心室流入部の異常を伴った別の範疇の疾患群であることが多い．まれに，大動脈が肺動脈の右後方から起始，すなわち正常に近い位置関係にありながら，大動脈が右室，肺動脈が左室から起始する場合があり，慣習的に posterior TGA と呼ばれる（図1c）．

　正常（図2a）と反対の入れ替わった心室・大血管結合のため，体循環と肺循環が分離独立した血行動態となる（図2b）．生命を維持するためには，大血管レベル［動脈管，体肺シャント］，心房レベル［卵円孔，心房中隔欠損（ASD）］，心室レベル［心室中隔欠損（VSD）］などの短絡による，動静脈血の混合が必須である．肺静脈還流血が十分に体循環動脈血に混合されないと，生直後から極めて高度の低酸素血症が進行し，脳障害などの合併症を引き起こすことがある．

病型

　VSD の存否，肺動脈狭窄（PS）の存否により，Ⅰ型からⅢ型に分類されることが多い．ここでは，大動脈弁狭窄（AS），大動脈縮窄（CoA）を合併するものも1亜型として分類を拡大して示す．

　①Ⅰ型：VSD がない．形態学的には，筋性心室中隔と半月弁下の流出路中隔とが整列（align）・融合している（図1b）．左右心室圧の関係により右室が膨らむために起こる，見かけ上の機能的左室流出路狭窄（dynamic obstruction）を検出することがある．

　VSD がないために，肺静脈還流血の体循環への混合は心房間交通に限られる．したがって，チアノーゼが高度であることが多い．器質的 PS のない，ごく一般的なⅠ型 TGA では，左室収縮期圧は肺血管抵抗の減少とともに低下する．

　②Ⅰ型亜型（Ⅳ型）：まれに，筋性心室中隔と半月弁下の流出路中隔とが整列・融合しているにもかかわらず，この部が後方の肺動脈側へ偏位して器質的 PS を形成している場合がある（図1d）．これをⅣ型と呼ぶ場合もある．この形態学的亜型では，器質的左室流出路狭窄のために動脈スイッチ手術が困難な場合がある．

　流出路中隔が筋性心室中隔と整列・融合してかつ前方へ偏位していることは極めてまれで，したがって，VSD がなく AS，CoA を有する TGA に遭遇することは少ない．もし遭遇した場合には，左室流出路の狭窄がないので，動脈スイッチ手術の適応となるであろう．

　③Ⅱ型：VSD があって，PS がない．VSD 辺縁は，形態学的に流出路中隔が筋性心室中隔と整列しているので，平面的な欠損孔である．

　VSD があるために，Ⅰ型の場合に比べて動静脈血の混合は十分であることが多く，左室収縮期

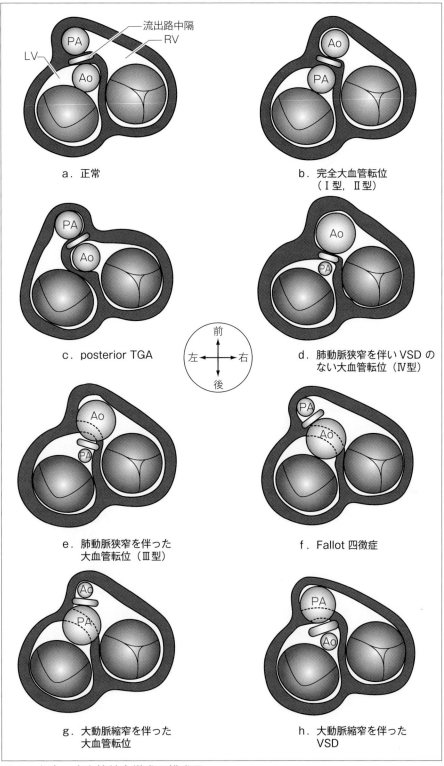

図1 心室・大血管結合様式の模式図
　　RV：形態的右室，LV：形態的左室，PA：肺動脈，Ao：大動脈

各論第Ⅰ章　先天性心疾患の管理

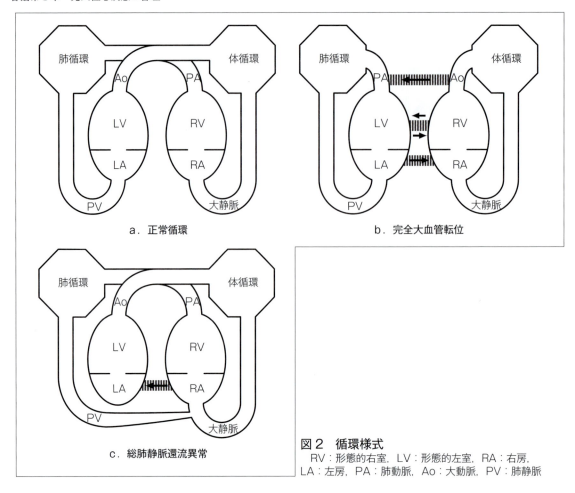

図2　循環様式
RV：形態的右室，LV：形態的左室，RA：右房，LA：左房，PA：肺動脈，Ao：大動脈，PV：肺静脈

圧の低下も起こらない．反面，肺血管抵抗の減少とともに高肺血流となり，重度の心不全を生じやすい．また，肺血管の閉塞性病変の進行が早いことが知られている．

④Ⅲ型：VSDに加えてPSがある．形態学的に流出路中隔が後方の肺動脈側へ偏位しており，筋性心室中隔と整列していない(malalignment)(図1e)．そのため，PSは弁口自体が狭小であり，大動脈弁はFallot四徴症(図1f)のように心室中隔に騎乗(overriding)している．肺動脈弁下の構造は，肺動脈が後方にあるために，Fallot四徴症と異なり，全周筋性組織ではなく一部が僧帽弁の線維性組織になっている．

血行動態は，Fallot四徴症に類似する．チアノーゼは一般に高度である．肺動脈弁下の構造的特徴のため，低酸素血症発作の出現をみることは，Fallot四徴症の場合よりも少ない．肺血流はPSの程度により様々であるが，どちらかという

と，PSが高度で体肺シャントなどによる肺血流増加を要することのほうが多い．したがって，一般的に，心不全はきたしにくく，肺血管の閉塞性病変の進行もまれである．

⑤CoA合併型：CoAを合併したTGA症例では，ほとんどの場合，流出路中隔は前方の大動脈側へ偏位しており(図1g)，大動脈弁輪は多かれ少なかれ狭小である．流出路中隔の前方偏位のため，VSDはmalalignmentを呈しており，肺動脈弁はVSDに騎乗している．騎乗の程度が著明な場合には，両大血管右室起始(DORV)の定義に合致することになるので，CoAを合併したTGAと，subpulmonary VSDを有するDORVのうち大動脈・肺動脈位置が前後関係のものとの間には，形態的スペクトラムの移行がある．このような一連の疾患亜型を，Taussig-Bing奇形のTGA型と呼ぶ場合や，complex TGAと総称するものの一部とする場合があり，疾患概念や用語定義の

上で混乱がある．

　この型の症例の中には，muscular VSD の合併や冠状動脈の走行異常，房室弁の対側心室への挿入 (straddling) など，修復手術の際に支障をきたす要因を有していることがあるので，注意を要する．

　CoA の存在のために，動脈管を介した血流方向は I 型のような simple TGA の場合とは逆となる．高度のチアノーゼは上半身が主となる．動脈管閉鎖に伴うショック状態を回避することはもとより，高肺血流による心不全や閉塞性肺血管病変の進行に十分留意する．

手術適応と術式

　現在，新生児期・乳児期早期に修復の対象となるのは，PS のない I 型，II 型，CoA 合併型である．I 型亜型の VSD がなく PS のある場合は，乳児期中期・後期に心房内血流転換手術 (Senning 手術，Mustard 手術) (機能的 2 心室修復の項参照) や，そのほかの術式を選択することが多い．III 型では，新生児期あるいは乳児期早期には，必要であれば肺血流増加を目的とした姑息手術あるいはカテーテル治療を施行し，1 歳を過ぎた頃に心室内血流路作製と右室流出路再建を行うことが多い．

① I 型：生直後からプロスタグランジン製剤を投与して動脈管の閉塞を防ぎ，大動脈から肺動脈への血流流入を維持する．これとともに，必要に応じてバルーン心房中隔裂開術 (BAS) を行って，心内での動静脈混合を促し，体動脈血液の酸素飽和度の上昇を図る．ただし，あまり大きな心房間交通を作製すると，全身のチアノーゼは十分に改善するものの，左室流入血流量が減少し，左室拡張末期容積の低下と左室収縮期圧の低下を招く．これは，動脈スイッチによる修復には不利な要因となる．現在では，大きさを制限した BAS にとどめるのが一般的である．

　BAS を行わなくても，新生児期中期から左室圧の低下が明らかとなるため，通常は生後 2 週間以内に動脈スイッチ手術 (Jatene 手術) を施行する．術後に体循環を維持するための左室の条件として，収縮期圧が右室のそれの 50% 以上，左室拡張末期容積が正常の 80% 以上が適応限界であり，それぞれ 80% 以上，100% 以上がよい適応と考える．

　近年，特に欧米では，プロスタグランジン製剤持続投与による組織浮腫増強の悪影響を懸念して，同剤の投与を行わず，動脈管の開存状況・左室条件にかかわらず，生後 2 週間以内に動脈スイッチを施行することが一般的となっている．これは，左室筋の分子レベルでの再構築前であれば，左室機能は速やかに適応しうるという見解によっている．

　冠状動脈の走行様式に関して，あらかじめ情報を得ておいたほうが，冠状動脈の移植に際して安心であり，特に単冠動脈は手術に工夫を要するので術前に十分に検討すべきである．近年はほとんどの冠動脈の診断はエコーで可能である．機能的左室流出路狭窄は，動脈スイッチ後には消失するので，その適応を難しくするものではない．肺動脈弁の器質的病変や流出路中隔の後方偏位による明らかな左室流出路狭窄は，動脈スイッチ手術の適応除外要因となる．

　左室条件が十分でない症例では，乳児期早期に肺動脈絞扼と Blalock-Taussig シャントを行い，左室に容量負荷と容圧負荷を同時にかけてトレーニングとする．1 週間以上経ってから再度，動脈スイッチを考慮する．適応条件を満たさない症例に対しては，心房内血流転換を第 1 選択として考慮する．

② II 型：肺血管抵抗が低下して高肺血流となり，心不全が重症となる前，そして閉塞性肺血管病変が進行する前，すなわち新生児期中期から乳児期早期に動脈スイッチと VSD 閉鎖を行う．修復手術ではなく，肺血流を制御する目的の姑息手術として肺動脈絞扼を選択する場合もあるが，現在では一般的ではない．VSD にはバリエーションがあるので，術前の心エコー診断でその特徴を認識しておく．

③ CoA 合併型：この群の症例では，本来の肺動脈弁や左室流出路の狭窄はないので，開心修復手術に際しては II 型の場合と同様，動脈スイッチの適応となる．一期的に大動脈再建と動脈スイッチ，VSD 閉鎖を行う場合と，大動脈再建と心内操作を二期に分ける場合とがある．どちらにしても，動脈管の開存状況と肺血管抵抗減少による高肺血流・体循環不全を制御できる範囲で，待機的に一期的修復，あるいは大動脈再建と肺動脈絞扼

を計画する．通常は新生児期にいずれかが必要となる．二期的アプローチを選択した場合，初回姑息手術後には高度の低酸素血症の管理に難渋することがある．

待機手術に先立って，心内構造を詳細に検査・認識しておく．動脈管閉鎖によるショックや緊急搬送などにより，十分な検討ができない場合には段階的アプローチのほうが望ましい．これは，上述のような修復に難渋するような合併病変を有する症例が含まれるからである．こうした要因を有していることが判明した場合には，待機的に手術を手配する場合でも，段階的アプローチを選択するのが無難である．

開心修復手術の際に留意すべき点は，Ⅱ型の修復の際の平面的VSD閉鎖と比べて，肺動脈弁のVSDへの騎乗のために左室流出路形態がトンネル状となって潜在的狭窄をきたしやすいことである．

術後管理

動脈スイッチ手術では，術前には肺動脈に接続された左室が，術後には体心室に変化する．したがって，術後の心室機能不全の有無と程度は，術前の左室の圧，容積，心筋重量，壁厚などで表される左室条件に左右される．

術前の左室対右室収縮期圧比が0.8以上，左室拡張末期容積，左室心筋重量が正常予測値の100％以上の症例では，特別な問題がなければ術後左室機能不全は軽度で，左室は体心室として速やかな順応を示す．一般的には，Ⅰ型のうち生後2週間以内の症例およびⅡ型では，こうした良好な術前左室条件と術後経過を呈することが多い．しかし，Ⅰ型のなかでも生後2週間以上経過した症例や，生後2週間以内でもASDが大きい症例では，左室圧が低値，あるいは左室容積が小さいことがあり，こうした場合には術後に明らかな左室機能不全に陥る．しかしながら，通常，1週間程度でとりあえずの順応を示すことが多い．手術直後心エコー検査を施行すると，左室の拡張末期径は術前よりも拡大し収縮能は著しく低下している．左室が順応するにつれて，左室拡張末期径の縮小と，収縮能の改善がみられる．

動脈スイッチ後，特に左室条件のよくない症例では，順応までの間，繊細な治療が必要である．人工心肺離脱時から血管拡張薬を用いて低血圧管理を徹底する．目安は，術前の左室収縮期圧とする．血管拡張薬として，日本では後述する肺血管に対する効果および冠状動脈に対する効果を期待して，ニトログリセリンを選択することが多い．ICU帰室後から，極めて緩徐に動脈圧の上限を上げていく．急激な左室圧負荷によるミスマッチを厳に予防する．過多のカテコラミン投与はミスマッチを誘発することがあるので，避けるべきである．通常，ドパミンの3～5μg/kg/minの投与で十分である．体外式一時ペースメーカ使用により，頻脈管理とすることも，多くの場合，収縮期圧負荷を増やさずに心拍出量を増やすことに有効である．適応限界近くの症例では，180/min，あるいは200/min以上のペーシングが有用な場合もある．新生児は腎・肺機能が未熟なため，心不全の管理と合わせて，特に慎重な水分管理が必要である．積極的に腹膜灌流を行うのもひとつの手段である．

Ⅱ型やCoA合併型に対する動脈スイッチ手術後には，左室条件が良好で心室機能不全に陥りにくい反面，術前の肺うっ血が著明なものや肺血管抵抗が高いものがあり，術後急性期に肺高血圧発作を起こす可能性がより高いことを忘れてはならない．術中からの水分出納バランスが十分に負となるまでは挿管呼吸管理とし，十分な鎮静状態におくことが望ましい．呼吸換気条件の設定を適宜調節し，二酸化炭素が貯留しないようにする．ニトログリセリンを0.5～1μg/kg/minで投与することは肺高血圧発作の予防に有用と考える．また，特に肺血管抵抗の高いことが予想される症例や，肺高血圧発作を起こしやすい症例では，20ppm以下での一酸化窒素の吸入療法も有効な場合がある．さらには現時点では適応外であるが，一酸化窒素の離脱の際に胃管よりのシルデナフィルやタダラフィルの投与も肺高血圧発作の予防には有効である．

動脈スイッチ手術後特有の問題として，冠状動脈のkinking，攣縮がある．術後心電図の変化には絶えず注意を払う．kinkingは外科的に解除する．攣縮を予防するためには，ニトログリセリンを0.2～1μg/kg/minで投与するのが通例である．これは低血圧管理や肺高血圧発作予防とも重なるので，都合がよい．反対に，肺高血圧発作予

防のために過換気状態に傾けることは，冠状動脈の攣縮を誘発する危険性があるので，注意を要する．

呼吸器からの離脱の試みは，覚醒や呼吸努力により，順応過程にある予備力の少ない左室に過度の負荷を与え，急激な心室機能増悪の原因となることがある．また，肺高血圧発作の誘因となる場合もある．左室条件の良好な症例では順応までの時間も短く，通常，組織の浮腫が早い段階から改善するので呼吸器からの離脱が順調に進む．この場合，陽圧換気が循環に与える弊害を早期になくすメリットがあるので，術当日あるいは翌日に抜管してかまわない．左室条件が不良な症例では，順応を確実に待ってから呼吸器離脱を計画するほうが安全である．心エコーで左室収縮能の改善を確認するのがよい．

2 総肺静脈還流異常（total anomalous pulmonary venous connection：TAPVC）

病態

本来であれば接続すべき左房と肺静脈との間に，直接の交通がまったくない．左右上下4本の肺静脈は，多くの場合，正中付近で共通肺静脈腔を形成して，体静脈あるいは右房に還流する（図2c）．内臓錯位症候群，特に無脾症候群（asplenia）や心房右相同（right isomerism）において，心臓構造異常全体の部分症としてみられることも少なくないが，ここでは，心房位が正位で，かつ心室流入部の構造異常を合併しないものに限定することとする．

肺静脈血は体静脈血と右心系で合流し，左心系へは主として心房間交通を介して流入する．したがって，左室には容量負荷低下，右室には容量負荷増大が生じる．左室容量負荷低下の程度は，心房間交通の大きさに依存する．小さな卵円孔の場合には，十分な左室前負荷がかからないために体循環への拍出量がきわめて少なく，乏尿や低血圧などの循環不全が明らかである．また，共通肺静脈腔から体静脈あるいは右房への還流経路に狭窄が高度にあると，肺静脈還流障害が著明となり，重症の肺うっ血・肺高血圧を呈する．なかには，十分な径の心房中隔欠損（ASD）を有し肺静脈還流障害がほとんどない症例があり，チアノーゼが軽度で明らかな心雑音を聴取せず，生後1ヵ月の検診まで発見されないこともある．しかし，多くの場合，肺静脈還流障害が多かれ少なかれ存在するので，肺うっ血や呼吸障害，高度のチアノーゼといった症状により新生児期早期に発見される．

病型

肺静脈血の還流様式により，以下の4型に分ける．

Ⅰ型（上心臓型 supracardiac type）：左右上下4本の肺静脈は共通肺静脈腔を形成し，上行する垂直静脈を介して上大静脈領域に還流する．
 a. 垂直静脈は左方から上行して腕頭静脈へ流入する．
 b. 垂直静脈は右方から上行して右上大静脈へ流入する．

Ⅱ型（心臓型 cardiac type）：4本の肺静脈は共通肺静脈腔を形成し，垂直静脈を介さずに右房腔へ還流する．
 a. 共通肺静脈腔は冠静脈洞へ開口する．
 b. 共通肺静脈腔は直接右房へ開口する．

Ⅲ型（下心臓型 infracardiac type）：4本の肺静脈は共通肺静脈腔を形成し，下行する垂直静脈を介して門脈へ還流する．肝静脈あるいは直接に下大静脈へ流入することは少ない．

Ⅳ型（混合型 mixed type）：左右上下4本すべての肺静脈による共通肺静脈腔は形成されず，2本ずつ，あるいは1本と3本に分かれて，左房以外の部分に還流する．たとえば，右肺静脈2本がⅢ型に準じ，左肺静脈2本がⅠa型に準じる，あるいは左2本と右下1本が右房へ，右上1本が上大静脈へ，といった具合である．簡便のためにこれらをⅠa＋Ⅲ型とかⅠb＋Ⅱ型というように表現することもあるが，共通肺静脈腔の存否からすると正確な表記とはいえず，誤解を招くおそれがある．

手術適応と術式

上記の型分類にかかわらず，肺静脈還流障害が明らかな症例，心房間交通が小さく体循環不全状態にある症例では，診断が確定し次第，修復の適応となる．特にⅠ型やⅢ型にみられる垂直静脈

は，垂直静脈自体，あるいは垂直静脈と体静脈・門脈との接合部付近に，形態的な狭窄を有することが多い．これらの肺静脈還流障害は，人工呼吸管理で全身状態を改善させることが難しい．カテーテルによる姑息的治療は，リスクと比較して得られる効果とその持続性が限られることから，外科的治療が第1選択である．Ⅲ型では，還流先が門脈であることがほとんどなので，その圧が体静脈系の圧よりも高く，垂直静脈に形態的な狭窄がなくても，内在的に肺静脈還流障害となっている．また，カテーテル検査時の造影剤使用が肺うっ血を増悪させる危険性があり，近年では心エコー診断のみで可及的速やかに手術へ進むことが一般的である．

Ⅰ型やⅢ型の修復は，共通肺静脈腔と左房の直接吻合と心房間交通の閉鎖，垂直静脈の結紮を行うが，近年は術後の肺静脈狭窄を防止するためにsutureless techniqueを使う施設が増加してきている．共通肺静脈腔が，Ⅰ型の場合には横長，Ⅲ型の場合には縦長であることが多い．吻合口のデザインを適切に行うことが，肺静脈還流障害の再発防止の観点から重要である．

Ⅱ型（心臓型）の場合にはⅠ型やⅢ型にみられるような長い垂直静脈はなく，共通肺静脈腔と冠静脈洞あるいは右房との間の開口部が狭くなければ，著明な肺静脈還流障害を呈することは少ない．しかしながら，新生児期・乳児期早期に修復を要するような症例では，その開口部自体が狭く，いったんその開口部を切開・拡大しても，肺静脈還流障害が再発することがⅠ型，Ⅲ型よりもむしろ多い．修復の一般的な手技は，心房中隔をいったん切開し，開口部もcut backして拡大し，すべての肺静脈が僧帽弁へ流入するように心房腔を分割することである．

Ⅳ型（混合型）は最も治療の困難な群である．共通肺静脈腔が形成されていないため，修復の際に吻合に利用できる肺静脈組織が細い．また，修復後に吻合部を通過する血液量がほかの群に比べて少ないので，再狭窄をきたしやすい．上下左右4本の肺静脈のうちの，3本分の共通肺静脈腔の吻合は問題なく可能，2本分の吻合はかなり難しく，1本の独立した肺静脈の吻合は乳児期にはまさに悲観的である．

術後管理

TAPVCの修復手術の術後管理において，一番重要なのは術前の肺のコンディションである．肺静脈還流障害の程度が高度なほど，そして肺静脈還流障害の期間が長いほど，術後管理に手間をかけざるを得ない．重症の症例では，肺内のリンパ管拡張が著明であり，修復後直ちに肺循環や肺胞での酸素化能が改善するわけではない．肺の状態が改善するまで利尿薬投与と積極的な腹膜灌流の導入で厳重な水分出納管理を行い，人工呼吸管理を続ける．十分に肺の状態が改善する前に鎮静が浅くなると，肺高血圧発作を誘発することがある．肺高血圧発作の防止に，ニトログリセリンの静脈投与や一酸化窒素の吸入療法，さらには前述したシルデナフィル，タダラフィルの胃管よりの投与が有効とされる．

肺循環以外に留意すべき点は，術後の左室容量負荷の増大である．術前には，実質上，心房間交通が制限された状態であることが多いので，左室容積は小さい．術前カテーテル検査をまだ施行していたころのデータでは，左室拡張末期容積は正常予測値の60〜70％程度の症例が多い．したがって，術後に容量負荷が正常化すると，左室機能不全に陥りやすい．カテコラミン，血管拡張薬投与と，ペーシングによる頻脈管理が有用である．水分管理を適切に行わないと左室機能不全の改善を遅らせ，ひいては左房圧の上昇から肺の状態の改善を遅らせる結果となる．

3 大動脈縮窄・離断複合（coarctation/interruption complex）

病態

心内の構造異常と大動脈縮窄（CoA）あるいは離断（IAA）を合併した心疾患は，心室流入路の異常を伴ったものや，大血管転位や両大血管右室起始に合併したものなど幅広い．心室流入路の異常を伴った症例は，乳児期早期までに修復手術の対象となることはまずなく，幼児期に入ってからFontan手術の適応となるのが普通である．大血管転位との合併については完全大血管転位の項で述べたので，ここでは，心房正位・正常の房室関

係で，大動脈が左室，肺動脈が右室から起始し，心室中隔欠損（VSD）とともにCoAあるいはIAAを有している，いわゆる狭義のVSD＋CoA/IAA複合について述べる．

この疾患群の発生学的特徴はちょうどFallot四徴症（図1f）と逆である．共通動脈幹が大動脈と肺動脈に分割される際に，その分割が後方の大動脈側へ偏位したために起こる（図1h）．したがって，VSDは平面的でなく，流出路中隔が後方へ偏位したために整列異常（malalignment）がある．大動脈弁輪は正常より狭小で，肺動脈弁はVSDに騎乗している．二尖性大動脈弁を高頻度に認める．上行大動脈は細い．

こうした構造的特徴のために，大動脈弁を通過する血液は腕頭動脈や左総頸動脈を灌流し，下行大動脈への血流は動脈管を経て，肺動脈血流とともに肺動脈幹から供給される．肺血管抵抗が高値のうちは，動脈管の血流方向は肺動脈幹から下行大動脈方向が優位であるが，肺血管抵抗が低下すると，拡張期を中心に下行大動脈から肺動脈への引き込み血流が増加する．血流バランスが体循環から肺循環へシフトするので，下半身の循環不全と，高肺流量，肺うっ血，呼吸不全となる．この時期より以前に外科的治療が必要となる．当然のことながら，動脈管が閉鎖すると下半身血流が極めて不足することになるので，アシドーシス，ショック状態となる．これを防ぐためにプロスタグランジン製剤を使用する．

病型

VSDの形状からperimembranous type，juxta-arterial type，muscular outlet typeに分けられる．左室流出路狭窄の様式からは，大動脈弁狭窄，大動脈弁下狭窄，その両者の合併，の3つに分けられる．大動脈弁下狭窄を合併しない大動脈弁自体の狭窄は，流出路中隔を有しないjuxta-arterial VSDの症例に多い．

大動脈の縮窄は，動脈管接合部近位側付近の狭窄の場合と，大動脈弓全般の低形成の場合がある．大動脈弓離断は，その部位によってtype A（左鎖骨下動脈起始部遠位），type B（左総頸動脈起始部と左鎖骨下動脈起始部の間），type C（腕頭動脈起始部と左総頸動脈起始部の間）に分類される．頻度はtype Aが最も多く，type Cはまれである．type Bは，染色体の異常を見い出すことが多いといわれ，また，左室流出路狭窄はtype Aよりも高度であることが多い．

手術適応と術式

上記の型分類にかかわらず，循環不全と肺高流量を制御する目的で，新生児期あるいは乳児期早期に外科的治療を要する．一期的に大動脈再建と心内修復を行う場合と，大動脈再建と心内操作を二期に分ける場合とがある．どちらにしても，全身状態を良好に保持できる範囲で，待機的に，一期的修復あるいは大動脈再建と肺動脈絞扼を計画する．段階的アプローチを採用する場合には，肺動脈絞扼後には大動脈弁下狭窄が急激に進行する可能性があるので，十分注意する．大動脈弁口での狭窄や上行大動脈の低形成が高度の症例では，肺動脈絞扼の調節が難しく，十分な体循環を維持できない場合がある．

大動脈の再建法には，CoAでは鎖骨下動脈フラップ法と，大動脈弓と下行大動脈の直接吻合（extended direct anastomosis）が代表的である．IAAでは，直接吻合法がよく用いられるが，まれに人工血管を用いた空置法が用いられる．

心内修復を行う際には，潜在的な左室流出路狭窄がどの程度関与するかの評価・予測が重要である．外科的治療前には，体循環の一部の血流しか左室流出路を通過しないので，左室流出路狭窄の程度を慎重に考察する必要がある．筋性の大動脈弁下狭窄は筋切除により対処できることが多く，VSDの閉鎖と左室流出路狭窄解除が可能である．しかし，大動脈弁の高度の器質的変化は現時点では決定的な治療手段がないので，VSD閉鎖ではなく左室から肺動脈弁へ血流を導くようパッチを縫着し，大動脈再建にはNorwood型の肺動脈幹を利用した術式が必要となる．右室から肺動脈への血流路は，動脈スイッチの際のLecompte法に準じて，肺動脈を大動脈基部の前方へ授動した方法（Yasui手術変法）が有用である．

段階的アプローチの場合には，大動脈再建は下半身血流遮断で行うので，一時的に下半身臓器虚血という侵襲はあるが，人工心肺を使用しないことは侵襲度の観点からは有利であり，また，同時に肺動脈絞扼を適切に調節できれば，心室容量負荷の軽減が得られる．第二期の心内修復の際に

は，左室流出路狭窄が明らかでなければ，単純な VSD 閉鎖に準じた手技で完了できる．循環遮断は心臓のみに限られ，それ以外の臓器の虚血はない．一期的修復の場合には，体外循環法にいくつかの選択肢がある．欧米ではいまだに低体温循環停止を用いているところが少なくない．欧米の一部の外科医，そして日本の大部分の施設では，大動脈再建中のみ下半身血流遮断としている．日本の一部の施設では，下行大動脈へ送血管挿入を行って，下半身血流遮断をも回避する体外循環法を採用している．この方法は，体外循環に関連した侵襲度の観点からは優れているといえるが，手技は若干煩雑となる．

術後管理

一期的修復の場合，術後には左心室の容量負荷と右室の容圧負荷が軽減し，肺血流は減少して肺動脈圧も低下する．すなわち，心室負荷，肺循環の両面から，より効率的な状態になる．しかしながら，この疾患群における潜在的な左室流出路狭窄の問題は，常に念頭に置いておかなければならない．形態的に局所的な狭窄がなくても，左室流出路から上行大動脈へかけて全体的に正常予測サイズよりも小さければ，潜在的な左室流出路狭窄となる．

特にカテコラミンを用いる際には，β受容体刺激作用による陽性変力作用が強力過ぎると，かえって左室流出路狭窄を増強する．左室にかかる前負荷不足，たとえば明らかな hypovolemia や，後負荷が軽減し過ぎた状態，すなわち相当量の血管拡張薬を投与することは，潜在的左室流出路狭窄を顕在化させる誘因となる．β作用が主体のカテコラミン（イソプロテレノール，ドブタミン）の投与は控え，むしろ適量のドパミンに加えてα受容体刺激を主作用とするノルエピネフリンを選択するほうが好結果につながることが多い．少量のニトログリセリン投与は，術後の肺高血圧発作の予防，肺循環の安定化とともに，急激な hypovolemia 状態の予防のためには有用であるが，過量になると，体血管抵抗の低下から左室流出路狭窄の顕性化を誘発する因子となりうるため，術後急性期には一酸化窒素吸入で肺高血圧を予防する．心拍数を上げてしまうと拡張時間も短くなりますます左室径の低下を招くため，左室流出路狭

窄を助長する可能性があるので頻脈を避けるべきである．

段階的アプローチの場合，第一期の大動脈修復と肺動脈絞扼の術後には，当然のことながら，肺循環と体循環が完全には分離されていないので，肺血流・体血流のバランスを適切に保つことが必要である．特に大動脈弁狭窄のある場合には，余裕のある体循環が可能な効果的な程度まで肺動脈絞扼をきつく絞められないこともあり，呼吸換気条件や強心薬，血管拡張薬をうまく組み合わせないと術後管理に難渋する．低体重児の場合には，左開胸からの肺動脈絞扼テープが右肺動脈への血流を障害して，左右肺血流アンバランスを惹起することがある．このような場合には，左肺動脈の肺高血圧と換気血流不均衡により，低酸素血症が問題となったり，循環動態が不安定となったりすることがある．また，第一期手術のあと，左室流出路狭窄の進行に十分配慮する．極めて急速な場合には 2 週間から 1 ヵ月で著明に進行してしまうことがある．

また，この疾患群には腎機能が未熟あるいは悪化しやすい患者が含まれる．一期的修復，段階的アプローチにかかわらず，大動脈再建の術前・術中を通して，下行大動脈の血流不足・血流遮断の期間が長くなり過ぎないよう留意する．術後管理において，腎機能荒廃をきたさないよう，かつ全身組織の浮腫を改善させるよう，適正で繊細な水分出納の調節を心がける．

4 総動脈幹 (truncus arteriosus)

病態

正常（図 3a）では共通動脈幹内に隔壁ができる発生の段階で隔壁が形成されないと，この疾患となる．心室流入路の構造異常を合併していることは極めてまれである．完全に動脈中隔の隔壁形成が欠如しているので，Fallot 四徴症や完全大血管転位，両大血管右室起始と違って，流出路・動脈中隔の偏位，回転異常に関連した形態学的スペクトラムは狭い．

上行大動脈，肺動脈は共通動脈幹から分岐し，半月弁は共通でただひとつ，大動脈弁と肺動脈弁の間でこれらの下に形成される流出路中隔は完全

E 新生児期・乳児期早期開心修復手術の管理

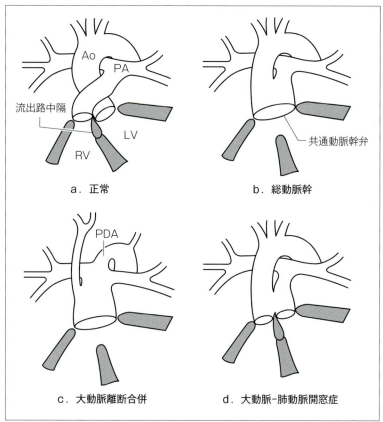

図3 総動脈幹における心室流出路・大血管の模式図
RV：右室，LV：左室，PA：肺動脈，Ao：大動脈，PDA：動脈管

に欠損している（図3b）．このため，共通半月弁は心室中隔に騎乗した形態をとるが，整列異常の定義は難しい．多くの場合，共通動脈幹弁は左室筋と右室筋におおむね半分ずつ接しているが，なかにはほとんどが右室筋に囲まれていることもある．共通半月弁は，三尖や四尖の場合が多く，弁尖そのものの器質的変化を有していることも少なくない．その程度が高度のものでは，新生児期早期から逆流や狭窄を呈することがある．肺循環と体循環がまったく分離していないので，この半月弁の有意な狭窄・逆流は，全身状態を著しく悪化させる要因となる．冠循環不全をも惹起して，負荷のかかった心室の機能にさらなる悪化を招くことにもなる．

肺動脈は総動脈幹より起始し，大動脈と直接接合しているので，生後，肺血管抵抗が低下するにしたがって，肺血流量は著しく増加し，体循環は不十分となる．また，肺動脈狭窄のないものでは著しい肺高血圧であり，肺血管床の閉塞性障害も早期から進行しやすい．症例により，大動脈弓離断を合併していることがある（図3c）．この場合，下行大動脈は共通動脈幹から動脈管を介して血流を供給されるので，プロスタグランジンの投与により動脈管の開存を図らないと，下半身血流障害からショックとなる．

動脈中隔の隔壁形成が不完全あるいは部分的であると，大動脈-肺動脈開窓症（aortopulmonary window）となる（図3d）．この場合には，半月弁は大動脈弁と肺動脈弁とに分かれ，心室中隔欠損もないことが多い．大きな欠損孔の場合には，高度の肺血流，肺高血圧のために，乳児期早期に修復が必要となる場合がある．

病型

総動脈幹には古典的なCollett-Edwardsの分類があるが，発生学的に別の範疇に含むべき疾患も包括してしまっているので，あまり使われなくなった．あえて病型分類を考えるのであれば，上

述したような形態的特徴を有する総動脈幹から起始する肺動脈・大動脈の分岐様式に基づくのがよい．

手術適応と術式

　肺血管病変が進行しないうちに修復を行う．肺血管抵抗が低い症例では，むしろ心不全・呼吸不全症状が高度となり，全身状態が悪化しやすいので，新生児期に修復を要する．そのほかの，早期修復を必要とする要因は，共通動脈幹弁の狭窄・逆流と，大動脈弓離断である．

　この疾患群に対して，新生児期・乳児期早期の修復ではなくて，第一期手術として姑息的な肺動脈絞扼を選択することは，よい戦略といえない．左右独立の肺動脈絞扼は左右肺血流バランスの調節が難しく，肺血管床の発育が左右アンバランスとなったり，肺高血圧が遺残したりすることが少なくない．肺動脈に左右共通部分がある場合でも，その部の絞扼で左右肺血流不均衡が生じることが多々ある．超低出生体重児であるとか，他臓器の重篤な合併奇形がある場合など，特殊な事情を除けば一期的修復が第1選択である．ただし左心低形成症候群（HLHS）に対する両側肺動脈絞扼術の経験などが増えているので，経験ある術者が行えばアンバランスの問題は克服できる．

　修復は，共通動脈幹弁を大動脈弁として用いるよう，①左室から心室中隔欠損を介した心室内血流路を作製する，②肺動脈を共通動脈幹から切離・分離して，共通動脈幹を上行大動脈基部として使用する，③右室流出路付近に心室切開を置き，肺動脈への血流路作製を行う．この3段階の手技のそれぞれに工夫が凝らされてきた．特に右室流出路再建は，従来は弁付き心外導管を用いたいわゆる Rastelli 手術が行われてきたが，1990年代前半からは，肺動脈を授動したり自己心膜で補填することで，心外導管を用いない方法が好まれるようになった．また，日本でも三弁付き牛頸静脈などが使用可能となり選択肢は増えた．自己組織の培養手技を用いた再生医学的技術も，理想的な血流路再建のための素材の開発・実用化へ向けて，期待されているが現時点では実験的である．

　共通動脈幹弁の狭窄・逆流が重症な症例では弁形成を要する．弁尖の異形成が高度の場合，形成が極めて困難であることがある．この場合には，同種動脈弁組織（homograft）の移植を考えるが，入手が容易でないこと，手術侵襲が過大となること，石灰化により比較的早期に再手術が必要となること，などの問題点がある．現実には，弁形成が可能でなければ救命が難しい．

術後管理

　共通動脈幹弁の病変が有意でなければ，修復後には短絡が消失し心室容量負荷が軽減するので，左室機能不全は特徴的ではない．術前からの肺高血圧・肺うっ血の影響が，術後管理の観点からは重要である．肺血管抵抗が高いまま遷延すると，肺動脈から右室への逆流が，心室切開部を有する右室への容量負荷となり，循環動態の改善を遅らせる．したがって，良好な肺循環の早期確立が，より安全な術後経過のためのポイントである．肺高血圧発作が起こると循環全体が悪影響をこうむるので，これは予防しなくてはならない．

　共通動脈幹弁の病変が遺残する場合には，肺循環に加えて左室機能にも気を配らなくてはならない．大動脈弓離断を有していて，これを修復した患者では，大動脈弁上狭窄様の形態を呈し，上行大動脈から弓部へかけて大動脈径は急激に細くなるが，体循環を損なうほどの有意な病変とはなることは少ない．むしろ，手術中の体外循環あるいは下半身血流遮断による侵襲を軽減する工夫が，良好な術後経過に寄与する．

F 左-右短絡疾患の管理

1 心房中隔欠損（atrial septal defect：ASD）

心房中隔欠損は，心房中隔に先天的な欠損孔を有し，左房から右房に短絡を生じる疾患である．

分類

心房中隔欠損は，①卵円窩欠損型，②一次孔欠損型，③静脈洞型（ⓐ上位欠損型，ⓑ下位欠損型，ⓒ冠静脈洞欠損型），④単心房型に分類される．

病態

乳児期から幼児期にかけて肺血管抵抗が低下すると，欠損孔を介した左-右短絡が増加し肺血流が増加するが，幼小児期は無症状に経過することが多い．しかしながら，短絡量が多い場合は乳児期，幼児期においても発育障害や呼吸器易感染性などの症状を呈すこともある．成人期に至ると上室性不整脈（多くは心房粗細動）の合併例がみられ，その頻度は加齢とともに増加する．また，左-右短絡量が多い症例では肺血管抵抗が徐々に上昇し，成人期以降に肺高血圧の発生，および進行がみられる例がある．加齢とともにその頻度は増加するが，若年期から高度の肺血管閉塞性病変を呈する例もまれにある．

僧帽弁および三尖弁の逆流を合併する例が特に成人例にみられ，加齢とともに合併頻度は増加する．僧帽弁逆流は僧帽弁逸脱を伴うことが多く，過度の右室容量負荷増大に伴う左室の形態変化に関連すると考えられ，また三尖弁逆流は右室容量負荷による弁輪拡大に起因すると考えられる．心房中隔欠損は，欠損孔閉鎖後に左室容量負荷が増大する特徴があり，中等度以上の僧帽弁逆流を放置すると術後に逆流の程度が増悪することがあるので，欠損孔閉鎖時に積極的に弁形成を追加する必要がある．しかし，本症では僧帽弁輪径が狭小なことが多く，弁形成は必ずしも容易ではなく，腱索再建を必要とすることがある．

手術

適応は，症状とは関連なく肺体血流比（Qp/Qs）が1.8以上，肺血管抵抗が12U以下とされている．多くは小児期に予防的手術として行われるが，成人例も少なくない．

多くは直接縫合閉鎖するが，下縁欠損や大欠損に対しては自己心膜やゴアテックス®パッチを用いたパッチ閉鎖を行う．小児から成人まで，通常は無輸血手術が可能である．女性が多い本症の特徴から，胸骨を部分切開して正中小皮膚切開，右前または右横あるいは腋窩皮膚切開による肋間開胸など，美容的観点を考慮した術式が広く行われている傾向がある．手術の安全確保の観点からは必ずしも小切開手術が優れているとは考えないが，当センターでも胸骨部分切開は広く応用している．成人期の肺高血圧合併例では術後出血の頻度が高いため，止血には特に配慮が必要である．

術後管理

単純な心房中隔欠損では，年齢に関係なくほとんどが完全無輸血手術が可能である．そのため基本的にhypovolemiaでの術後管理となり，必要があればカテコラミンの投与を行い，血管拡張薬の投与は最小限にとどめる．術前評価で左室容量が狭小なものに関しては，心拍出量の増加を目的に高い脈拍数で心房ペーシングを行うこともある．カテコラミンの投与に関しては，人工心肺，貧血状態などの悪影響からの改善を目的として有効なことは多い．しかし，左室機能より右室機能がより亢進することで肺うっ血を助長することがあるため，過剰投与は避ける．心房中隔欠損孔を

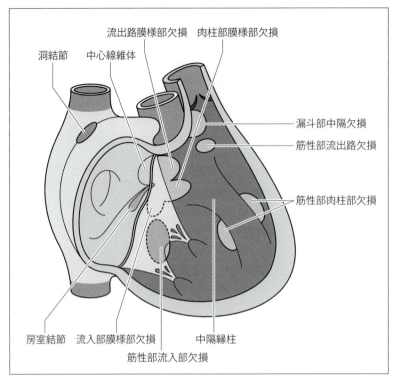

図1　心室中隔欠損の分類

パッチ閉鎖した場合は，パッチ部での血栓形成予防を目的に，術後3ヵ月間程度，抗血小板薬による抗凝固療法を行う．また高齢者では，脳梗塞の危険因子である心房性不整脈，特に心房粗細動を生じることが多く，術後心房粗細動を繰り返す例ではワルファリン，抗血小板薬による抗凝固療法を行う．

〈部分肺静脈還流異常合併例に関して〉

部分肺静脈還流異常は，4本の肺静脈のうち1～3本が体静脈系に異常還流する疾患で，心房中隔欠損の約10%に合併する．逆に，部分肺静脈還流異常の85～90%が心房中隔欠損を合併すると報告されている．病型としては，①右肺静脈が上大静脈に還流，②右肺静脈が右房に還流，③右肺静脈が下大静脈に還流，④左肺静脈が腕頭静脈に還流するものがあり，修復方法も様々である．

術後管理としては心房中隔欠損の閉鎖術後に準ずるが，体・肺静脈血流路の閉塞予防のために術後約1年間，抗凝固療法としてワルファリン，抗血小板薬を用いる．

2　心室中隔欠損（ventricular septal defect : VSD）

心室中隔欠損は心室中隔に先天的な欠損孔を有し左室から右室に短絡を生じる疾患であり，先天性心疾患の約60%を占め，最も頻度が高い．欠損孔が自然閉鎖する例があることもこの疾患の特徴で，特に筋性部欠損では比較的高頻度に自然閉鎖が認められる．

分類

心室中隔欠損の解剖術分類は数多くの分類があるが，実用的で広く用いられているのは1980年にSotoらにより報告された分類である（図1）．最も高頻度にみられるのは膜様部欠損（perimembranous defect）で，約60%を占める．

病態と手術適応

左-右短絡量が多い例では肺高血圧を合併することが多いが，肺血管抵抗が高い新生児期には肺血流量はある程度制限され，心不全を呈すること

は少ない．しかし，生後1～2ヵ月になって肺血管抵抗が低下すると肺血流量が増加し，心不全を呈することが多い．この時期を経て肺血管閉塞性病変が経時的に進行すると，再び肺血流量が減少して心不全が軽快するが，非可逆的肺血管閉塞性病変が進行すると Eisenmenger 化し，チアノーゼを生じるようになる．したがって，一般的に手術適応は肺体血流比が 1.5 以上で，肺血管閉塞性病変の進行例での適応限界は 12 U・m^2 以下である．高度の肺高血圧，心不全をきたす例では乳児期早期に欠損孔閉鎖を行う．特に 21 トリソミー，22 部分欠失などの染色体異常合併例では術後肺高血圧残存の頻度が高く，早期手術を行う．また，繰り返す気道感染，体重増加不良を伴う場合にもできるだけ早期の手術が望ましい．

また，流出部欠損では大動脈弁の逸脱に起因する大動脈弁逆流や Valsalva 洞破裂を合併しやすい．この流出路欠損では，比較的大きな欠損孔を有することが多いが，欠損孔に大動脈右冠尖が嵌頓 (herniation) して機能的に欠損孔が縮小して短絡量が少なくなり，無症状で経過することが少なくない．心エコーで大動脈弁の変形の有無を詳細に検討し，変形が少しでもみられる場合には短絡量にかかわらず手術の適応となる．これに対し，膜様部欠損に合併する大動脈弁逸脱は，低頻度ではあるが欠損孔閉鎖後も進行することがある．

手術

手術術式としては，膜様部欠損に関しては経右房的に，流出路欠損に関しては経肺動脈的に閉鎖を行う．欠損孔の閉鎖には，通常ゴアテックスなどを用いたパッチ閉鎖を行う．膜様部小欠損では直接閉鎖が可能な場合もある．美容的観点から比較的小さな正中切開によるアプローチが用いられ，体重 4 kg 程度から無輸血手術が可能な場合がある．多発性筋性心室中隔欠損，特にスイスチーズ様欠損は完全閉鎖が困難なことが多く，乳児期手術を避け，必要があれば肺動脈絞扼術を行い，幼児期に閉鎖を行うことが多い．この場合，左室切開による左室側からの閉鎖が必要なこともある．

術後管理

本疾患では，欠損孔の閉鎖により短絡が消失し，左室の容量負荷が著明に減少するので心不全は特徴的ではないが，無輸血手術後の貧血状態，術前高度の心不全例などでは，少量のカテコラミンを積極的に用いる．乳児期早期例は術前高度肺高血圧，心不全を呈していた例であり，通常より多量の利尿薬が必要になる．初期よりフロセミドの持続静注を行う．

術後の肺高血圧クリーゼは，近年，術中管理の進歩により減少してきたが，肺高血圧合併例には，一酸化窒素 (NO) 吸入療法を 5～20 ppm で併用する．本疾患の術後管理は肺循環管理が主眼となるので，水分投与量も術直後は 30 mL/kg/day 程度にとどめ，呼吸状態の安定を確認してから徐々に増量する．抜管時期は術中のインバランス分が十分にアウトバランスとなってから行う方針とし，積極的に利尿薬を使用し，抜管後は適正な水分投与量を確保する．

3 房室中隔欠損 (atrio-ventricular septal defect : AVSD)

房室中隔欠損は，房室中隔の欠損と同時に房室弁の形成異常を伴い，心内膜床欠損 (endocardial cushion defect : ECD)，房室口遺残，共通房室弁口などとも呼称される疾患である．本疾患は染色体異常 (21 トリソミー) または heterotaxy (left isomerism, right isomerism) の合併頻度も比較的高い．right isomerism ではほかの複雑疾患の合併頻度が高く，Fontan 手術が目標になる例が多いが，本項では主に 2 心室修復が可能な房室中隔欠損について概説する．

分類

先天性心疾患の 2～3% を占め，心室間交通を有する完全型，交通のない部分型 (または不完全型)，およびその中間型がある．房室弁逆流のない部分型の多くが，心房中隔欠損と同様幼児期以降に待機的手術を行う．一方，完全型では乳児期早期から心不全，肺高血圧が生じることが多く，特に房室弁逆流を伴う例では重篤な症状を呈するので，乳児期早期に手術が必要となる．

手術

部分型：手術適応は，短絡量からは心房中隔欠

損と同様と考えられるが，通常欠損孔は大きく，多くは手術適応がある．また，房室弁逆流の有無に関わらず僧帽弁裂隙が存在し，その縫合閉鎖を行う．僧帽弁逆流が高度で弁尖の変化を伴う場合には何らかの弁形成手技を同時に追加することもあるが，本疾患では弁輪径が小さいことが多く，正常弁輪径予測値の 80％程度までの弁輪縫縮を必要に応じて追加する．

完全型：原則として乳児期に修復手術を行うが，早期から心不全を呈する例では乳児期早期手術が必要である．心不全がコントロールされている場合でも，染色体異常合併例，heterotaxy 例（特に left isomerism）ではより早期の手術（6 ヵ月前後）が必要である．肺血管閉塞性病変の進行例での適応限界は $12\,U\cdot m^2$ 以下である．

術式としては，多くは two-patch method を用いた一期的修復を行うが，心室間交通孔が浅い例では房室弁を直接心室中隔欠損上縁に縫着する心室パッチを用いない方法（modified single patch）も採用可能である．高度の房室弁逆流により新生児期に重症心不全を呈する例では，肺動脈絞扼術を行う．われわれは，近年では遠隔期の房室弁機能の観点から，肺動脈絞扼を先行させ，乳児期中～後期の修復術を施行している．また，心房中隔欠損が大きく，心室間交通が小さいために左室容量が狭小な例（unbalanced ventricle：LVEDV％N＜70％）では 2 心室修復を断念し，Fontan 手術を選択する場合もあり，心不全，肺高血圧コントロールのため肺動脈絞扼術を第一期手術として施行する．

術後管理

部分型：術後管理も心房中隔欠損に準ずるが，房室弁逆流が残存する場合は，積極的に血管拡張剤を用いるべきである．

完全型：病態としては心室中隔欠損＋心房中隔欠損の特徴から，左室容量が比較的狭小なことが多く，単純な心室中隔欠損術後に比べると心不全が遷延しやすい．特に左側房室弁逆流が残存する場合には，クリーゼの発生を伴う肺高血圧残存をきたして呼吸循環管理が困難なことがある．心機能評価として，中心静脈圧，左房圧のモニタリングが重要である．左室容積狭小例では心房ペーシングで頻脈管理し，カテコラミン投与，各種の血管拡張薬，必要に応じて NO 吸入を行う．一方，除水に関しては，フロセミドの持続静注や必要があれば腹膜透析を併用する．水分投与は重症例であれば自由水（free water）で 20 mL/kg/day 程度から開始する．術前体重の 90～100％程度で抜管する．

左側房室弁逆流が高度で心不全のコントロールが困難な場合は，早急に再弁形成，弁置換を考慮する必要がある．

抗凝固療法は，心房間交通孔の閉鎖方法によるが，パッチを用いた場合は心房中隔欠損と同様にワルファリンおよび抗血小板薬の投与を行う．また，肺高血圧残存例に対しては，肺血管拡張薬の投与や在宅酸素療法の導入を考慮する．

また，術後遠隔期の問題点としては，左側房室弁逆流，左室流出路狭窄の出現に対して特に注意が必要である．

G 右-左短絡疾患の管理

1 Fallot四徴症（tetralogy of Fallot：TOF）

病態

Fallot四徴症は，古典的には，心室中隔欠損，肺動脈狭窄，大動脈騎乗，右室肥大，の4つの組み合わせによるものであるが，その本態は漏斗部心室中隔の前方への偏位であり，それに伴い心室中隔のmalalignment，大動脈騎乗，右室流出路狭窄が形成される．

血行動態的には，右室流出路狭窄と大動脈騎乗により体静脈血は大動脈へ流入しやすく，チアノーゼをきたす．また，肺血流量の減少に伴って左心系への容量負荷が減少し，左室容積および肺動脈径も正常以下であることが多い．

手術適応

修復手術の条件として，左室拡張末期容積が正常の70％以上であることが望ましいと考えられてきたが，心内修復術の低年齢化に伴い基準も変化しつつある．しかし，小さ過ぎる左心室の症例ではBlalock-Taussigシャントなどを先行させることが安全である．また，過度の肺動脈低形成も修復術への障害となりうる．

手術様式

心室中隔欠損閉鎖と右室流出路狭窄解除を行う．右室流出路狭窄解除は，肺動脈弁輪径が十分な例では，自己肺動脈弁輪を温存し，経肺動脈，経右房的に漏斗部心筋切開・切除を行う．肺動脈幹は，必要に応じて自己心膜などのパッチにて拡大する．肺動脈弁輪が低形成である症例では，肺動脈切開を弁輪を越えて右室に延長し，一弁付きtrans-annular patchにより再建するが，20年以上の遠隔期のことを考慮すると弁輪温存が望ましいという報告が多く，近接期のRV/LV比が高くても容認する施設が多い．

術後管理

術後には体静脈血がすべて肺動脈へ流入するため，術前の右-左短絡の程度，左室・肺動脈の低形成の程度に応じて，術後の相対的容量負荷増大が生じ，左心不全に陥りやすい特徴がある．その予測因子，さらに心不全増悪因子として，右室流出路狭窄残存，遺残短絡，遺残側副血行路などの遺残症，三尖弁，肺動脈弁逆流などの続発症，術前のβ遮断薬の服用などがあげられる．

①右室流出路狭窄の残存：修復術後，右室流出路狭窄が解除され，右室圧負荷は軽減する．その程度は術後のRV/LV比で表されるためTOFの術後管理を行ううえでのキーワードと考えるべきである．しかし，主たる手術侵襲が右室に及ぶため，狭窄解除が不十分な場合では，術後右心不全から低心拍出量症候群（LOS）に陥る可能性もある．さらに，カテコラミン投与は右室流出路狭窄を増強させる傾向がある．この場合，三尖弁，肺動脈弁逆流の存在は心不全増悪因子である．右心不全が改善しないときには再手術を考慮する．

②左室容量と機能：左室容量が小さい症例では，左室への容量負荷が原因で左心不全をきたしやすい．このような症例では，左房圧をモニタすることが重要である．カテコラミン投与が有効で，また，急性期では心房ペーシングを行い頻脈傾向で管理すると有効である場合が多い．ただし，心房圧波形，房室伝導時間などとの組み合わせ，最大効果の得られる心拍数を慎重に選ぶ必要がある．遺残短絡があると左室の容量負荷の増大がさらに高度となるため，重篤な心不全となる．

③呼吸管理：本症では通常，術後呼吸管理上，特異的なことは少ない．肺動脈低形成が高度なも

のでは，右室圧の低下が不十分でLOSが遷延し，肺うっ血状態が生じるが，日単位で次第に改善するので早期抜管を避け全身管理を慎重に行う．また，側副血行路残存が高度なもの，特に高齢者では肺出血の危険があり，気管吸引操作は慎重に行う必要がある．有意な側副血行路は術前に塞栓術を行っておくことが望ましいし，術後においても重篤な肺出血に対しては塞栓術を考慮する．

2 Fallot四徴症/肺動脈閉鎖（pulmonary atresia with ventricular septal defect : PAVSD）

病態

本症は，Fallot四徴症に肺動脈閉鎖を合併したもので，肺動脈閉鎖は，肺動脈本幹が存在し肺動脈弁が膜様閉鎖を呈しているものから，右室と肺動脈の連続性を欠くものまである．肺血流は動脈管より供給を受けている．

手術適応

修復手術の条件として，左室拡張末期容積が正常の70％以上であることが必要である．この条件を満たさない症例ではBlalock-Taussigシャント（BTシャント）などを先行させる．新生児期に動脈管の開存が維持できない場合もシャントの適応となる．また，過度の肺動脈低形成も修復術への障害となりうる．

手術様式

心室中隔欠損閉鎖と右室流出路再建術を行う．右室流出路再建は右室－肺動脈間に連続性が存在する症例では，Fallot四徴症手術に準じtrans-annular patchを用いて行う．右室－肺動脈間に連続性のない場合は，心外導管を用いるが再手術を避けるために様々な工夫がなされている．動脈管閉鎖に伴うpulmonary coarctationを有する症例では，同時に肺動脈形成を行う．

術後管理

術後管理はおおむねFallot四徴症に準ずるが，本症の場合，術前肺血流過多で肺高血圧を呈している症例もあるため，術前評価に応じた管理が特に重要である．

肺高血圧を合併した症例では，その程度に応じて，術後鎮静や呼吸管理のうえで肺血管抵抗に留意した管理が必要である．高度肺高血圧例では早期抜管は避け，鎮静や軽度過換気で肺血管抵抗を低く維持することに努める．一酸化窒素（NO）の吸入が有効であることも多い．

術前に左右肺動脈への血流に不均等が存在する場合，術後片側肺の肺うっ血を呈する症例がある．うっ血の改善までは日数を要することが多く，high-PEEPで呼吸管理する場合もある．

3 Fallot四徴症/肺動脈閉鎖/巨大体肺側副血行路（major aortopulmonary collateral artery : MAPCA）

病態

本症は，Fallot四徴症/肺動脈閉鎖に巨大体肺側副血行路（major aortopulmonary collateral artery : MAPCA）を合併したものである．主肺動脈は欠損しているものから中等度の発育を示すものまで多様で，巨大体肺側副血行路は，多くは下行大動脈から起始し，本来の肺動脈との連続性の有無も様々である．本来の肺動脈との交通のないものをarbolization anomalyと呼ぶこともある．

手術適応

胸骨正中切開からのアプローチで肺動脈が統合（unifocalization）可能で，肺血流が過多あるいは適切である症例では一期的修復術が可能である．低肺血流の症例に対しては中心肺動脈へのcentral shuntや姑息的右室流出路再建術（palliative RVOTR）を先行させ，中心肺動脈の成長を促す必要がある．症例によっては肺門内肺動脈統合術（intra-hilar unifocalization）を先行して行う（側開胸下に肺内肺動脈を統合，あるいは異種心膜ロールなどを用いて肺動脈を作製し，BTシャントを行う）．

いずれにしても，本症の遠隔予後は肺動脈圧が大きく関与し，肺血管抵抗は統合された肺区域数により決定されるため，可能な限り肺区域を統合することが重要である．

手術術式

一期的修復術と両側肺動脈統合術後の修復術について述べる.

①一期的修復術:最近は主にこちらが行われる.胸骨正中切開より中心肺動脈(存在する場合),統合すべきMAPCAを剝離同定後,可能であれば人工心肺開始前に統合を行う.人工心肺開始後,心停止下に右室切開を加え心室中隔欠損を閉鎖し,右室流出路再建を行う.右室流出路再建は人工物や生体材料でできた心外導管を用いる方法以外に自己組織を用いる方法がある.

②肺動脈統合術後修復術:過去にはよく行われたが,最近ではあまり行われない.この術後では肺動脈統合を異種心膜ロールで行っている場合は,そのロールを剝離後,左右のロール間に新たなロールを吻合し中心肺動脈を形成する.右室切開から心室中隔欠損を閉鎖後,作製した中心肺動脈ロールと右室間に,多くの場合に心外導管を吻合し右室流出路を再建する.

術後管理

本症において,修復術を行う症例は基本的に左室の容量は十分であることが多く,左心機能が術後管理に大きく影響することは少ない.最大の問題は肺血管抵抗にある.特に一期的修復術の場合,術前は独立した血液供給を受け,それぞれの肺区域で異なる血管抵抗を有する肺動脈群を統合して血液供給を一本化するため,肺区域によっては肺血流が過大になったり過少になったりする.その結果,高度の肺高血圧を呈する症例もある.また,肺出血などを合併することもまれでなく,呼吸管理に難渋することも少なくない.鎮静下にhigh-PEEPでの呼吸管理が必要であったり,まれに肺血管抵抗が減少するまでECMO補助下に肺血流をコントロールすることが有用な場合もある.

肺動脈統合術後の段階的修復術においては,肺動脈はすでに統合されたあとでの修復となるため,前述の肺血管の変化は比較的軽微である.

4 心外導管手術,自己組織を用いた右室流出路再建術

右室と肺動脈との解剖学的連続性が欠如している疾患群では,その右室流出路再建において心外導管を用いる方法と,自己組織を用いる方法とがある.

心外導管手術

心外導管としては,人工弁あるいはhand madeの弁構造を有した人工血管(ePTFE),肺動脈homograft,異種心膜を利用したhand madeの弁構造を有した導管,最近ではウシの弁付き頸静脈グラフト(Contegra)などがある.われわれは異種心膜を用いたvalved pericardial roll(VPR)を用いてきたが,その遠隔成績(導管置換手術回避率)はそれまでの材料に比し優れた結果を得ている.しかし,石灰化の問題や異種生体材料に対する規制などの社会的背景から,ePTFEを用いたものに変更している.早期修復術を目指す最近の先天性心疾患治療体系からすると,弁を有する心外導管は早期乳児での使用に難点があるが,肺動脈逆流の回避に優れ,特に肺高血圧を有する症例において有用である.小さいサイズの患児では柔らかいContegraが弁機能の面からも優れている.

自己組織を用いた右室流出路再建術

自己組織を用いた右室流出路再建術は,早期修復術を可能にし,患児の成長に伴って発育する可能性のある方法である.現在われわれが行っている方法は,右室-肺動脈間の後壁のみ自己組織(自己肺動脈の直接吻合あるいは自己心膜を有茎あるいは遊離して用いる)で再建し,前壁としてePTFEグラフトとmonocuspとしてePTFE sheetを用いて一弁を縫着することが多い.

5 両大血管右室起始(double outlet right ventricle:DORV)

病態

大動脈と肺動脈の両方が右室から起始する.左

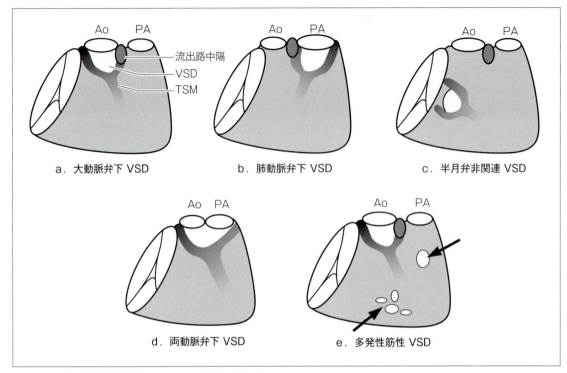

図1 両大血管右室起始における心室中隔欠損の位置
Ao：大動脈，PA：肺動脈，VSD：心室中隔欠損，TSM：trabeculo-septo marginalis

室の流出路は心室中隔欠損（ventricular septal defect：VSD）となる．実際には両方の大血管とも完全に右室から起始せずに，どちらかが多少左室へ騎乗している場合もある．この場合，片方の大血管の100％と他方の大血管の50％以上が右室から起始する場合を，DORVと定義することになっている．発生学的見地から，大動脈弁と僧帽弁の間の線維性連続性がなく筋組織が入り込み，いわゆる両方の大血管の下に漏斗部が存在するbilateral conusをDORVの定義とする場合もある．しかし，心室・大血管結合の様式に定義を限定したほうが明解であり，また実際にバリエーションが相当に多く，bilateral conusの定義からはずれる場合もあるので注意を要する．正常の心室・大血管関係と完全大血管転位の状態の間に位置する形態学的スペクトラムであり，極めて多様な構造異常が包括されることになる．

また，DORVという用語は本来は心室・大血管結合様式のみを表す言葉であるが，一般的にひとつの疾患群を表すことも多い．本項では心房正位・正常の房室結合を有しているもののみを扱い，心室流入部異常の合併，房室中隔欠損・共通房室弁との合併や，両側房室弁右室挿入（double inlet right ventricle）のような右室型単心室の場合を含まない．

血行動態は，VSDと大血管の相互位置関係に大きく影響を受ける．最も頻度が高いのは，Fallot四徴型の血行動態を呈する亜群で，肺動脈狭窄の程度により，肺血流量，チアノーゼの存否が決定される．一方，大血管転位型の血行動態を呈する亜群では，肺血流が多い場合でもチアノーゼは著明である．

病型

大動脈と肺動脈の位置関係により，正常あるいはside-by-side型，前後型，斜め型の3亜群に分ける研究者もいる．しかし，これだけでは，臨床的に術式を決定するには不十分である．VSDとの位置関係を認識して，はじめて有用な情報となる．頻度順に以下の4とおりに分類される．

① 大動脈弁下VSD（subaortic VSD）型（図1a）：多くの場合，大動脈は肺動脈の右横に位置する．大動脈弁の下にVSDが存在し，多少の騎乗を呈することもある．肺動脈狭窄を合併するこ

とが多い．VSD を通過した左室からの血流はほとんどが大動脈弁口へ向かうので，チアノーゼの程度は，右室から肺動脈への血流がどれくらい制限されて大動脈へ流入するかにかかっている．肺動脈狭窄がないと，血行動態的には単純な VSD と同等となる．

②肺動脈弁下 VSD (subpulmonary VSD) 型 (図1b)：大動脈は，肺動脈の右横の場合と，前方の場合とがある．右斜めの場合も認めるが，少ない．side-by-side あるいは前後関係の場合には，大動脈弁下狭窄，大動脈縮窄を合併することが多い．斜め関係の場合には，肺動脈狭窄を合併することが多い．VSD が肺動脈弁に近いため，左室からの酸素化された血液は肺循環へ戻り，体循環へは右室からの酸素化されていない血液が主に流れる．したがって，臨床的には大血管転位と類似の徴候となる．

③半月弁非関連 VSD (non-committed VSD) 型 (図1c)：大動脈と肺動脈の位置関係は，種々の場合がある．VSD は，大動脈弁口，肺動脈弁口のどちらからも距離がある．大動脈弁下狭窄を有する場合と，肺動脈狭窄を有する場合の，両方ともみられる．左室と右室の血液は右室内で混合されるので，チアノーゼは中等度であることが多い．

④両動脈弁下 VSD (doubly-committed VSD) 型 (図1d)：VSD は，大動脈弁・肺動脈弁の両方ともに関連している．一般的に，これら半月弁の間の流出路中隔が欠損している．大動脈弁狭窄を有する場合と，肺動脈狭窄を有する場合の両方ともみられるが，どちらもない場合が一番多く，乳児期早期から高肺血流・肺高血圧，心不全となる．

手術適応と術式

病態・病型により，手術の時期・方法は千差万別である．多発性筋性 VSD (図1e) を合併する症例や，僧帽弁狭窄を潜在的に合併している場合があり，修復手術の大きな妨げとなる場合があるので術前診断には十分留意する．また，subpulmonary VSD 型および non-committed VSD 型では，房室弁の straddling が修復の障害となることがある．

①大動脈弁下 VSD (subaortic VSD) 型：肺動脈狭窄が高度な Fallot 四徴症類似の血行動態を有する症例では，肺血流量が少なく左室容積が狭小な場合には新生児期・乳児期早期に体肺短絡手術を行う．修復は Fallot 四徴症に準じて乳児期後期から幼児期初期に行うことが多い．肺動脈狭窄のない VSD 様血行動態の症例では，心不全・呼吸不全の症状が著明であれば，乳児期早期でも心内修復を施行する．低体重の場合は肺動脈絞扼術も考慮する．修復に際しては，VSD を介して左室の血流を大動脈へ導くように，右室内で人工材料のバッフルを用いてトンネルを作製する．肺動脈狭窄のある症例では，右室流出路再建を Fallot 四徴症の修復に準じて行う．

②肺動脈弁下 VSD (subpulmonary VSD) 型：大血管関係が前後で，大動脈縮窄を合併する場合は，完全大血管転位の項に記載した．side-by-side の場合，動脈スイッチまたは心内トンネルによる修復が選択される．心内トンネル法は，心室の構造，サイズの都合上，乳児期を過ぎてから施行するほうが妥当である．動脈スイッチは乳児期早期でも施行可能であるが，冠状動脈の走行パターンの観点からは，術中から術後遠隔期に至るまで注意深い観察が必要である．肺動脈狭窄を合併した症例では，流出路中隔を可及的に切除して，かつ肺動脈を大動脈の前方へ移動させる方法の右室流出路再建を行う，いわゆる REV 手術が有用である．

③半月弁非関連 VSD (non-committed VSD) 型：この群のうち，修復が可能な症例は多くない．VSD の位置により，右室内で左室流出路トンネルを作製できないことが多い．この場合には，2 心室修復を諦め，Fontan 手術へ向かう治療戦略を選択する．二心室修復が実施可能であった場合でも，左室流出路は長いトンネルなので狭窄を起こしやすく，またそのトンネルのために右室容積が小さくなったり三尖弁逆流を惹起したりすることがあり，機能的観点からは必ずしも良好な術後成績を期待できない．しかし近年，Fontan 型手術の超遠隔期の様々な合併症が明らかになっており，2 つの房室弁と心室容積が十分であれば安易に Fontan 手術に流れずに，2 心室修復を再度まで検討するべきである．

④両動脈弁下 VSD (doubly-committed VSD) 型：修復のタイミングは，乳児期早期のほうが，

遺残肺高血圧を防止するためにもよい．心室流出路での血流路分割は，バッフルのデザインを適正に行わないと，左室流出路狭窄や右室流出路狭窄の原因となる．

\[術後管理\]

術後管理において，特別に配慮すべき点は，①左室流出路狭窄が潜在的に存在しうること，②右室切開を要する頻度が高いこと，③心室内トンネル作製のためにかかる心停止時間が単純なVSDやFallot四徴症よりは長いこと，④トンネルのためのバッフル縫着部からの遺残短絡がありうること，である．カテコラミンや血管拡張薬は，それぞれの症例において，適切な量と組み合わせで用いる．過量のカテコラミン投与は，潜在的狭窄を増強したり左室よりも右室に過度に効いたりして，必ずしも良好な結果をもたらさない．non-committed VSD型の修復術後によくみられるような狭小右室容積や三尖弁逆流は，術後管理を難しくする．doubly-committed VSD型やsubpulmonary VSD型の術前に高肺血流量の症例では，術後の肺高血圧発作に留意する．

DORVに対する2心室修復の術後の状態を把握するうえで，混乱が起こりやすいことの最も大きな原因は，その心形態と術前状態の多様性による．術前・術中に看過している重要な点が潜んでいる可能性もある．術後管理に難渋する場合には，心エコー検査を適宜行って，問題の要点を明らかにすることが必要である．

6　房室錯位（atrio-ventricular discordance：AVD）

\[病態\]

心房・心室結合が正常と逆，すなわち右房が形態的左室・左房が形態的右室に接続している．ほとんどの場合，心室・大血管結合様式も異常で，大血管転位あるいは両大血管右室起始の状態となっている．心室流入部と流出部の両方で結合異常があるので，基本的には，肺静脈からの酸素化された血液は，左房から右室を経て大動脈へ流れるため，肺血流量が極端に少なくなければチアノーゼは完全大血管転位の場合ほど高度ではない．また，右胸心を伴うことが多い．これは，発生学的に心室ループ形成が正常と逆であることと関係する．右室の流入房室弁である形態的三尖弁のEbstein奇形を高率に合併し，その際にはWPW症候群を有することが少なくない．それ以外の房室刺激伝導の構造的異常も，極めて高頻度であることが知られている．

\[病型\]

合併する流出路の異常，心室中隔欠損により，いくつかの病型がある．

①修正大血管転位型（心内短絡・肺動脈狭窄なし）（図2a）：房室結合，心室・大血管結合ともに逆位で肺動脈狭窄もない．体心室が形態的右室，肺心室が形態的左室と正常の逆であることを除くと，全体的な循環様式そのものは正常と同じである．長期的に右室機能が良好に維持されるかどうか，三尖弁逆流が起きてこないかどうかが予後を決定する因子である．

②修正大血管転位＋VSD型（肺動脈狭窄なし）（図2b）：上記の型にVSDが合併しており，左-右短絡疾患である．高肺血流量のために，肺高血圧，形態的右室容量負荷をきたす．しかしながら，大動脈縮窄を合併する場合には形態的右室容積はむしろ狭小であることが多い．

③肺動脈狭窄型（図2c）：心室・大血管結合は，大血管転位の場合と両大血管右室起始の場合とがある．VSDが狭小であったり，形態的左室容積が狭小であったりすることがある．

④肺動脈閉鎖型（図2d）：大動脈は右室から起始する．VSDは大きい．

⑤孤立性房室錯位型（図2e）：極めて珍しいが，形態的左室から大動脈，形態的右室から肺動脈が起始する．右房-左室-大動脈-体循環，左房-右室-肺動脈-肺循環，と完全大血管転位に準じた高度チアノーゼ循環となる．この亜型として，肺動脈狭窄や肺動脈閉鎖を合併する症例がある．

⑥その他：心室流入部のcriss-cross様式や，房室弁 straddlingを合併する症例がある．

\[手術適応と術式\]

病態・病型により，手術の時期・方法は千差万別である．

①修正大血管転位型（心内短絡・肺動脈狭窄な

G 右-左短絡疾患の管理

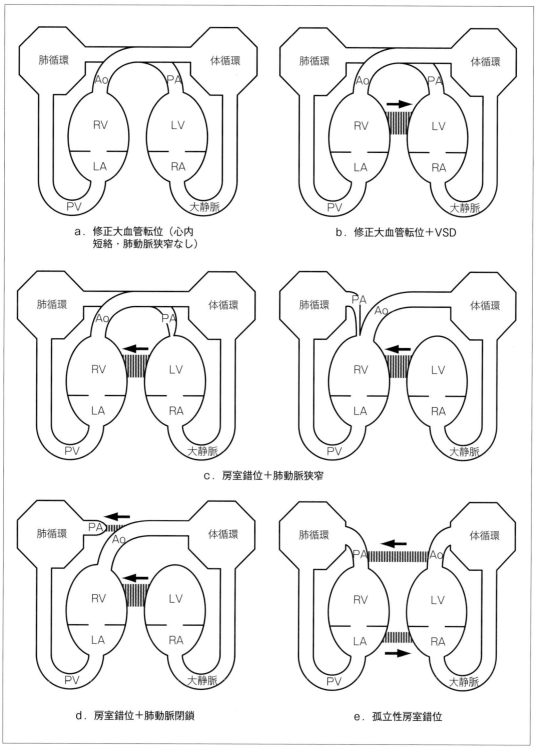

図2 房室錯位の病型と循環様式
RV：形態的右室，LV：形態的左室，RA：右房，LA：左房，PA：肺動脈，Ao：大動脈，PV：肺静脈

し）：三尖弁逆流が臨床症状を呈するようになると，三尖弁置換の適応となる．多くの場合，成人期になってからである．新生児期・乳児期から，三尖弁逆流による心不全症状を呈する症例に対しては，動脈スイッチと心房内血流転換を同時に行う，いわゆるダブルスイッチ手術の適応となる．肺血管抵抗が下がったあとで，左室収縮期圧が低くなってしまっている場合には，まずトレーニングとして肺動脈絞扼を施行することも報告されているが，年齢が高くなるほど左室トレーニングの効果は少なく，反対にリスクは高くなる．症状のまったくない乳児期・幼児期の患者に対し，ダブルスイッチ手術を施行するかどうかは，疑問の残るところである．

②修正大血管転位＋VSD型（肺動脈狭窄なし）：乳児期から症状が出現するので，この時期に，VSDの閉鎖を行うか，心室中隔欠損閉鎖＋ダブルスイッチ手術を選択する．

③肺動脈狭窄型：解剖学的左室の流出路が狭窄しているので動脈スイッチ手術は適応とならない．解剖学的修復（心房内血流転換とRastelli型手術およびDKS吻合）は条件が整えば可能である．無理な場合は右室を体心室として用いる機能的2心室修復術を選択する．肺動脈狭窄の直接的解除は，刺激伝導系の走行のために困難なので，左室・肺動脈間心外導管を必要とすることが一般的である．

④肺動脈閉鎖型：動脈管が閉鎖する以前に，体肺短絡手術を施行する．幼児期になってから，心室内血流転換＋心房内血流転換＋右室流出路再建による解剖学的修復か，機能的2心室修復を施行する．perimembranous inlet VSDを有する症例は，解剖学的修復に適さない．

⑤孤立性房室錯位型：心房内血流転換による解剖学的修復が基本である．

⑥その他：心室流入部の異常を伴っている場合には，2心室修復が適応とならないことが多い．この場合には，Fontan手術への治療戦略を選択する．

術後管理

まず，患者の年齢，術前は高肺血流量か低肺血流量か，不整脈素因があるかないか，そして修復術後の体心室は形態学的左室か右室か，房室弁逆流の遺残があるかないかなど，この疾患群のなかでの臨床的，形態的および循環動態的特徴を把握する．術前に高肺血流量の症例では，術後に心室容量負荷は軽減するが，低肺血流量の症例では逆に増加する．

解剖学的修復は，心停止時間が長く，手術侵襲が大きい．また，右胸心での心房内血流転換は，機能的右房および左房の容積が小さくなりがちなので，術後心房圧は高値をとる傾向があるものの，心室前負荷は不十分であることも多い．したがって，過度のhypovolemiaは避け一定量のカテコラミンが必須である．冠状動脈の走行の特徴や左室が通常よりも前方に位置することから，心筋保護が不十分となることがあるので，この点にも配慮しておく．またmesocardia（正中心：心尖が前面を向いている）の場合が多く大きな手術侵襲の影響と相まって，術当日の閉胸が困難となる場合がある．このような症例では，胸骨を前方へ牽引する方法により，心臓の圧迫を軽減して，閉胸が可能となることがある．当初から胸骨閉鎖が可能な症例でも，胸骨前方牽引により，使用カテコラミンの量を減らすことができる場合がある．

房室弁逆流の遺残がある場合には，血管拡張薬が有効である．機能的修復の場合，肺心室である形態的左室の収縮期圧が十分低下してしまうと，形態的三尖弁のgeometryが変化してしまって，術前にはなかった三尖弁逆流が悪化することがある．形態的左室は，ある程度の圧負荷には耐えられるので，多少の左室・肺動脈間圧較差を残存させたほうが，三尖弁逆流を防止する観点からはよいとされる．しかしこの場合には，過量のカテコラミンを使用すると，左室流出路狭窄を必要以上に際立たせてしまうことになるので，注意を要する．

WPW症候群は，術前のカテーテルアブレーション，あるいは術中のクライオアブレーションにて処置しておくべきである．術後に発作が起きると，カテコラミンの使用量が難しくなり，術後経過を長引かせる原因となりうる．術後の不整脈や徐脈，房室ブロックに備えてペーシングリードは確実に装着することが必要であり，疑わしい場合にパーマネントリードを装着することもためらうべきではない．

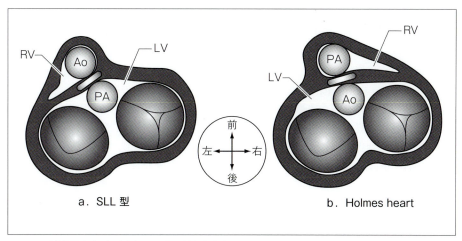

図3 両側房室弁左室挿入の典型的流出部パターン
RV：形態的右室（低形成），LV：形態的左室（主心室），PA：肺動脈，Ao：大動脈

7 単心室（septation）

[病態]

septation の適応となるのは，2つの房室弁が両方とも左室型主心室に挿入（double inlet left ventricle：DILV）する機能的単心室で，肺動脈狭窄のないタイプである．

[病型]

肺動脈狭窄がない症例に限って，以下の2つの主な型がある．

①SLL 型（図3a）：流出路心室となる小さな形態的右室が左上前方に位置して，そこから大動脈が起始する．肺動脈は大動脈の左後方で，形態的左室から起始する．心室中隔欠損が狭小化することがあり，それにより大動脈弁下狭窄の様相を呈することがある．

②Holmes heart 型（図3b）：流出路の低形成右室は右上前方に位置し，そこから肺動脈が起始する．大動脈は主心室である左室から起始する．

[手術適応と術式]

近年まったく行われなくなったが，この septation の適応として，主心室の拡張末期容積が200％以上，房室弁の弁下構造が分割できるもので，肺血流路再建に心外導管を必要としないのが望ましい．したがって，肺動脈狭窄のある症例は，ほとんどの場合適応外となる．SLL 型でも Holmes heart 型でも，心室分割法には根本的な差異はないが，刺激伝導系の走行パターンが異なるので，パッチの縫着ラインは多少相異なる．

[術後管理]

1つの主心室のなかに2つの異なる収縮期圧の腔が作製されるので，見かけ上の心室駆出率はパッチの動きに伴って，肺循環用腔が良好，体循環用が非効率的となる．この状況は大量のカテコラミンを投与しても改善しない．術前に肺高血圧を呈している症例が少なくないので，術後の肺循環動態の変化には十分留意する必要がある．

septation 後の三尖弁（機能的心室腔の流入房室弁）の逆流進行は最も憂慮すべき続発症である．主心室全体としての容量負荷軽減効果はあまりないので，大動脈弁下狭窄の進行が問題となることは少ない．

パッチ縫着ラインが長く，刺激伝導系損傷の回避の目的で部分的に隙間を要する場合もあるので，術後の遺残短絡は，術後急性期の問題となりうる．

8 isomerism heart の修復手術

[病態]

isomerism heart は，内臓錯位症候群のひとつの表現型である．右相同の right isomerism と左

相同の left isomerism とがある．それぞれ無脾症候群（asplenia），多脾症候群（polysplenia）とオーバーラップする部分が多いが，脾の状況は，内臓錯位症候群の別な表現型のひとつであり，必ずしも一致しない．right isomerism で最も多い心臓構造異常は，共通房室弁を有する機能的単心室で，これに総肺静脈還流異常や肺動脈狭窄・閉鎖などの肺循環の異常を合併することが多い．洞結節や房室結節，His 束は重複して存在することが多く，頻脈性の不整脈が少なくない．left isomerism では 2 心室を有する房室中隔欠損が多く，大動脈弁下狭窄や心房中隔の完全欠損を合併する頻度が高い．刺激伝導系が発達不全で，洞機能不全や房室ブロックといった徐脈性不整脈を呈することが高頻度にある．right isomerism よりも left isomerism のほうが形態学的スペクトラムは広く，ほとんど正常の構造に近いものから，機能的単心室に至るまで様々である．

2 心室修復が可能な構造を有する症例は，圧倒的に left isomerism に多い．right isomerism ではまれである．

病型

内臓錯位症候群に合併する心疾患は多様性に富み，病型分類をすることがいまだ困難な状況である．心房位，心室配列を認識したうえで，静脈・心房結合，房室結合，心室・大血管結合を詳細に把握することから，形態診断を確立していく．

手術適応と術式

2 心室修復が可能かどうかは，心室構造と房室弁構造を中心に，詳細な形態認識に基づいて判断する．left isomerism の房室中隔欠損や VSD，そして大動脈縮窄合併疾患では，乳児期に修復を要することが多い．さらに複雑な心臓構造異常の場合には，幼児期以降の修復のほうが無難である．静脈還流様式が正常とは異なるので，修復に際しては人工心肺の確立に配慮が必要で，また心房内腔分割を適正に遂行する注意が必要である．right isomerism の場合には，構造上，形態的左室と右室がバランスよく存在しても 2 心室修復に向かないことが多く，大半の症例は Fontan 手術を目標とすることになる．

術後管理

left isomerism の房室中隔欠損の修復後には，①左室側房室弁の逆流が進行しやすいこと，②左室流出路の狭窄の進行が多いこと，③肺高血圧遺残が多いこと，④多発性 VSD による遺残短絡が起こりうること，に留意する．そのほかの心臓構造異常の場合にも，左室流出路狭窄や静脈還流障害には十分な注意が必要である．また，ペースメーカ植え込みを念頭に置いた徐脈性不整脈の管理も重要である．

right isomerism で 2 心室修復を施行できるまれな症例では，肺循環の異常に関連した問題，心室機能不全に関連した問題，頻脈性不整脈に関連した問題点に注意する．

術後状態の把握の一環として，心エコー検査は欠かせない．

9 純型肺動脈閉鎖（pulmonary atresia with intact ventricular septum：PAIVS）

病態

肺動脈閉鎖に伴って，右室低形成と狭小三尖弁口を特徴とする．症例によっては，三尖弁の異形成を呈することもある．肺血流は動脈管に依存する．体循環を維持する左室は一般的に機能良好である．しかし，高度の冠動脈・右室交通（sinusoidal communication）を有する場合には，右室依存の冠循環のことがあり，酸素飽和度の低い血液が冠状動脈に灌流されるので，左室機能が著明に不良であることもある．大静脈からの還流血液は，心房間交通を通して左房へ流入するので，心房中隔欠損が小さいと循環不全を増長する．

病型

発生学的見地からの，あるいは疾患スペクトラムとしての病型分類はない．臨床的には右室容積，三尖弁輪径，冠状動脈・右室交通の程度，肺動脈閉鎖が膜様閉鎖か筋性閉鎖か，などによって目指すべき最終手術が異なる．

手術適応と術式

2心室修復は，右室拡張末期容積が正常予測値の50％以上，三尖弁輪径が正常予測値の70％以上で，明らかな冠動脈・右室交通がない症例に可能である．右室拡張末期容積が25〜49％，三尖弁輪径が50〜69％の場合には，上大静脈を両方向性Glenn手術に準じて吻合する1.5心室修復（one and one half ventricular repair）の適応となるが，機能的にFontan循環より優れているかどうかについては，疑問が残る．右室容積，三尖弁輪径がこれ以下の場合，あるいは明らかな冠動脈・右室交通がある場合には，Fontan手術を目指す．

これらの手術のタイミングは，2心室修復，1.5心室修復が乳児期後期以降，Fontan手術は1歳前後以降が一般的である．肺血流の適正な維持のために，体肺短絡手術を乳児期早期までに必要とすることが多い．近年では，冠状動脈・右室交通がなければカテーテル導入で右室流出路の開通を試み，肺血流の維持と右室の減圧を図ることもある．

術後管理

2心室修復の術後には，低形成の右室が肺循環を維持する必要があるので，極力，肺血管抵抗を低下させるように工夫する．ニトログリセリン投与や一酸化窒素吸入は理論的に有効である．術後急性期でもシルデナフィルやタダラフィルを胃管より注入することは効果的である．人工呼吸の換気条件も，肺循環に影響を与えるので配慮する．術後急性期には，右室は拡張能が不良であるので，過量のカテコラミン投与は慎み，hypovolemiaにならないように注意する．三尖弁逆流および狭窄は，軽度以上遺残することが普通である．軽度の冠動脈・右室交通を有する症例では，心電図変化に十分留意する．

1.5心室修復，Fontan手術に関しては，当該項に記載する．

H 狭窄疾患・弁疾患の管理

1 肺動脈弁狭窄（pulmonary stenosis：PS）

　肺動脈弁狭窄には，狭窄部位により，①弁下部の狭窄（漏斗部狭窄：infundibular PS），②弁性狭窄（valvular PS），③末梢性狭窄（peripheral PS），がある．PSは先天性に生じ，ほかの先天性心疾患に合併するものがほとんどで，単独でみられることは少ない．肺動脈弁狭窄単独，特にvalvular PS，peripheral PSでは，近年のカテーテル治療の進歩により，現在では手術が必要となる症例はほとんどない．それに比べ，漏斗部狭窄はカテーテル治療の対象外とされ，手術を施行する．単独で存在するその多くはFallot四徴症などの術後病変であり，その管理は遠隔期再手術の項で述べる．

　valvular PSの診断で，カテーテル治療（percutaneous transluminal pulmonary valvuloplasty：PTPV）を行ったあとに，PTPV後漏斗部狭窄が顕性化する例がある．特に肺血流を動脈管に依存しているようなcritical PSに対するPTPVでは，術後漏斗部狭窄が減退するまでの間，肺血流維持のため動脈管を開存させておくためにプロスタグランジンの持続静注が必要なこともある．この際，漏斗部狭窄に対しβ遮断薬の投与が著効することもある．外科的にcritical PSを手術する際は，動脈管を結紮せずに放置するか，Blalock-Taussigシャントを増設し，肺血流路を確保する必要がある．

2 大動脈弁狭窄（aortic stenosis：AS）

　先天性の大動脈弁狭窄は，生下時よりASを認める場合で，①2つまたは3つの交連が癒合し単尖弁となっているもの，②二尖弁で交連部が癒合しているもの，③弁尖が低形成で厚くゼラチン状になっているもの，などがある．カテーテル治療（percutaneous transluminal aortic valvuloplasty：PTAV）の成績が向上し，PTAV後の大動脈弁逆流の頻度も減少しており，特に新生児期のcritical ASに対しては第1選択とされてきたが，見直しの時期に入っており，低体重の新生児に対しても外科的交連切開のほうが優れているという意見もある（図1）．

合併奇形

　大動脈狭窄，動脈管開存，心室中隔欠損，僧帽弁逆流，心内膜線維弾性症を合併することがある．僧帽弁閉鎖不全との合併は高度の心不全を呈することが多く，心内膜線維弾性症の合併は左室機能低下をもたらし，すべての治療に抵抗性の重症疾患になりうる．

手術

　左室-大動脈圧較差が50 mmHg以上ある例が外科治療の適応となる．近年におけるRoss手術の導入により，この自己肺動脈弁（pulmonary autograft）を用いた大動脈基部置換手術が，乳児のcritical ASを含めて新生児から小児期での第一選択となっている．ほかの手術法としては，大動脈弁交連切開，大動脈人工弁置換がある．

　直視下大動脈弁交連切開術（open aortic commissurotomy）は人工心肺，心停止下に直接行われる．同時に術後の逆流を防ぐために自己心膜による大動脈弁尖延長術も行われることがある．弁置換に用いる人工弁には，機械弁，異種生体弁（bioprosthesis），同種弁（homograft）がある．小児においては人工弁の適切なサイズがなく，人工弁置換する場合にはKonno手術などの弁輪拡大が必要である．機械弁は抗凝固療法が必要であり，生体弁，同種弁は，小児・若年者では早期に

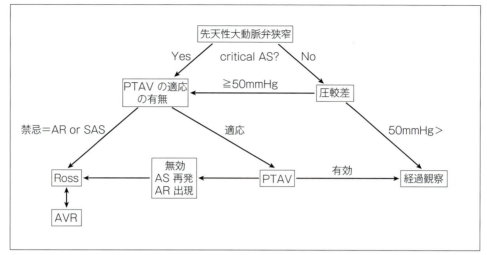

図1 先天性大動脈弁狭窄の治療方針

石灰化が生じる．いずれも小児や若年者ではQOLを低下させる点から，Ross手術を選択することが多くなっている．

Ross手術は自己肺動脈（autograft）を用いるため，右室流出路再建が必要であり，手術時間も長く侵襲の大きい手術である．しかし，自己肺動脈弁は弁機能も良好であり，石灰化をきたすことがなく，抗血栓性，抗感染性に優れ，また成長する可能性があることが乳児期にも行える大きな利点になっている．ただし術後は新たに右室流出路の問題を抱えることになる．

いずれの術式においても，本疾患では左室心筋肥大のため心筋保護が重要で，通常より多くの心筋保護液を頻回に注入する必要がある．

術後管理

大動脈弁狭窄のため左室収縮期圧が上昇し，左室肥大に伴う心室コンプライアンスの低下，あるいは心筋stiffnessの上昇をもたらす．その結果，術後狭窄が解除されても心筋変性はすぐには改善しない．カテコラミンはドパミンが第1選択で，さらに昇圧が必要な場合は，ノルエピネフリンがよい適応である．潜在的に機能的な狭窄があるので収縮末期容積を減少させる頻脈は避け，血管拡張薬は用いないか極少量にとどめることが肝要で，hypovolemiaを修正する容量負荷が重要である．

3 大動脈弁下狭窄（subaortic stenosis：SAS）

大動脈弁下狭窄は左室流出路の大動脈弁下の狭窄で，①線維組織がリング状ないし膜様に突出する限局型（discrete type），②長くトンネル状の狭窄を形成する線維筋性型（fibromuscular type），がある．また，②の亜型で長いトンネル状の狭窄を呈するtubular typeがある．

手術

左室-大動脈圧較差が50 mmHgを超えるような例が手術適応となる．人工心肺，心停止下に線維組織の切除と心室中隔部の心筋切開・切除を行う．また，大動脈切開と右室切開を行い，大動脈弁は温存し，心室中隔を切開して筋切除とパッチ拡大を行うKonno変法が適応になることもある．大動脈弁下狭窄を形成する線維組織と僧帽弁弁下組織との間に連続性が存在することが多く，狭窄解除のためには僧帽弁の機能を破壊し，人工弁置換術が必要となることもある．

術後管理

大動脈狭窄と同様に左室収縮期圧が上昇し，左室肥大に伴い心室コンプライアンスが低下，もしくは心筋stiffnessが上昇する．その結果，術後狭窄が解除されても心筋の性状は変化しないため，カテコラミンの過剰投与により容易に拡張不

全をきたす．第1選択はドパミンであるが，さらに昇圧が必要な場合はノルエピネフリンがよい適応である．ドブタミンやイソプロテレノールは大動脈弁下狭窄を増悪させる可能性があり，禁忌である．また，ホスホジエステラーゼ阻害薬も同様に弁下狭窄を増悪させ，かつ血管拡張作用のためhypovolemiaを助長し，血行動態を悪化させる可能性があり，使用に関しては慎重になるべきである．

4 大動脈弁上狭窄（supravalvular aortic stenosis：SVAS）

大動脈弁上狭窄はValsalva洞より遠位の狭窄であり，狭窄が限局している①砂時計型，上行大動脈が全体的に細い②低形成型，③膜様狭窄がある．①が75％，②が25％を占め，③は非常にまれである．また，Williams症候群に合併するもの，家族性に発症するもの，非家族性のものがあり，Williams症候群では大動脈弓部分枝や腎動脈狭窄を認めることもある．Williams症候群や家族性の患者では，末梢性肺動脈狭窄を認めることもある．また，冠状動脈の起始部に狭窄を認めることもある．血管組織の異常としては，中膜の肥厚，弾性線維の錯綜配列がみられる．大動脈弁上狭窄での圧較差は経年的に増大するが，肺動脈狭窄は乳児期に高度でも成長とともに軽快する傾向がある．

手術

圧較差50 mmHg以上が手術適応となる．術式としては大動脈形成術を施行する．限局した砂時計型，膜様狭窄には，①紡錘型あるいはパンタロン型のパッチを使用する方法，②3つのパッチを用いる方法，③最狭部でいったん離断し，中枢側，末梢側ともに3方向に縦切開を加えてパッチを用いずに拡大する方法，などがある．狭窄部位が長い低形成型には，④基部から弓部に至る長いパッチ拡大や，年長児以降であれば⑤人工血管置換を行う．

術後管理

大動脈弁狭窄や弁下狭窄と同様である．

5 僧帽弁狭窄（mitral stenosis：MS）

先天性の僧帽弁狭窄は解剖学的左室に流入する房室弁（僧帽弁）を介する左室流入障害である．弁輪，弁尖，腱索，乳頭筋の4成分のいずれかの形態異常により，僧帽弁の狭窄または閉鎖不全を生じる．頻度は先天性心疾患の0.2〜1.0％とされる．

分類

①classical type：狭小弁輪，弁尖の癒合・肥厚，弁下組織の異常（腱索の短縮・肥厚，乳頭筋の低形成，付着異常）を合併する．
②パラシュート僧帽弁：両弁尖の短い腱索が左室内の単一乳頭筋に収束する．
③異常僧帽弁架橋：前側乳頭筋と後中乳頭筋が直接または非常に短い腱索で僧帽弁前尖と結合し，アーケードを形成する．
④hammock mitral valve：多数の短い腱索が肥厚した乳頭筋に挿入する．
⑤僧帽弁上狭窄：僧帽弁輪直上から線維性の膜様構造物を形成する．
⑥乳頭筋異常：異常に発達した乳頭筋により僧帽弁口直下で狭窄を生じる．

手術

肺高血圧，心不全がみられる場合には手術が必要になるが，臨床的には肺高血圧による症状が多くみられる．多くは弁尖と弁下組織の異常を合併しており，交連切開などの弁形成手術は困難なことが多く，人工弁置換を行う．絶対弁輪径が狭小で左室も小さいために人工弁置換が困難な乳幼児例では，姑息手術としての交連切開＋乳頭筋裂開＋弁形成を行って，待機的に管理し，最終的には人工弁置換が必要になる．乳児期に最小口径の人工弁（表1）を用いて行わざるを得ない場合には，縫着部位を左房側に偏位させるtranslocation法を用いる．

術後管理

左室の流入障害のため，左室容積が狭小であることが多い．そのため，心拍出量の増加を目的に心房ペーシングを用いた頻脈管理を行う．カテコ

表1 小口径人工弁比較表

メーカー	タイプ	サイズ	縫合輪直径 (mm)	最大カフ径 (mm)	弁口直径 (mm)	弁口面積 (cm^2)
ATS	AP	16	16.2	21.5	14.8	1.55
CarboMedics	標準	16	16.2	20.6	14.7	1.60
SJM	HP	17	17.2	21.6	14.7	1.60
Sorin Biomedica	Bicarbon™ Slimline	17	17.2	22.5	15.2	1.76
CarboMedics	標準	18	18.8	21.6	14.7	1.60
ATS	AP	18	18.2	23.6	16.8	2.02
CarboMedics	R	19	18.8	22.8	14.7	1.60
CarboMedics	Supra-Annular	19	18.8	23.7	14.7	1.60
SJM	標準	19	19.0	22.2	14.7	1.60
Sorin Biomedica	Bicarbon™ Fitline	19	19.0	22.5	15.2	1.76
SJM	HP	19	19.2	23.6	16.7	2.10
Sorin Biomedica	Bicarbon™ Slimline	19	19.2	24.5	17.2	2.27
ATS	標準	19	19.5	22.9	14.8	1.55
CarboMedics	標準	19	19.8	24.0	14.7	1.60
ATS	標準	20	20.2	25.5	18.8	2.56

ATS：ATS Medical, SJM：St. Jude Medical

ラミンの投与に関しては，人工心肺の悪影響からの改善を目的として使用して有効なことが多いが，過剰投与は右室機能が左室機能より亢進することにより，肺うっ血を助長することがある．乳幼児で弁形成を行った場合，僧帽弁狭窄や逆流が残存することが多く，肺高血圧や遷延する心不全状態の把握を行い，場合によっては早期の再手術を考慮する．

6 僧帽弁閉鎖不全（mitral regurgitation：MR）

先天性僧帽弁閉鎖不全も，僧帽弁弁尖および弁下組織の形態異常により弁閉鎖不全が生じる疾患である．
①弁尖の異常：前尖亀裂，弁尖欠損，重複僧帽弁口，弁輪拡大
②弁下組織の異常：腱索無・低形成または短縮，過長腱索，乳頭筋無形成または低形成，その他
③小児期に腱索断裂による急性僧帽弁閉鎖不全を生じる例：日本に特徴的で報告数が増えており，かつ心疾患と気づかれずに肺炎として治療されていて重症化し，診断がついたときには重篤な合併症を起こしていることもしばしばある．

前二者では弁下組織の先天性形成異常を伴っていることが多い．

小児では臨床症状が患児の表現力不足などのために明確ではなく，したがって手術は臨床症状が著明に現れる前に行うことが多い．中等度から高度の逆流により左室容量負荷が増大し，左室容積が正常の180％以上，あるいは心エコー検査でLVDdが正常の130％以上の左室拡大，あるいは肺高血圧を生じると手術適応となる．逆流の急性増悪により心不全，肺うっ血のある場合は，利尿薬による前負荷のコントロールと血管拡張薬の併用による後負荷の軽減，必要に応じカテコラミンなどの強心薬の投与を行う．症例によっては血管拡張薬（PDE Ⅲ阻害薬やα遮断薬）を投与して術前治療を十分行い，頻拍性心房性不整脈や重症心不全が出現する前に手術を施行したほうがよい．
また，左房拡大により左気管支の圧迫，心拡大による左肺の圧迫によって左肺の低形成を呈することがある．このような例では，術前にCTなどで評価し必要に応じ左房縫縮の必要性を考慮する．

手術

小児期の人工弁使用は，成長に伴う相対的狭小化が進むこと，異物に対する反応が強く弁周囲のパンヌス増殖が速いことなどの問題が存在する．

したがって手術は可能な限り，弁輪形成，亀裂縫合，腱索短縮，乳頭筋裂開，人工腱索再建，弁尖のスライシングなどの種々の手技を併用して僧帽弁形成を施行するのが望ましい．特に乳児期には，十分なサイズの人工弁挿入が可能になる時期までの，一時的な待機を目的とした姑息手術として適応がある．しかしながら，形態のうえから形成が困難な例では人工弁置換を考慮する．術後管理のモニタとして左房圧モニタは有用である．急性例では特に心房・弁輪・心室の拡大がなく形成術が困難となる場合もある．

術後管理

術後急性期に一時的に左室駆出率が低下するが，左室容量の減少とともに改善する．小児期の予防的手術では術後速やかに左室容量は減少することが多い．代償不全に陥っている例，特に左室拡張末期容積が300%以上の高度の左室拡大例などでは，後負荷増大に伴う左室駆出率低下と左室拡大が遷延し，急性期，亜急性期に弁輪拡大による逆流再発を生じやすい．心エコー検査による経過観察が重要になる．術前心拡大が強い例では左気管支狭窄が残存することもあり，呼吸管理では肺理学療法が必要である．

人工弁置換術を施行した例に関しては，厳重な抗凝固療法が必要で，ワルファリンと抗血小板薬の併用療法を行う．

7 Ebstein病 (Ebstein's malformation)

Ebstein病は三尖弁と右室流入路の形態異常で，右室内で中隔尖と後尖（まれに前尖の一部）の弁尖付着部が偏位し，多くは高度の弁尖形態異常を伴い，右室壁に張り付くplasterを生じる．この部分は右室心筋の形成不全を生じて壁が極めて薄く右房化右室を形成する．種々の程度の乳頭筋や腱索などの弁下構造物の低形成を伴う．解剖学的には，①三尖弁のplasteringと右房化右室，②腱索間隙の消失，③カーテン状の大きな前尖（Ebstein奇形のtrias）を有する．多くは心房中隔欠損を合併する．

病態

三尖弁逆流・狭窄と右室機能不全による右心不全，心房中隔欠損位での右左短絡などの病態を呈する．肺血管抵抗が高い新生児・乳児期に高度の三尖弁逆流，右室機能不全，チアノーゼ，高度に拡大した右房と肺低形成を伴う例では肺循環が維持できず，プロスタグランジン投与による動脈管依存性肺血流を維持させ，早期手術が必要になる．このような例では右室機能不全と三尖弁逆流により機能的に肺動脈閉鎖状態になることが多いが，解剖学的肺動脈閉鎖を伴うこともある．右室壁の菲薄化，収縮力の低下，右室腔の著明な拡大を生じ（Uhr化），機能的右室のコンプライアンス低下を伴う例もある．また，三尖弁狭窄を伴う例では機能的右室腔の狭小化をきたすことが多い．新生児重症例では心嚢内を大きく閉める右心系による左室の充満障害も生じることが多い．

肺血管抵抗が低下した幼児期以降まで経過した例では，高度の三尖弁逆流や軽度のチアノーゼを伴っていても右心不全を伴わない例が多く，ほぼ無症状のまま成人に至る例もみられる．またWPW症候群を合併する例がみられ，頻脈発作を発症してから本症の合併がみつかる場合もある．

手術適応

新生児・乳児期にチアノーゼと右心不全を発症し，動脈管依存性肺血流を呈する例では準緊急手術が必要になる．肺の低形成を合併するので呼吸が成立するかどうかが手術介入できるかどうかのひとつの目安である．比較的状態が安定している幼児期以降の例でチアノーゼを呈する場合には，チアノーゼ消失を目的とした心房中隔欠損閉鎖と何らかの三尖弁形成術の適応がある．また無症状の幼児期以降の例への手術は，比較的自然予後がよいこと，本症における三尖弁形成術の成績が必ずしも安定していないこと，小児期における三尖弁置換の予後が不良であること，などから手術時期は慎重に決定する必要がある．高度の右房拡大，運動時などに一時的にチアノーゼがみられる例，副伝導路による頻脈合併，などでは早期手術が適応となる．

手術

新生児期に重篤な循環不全，チアノーゼを呈し，動脈管依存性肺血流を呈する例では，三尖弁を閉鎖して心房中隔欠損を拡大し，右房縫縮と体

肺動脈短絡術を行う術式（Starnes 手術），あるいは右室と右房を縫縮して肺動脈弁を閉鎖し体肺動脈短絡術を行う術式を用い，幼児期以降の Fontan 手術を目指す．右室が肺心室として使用可能な構造と機能を有し，三尖弁形成が可能な場合には，2 心室修復を目指して三尖弁形成と心房中隔欠損閉鎖，右房縫縮，必要に応じて右室流出路形成を行う．幼児期・学童期以降の症例には，三尖弁形成と右房化右室の縫縮と心房中隔欠損閉鎖として Carpentier 法が行われたが，近年は Da Silva らにより提唱された Cone reconstruction の成績が良好であり，肺動脈弁閉鎖の新生児でも右室の容積と圧発生能があれば 2 心室修復を目指して Cone reconstruction が行われるようになってきている．肺血管抵抗が低く，かつ右室機能が良好な例では，三尖弁に対しては逆流が残存しても形成にとどめて，置換は成人期以降に先延ばししたほうが良好な QOL が保てる場合が多い．

術後管理

術式のいかんを問わず，血管拡張薬や NO の使用などの肺血管抵抗を低下させる治療が最も重要である．肺血管抵抗が高い新生児・乳児期患児，特に肺低形成を伴う例では，肺コンプライアンスが低いために繊細な呼吸管理が必要になる．2 心室修復では拡大した右室により左室の充満が障害されていたり，右室そのものが残存逆流により十分に血流を拍出できない場合など様々な事態が考えられるので，頻回にエコー検査で血行動態の把握を行うことが重要である．体肺動脈短絡術により肺血流が維持されている例では，肺血流量に連動する体心室の容量負荷の程度を正確に評価することが重要である．いずれの術式でも中心静脈圧（CVP）を高く保つ必要があり，ボリューム評価を正確に得るために左房圧モニタを行う．

乳児期・幼児期無輸血開心術の管理

近年，体外循環の進歩により，無輸血開心術の適応は低体重児および重症疾患へと拡大しつつある．人工肺や人工心肺回路の飛躍的な低充填量化により，無輸血限界体重は下方修正されつつある．無輸血開心術は，輸血合併症の回避という面から開心術の低侵襲化を目指すことを目的とするのであって，無輸血とすることが手術や麻酔時間の延長，呼吸循環動態の悪化など手術全体のクオリティの低下につながるのであれば，無輸血開心術の意味はない．

また，体外循環中の最低ヘモグロビン・ヘマトクリットの許容限界は，各施設の急性期管理上での経験論から決定されているのが現状である．しかしながら，開心術の急性期成績が向上した現代においては，開心術を受けた患児の遠隔期におけるよりよいクオリティが求められている．したがって，遠隔期における成長発達に対する影響を考慮した安全限界を決定する必要がある．実際，体外循環中の最低ヘモグロビン濃度と遠隔期のIQに関する報告もあり，多施設による大がかりな臨床研究と，方法論や安全限界に対するガイドラインの作成が必要と思われる．

1 乳児期・幼児期無輸血開心術の適応疾患

心房中隔欠損症（ASD），心室中隔欠損症（VSD）などの非チアノーゼ性心疾患，Fallot四徴症（TOF）がその適応となる．ほかの複雑心疾患のうち，比較的簡便な手術（両方向性Glenn手術など）も症例によっては適応と考えられる．ただし，術後もチアノーゼの残存する姑息的開心術においては，許容貧血限界は修復術後に比較しておのずと高くなる．

現在，当センターにおいては，VSDでは体重3kg，TOFでは体重7kgくらいから無輸血開心術が可能となってきているが，その適応には個々の患児の重症度を細かく分析し決定する必要がある．乳児期VSDでは，高度の肺高血圧合併例や術前人工呼吸管理を要する症例，あるいは貧血を合併する例で無輸血開心術の対象外としている．また，TOFでは，左室容量など術後の血行動態に影響を与える因子を十分に検討してその適応を決定する．

2 乳児期・幼児期無輸血開心術の手段

人工心肺の小型化

当センターでは，回路長，回路径やポンプの改良を重ね，体重5kgまでの回路は100mL，13kgまでの回路は140mLの充填量を達成している．体重10kg以上の症例では，充填液中に蛋白製剤を添加せず，ヒドロキシエチルデンプン（サリンヘス®）を使用し，完全無輸血手術を目指す．体重10kg未満の症例では，充填液に蛋白製剤を添加する．

術中管理

麻酔導入後，ヘマトクリット値が十分に高い症例では，希釈式自己血貯血を行う．採血量は10mL/kgを目安とし，採血量と等量以上の細胞外液を輸液する．

体外循環は，短時間体外循環の場合は軽度低体温（33℃），長時間体外循環の場合は中等度低体温（28℃）とする．ただし，体重7kg未満の症例は血液希釈がより高度となるため，短時間人工心肺でも中等度低体温とする．

体外循環中の血液希釈限界は，復温時でヘモグロビン5g/dLとしている．現状の基準で臨床的に問題は認めないが，これらはあくまで経験論であり，今後遠隔期におけるcognitive functionなどの臨床研究を重ね，安全限界を決定していく必

要がある．体外循環終了後は直ちに回路内残血を回収し，返血する．

術後管理

術後の管理は，特に人工呼吸器離脱までの急性期では，常に現在の貧血が許容できるかという判断が重要である．ヘマトクリットを上昇させることが，必ずしも酸素運搬を増加させるとは限らない．血管内の循環血液量が適切であるか否かを判断することが重要である．基本的に 60 mL/kg/day 以上の輸液と，修復術後であれば動脈酸素分圧 200 mmHg 以上を維持する．一般的には血管拡張薬の使用は控える．ただし，肺高血圧残存や肺高血圧発作（PH crisis）が危惧される場合はこの限りでない．術後の許容最低ヘモグロビンに明確な基準はないが，術後 10 時間以上にわたり人工呼吸管理を要したり，循環血液量管理において大量の蛋白製剤を必要とする場合などにおいては，同種血輸血使用に踏み切るべきである．

J 遠隔期再手術の管理

近年，先天性心疾患に対する外科的治療成績は向上し，成人先天性心疾患の患者数は18歳以下の患者数をもはや上回っているため，術後遠隔期でのQOL向上が先天性心疾患に対する外科的治療の大きな目標になっている．従来の修復手術後遠隔期における遺残症，続発症に対する再手術も積極的に行われるようになった．

1 心外導管を用いた右室流出路再建術後の導管狭窄

肺動脈閉鎖を伴ったFallot四徴症などに対する幼小児期における心外導管を用いた右室流出路再建手術は，患児の成長に伴う相対的狭小化と石灰化を伴う導管狭窄を生じてくる．特に弁付き心外導管は，作製した弁が半閉鎖位で固定しその部で最狭部となることが多い．このような場合，右室圧負荷により右室肥大を生じ，右室流出路狭窄が進行する．右室の圧負荷増大は重篤な心室性不整脈を生じて致命的になる可能性があり，適切な時期に再手術を行う必要がある．右室流出路における圧較差が50 mmHg以上になれば手術適応である．不整脈の発生や胸痛などの症状をきたす前に手術を行い，右室心筋の過度の圧負荷増大を避けることが長期遠隔期のQOLを保つうえで重要である．

術式は，肺血管抵抗が低い例では，一弁付きの右室流出路パッチによる右室流出路再建を行う．成人または肺血管抵抗が高い例や，末梢性肺動脈狭窄を有する例には，弁付き導管の再置換を行う．弁付き導管の種類はホモグラフトの手に入りにくい日本ではePTFE三弁付きがよく使われるが，肺高血圧を伴う場合などは生体弁を内挿した人工血管も確実な逆流の防止という点で有用である．本症は元来チアノーゼ性心疾患なので多数の側副血管が残存している場合がある．術前評価し，必要であればコイル塞栓術を行う．

石灰化した心外導管が胸骨に癒着している場合は，再正中切開時における導管破損による出血予防対策が最も重要である．右室流出路再建術は心停止を行わずに心拍動下に行えるが，わずかでも心内短絡が残存している例では空気塞栓の予防対策が必要になる．

術後は右室圧が低下することにより，左室・右室のgeometryが変化し，壁運動異常や，不整脈が惹起されることもありうる．カテコラミンや利尿薬の投与が必要になることは少なくないが，肥大右室心筋は残存しているので，過度のカテコラミン投与は右室のコンプライアンスを低下させる可能性があり注意を要する．

2 Fallot四徴症遠隔期肺動脈弁閉鎖不全に対する再手術

近年最も注目を集めているのは，術後超遠隔期（20年以上）の肺動脈弁閉鎖不全が症状が気づかれないままに見過ごされ，不可逆的な右室心筋障害を起こしてから治療介入が開始されるものの十分な回復が得られないというものである．肺動脈弁閉鎖不全は術後比較的早くから起こっているものの，病状の進行が緩徐で発見されにくい．MRIによる右室拡張末期容積が170 mL/m^{2}以上であれば外科的治療介入の適応と考えられ，治療は生体弁による肺動脈弁置換である．術後は術前の状態が比較的軽くても右室機能は低下しているので強心薬が多めに必要であることが多い．

3 房室中隔欠損修復術後の房室弁閉鎖不全

房室中隔欠損修復術後遺残症・続発症として，最も重要なものは左側房室弁閉鎖不全である．修

復手術後早期から房室弁逆流が残存する場合には，房室弁形成で正常弁輪径予測値の 80％程度までの弁輪縫縮を行うことが多い．したがって，弁閉鎖不全がある場合には相対的に弁狭窄を伴いやすいことと，左房容積が狭小な本症の特徴から肺高血圧を伴いやすく，早期の再手術が必要になることがある．再手術では弁形成が第 1 選択となるが，弁輪が小さいこと，状態が不安定な時期では確実に逆流消失を求められることから，人工弁置換を選択せざるを得ないことが少なくない．小児期，特に最小サイズ（16 mm）の人工弁を移植することが困難な乳児例における僧帽弁人工弁置換術では，可及的に大きなサイズの人工弁を挿入する目的で，弁縫着部位を左房側や心房中隔側に偏位させる translocation technique を用いることが多い．この際に左肺静脈の狭窄の発生に注意する必要がある．一方，遠隔期に徐々に進行した房室弁閉鎖不全に対する再手術では，弁輪拡大をきたしていることが多いので弁形成が可能なこともあるが，弁尖の二次的変性が高度な場合にはやはり弁置換が必要になる．

術後管理は，修復手術後急性期の心不全，肺高血圧を伴う例ではカテコラミンの使用とともに，術前から存在する肺高血圧への対処として，NO 吸入療法やホスホジエステラーゼ阻害薬の投与などによる右室後負荷減少対策が有効である．術後左房圧をモニタリングする．心室機能低下例では覚醒とともに体血管抵抗が上昇し，左房圧が上昇することがある．そのような場合は α 遮断薬などによる血管拡張療法が奏効することが多い．

4　房室中隔欠損修復術後の左室流出路狭窄

房室中隔欠損修復後のもうひとつの重要な続発症である左室流出路狭窄は tubular stenosis を呈し，myotomy や myectomy で十分な左室流出路拡大が得られないことが多く，modified Konno 手術や Konno 手術を選択することが多い．通常の 21 トリソミーの完全型房室中隔欠損症だけでなく多脾症（left isomerism）の二心室修復後に特に多く認められる．modified Konno 手術では，大動脈弁は温存しながら初回手術時に使用した心室中隔パッチを目印に心室中隔切開を行い，経大

動脈弁的および経心室中隔的に左室流出路の心筋切除を行い，作製した心室中隔欠損をパッチ閉鎖する．

術後管理としては，左室流出路狭窄による求心性肥大を伴う左室心筋はコンプライアンスが低下しており，過度のカテコラミン投与はさらに心筋コンプライアンスを低下させることがあるので，血圧維持にはドパミンかノルアドレナリンを用いる．また血管拡張薬投与は hypovolemia を助長するので，少量の使用に留める．特に左室流出路狭窄と左側房室弁逆流の両者が残存する場合の薬剤選択は慎重に判断する．

5　両大血管右室起始修復術後の左室流出路狭窄

両大血管右室起始修復後は左室から心室中隔欠損，心室内血流転換に用いた心内導管を通って大動脈に血流が流れる．このため心室中隔欠損の狭小化，左室流出路の乱流による大動脈弁下線維性組織の増殖，などにより左室流出路狭窄が発生する．subpulmonary VSD や non-committed VSD などの remote-type VSD を伴った両大血管右室起始の修復手術後に発生頻度が高い．再手術では心内導管を取り外し，経心室中隔的，経大動脈弁的に大動脈弁下の筋切除と再心内導管縫着を行う．弁の変性を伴い（大動脈弁閉鎖不全など）成人であれば人工弁置換術で弁下組織の切除も十分に行えるのでよい適応である．術後の完全房室ブロックの発生の危険が高く，一時ペースメーカリードは必須である．

術後管理は，左室流出路狭窄のために求心性肥大を起こした左室心筋はコンプライアンスが低下しており，過度のカテコラミン投与はさらに心筋コンプライアンスを低下させることがある．血圧維持と hypovolemia 是正にはドパミン，あるいはノルアドレナリンが有効で，血管拡張薬の投与は少量の使用に留める．

6　Fontan 手術後の再手術

Fontan 術後遠隔期に問題となる可能性があるのは，心房肺動脈吻合術による Fontan 手術後の心房性不整脈や心房内血栓形成に対して，心外に

人工血管を用いる total cavo-pulmonary connection（TCPC）型 Fontan 手術に変換（TCPC 変換術）し，同時に maze 手術または cryoablation を行う場合である．そのほか，房室弁逆流の進行による弁形成・置換術，大動脈弁下狭窄の進行に対する狭窄解除術，静脈路の狭窄に対する再手術，遺残短絡に対する閉鎖術などがあげられる．

　いずれの手術においても術後管理は Fontan 術後と同様である．初回の手術後に Fontan 循環に順応したあとであるので，低心拍出量による循環不全は特徴的ではない．循環血液量の保持と早期抜管を心がける．不整脈に対する管理として，心房リード，心室リード，対極リードを各 2 本ずつ挿入し，多種多様のペースメーカ設定を用いることができるようにするなどリズムの管理が重要である．また遠隔期の不整脈に備えて必ず心筋電極（永久ペースメーカリード）を植え込んでおき，前腹壁にいつでも Generator を植え込めるようにしておくことも一般的である．

7　conotruncal anomaly 術後の上行大動脈拡大

　Fallot 四徴症，肺動脈閉鎖，完全大血管転位，総動脈幹症などではその疾患の性質から上行大動脈の拡大がみられるが，通常の成人の血管外科的な適応はあてはまらないことが多く，いまだに一定の見解に達してはいないが，成人で 50 mm 程度で拡大のスピードが遅ければ経過観察をすることが多い．ただし，大動脈弁閉鎖不全などの機能的問題を合併している場合は積極的に基部置換などの手術を行う．

K 成人期の先天性心疾患開心術の管理

　成人期における先天性心疾患に対する開心術の適応や管理は，小児期におけるものに準ずるが，加齢による血管や心筋の脆弱性や，各疾患における高齢であるがための特徴を十分把握して治療にあたる必要がある．

　また，チアノーゼ性心疾患の場合は，長期間にわたる低酸素血症と二次的多血症による臓器障害（高尿酸血症，蛋白尿，腎機能障害，脳膿瘍，気道出血，感染性心内膜炎など）の合併が多く，周術期管理に注意を要する．

1　心房中隔欠損（ASD）

成人期における病態

　30歳代までは通常自覚症状なく経過するが，その後，心房細動などの不整脈，肺高血圧，僧帽弁閉鎖不全，心不全などの合併症を生じ，動悸，労作時呼吸困難，浮腫などが出現する．

　成人の心房中隔欠損の不整脈としては，高率に上室性不整脈を合併する．発作性・慢性心房細動が主で，心房粗動，上室頻拍がみられる．

　本症における肺高血圧の合併は，自然歴と密接に関連している．20歳未満までの心房中隔欠損においては明らかな肺高血圧（4.0 U・m^2 以上）は1％程度であるが，50歳以上では50％以上となる．加齢に伴う左室のコンプライアンスの低下による左-右短絡量の増大も，肺高血圧の進行に影響する．

手術適応

　肺体血流比（Qp/Qs）2.0以上の左-右短絡を有し，臨床症状を有するもの，40歳以上では，軽～中等度の肺高血圧（肺動脈収縮期圧40 mmHg 以上）が存在する場合は手術適応となる．高度肺高血圧合併例は肺体血管抵抗比0.5以下で，0.5以上0.85未満の場合は酸素負荷により肺血管抵抗に反応性があることが必要である．肺体血流比2.0未満でも，右-左短絡の存在が確認され脳血管障害が生じる可能性がある場合は手術適応となる．高齢の場合，術前に冠動脈病変の検索は必須である．

手術術式

　心房中隔欠損の閉鎖の方法は小児期手術に準ずるが，心筋保護に十分な配慮を行い，心停止下での確実な閉鎖が好ましい．

　当センターでは，将来的な上室頻拍や心房粗動の予防のため，maze手術に準じた右房の冷凍凝固を併用している．

　心房細動合併例では積極的にmaze手術を併用し，中等度以上の僧帽弁閉鎖不全に対しては弁形成を行う．心房中隔欠損における僧帽弁閉鎖不全は弁輪拡大を伴うことが少なく，逆流のコントロールに難渋する場合もあるが，弁尖逸脱症例では積極的に人工腱索再建を行う．三尖弁閉鎖不全も中等度以上では弁輪縫縮術を追加する．

術後管理

　高齢の心房中隔欠損では左室容量が小さい症例が多く，術後の左心不全に注意を要する．輸液管理，一時的ペースメーカによる心拍数管理に留意する．術中・術後の大量輸血は肺血管抵抗にも大きな影響を及ぼすため，肺高血圧合併例では，丁寧な手術操作を心がける．

2　心室中隔欠損（VSD）

成人期における病態

　大きな欠損孔を有する場合は，肺高血圧を合併する頻度が高い．漏斗部欠損や膜性部欠損では大

動脈弁の逸脱を合併し，大動脈弁閉鎖不全や Valsalva 洞動脈瘤を生じる．また，成人期の心室中隔欠損は細菌性心内膜炎を合併することがある．

手術適応

肺体血流比 2.0 以上の左-右短絡を有する場合，肺体血流比 1.5 以上 2.0 未満の左-右短絡を有しかつ左室容量負荷・肺動脈圧上昇を伴う場合，短絡量にかかわらず大動脈弁逸脱や大動脈弁閉鎖不全を伴う場合が手術適応となる．

高度の肺高血圧合併例では，肺血管抵抗 8〜10 U・m² 以下，または 10 U・m² 以上でもトラゾリン，酸素負荷にて 7 U・m² 以下に低下する症例では手術適応となる．

手術術式

心室中隔欠損の閉鎖の方法は小児期手術に準ずるが，房室伝導障害や遺残短絡の予防には留意する．特に肺高血圧合併例では，三尖弁の機能障害を残さないように注意する．

術中・術後の大量輸血は肺血管抵抗にも大きな影響を及ぼすため，肺高血圧合併例では，丁寧な手術操作を心がける．

3 房室中隔欠損（AVSD）

成人期における病態

完全型は重症で，手術なしには成人までの生存はまれである．不完全型は僧帽弁閉鎖不全を伴うので，二次孔欠損より症状が強く，心不全を生じやすい．

手術適応

有意の血行動態異常を伴うもの，心房性不整脈，心室機能障害が明らかな場合，一次孔欠損型での右室容量負荷（二次孔欠損型と同様），血行動態異常に起因した症状を有するもの，可逆性の肺高血圧を有するものが手術適応となる．

術後管理

一次孔欠損型では，二次孔欠損型心房中隔欠損に準ずる．

4 Ebstein 病

成人期における病態

本症の症状は形態的変化の程度によって異なり，無症状のものから，重度の心不全を伴うものまで多彩である．成人期症例では，早期興奮症候群による発作性上室頻拍をはじめとする症候性上室性不整脈が主症状である場合もある．

手術適応

内科的治療でコントロール困難な心不全，合併する心房中隔欠損による有意の全身性チアノーゼ，低酸素血症，脳血管障害の既往，有意な血行動態的変化に内科的治療抵抗性の不整脈が合併する場合が手術適応となる．

手術術式

三尖弁置換術も選択肢のひとつであるが，右心系の人工弁は種々の問題を有しており，術後のクオリティは必ずしも良好でない．したがって，三尖弁の機能回復を目的とする形成術により，自己弁を温存する最大限の努力をすべきである．当センターでは，従来 Carpentier 法に準じた三尖弁形成術に人工腱索再建や自己心膜による弁尖補塡を積極的に応用していた．遠隔期の弁機能は決して満足のいくものではなく，近年は Da Silva らによって提唱された cone reconstruction を用い非常に良好な結果を得ている．

5 Fallot 四徴症

成人期における病態

自然歴としての予後は不良である．生存率は 1 歳 64 %，10 歳 24 %，20 歳 11 %，30 歳 6 %，40 歳 3 % である．右室流出路狭窄が軽度で，右-左短絡も少なく，チアノーゼが軽度かまたは存在しなければ手術を受けずに成人期に達しうる．

長期間継続する低酸素血症と二次的多血症による臓器障害が加齢とともに出現する．腎機能障害，脳梗塞，脳膿瘍，感染性心内膜炎などである．

手術適応

基本的に小児期における Fallot 四徴症の手術適応に準ずる．術前の冠動脈造影は，冠動脈病変の検索のみならず，右室流出路再建法にかかわる走行異常の検索のためにも必須である．また，術前腎機能評価も重要である．

手術術式

小児における本症の手術に準ずるが，肺動脈閉鎖合併例では，成人期における手術なので，成長に伴う overgrowth や早期の異物変性に対する懸念が少ないため，弁付き心外導管を積極的に応用してもよい．

術後管理

血行動態に対する管理は小児期手術に準ずるが，低下した腎機能を十分に考慮した水分管理が重要である．脳梗塞や脳膿瘍の既往のある症例では，人工心肺使用や血行動態の変化に伴い中枢神経系症状が出現する場合もあり，注意を要する．

人工呼吸管理が長期に及ぶと，気道出血の合併の危険が高まる．したがって，血行動態が許す限り早期抜管に努めるべきである．気道出血が出現した場合は，気管支鏡検査は侵襲的で，得られる情報量は少ないので，できるだけ避けるべきである．high PEEP 管理，注意深い理学療法で慎重に対処するが，止血困難な場合はカテーテルによる責任動脈の塞栓術が有効な場合があり，急性期においても積極的に応用する．術後の気道出血の危険度の推測や気道出血の予防のため，術前検査で側副血行路の評価や，術前の塞栓術は有用である．

L 機能的修復手術の管理

1 Fontan手術

病態

　形態診断の面からは，Fontan手術の対象となる疾患群は多岐にわたる．チアノーゼ性の心疾患のうち，2心室修復に適さない症例は，基本的にすべてFontan手術を目指した戦略に則ることになる．このうち，肺循環の条件や心室機能の条件など，機能的適応の面から実際にFontan手術に到達することができる症例が選択される．生直後からの適切な治療計画に従えば，大多数の症例で機能的条件を満たすことができる．したがって，当初からの詳細な形態診断と，適切な準備手術の手配が本質的に重要である．

　形態的に，2心室修復が不可能と考えられる疾患には，心室流入部の明らかな異常を呈するものが多い（表1）．

　一側房室弁閉鎖はその代表である．Fontanらがはじめて Fontan手術を報告したのも，三尖弁閉鎖であった．三尖弁閉鎖にも，心室流出路のバリエーションによりいくつものタイプがある．高肺血流群と低肺血流群とでは，Fontan手術へ向けた準備手術も留意点も異なる．古典的三尖弁閉鎖は右側房室弁閉鎖であるが，同じ三尖弁閉鎖でも心室ループが逆であると左側房室弁閉鎖となり，臨床的あるいは血行動態的特徴は僧帽弁閉鎖に類似となる．普通は，流入部を有しない心室は十分な腔にまで発達できないので，三尖弁閉鎖では形態的右室，僧帽弁閉鎖では形態的左室が，極めて低形成あるいは痕跡的となる．左心低形成症候群の一部は僧帽弁閉鎖を呈するので，広義の一側房室弁閉鎖の範疇に含めることができる．しかしながら一般的には，僧帽弁閉鎖という独立した疾患群では，両大血管右室起始を合併しており，左心低形成症候群のような特徴的な上行大動脈形態を呈するものは含めないことが多い．

　房室弁が2つあっても，片方の弁口が有意に狭く，肺循環あるいは体循環を維持できない場合には，やはり一側房室弁閉鎖に準じた方針を選択せざるを得ない．特に，明らかな僧帽弁狭窄を有する場合には左室の低形成を合併していることが多く，2心室修復は不可能である．三尖弁狭窄の場合には右室が低形成となり，この小さな右室を用いて下大静脈を肺動脈へ送り，上大静脈は肺動脈へ両方向性 Glenn吻合する，いわゆる1.5心室修復（one and one half ventricular repair）を考慮する場合もある．純型肺動脈閉鎖はこうした範疇に含まれる疾患群である．

　房室弁が2つあって，その両方が1つの心室に挿入しているものもある．右室へ挿入している場合には double inlet right ventricle（DIRV），左室へ挿入している場合には double inlet left ventricle（DILV）と呼ぶ．DILVのうち，条件が揃えば2心室修復として septation手術を選択することも過去にはあったが，近年では新生児期・乳児期早期よりの手術介入で高肺血流を是正して肺高圧・心不全を予防し Fontan型手術に向かう戦略が主流であるので，septation手術を行う施設はほとんどなくなった．肺動脈狭窄を合併して肺血流が少ない場合には，Fontan手術が適応となるのが普通である．DIRVは心室筋の構造の特徴から septationの適応とはならない．房室弁が開口している心室は主心室となり，大きい．もう1つの流入部を持たない心室は，一側房室弁閉鎖の場合と同様，極めて低形成あるいは痕跡的となる．

　2つの房室弁のうちの1つが，2つの心室に straddlingしている場合も，double inletに準じることが多い．straddlingの程度は様々であり，その度合いと2つの心室容積のバランスとはおおむね相関する．房室弁の straddlingがあると刺

表1 Fontan手術の適応が考慮される主な心疾患の形態診断

- A. 一側房室弁の異常
    1. 一側房室弁閉鎖
        a. 三尖弁閉鎖
            - 心室・大血管関係正常
            - 大血管転位
            - 両大血管右室起始
                - 肺動脈閉鎖
                - 肺動脈狭窄
                - 肺動脈狭窄（−）
        b. 僧帽弁閉鎖
            - 心室・大血管関係正常＋VSD
            - 両大血管右室起始
                - 肺動脈閉鎖
                - 肺動脈狭窄
                - 肺動脈狭窄（−）
    2. 左心低形成症候群
        a. 僧帽弁閉鎖
            - 大動脈弁閉鎖
            - 大動脈弁狭窄
        b. 僧帽弁高度狭窄
            - 大動脈弁閉鎖
            - 大動脈弁狭窄
    3. 三尖弁異常，右心低形成
        a. 純型肺動脈閉鎖（VSDのない肺動脈閉鎖）
        b. 重症肺動脈狭窄（VSDのない高度肺動脈狭窄）
        c. Ebstein奇形＋肺動脈閉鎖
- B. 房室結合，房室弁の異常
    1. 両側房室弁一側心室挿入（double inlet：2 AV valves）
        a. 両側房室弁右室挿入（double inlet right ventricle：DIRV）
        b. 両側房室弁左室挿入（double inlet left ventricle：DILV）
    2. 一側房室弁 straddling
        - 僧帽弁 straddling
        - 三尖弁 straddling
            a. 両大血管右室起始，大血管転位
            b. 房室錯位
    3. 共通房室弁一側心室挿入（common inlet：common AV valve）
        a. 共通房室弁右室挿入（common inlet right ventricle：CIRV）
        b. 共通房室弁左室挿入（common inlet left ventricle：CILV）
        c. 共通房室弁原始的心室挿入
    4. 不均衡型房室中隔欠損（unbalanced AV septal defect）
        a. 共通房室弁＋両大血管右室起始（CAVV＋DORV）
            - 肺動脈閉鎖
            - 肺動脈狭窄
            - 肺動脈狭窄（−）
        b. 共通房室弁＋大動脈弁下狭窄／大動脈縮窄（CAVV＋SAS/CoA）
    5. 房室錯位（AV discordance）
        a. criss-cross heart
        b. 僧帽弁狭窄
        c. 右室低形成＋大動脈縮窄
- C. その他
    1. 両大血管右室起始，大血管転位
        a. non-committed VSD/remote VSD
        b. 三尖弁支持組織付着状況が心室内トンネル作製を障害
        c. 右室容積狭小
        d. 左室容積狭小
        e. 僧帽弁狭窄

激伝導系の走行が偏位することがあるので，房室弁形成やVSD拡大を施行するような場合には注意を必要とする．

　房室弁が共通房室弁の形態をとって主心室の流入口となっている症例は，圧倒的に内臓錯位症候群（right isomerism：右側相同，left isomerism：左側相同）に多い．主心室は右室型のことも左室型のこともある．極めてまれであるが，右室とも左室とも決められない未分化な原始的単心室を呈する場合もある．共通房室弁は逆流をきたしやすい．内臓錯位症候群で高頻度にみられるもうひとつのタイプは，共通房室弁と両大血管右室起始・肺動脈狭窄を合併している場合である．多くの場合，左室側の弁口が狭小で左室の低形成を伴い，右室型単心室への移行型とも考えられる．共通房室弁＋両大血管右室起始の診断名がつけられる疾患群のうち，2心室修復が可能なのは，肺動脈狭窄のない left isomerism 症例がほとんどである．過去には right isomerism でも2心室修復が行われたが，先にも述べたように新生児期・乳児期早期の共通房室弁の逆流は生命予後に大きなリスクであるのでこれを予防するために手術による肺血流を制限する治療戦略を取られることが多く，このため心室容積は小さくなるので2心室修復が可能となる症例はまれである．

　心房正位で，左右アンバランスな形態を有する房室中隔欠損，共通房室弁の場合には，心室・大血管結合が正常で，左室低形成とともに左室流出路狭窄，大動脈弁下狭窄と大動脈縮窄を呈することがある．共通房室弁の右側成分，右室が低形成な症例で，Fontan手術が適応となることは多くない．

　心室流入路の異常を伴った疾患として，房室錯位もFontan手術の適応となることがある．形態

的条件がよければ，解剖学的修復や機能的2心室修復が可能であるが，いわゆる criss-cross heart や一側房室弁の straddling，狭窄を合併した症例では，2心室修復に適さないことが多い．大動脈縮窄を合併している場合には，右室が低形成なことがあり，修復の術式に関してはいまだ議論が残るところである．

　房室結合が正常で，房室弁の狭窄や straddling がなくても，2心室修復が困難な症例がある．たとえば，両大血管右室起始や大血管転位で，VSDが大動脈弁から極端に遠かったり，三尖弁支持組織が心室内トンネル作製を障害する関係で左室流出路作製ができない場合や，外科的閉鎖が困難な多発性筋性 VSD が合併している場合がある．心室内トンネル作製に際しては，右室腔容積の一部をトンネルが占めるので，右室容積が小さい症例も2心室修復の適応とならない．これらの症例では複雑な手技を必要とする2心室修復のリスクとFontan 型手術の安全性を天秤にかけると Fontan型手術の選択の頻度が増えるが，20年以上長期のFontan 型手術症例での合併症などを鑑みるとリスクの高い2心室修復を選択するという流れもある．また，多発性 VSD を有する両大血管右室起始では，左室容積が小さいために，2心室修復の適応外となる症例もみられる．

病型

　形態的側面からは，多種多様の疾患が含まれるので病型分類は難しい．あえて，心室形態および肺循環の観点から分類を試みるとすると，以下のようなものが考えられる．

- 左室型主心室・2心室バランス型・右室型主心室
- 一側房室弁閉鎖型・共通房室弁型・両側房室弁型
- 高肺血流型・低肺血流型
- 肺動脈閉鎖型・肺動脈狭窄型・肺動脈狭窄(−)型

いずれの場合も移行スペクトラムがあり，群間の境界が厳密に定義できるわけではないので，便宜上の分類となる．

手術適応と術式

　Fontan 手術は，機能的単心室の心疾患におい

表2　初期の Fontan 手術の必要10項目（Choussat, Fontan）

1. 手術時年齢4歳以上
2. 洞調律
3. 正常大静脈還流
4. 正常右房容積
5. 肺動脈平均圧 15 mmHg 以下
6. 肺血管抵抗 4 単位・m^2 未満
7. 肺動脈・大動脈径比 0.75 以上
8. 正常体心室機能（駆出率 0.60 以上）
9. 僧帽弁閉鎖不全なし
10. 既往短絡手術による悪影響がないこと

てチアノーゼ循環から脱却するために有用な術式であり，三尖弁閉鎖に対する Fontan や Kreutzer らの報告のあと，様々な変遷を経てきた．Fontan 手術に関する報告の歴史的な流れとして，主にその適応拡大と成績向上のための術式の工夫との2つの側面に大別することができる．

1) 適応基準に関する側面

　当初，Choussat, Fontan らが明確に示した十戒と称される必要条件（表2）により，三尖弁閉鎖に対する Fontan 手術の成績は向上した．その後，手術時年齢に関する制限は2歳以上とする報告があり，最近では1歳以上，あるいは1歳未満でも，ほかの条件が良好であれば Fontan 循環成立を妨げないことが示されている．そのほかのChoussat, Fontan らが示した条件のうち，洞調律でなくても Fontan 循環は成り立つこと，正常大静脈還流でなくても術式の工夫により克服できること，total cavopulmonary connection（TCPC）型術式では右房容積は Fontan 循環に直接的には関係なくなってしまうこと，が判明している．肺動脈圧は，肺血流量に大きく影響を受けるので必ずしも平均圧 15 mmHg 以下が絶対的基準値とはならない．肺血管抵抗は，4 U・m^2 未満が必須条件であって，通常は 3 U・m^2 未満を適応とする施設が多く，3〜4 U・m^2 の症例に対しては，完全な Fontan 循環ではなく，開窓術（fenestration）を併用した術式選択とする場合が多い．肺動脈径の評価にはいろいろな表現方法があり，施設により異なるので一般化が難しい．一番肝心なのは，指数で表した中心肺動脈のサイズではなく，肺内肺血管の発育状態が良好である，ということである．心室駆出率が 40％であっても Fontan 循環は成立するし，房室弁逆流は形成あるいは弁置換により克服可能な要素である．むしろ，

L 機能的修復手術の管理

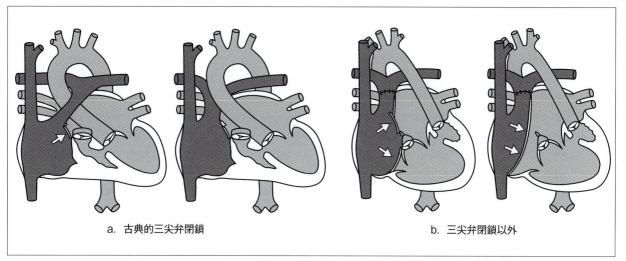

a. 古典的三尖弁閉鎖　　　　　　b. 三尖弁閉鎖以外

図1　Fontan手術（atriopulmonary connection：APC）

心室の拡張能が新たな心室機能の要素としてあげられている．肺循環に影響を与える要因としての体肺側副血行路の増生に注目する場合もある．

つまり，適応拡大の潮流のなかで多くの個別的条件は改変された．ひとつひとつの芳しくない要因は，適切な対処ができるのであれば，必ずしも単独でFontan手術の適応除外を余儀なくするものではない．また，対象心疾患にしても，古典的三尖弁閉鎖からそのほかの機能的単心室，たとえば左室型主心室を有する疾患ではDILVや純型肺動脈閉鎖，右室型主心室を有する疾患では僧帽弁閉鎖やDIRV，左心低形成症候群，内臓錯位症候群に合併した共通房室弁を有する機能的単心室など，ありとあらゆる複雑な心疾患に適応拡大されている．現時点では，①肺循環の条件と，②心室機能の2つの面からFontan循環に対するリスクファクターを克服することができればFontan手術の達成は可能と考えられていて，Fontanの二戒といってよい．

Fontan循環は心室に対する容量負荷が減少するので，急激な容量減少による拡張障害の時期を回避するために例外もあるが，Fontan前に両方向性Glenn手術を介した段階的アプローチを採用することが現在では一般的である．このようにFontanの適応は拡大されているが，Marginal症例では急性期は乗り越えても遠隔期の併発症も多く，一概に適応を拡大することを見直そうという流れもある．

2）術式の工夫に関する側面

Fontan手術の術式は多岐にわたる．大別すると，心房腔を用いるatriopulmonary connection（APC）型術式（図1）とTCPC型術式（図2）の2種類であるが，現在ではAPCを選択することはほとんどなく，すべてTCPC型である．同じTCPC型術式でも，下大静脈血流路を作製する際に，心房内経路とするか心停止の必要ない術式である心外経路とするか，人工血管を用いるか心房壁を用いるかそれ以外の自己組織を用いるかなどにより，細かい点まで含めると相当数のバリエーションがある．術式の選択は，対象とする疾患の形態的特徴により左右される場合もあれば，日本では近年はほとんどの施設で人工血管を用いた心外導管型の手術がなされている．

やはり近年はほとんどの施設で採用されている段階的アプローチは，Fontan手術到達前にリスクファクターに対して処置できること，Fontan手術の達成後の心室容量負荷軽減が穏やかであること，上半身の体循環の静脈還流様式の変化は最小限であること，などから新しい循環への適応がより良好で安全と考えられている．人工心肺を用いないいわゆるoff-pump Fontan手術は，術中の肺循環に対する悪影響は少ないことが期待される．これは，血中サイトカインの動向の観点からは明らかである．一方で，近年特に日本において注目度の高い無輸血手術は組織浮腫を助長する危険性があり，Fontan手術後急性期の管理におい

各論第I章　先天性心疾患の管理

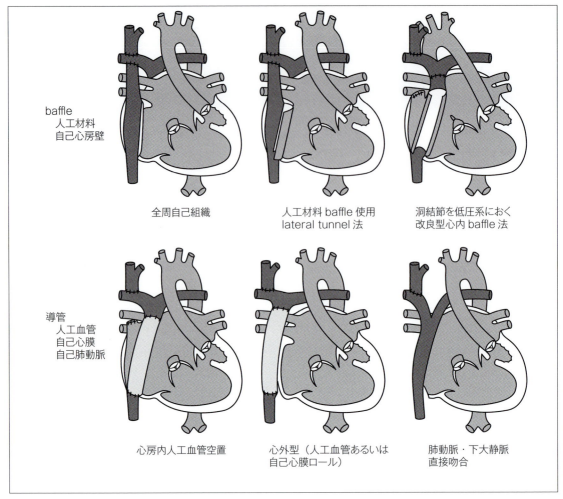

図2　Fontan手術（total cavopulmonary connection：TCPC）のバリエーション

ては，これまでとは少し違った視点を持つことが要求される．

　下大静脈血流路から機能的左房へ小さな交通を作るためにfenestrationを造設したFontan手術は，術後急性期に低酸素血症が遺残すること，心室に対する前負荷が肺循環のみに規定されるのではないことから，術後管理において，いわゆる完全Fontan循環とは異なる血行動態であると認識しておいたほうがよい．

術後管理

　Fontan手術の適応に関係する事項と採用術式はどれも術後管理を行ううえで認識しておくべき要因である．加えて，Fontan循環成立後には術前の血行動態と比べて，それぞれの患者においてどのような変化があるのかを知っておくことも，よりスムーズな術後管理の役に立つ．循環ばかりでなく呼吸に関する問題点，たとえば気道狭窄がないかどうか，横隔神経麻痺がないかどうか，などにも気を配る．Fontan手術の周術期管理に際してチェックすべき要因を列挙した（表3）．

　Fontan循環の最大の特徴は，いうまでもなく肺循環への心室による拍動送血がないことである．体静脈圧が12～20 mmHg程度に上昇して肺動脈へ流れる．したがって，術後管理において，肺血管抵抗を極力下げて，体静脈うっ血を最小限に抑えることが第一義的に重要である．肺動脈と肺静脈の圧力の差（transpulmonary pressure gradient）により肺循環が成り立ち，これが循環全体を規制する因子となる．機能的左房圧と中心静脈圧を必ずモニターして，transpulmonary pressure gradientの経時的変化を知ることが重要で

表3 Fontan手術の周術期管理に際して認識すべき要因

A. 肺循環関連
・機能的要因
　肺血流量（Qp）あるいは肺体血流比（Qp/Qs）
　肺動脈平均圧（mean PAP）
　肺血管抵抗（Rp）
　左右肺血流バランス
・形態的要因
　肺動脈形態，肺動脈径
　肺動脈灌流区域数
　体肺側副血行路の増生の有無
　肺動静脈瘻の有無
　肺静脈還流形態

B. 心室関連
・機能的要因
　心室収縮能
　心室拡張能
　心室拡張末期容積
　心室拡張末期圧
　心臓調律，不整脈
・形態的要因
　心室形態
　房室弁形態
　房室弁逆流，狭窄
　心室流出路形態
　心房形態，心房間交通
　体および肺静脈還流様式
　心尖・下大静脈位置関係
　冠状動脈瘻
　心臓静脈還流様式

C. その他
・戦略的要因
　先行姑息手術の既往の有無と種類
　段階的アプローチかどうか
　手術時年齢
・手術手技的要因
　人工材料使用の有無
　心房内血流路か心外導管手術か
　体外循環時間
　心停止時間
　限外濾過使用の有無
　輸血の有無
　術中水分出納
・合併疾患の要因
　気道狭窄の有無
　横隔神経麻痺の有無
　上気道・肺感染の有無
　腹部臓器の異常の有無

1）肺循環の管理

　transpulmonary pressure gradient をより小さくするために，肺血管抵抗を低下させる工夫をする．人工呼吸管理の陽圧換気は，拍動性駆出をもたない肺循環には大きな障壁となる．人工呼吸器からの早期離脱は，この点において重要である．逆に，自発呼吸下にある患者の全身状態が悪化して，挿管陽圧呼吸管理への移行を余儀なくされた場合には，Fontan循環の循環効率自体に明らかな悪影響を及ぼすことを認識しておく．胸水・腹水や無気肺により，有効な換気が可能な肺胞容積が減少することも，悪影響を及ぼす要因である．これらに対しては，胸水・腹水ドレナージや去痰，一時的加圧肺胞換気など，積極的な治療が必要である．肺実質の浮腫の改善が重要である．利尿を促して適正な水分出納バランスを保ち，早期の肺組織の浮腫軽減を目指す．

　肺血管床そのものに作用し肺血管抵抗を減少させるため最も効果的なのは一酸化窒素の吸入量法であるが，挿管下にしか行うことができない．PDE4阻害薬を胃管より注入することで同様の作用を期待できるので，近年エンドセリンIの拮抗薬が用いられる．

2）心室機能の管理

　肺循環以外に，Fontan循環の効率を左右する主要な要因は心室機能である．これには収縮能のみならず拡張能も重要である．心室にかかる前負荷は肺循環を通過する血液量に規定されるので，肺血管抵抗が高い状態では十分な心室前負荷がかからない．fenestrationの有用性はこれを改善する点にある．循環血液量の調節は中心静脈圧により行うのではなく，機能的左房圧をもって行うのが正しい．機能的左房圧が2〜3 mmHgでは十分な拍出量が得られないことが多い．特に，両方向性Glenn手術を経由しておらず，高肺血流量あるいは房室弁逆流のために術前の拡張末期心室容積が正常予測値の200％以上ある症例では，前負荷が十分にかからないと危険である．最低でも5 mmHg，普通は7〜9 mmHgの機能的左房圧が必要である．Fontan手術後の循環管理において一番大切なことが，hypovolemiaを防ぐためのこの循環血液量の管理である．

　transpulmonary pressure gradient が平均7 mmHgの肺循環の状態である場合，十分な心

ある．これが5 mmHg以下の場合は肺循環が良好な状態，10 mmHg以上のときは肺血管抵抗が高い状態と判断する．継続的に15 mmHg以上の圧差がある場合には，Fontan循環の断念（take down）か，fenestrationの造設を考慮したほうがよい．

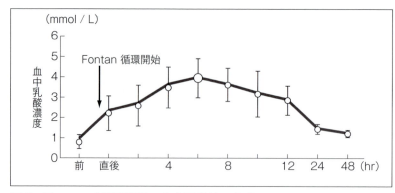

図3 Fontan手術周術期の血中尿酸値の変動

拍出量を維持するのに 8 mmHg の機能的左房圧が必要な心室機能でも，中心静脈圧は 15 mmHg である．transpulmonary pressure gradient が 14 mmHg の状態では，中心静脈圧は継続的に 22 mmHg 必要で，全身組織の灌流はかなり悪くなる．この際，肺血管抵抗を低下させる治療のほかに，選択すべき保存的治療は，より低い機能的左房圧で十分な拍出量の駆出が可能なように心室機能を調節することである．カテコラミンはひとつの手段であるが，過量となると拡張能を低下させ，不整脈を誘発して，かえって不利となることがある．特に大動脈弁下狭窄が潜在的に存在して心室筋が肥厚している症例では著しく拡張能を低下させ，isomerism heart 症例では制御不能の頻脈発作に難渋することがあるので注意する．ドパミン 5 μg/kg/min ＋エピネフリン 0.05 μg/kg/min 程度が，実用上の上限と考えるのがよい．近年使用されるようになったミルリノンの併用は有用である．

　Fontan 手術の適応となる術前条件を有している症例では，こうした肺循環や心機能を改善させる術後管理により，見かけ上の Fontan 循環の効率は良好となるはずである．後は良好な循環効率を維持して，患者全身臓器が Fontan 循環という特殊状況に順応するのを待つことになる．胸水や腹水などリンパ液の漏出量は，必ずしも中心静脈圧とは相関しない．同じ中心静脈圧でも，術後時間経過とともにその量は急激に減少する．これは，おそらく Fontan 循環への順応を示すものと考える．

3）その他の管理上の要点

　腹水については，体静脈圧が術前の 5 mmHg 程度から術後 12～15 mmHg 程度に上昇するため，門脈圧も上昇するので，この急激な門脈圧亢進が腹水の産生を増加させることが考えられる．これがわずか数日で変化するのは，肝臓の順応力による．もっとも，Fontan 手術後には，長期にわたって中等度以上の肝腫を認め，血液凝固因子量や血中肝酵素値の異常を認めることがあるので，必ずしも腹水の漏出量の動向が肝臓の順応を示すものではないかもしれない．胸水排液量の変化も併せて考えるならば，もっと全身的な，内分泌バランスや免疫学的反応に関係した基底膜の透過性亢進が根底にあると考えるべきであろう．

　Fontan 循環への順応は，どんなに術前条件の良好な症例であっても一定の時間がかかる．一般的な単純な心疾患に対する開心修復手術，たとえば VSD 閉鎖や Fallot 四徴症修復では，無輸血手術により貧血が中等度であっても，手術終了後の ICU 入室時すでに血中乳酸値は術前値あるいは正常上限程度であり，その後の上昇もない．新生児期修復である完全大血管転位の動脈スイッチや総肺静脈還流異常の修復，あるいは大動脈縮窄＋VSD の一期的修復などでは，ICU 入室時の血中乳酸値は正常上限よりも高く，正常値の 2～5 倍である．循環が改善するまではそのままのレベルで推移し，末梢循環の改善とともに正常範囲に低下してくる．

　Fontan 手術後には，血行動態的に良好で状態が安定していても，ICU 入室後 6～7 時間の間は血中乳酸値は徐々に増加する（図3）．最大時には術前値の 3～7 倍程度で，Fontan 循環開始から 24 時間で正常範囲まで低下する．この経過は人工呼吸からの術後早期離脱や貧血の程度とは関連

せず，心拍出量や体静脈血酸素飽和度とも相関しない．人工心肺を用いない低侵襲Fontan術式の群のほうが，血中乳酸値は低く推移する．このことは，Fontan手術後には，心拍出量や血液酸素供給能とは無関係に末梢循環あるいは全身組織循環が順応し始めるのにおおむね24時間かかることを意味する．

全身組織循環が順応するまでの間に，組織の酸素消費を増加させる要因は好ましくない．その代表的なものは発熱である．1990年代前半に用いられていたICUでの34～35℃の低体温管理は，早期人工呼吸離脱の観点から用いられなくなったが，人工心肺離脱時からICU到着時までの間にゆっくりと34℃から36℃に復温する方法は，今でも用いている施設がある．人工心肺を用いないFontan手術では34℃まで体温を低下させることが技術的に容易でないのでほぼ常温管理となるが，少なくとも36.5℃以上の体温になることは避けるべきである．ICUにおいても，37℃以上の体温のまま放置することは好ましくない．現在の主流はICUでの「低体温」管理ではなくて，36℃の「定体温」管理といえる．発熱を防止することで利尿も促進され，水分出納管理上も有利である．

内臓錯位症候群あるいはisomerism heartにおいて，術後不整脈の制御に難渋することがある．多くの場合，こうした症例の心室機能は低下しており，ある一定量のカテコラミンを必要とする．しかし，カテコラミンの陽性変時作用により，頻脈性不整脈を誘発する．特にright isomerismでは高率に洞結節，房室結節，His束が重複した構造をしており，His束は前後の脚の間に交通があって，いわゆるconduction slingを形成していることが多い．こうした刺激伝導系の構造異常のために房室回帰性の頻脈を起こしやすい．心電図上，心房性頻脈あるいは心房内リエントリーと判断する所見を呈する場合であっても，房室回帰性の電気回路が関与しているのが実情である．

治療には，カテコラミンの減量，抗不整脈薬の投与とペーシングがある．カテコラミンの減量は，心室機能との兼ね合いがあり急激には行いにくく，低心機能による心室の過伸展により起こっている場合などはむしろ増量で不整脈が減少することもあることを念頭に置いておくべきである．

抗不整脈薬は，心室機能不全のある術後急性期には，さらに心室機能を抑制してしまう危険性に十分注意しなければならない．心室機能増悪により，さらに不整脈を誘発しやすくしてしまう場合もある．心房性不整脈を抑制するジソピラミドなどの薬剤は，心室機能抑制作用も持ち，かつ房室回帰性頻脈を抑制しづらいので選択しづらく，ジギタリス製剤も不整脈をさらに修飾してしまうことがあるのでケースバイケースで慎重に投与する必要がある．近年は経静脈的な低用量アミオダロンの投与が安全に行われるようになってきており，不整脈の問題を回避して早期抜管に持って行くために心房頻拍の第一選択としている施設も多い．本薬剤の使用は経験がないとハードルが高いので，Fontan術後管理する者はアミオダロンの使用に習熟しておく必要がある．

オーバードライブペーシングによるjunctional rhythmの抑制は，薬剤によらない不整脈抑制方法なので推奨されるが，心拍数の増加自体はFontan循環に不利であり限界がある．

Fontan手術後の抗凝固療法については議論が絶えない．術後急性期にはヘパリンを用いることが望ましい．術式によっては，人工血管を用いて静脈血流路を再建するので，血栓形成予防は必要である．自己心膜や心房壁を用いる場合でも血流路内での乱流発生はあるので，やはり人工血管使用の場合と同様に繊細な抗凝固療法が肝要である．経口摂取可能となったら，ワルファリンと抗血小板薬の投与に移行していくようにする．中心静脈留置カテーテル類は血栓形成を促進しやすいので，可及的早期に抜去するよう心がける．術前にHITやprotein C欠損などの凝固線溶系の異常がないかのスクリーニングを行っておく．

経口摂取は腸グル音を確認してから開始する．静脈圧・門脈圧上昇のために腸管は浮腫の状態にあり，十分な腸蠕動が復帰する前に経口摂取を開始すると危険である．内臓錯位症候群では，腸回転異常や肝胆膵の構造異常を合併することが高率なので，経口摂取により腸閉塞や膵炎などを引き起こすことがある．

2　1.5心室修復手術 (one and one half ventricular repair)

病態

　この術式が適応となるのは，体循環を維持するのに十分な形態的左室を有し，かつ右室が中等度に低形成で単独では肺循環を維持できない場合である．純型肺動脈閉鎖 (pulmonary atresia with intact ventricular septum) のなかには，この条件を呈するものがある．同様の疾患スペクトラムと考えられる重症肺動脈狭窄 (critical pulmonary stenosis with intact ventricular septum) や，Ebstein病を伴った肺動脈閉鎖のなかにも適応となるものがある．近年では，右室容積が小さい房室錯位の症例に対して採用する場合もある（ダブルスイッチ手術におけるHemi-Mustard手術）．

病型

　特殊な条件を有する病態なので，いくつかの疾患群においてそのなかのまれな症例亜群として位置し，いわば少数派の集団である．三尖弁狭窄を合併する．VSDを有する場合とVSDのない場合とがある．

手術適応と術式

　右室拡張末期容積が正常予測値の25～50％である場合に，この術式を選択することが多い．上大静脈還流血は，両方向性Glenn手術の様式に準じて右肺動脈に端側吻合する．体静脈の一部が心室を経ずに肺動脈へ接合されるので，肺血管抵抗が高値の症例ではこの手術の適応とならない．低形成な右室は，下大静脈還流血液を肺動脈へ送る役割を担う．術式として，ちょうど2心室修復とFontan手術の中間に位置する．
　以前には肺動脈を左右分離して，上大静脈血を右肺動脈，下大静脈血を右心室経由で左肺動脈へ流すような術式を選択することがあったが，肺血流バランスの観点から左右肺動脈を非交通性 (non-confluent) とすることは好ましくない．

術後管理

　肺循環の観点からは，Fontan手術に準じた管理を行う．肺動脈圧が高いと上大静脈還流がうっ滞するので，肺血管抵抗を極力下げるように工夫する．術後早期についていえば，低形成であっても右室があることでずいぶんと循環の全容は落ち着いている．Fontan循環との違いのひとつとして，下大静脈からの血液が肺動脈へ拍動性に駆出される点がある．このため，上大静脈圧波形に拍動圧成分が含まれることになる．この拍動性圧変化が上半身の循環にどのような影響を与えるのかは，いまだ不明である．
　また往々にして，上大静脈圧と下大静脈圧との間には5mmHg前後の圧差が生じる．この圧差の程度は，右室容積と右室拡張能，収縮能に依存する．上半身と下半身の静脈圧の較差がどのような臨床的意義を有するかも，いまだ不明である．圧較差が永続的に続けば，術後長期遠隔期には，上大静脈領域から下大静脈領域への側副血行路増生を招く可能性がある．さらに悪いことには容積の小さい右室は容積が小さいだけではなく正常の拡張能を持っていないことも多く，右室容積，右室機能は遠隔期に改善せず，むしろ心房圧は上昇して右房が拡大，心房性不整脈をきたすことが目につく．下大静脈圧は，結局上大静脈と同等になって，Fontan循環よりも脈圧があるぶん悪くなる症例もある．このような症例では，不整脈治療と流体力学的効率化を目的に，人工血管を用いた心外型 total cavopulmonary connection へ転換する．TCPC型手術の成績が飛躍的に向上したこともあり，この1.5心室修復手術はあまり行われなくなっているのが現状である．
　低形成右室の機能の観点からは，拡張能を損なわないような術後管理が必要である．hypovolemiaは右室機能にとって不利である．多過ぎるカテコラミン投与は拡張能を低下させ，かえって下大静脈血のうっ滞，右房圧の上昇を招く．

3　機能的二心室修復手術 (functional biventricular repair)

病態

　房室錯位の場合には，形態的右房は左室に，左房は右室に，それぞれ接続している．特に心内短絡のない修正大血管転位の症例では，形態的右室

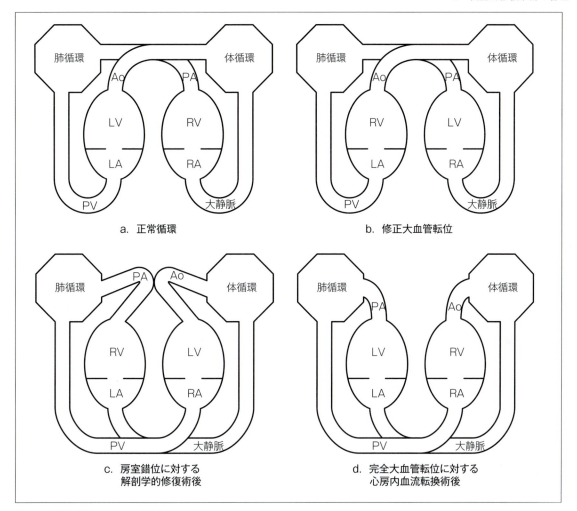

図4　循環様式
RV：形態的右室，LV：形態的左室，RA：右房，LA：左房，PA：肺動脈，Ao：大動脈，PV：肺静脈

と左室は独立して，それぞれ体循環，肺循環を受け持つことになる．正常では形態的左室が体循環を，右室が肺循環を受け持つので（図4a），これとは駆動心室が入れ替わった状態である（図4b）．これに準じた状態へ導く手術が機能的2心室修復手術である．

心内短絡や肺動脈狭窄を有する修正大血管転位に対する古典的な修復手術（conventional repair）は，こうした機能的2心室修復に含まれる．

近年では修正大血管転位あるいは房室錯位において，適応があれば解剖学的修復を選択する傾向がある．すなわち，Mustard 手術あるいは Senning 手術により心房内血流転換を行って，体静脈血を形態的右室に，肺静脈血を左室に導き，同時に，心室レベルあるいは大血管レベルで血流転換を行って，形態的右室から肺動脈へ，左室から大動脈へ血流を維持するようにする（図4c）．これをダブルスイッチ手術と呼ぶ．

こうした侵襲度の高い解剖学的修復が適応とならない場合には，現在でも機能的2心室修復手術を選択する．手術侵襲度は低いという長所はあるが，形態的右室およびその流入部の形態的三尖弁が，長期にわたって体循環を効率よく維持できるかどうか，議論の絶えない領域でもある．

また，近年では採用されることが極めて少なくなったが，完全大血管転位に対して心房内血流転換手術（Mustard 手術あるいは Senning 手術）を施行し，チアノーゼ循環を解消する場合にも，機能的2心室修復の状態となる（図4d）．遠隔期の成績では，不整脈の発生と右室（体循環維持心

室）の機能不全が問題点としてあげられている．したがって，動脈スイッチ手術の成績が安定した現在では，積極的に心房内血流転換手術を選択する状況はまれである．例外として，VSDがなく（intact ventricular septum），肺動脈弁狭窄のある，いわゆる大血管転位の4型と呼ばれる症例では，動脈スイッチ手術が適応とならないことがあり，Nikaidoh手術などの革新的手術を選択するのでなければ，機能的2心室修復の状態を目指すことがある．

病型

現時点で機能的2心室修復手術の適応となりうる疾患群としては，以下のようなものが考えられる．
・房室錯位のうち解剖学的修復を採用しない場合．
・完全大血管転位のうち，動脈スイッチ手術あるいは他の解剖学的修復が適切でないと判断される場合．
・両大血管右室起始のうち，VSDを介した形態的左室・大動脈間の心室内トンネル作製ができない場合．

手術適応と術式

①房室錯位：この疾患群に対して，治療戦略的に解剖学的修復を選択しない外科医もおり，現時点では必ずしも機能的修復が解剖学的修復に劣ると結論されたわけではない．形態的側面からは，両大血管右室起始（DORV）と肺動脈狭窄（PS）を合併した房室錯位では，解剖学的修復が困難なことが少なくない．また，VSDがperimembranous部からinlet方向へ進展している症例でも，心室内トンネルの作製が困難であったり，VSD拡大に関連して刺激伝導系の損傷や，冠状動脈心室中隔枝の損傷に起因する心室機能低下が起こりうるので，解剖学的修復にこだわり過ぎることは賢明とはいえない．こうした症例では，機能的2心室修復を選択することは妥当である．また臨床的側面から，左室収縮期圧が低くなってしまっている症例や，無症状で右室機能が良好な成人例に対して，解剖学的修復をあえて選択するかどうかも議論のあるところである．解剖学的修復の高侵襲度を懸念するばかりでなく，機能的修復の状態で十分に良好な機能的予後が期待できるとする意見も根強い．

ほとんどの場合，大動脈は形態的右室から起始しているので，機能的2心室修復手術の術式は，左右心房間交通の閉鎖，VSDの閉鎖，および形態的左室から肺動脈への血流路作製である．VSDの閉鎖に際しては，刺激伝導系が偏位しているのでその損傷を避けるよう工夫する．左室から肺動脈への血流路作製には，心外導管を必要とすることが多い．左室切開にあたっては，冠状動脈の走行と僧帽弁の乳頭筋の付着部位に留意して，これらの損傷を予防することが肝要である．また，この心外導管は胸骨直下に位置することになる場合が多く，閉胸時には導管圧迫による血行動態の悪化に配慮する．心外導管を用いない肺動脈狭窄解除の術式も報告されている．この方法では房室間溝付近へ心室切開を進めるが，方向を間違えると冠状動脈を損傷することになるので注意が必要である．

術前には良好であった三尖弁が，機能的2心室修復後に逆流を呈して問題となることがある．ひとつの推論は，それまで等圧であった両心室の圧力が変化して右室のほうが高くなるので，心室中隔の形状が変わり三尖弁輪が拡大し，腱索・乳頭筋の空間的配列も変化することに起因するのであろう．このため，機能的2心室修復の際には，形態的左室圧を正常循環の右室圧相当までは下がらないように工夫するのがよいという仮説がある．つまり，軽度から中等度の肺動脈狭窄を意図的に遺残させ，肺循環を受けもつ形態的左室の収縮期圧を右室の収縮期圧と同等か70〜80％程度とすることで，三尖弁逆流の発生・進行を最小限に抑えられるはず，という考えである．この実証には今後の知見を待たなければならない．

②完全大血管転位：上述のような特殊例において，現在でも心房レベルでの血流転換を行って，この疾患群の中の亜型に対して機能的2心室修復とする．

③両大血管右室起始：以前，肺動脈弁下VSDを有するタイプに対して，心房レベルでの血流転換とVSD閉鎖，左室から肺動脈への血流路作

製を同時に行うことで機能的 2 心室修復状態とする，hightower 手術という術式があった．しかし，その外科的侵襲が大きく，また初期の体外循環法，心筋保護法の未熟さとも関連して手術成績は不良であった．その後も VSD が大動脈弁から遠くに位置する症例などにおいて，同様の機能的 2 心室修復を考慮する場合がある．しかし近年の動向としては，Fontan 戦略を選択することが一般的である．これには，Fontan 手術の遠隔期における知見が増えつつあり，術式の改良による成績向上が目覚ましいこと，そして，心臓構造異常の個性的な変異に左右されにくい，比較的画一的に施行できる Fontan 手術という術式のメリットによるところも大きい．機能的 2 心室修復後の機能的長期予後には，未知の問題が多く残されている．必ずしも Fontan 循環より優れているという成績はまだ得られていない．

術後管理

Fontan 循環と異なり肺循環は駆出心室を有するので，全体的な循環自体は解剖学的修復後に準じる．しかしながら，体心室が形態的右室であり収縮力が左室よりも劣る可能性があること，その流入房室弁である三尖弁が構造的に体循環収縮期圧に十分耐えられるかどうか確定できないことに留意する．さらに，左室容積が狭小である場合や，上述の理由により軽度から中等度の肺動脈狭窄を遺残させる場合，そして心房内血流転換を採用している場合には，これらが全体的な循環を制限する要因となるので，循環血液量の管理や，強心薬・血管拡張薬の使用には，解剖学的修復後よりも注意を払う必要がある．hypovolemia は循環不全を助長しやすく，急激な強心薬・血管拡張薬投与量の増減は効果が少ないばかりでなく，こうした循環の足かせとなる遺残病変を顕在化して，全体の循環効率をかえって悪化させることがある．

機能的 2 心室修復を選択するに至った理由に十分考慮して血行動態を理解することが肝要である．

M 非開心姑息手術の管理

1 体肺動脈短絡手術

a. Blalock-Taussig 手術

　肺動脈狭窄または肺動脈閉鎖を合併する心疾患に対し，チアノーゼの改善，肺動脈の発育，左心室トレーニングなどを目的とした姑息手術で，肺血流と心室容量負荷は増大する．

|手術|

　左または右側開胸にて鎖骨下動脈から肺動脈に短絡を作成する手術である．鎖骨下動脈を直接吻合する術式が original Blalock-Taussig（BT）shunt，人工血管を間置する術式が modified BT shunt で，通常は鎖骨下動脈を温存できる後者を行う．目的および目標となる最終手術の種類や時期によって，適応や選択する人工血管のサイズは異なる．
　2 心室修復が目標となる場合では，低形成心室に対して容量負荷を増大させることにより心室容積増大をはかる場合，または肺動脈の発育増進を期待する場合などがあり，多くは待機的手術というより形態改変を期待する準備手術として行う．使用する人工血管も比較的大きな径のものを選択する．
　それに対し，Fontan 手術が最終目標となる疾患には，両方向性 Glenn 手術などの右室心バイパス手術の前の新生児期・乳児期早期患者に対する待機的準備手術として行う場合が多い．肺血管抵抗の上昇や過度の心室容量負荷による房室弁逆流の発生を避ける観点から，比較的小口径の人工血管を選択する．

|術後管理|

　術後に心室容量負荷が増大するため，新生児期・乳児期例ではカテコラミンサポートが必要である．同時に，肺体血流のバランスを維持するため，体血管抵抗を下げる適切な血管拡張薬の使用が必要である．貧血は心不全の助長因子であり，また組織への酸素運搬能を高めるためにもヘモグロビン値は適正に保つ．
　呼吸管理については，最低限の PaO_2 が確保できれば肺血管抵抗を低下させる酸素投与は行わず，適正な $PaCO_2$ を維持する．状況によっては肺血流量を減少させる目的で $PaCO_2$ を高めに保つことも必要である．逆に肺血流量を増加させる目的で $PaCO_2$ を低めに保つ場合は，脳血流を制限することになるので，短時間にとどめてほかの肺血流量を増加させる手段を考慮すべきである．
　水分管理は，開心修復術後のように過度に水分制限をして急激に負のバランスにすると，肺血流量を急激に増加させて体血流が維持できなくなる体・肺血流のミスマッチを生じる危険がある．通常は，乳児期早期例で 80 mL/kg/day 程度の初期水分投与量から開始し，徐々に増量していく．しかし，左室容量が小さい Fallot 四徴症で ASD が小さい例などでは，shunt 造設により肺血流量が急激に増加して左室拡張末期圧が上昇し，肺水腫を生じ，長期人工呼吸管理が必要なことがあるので，症例によっては高度の水分投与制限と除水が必要なこともある．心不全対策としては，蛋白製剤，血液製剤を投与して循環血液量の補正を行う．カテコラミンの過剰投与は体血管抵抗を過度に上昇させ，相対的高肺血流となり心不全を助長する結果となることがある．
　呼吸器からのウィーニングはアシドーシス，乳酸値が安定してから行う．高肺血流で循環管理に難渋する際には，shunt の banding，早期の修復手術，両方向性 Glenn 吻合（Fontan candidate の場合）などを考慮する．
　抗凝固療法は血小板凝集抑制剤を用いるが，

shuntが唯一の肺血流源である場合や，shunt流量が少ない場合，shunt閉塞もしくは狭窄の既往がある場合は抗凝固療法を行う．

b. central shunt

BT shunt とほぼ同様の適応で施行する手術であるが，BT shunt が行えない理由がある場合，正中切開からのアプローチで肺動脈形成術などのほかの手術と同時に行う場合などに適応することが多い．中枢側の吻合部位が鎖骨下動脈より太い腕頭動脈や上行大動脈になるので，一般的にshunt流量が多くなる．またshuntのデザイン上，成長に伴いshuntがkinkingを生じる可能性がBT shunt に比して大きいため，遠隔期に閉塞する可能性が高く，限定された期間を想定した適応で行うことが多い．

> 漿液漏出（serum leakage）：近年 shunt 材料として ePTFE のチューブグラフトが用いられているが，まれに人工血管壁から漿液が漏出する合併症をみる．高度なものでは serum 損失のため hypovolemia を生じたり，遠隔期に漿液腫（seroma）を形成し，肺動脈を圧迫し肺動脈狭窄の原因となったり，肺実質を圧迫したり，横隔神経を圧迫し呼吸に障害をもたらすことがある．予防対策は，人工血管に対する直接的侵襲（損傷）を避けること，抗凝固療法を原則的に行わないことなどがある．最近 serum leakage を生じないように加工処理がされた ePTFE が開発されたので発生頻度は著明に減少した．

2 肺動脈絞扼術

高肺血流量，肺高血圧を呈する疾患に対して，肺動脈を絞扼することにより肺血流量を減少させる手技で，2つの効果がもたらされる．肺に対する効果としては，肺血流量の低下が肺高血圧を緩和し，肺血管床の荒廃を予防する．体心室に対する効果としては前負荷が低下し，増大している体心室の容量負荷を軽減，拡張末期容積を低下させることで，同時に肺心室の圧負荷を増大させる効果もある．

新生児期・乳児期早期の開心術の成績向上に伴い，2心室修復が可能な疾患に対する肺動脈絞扼術の採用例数は縮小している．しかし，大動脈縮窄・離断複合や多発性筋性部心室中隔欠損，高度な房室弁逆流を伴う房室中隔欠損などのうち，新生児期・乳児期の一期的修復が困難な特別な例に対する初期治療として，あるいは肺心室の圧負荷を増大させる効果を利用して，房室錯位に対するダブルスイッチ手術を目指した心室トレーニング手術などに用いられている．Fontan を目指す高肺血流量の機能的単心室に対しては，肺動脈絞扼術は肺血管床の保護と心室容量負荷の軽減を目的にした重要な待機的準備手術のひとつである．容量負荷軽減と圧負荷増大が同時に影響して，疾患によっては大動脈弁下狭窄を進行させることがある．

また，左心低形成症候群に対する初期手術として両側肺動脈絞扼術が行われる．これを行うことで Norwood 手術の時期を生後1～2ヵ月に引き延ばせるため，このストラテジーを採用する施設も多い．

手術

絞扼の程度は，最終手術として2心室修復（biventricular repair：BVR）を目指す場合と Fontan 手術を目指す場合とによって異なる．BVR の場合には，多少肺高血圧が残存していても致命的な問題にはならないこと，後の修復手術で体心室の容量は大きめのほうが有利であり，容量負荷を軽減し過ぎて正常以下の心室容量になった場合には，程度によっては修復術の適応外になることから，Qp/Qs としては1.5～2.0程度のゆるめの絞扼が目標となる．絞扼テープは体重＋20 mm 程度を目安にして術中評価を行い，最終決定してテープを固定する．Fontan 手術を最終目標とする場合には，肺血管床を確実に保護することが主眼になり，体重＋18 mm 程度のテープ長を目安にし，Qp/Qs としては1.0～1.5程度のきつめの絞扼が望ましい．

房室錯位などの左室のトレーニングとして絞扼を施行する場合は，過度の絞扼により左室収縮能のミスマッチを生じる可能性があるため，左室圧モニタのみならず，僧帽弁流入速度や流入パターンで，左室拍出能の程度を判定しながら絞扼テープ長を調節する．

術後管理

肺動脈絞扼術後には，心室の前負荷減少と後負荷増大が生じるために，preload-afterload mismatchが生じ，見かけ上は一時的に駆出率の低下をきたす．カテコラミンサポートが有効なことが多い．ただし過度の体血管抵抗上昇には血管拡張剤の使用が必要である．また，呼吸管理はゆるめの絞扼により心不全が遷延する場合には酸素を使用せず，場合により$PaCO_2$を50 mmHg程度まで上昇させる．しかしながら，管理に難渋する場合は躊躇なく絞扼の追加を考慮すべきである．

これに反し，絞扼が結果的に過度となった場合には，低酸素血症の増悪により心不全が悪化することがある．その場合には酸素を使用し，肺血流を増加させるように呼吸管理を行い，場合によっては早期に絞扼解除もしくは軽減を行うか，次の外科的治療を考慮する．

3 大動脈縮窄・大動脈弓離断複合に対する大動脈弓再建術

大動脈縮窄・大動脈弓離断複合に対しては，近年，正中アプローチによる一期的修復術が多く行われている．しかしながらductal shockなど術前の状態が不良な症例では，側開胸による大動脈弓再建を行う．

われわれも，一期的修復術を第1選択としているが，ductal shockなどで術前状態の不良な症例の場合は，近接二期手術として，大動脈弓再建を先行させている．

手術

左側大動脈弓の場合は左開胸で行う．中枢側は上行大動脈まで剥離し，十分な吻合口を得ることが肝要である．術中は体温を低く保ち，脊髄虚血の予防に努める．

われわれは，二期手術の場合でも，初回手術の数日のち（2日〜5日程度）で心内修復を行っているので（近接二期手術），基本的に肺動脈絞扼は行わない．心内修復を遅らせる場合は肺動脈絞扼が必要である．

術後管理

心内修復が行われていない状態であり，体血流維持が重要である．おおむねほかの姑息手術の術後管理に準ずるが，肺体血流のバランスの維持に難渋する場合は早期の修復に踏み切る必要がある．肺動脈絞扼施行例では正中からの再絞扼も躊躇すべきでない．

4 心房中隔欠損作製または拡大術

人工心肺を用いない心房中隔欠損作製または拡大術は，従来から完全大血管転位に対し，心房間のミキシング改善による動脈血酸素化改善を目的に行われてきた．近年は新生児期にカテーテルによるBAS (balloon atrial septostomy) により，低侵襲で効果的に心房中隔欠損の拡大が行われている．しかし，BASが無効な乳児期に達した患児や，狭小な心房中隔欠損を伴う僧帽弁閉鎖に対しては現在でも手術が考慮される．後者では心房中隔欠損が制限されているので肺静脈閉塞の状態となり，肺高血圧を呈していることが多く，閉塞性肺血管病変が進行する前に手術するべきである．

手術

非開心術としては①Blalock-Hanlon手術，②Shuster手術，③そのほかエコーガイド下にメスなどを用いて行う方法，などがある．しかし，十分な大きさの欠損孔作製が必要なこと，左房腔が狭小なため非直視下手術では十分な大きさの欠損孔作製が困難なことが少なくないので，近年では，体外循環使用心停止下に直視下心房中隔欠損作製術を行うことが多い．肺血流のコントロールのため肺動脈絞扼を併用することもある．

術後管理

術後左房圧は低下し，肺血流は増加する．チアノーゼの改善は得られるが，心室容量負荷は増大するため，肺血流を増加させ過ぎない呼吸管理が重要で，前述のごとく場合によっては肺動脈絞扼術を併用する必要がある．また，容量負荷増大に対してカテコラミンが必要なことが多い．

5 肺動脈弁裂開術

純型肺動脈閉鎖や重症肺動脈弁狭窄で，三尖弁弁輪径が正常予測値の70％以上あり，右室が3要素（流入部，流出部，肉柱部）すべて揃っており，右室-冠状動脈交通（sinusoidal communication）が存在せず，右室流出路と肺動脈の連続性

がある例に対し初回手術として施行し，右室圧の減圧とそれによる右室の発育増進を促して，2心室修復を目指す．近年では，PTPV (percutaneous transluminal pulmonary valvotomy) が第1選択として施行されることが多い．ちなみに，純型肺動脈閉鎖に対する1.5心室修復は遠隔期の状態が従来のAPC typeのFontan以下となるため適応していない．

手術

右室流出路にマットレススティッチをおいて盲目的にBrock尖刀を挿入し，肺動脈弁裂開を行うBrock手術と，肺動脈幹を分岐部直下で遮断し，さらに右室流出路をバルーンで閉塞させ，肺動脈幹から直視下に肺動脈弁を切開する方法とがあるが，体外循環，心筋保護の安全性が向上した近年では，体外循環下，心停止下に行う場合が多い．肺血管抵抗が高く術直後に十分な酸素化血が得られない可能性がある右室低形成例では，体肺動脈短絡術を同時に行う．

術後管理

術後右室のコンプライアンスが改善し，肺血管抵抗が低下して順行性の肺血流が増加するまでの間，SaO_2維持のためにプロスタグランジン投与を術後も持続し，動脈管からの肺血流維持が必要なことが少なくない．β遮断薬の投与は漏斗部狭窄を改善してSaO_2上昇に効果的であることもある．カテコラミンの過剰投与は漏斗部狭窄を増強することがあるので注意を要する．また体肺動脈短絡術を同時に施行した例での術後管理は，Blalock-Taussig手術に準ずる．しかし，右室機能の不良な状態でのshunt血流は，右室，右房への逆流 (circular shunt) となる可能性もあり，右心不全の増悪因子ともなりうる．いずれの場合も右室のコンプライアンスの改善とともに，順行性の肺血流は増加し，血行動態の安定化が得られるようになる．この間，心エコー検査により病態の把握に努める．

6 肺動脈統合術 (unifocalization)

主要体肺動脈側副血行 (MAPCAs) を合併するFallot四徴・肺動脈閉鎖 (TF/PA) などに対する手術は，近年，正中アプローチでのcomplete unifocalization + palliative RVOTRとcomplete unifocalizationと心室中隔欠損閉鎖，右室流出路再建を同時に行う一期的修復手術のいずれかが第1選択である．

しかしながら，側開胸アプローチでunifocalizationを行う多段階手術が適応になることもいまだにあると考えられる．肺内，特に肺門部での吻合ないし肺動脈再建が適応になる場合には，初期手術として側開胸によるunifocalizationを行う．この際，中心肺動脈の発育がよければ中心肺動脈を軸とする統合を行うが，中心肺動脈が狭小な場合は，大きなMAPCAが存在すればそのMAPCAを軸とした統合を行う．存在しないか存在しても極めて細い場合は，側開胸で肺動脈ロールを用い，それを軸とした統合を行う．

手術

近年の治療戦略は，側開胸アプローチからunifocalizationを行う段階的手術よりも正中切開からunifocalizationを行う一期的，あるいは段階的手術を選択することが多く，乳児期手術が多くなっている．正中アプローチでは体外循環を使用できること，両側のunifocalizationが同時に行え，confluentな中心肺動脈再建・形成も同時に行えること，肺血流路として体肺動脈短絡術以外に右室流出路再建法が行えること，など多くの利点がある．一方，肺門部の操作や気管支背側の操作など，側開胸でないと十分に視野が展開できない箇所の操作で不利な点があるが，全体からみると，大部分の例で正中からの到達法が可能であると考えられる．乳児期例が増え，小児期・学童期例は減少し，従来主流であった，葉間を剥離して肺内肺動脈を統合したうえで肺動脈ロールを用いて肺動脈再建を行う手技は採用が少なくなっている．また，近年の狂牛病 (BSE) やウシ心膜抗酸菌感染などの問題から，ロール作製に用いていた異種心膜の使用が制限され，代用品として用いる人工血管は，柔らかい自己組織（肺内肺動脈およびMAPCAs）との適合性（フィッティング）が悪く，正中からのアプローチを多用する理由になっている．

術後管理

術式によって術後状態は異なるが，unifocalization によって MAPCAs から還流していた肺血流が，外科的に作製したルートからの血流に変化する．したがって，肺血管床の状態，吻合部などの末梢性狭窄の有無などを総合して肺血流量の評価が必要になる．術前に高流量であった例には低流量に，逆の場合には高流量になるように意図するが，術直後は手術侵襲のために一時的に肺血管抵抗が高くなって低肺血流量気味になり，肺のコンプライアンスの改善とともに高肺血流量に移行する．また，剝離範囲が広いのがこの手術の特徴で，気管・気管支周辺を，場合によっては食道周囲までも広範囲に剝離する．肺門や葉間を広範囲に剝離することが多く，迷走神経も除神経されてしまうため，咳反射が弱まる．肺の長時間の圧迫から肺からの滲出液が増加し，無気肺を形成したりするため，早期抜管は必ずしも容易でない．術中はいろいろな程度の肺出血を生じることが多く，術後は十分な肺・気管支の清浄化が必要である．そのためには定期的な気管内吸引，トイレッティング，スクイージングを行う．また，肺動脈再建・形成に人工物を用いた場合には抗凝固療法が必要になるので，後出血に対する配慮も大切である．

N 開心姑息手術の管理

　先天性心疾患に対する修復手術（心内短絡閉鎖術）が，年齢や解剖学的理由で不可能あるいは困難な症例に対して，短絡を残したまま現在の症状を軽減する手術を姑息手術と呼ぶ．この手術を体外循環下に行うものが開心姑息手術である．"姑息"という言葉を使うことが通例（"Palliative"の日本語訳）となっているが，実際は将来の修復手術を可能にするための"積極的な"寛解・準備手術であることが多く，最近，開心術のなかに占める割合が増加してきている．

　開心寛解手術の成績は，これまで極めて不良であった．しかし，病態の理解，補助手段の向上，新術式の開発，術中・術後の管理の工夫などにより，最近その成績は飛躍的に向上してきている．

　開心姑息手術の管理において常に念頭に置いておかなければならないことは，修復手術後と違って術後も心内短絡が存在するということである．体循環と肺循環のバランスが条件によって変動するので，ちょっとしたきっかけで肺血流量の増加，体血流量の減少からショック，循環不全状態に陥りやすく，きめ細かな管理が要求される．また，前項の非開心姑息手術と違って体外循環下に手術を行うため，手術侵襲が大きく，術後の肺血管抵抗の変動がより大きいことがある．したがって，刻々と変化する病態を把握し，変化を予測して早めの対処を行うことが必要である．

1 右室流出路再建術

手術適応と術式

　右室流出路の高度狭窄または閉鎖を伴う複雑心奇形のうち，肺血管抵抗が高値（Eisenmenger症候群）であるため心室中隔欠損を閉鎖することができない症例に対しては，心室中隔欠損を閉鎖せずに右室流出路の再建（肺動脈弁輪を越えるパッチまたは心外導管を用いる）のみを体外循環下に行うことがある．この術式は中心肺動脈の高度低形成例や左右肺動脈に連続性のない症例，動脈管の流入部で肺動脈が高度に狭窄している症例に対し，新生児・乳児期での初回手術として行われることもある．主には肺動脈の発育が悪いが2心室修復を目指すことのできる肺動脈閉鎖・心室中隔欠損（いわゆるFallot四徴症肺動脈閉鎖）に対して行われてきたが，最近はこの拡張期血圧を維持できるという長所があるので，BTシャントの容量負荷に堪えられないような低心室機能の単心室症例の姑息手術にも用いられることがある．

術後血行動態

　体外循環，心停止の手術侵襲が加わるが，肺血流は心室から供給されるため体肺動脈短絡手術（BTシャント手術など）のように体血圧の拡張期圧が低下せず，体肺動脈短絡術と比べてより安定した体循環が維持できる．

術後管理

　肺血流量が増加した分心室に容量負荷がかかるのは，体肺動脈短絡術を行った場合と同様で，肺血流量が過大にならない管理が必要である．人工心肺を用いているので術後急性期には肺血管抵抗が変化しやすく注意を要する．術前の肺血流量より急に多くしないのがコツで，術前の酸素飽和度を参考にして吸入酸素濃度を調節し，過剰な酸素投与を避ける．また，動脈血二酸化炭素分圧が低下し過ぎると肺血流量の増大をきたすため，人工換気量の調節により二酸化炭素濃度を45〜50 mmHgに保つ．この術式では，体外循環，心停止の手術侵襲に加えて，心室の容量負荷は術前より増大していることが多いため，ドパミン，ドブタミンといったカテコラミンの投与が必要なことが多い．新生児では血管透過性の亢進も起こり

2 左心低形成症候群に対する寛解手術（Norwood 手術）

術前管理

　左心低形成症候群（HLHS）は，僧帽弁閉鎖（または高度狭窄）と大動脈弁閉鎖（または高度狭窄）を伴い，全身（体と肺）から右房に還流してきたすべての血液が，右室から肺動脈幹へ駆出されて左右肺動脈に流入（肺血流）すると同時に動脈管を介して体に血液が供給（体血流）される．動脈管の収縮により体血流が減少するので，プロスタグランジン E_1 の投与を行い，動脈管を開存させた状態で術前管理を行う．

　本症のうち，卵円孔が極めて狭小であったり肺静脈の還流異常を伴って肺静脈閉塞をきたしている場合は，肺血流量は減少して高度のチアノーゼを呈することがあるが，多くの症例では，出生後の生理的な肺血管抵抗の低下により肺血流量が増加し，心室容量負荷が急激に増大する．動脈管の開存により体血流が保たれている本疾患では，肺血管抵抗の低下は，体に駆出された血液を拡張期に肺へ引き込むことになり，体血流量の低下，すなわち諸臓器の血流量の低下を招く．特に冠血流量の低下は心収縮力の低下をきたし，心室容積の増大が加わるとさらに心機能が低下し，強い LOS 状態となる．

　こういったショック，アシドーシスとなる前に速やかな外科的治療が必要であるが，術前管理としては気管挿管，完全鎮静下に肺血管抵抗を下げない治療を行うことが必要である．酸素投与は控え，むしろ一酸化窒素の投与により吸入酸素濃度を 18％ 前後に保ち，換気条件の調節により PCO_2 を 45〜50 mmHg に保つなどの呼吸管理が必要である．またドパミン，エピネフリンといったカテコラミンを投与し，拡張期圧を低下させないようにノルエピネフリンの投与を行う．

手術

　この重篤な循環不全を脱するための症状寛解手術の目的とするところは，
　①肺血流量をコントロールすること（多くの場合，術前より減少させる）
　②体血流量を増加させること
　③動脈管に依存した血行動態からの脱却
である．

　手術は，動脈管を離断，切除し，肺動脈幹と大動脈弓の間に補填物を用いたり直接吻合して，体循環路を再建する Norwood 手術である．

　肺血流の確保は，一般に体肺動脈短絡術により行われているが，体血圧拡張期圧が低下するため，術後も循環不全が持続し，特に低体重児の成績が不良である．

　これに対しわれわれは，体血圧拡張期圧を低下させずに肺血流を得る目的で，心室・肺動脈間に心外導管を設置する術式[1]を 1992 年より採用している．本術式は，体肺動脈短絡術により肺血流を得る Norwood 手術と違って，体血圧拡張期圧が低下せず良好な体循環が得られ，特に冠血流量が良好に保たれるため，最近広く行われ成績の向上がみられている．低体重児や，上行大動脈や冠動脈が全体に細い症例に有利である．

術後管理

　肺血流の確保の方法の違いにより，術後管理はまったく異なる．

　体肺動脈短絡法では，術前管理と同様，肺血管抵抗をできるだけ下げないように，PO_2 を 30 mmHg 前後，PCO_2 を 45〜50 mmHg に保つなどの呼吸管理を行って体血流量の維持を図る必要がある．また，体血圧の拡張期圧を低下させないよう，カテコラミンの十分な投与が必要である．

　心室・肺動脈心外導管法では，体肺動脈短絡法のような厳密な術後急性期の管理は必要でなく，右室流出路再建術の術後管理に準じた管理でよいが，肺血管抵抗の低下による心室容量負荷は，三尖弁閉鎖不全の増強や心室機能の低下をきたすため，肺血管抵抗を下げ過ぎない術後管理が必要である．人工心肺からの離脱時には肺血管抵抗が高いが，利尿がつき安定期に入ると肺血管抵抗が下がるので開胸のまま ICU に帰室し，肺血管抵抗

が下がるころに導管にヘモクリップをかけて肺血流を制限するのも血行動態を安定させる有効な方法である.

また，心室・肺動脈心外導管法では，体肺動脈短絡法に比べ術後比較的早期（3～4ヵ月）から導管の狭窄をきたすため，両方向性 Glenn 手術をなるべく早く計画する必要があるが，前述のヘモクリップをカテーテル検査時にバルーンで外せればセカンドステージを遅くすることが可能である.

3 isomerism heart に対する開心姑息手術

isomerism heart（無脾，多脾症候群）は，単心房，単心室の形態であることに加え，体静脈・肺静脈の還流異常，肺静脈の閉塞を伴うことがある. 肺動脈に狭窄のない症例は，初回手術として肺動脈絞扼術が必要となり，肺動脈の閉鎖や高度の狭窄を伴うものでは，体肺動脈短絡術（または心室-肺動脈導管増設術）を行う.

isomerism heart では房室弁は共通房室弁のことが多く，生後，肺血管抵抗の低下とともに，心室容積の増大から房室弁閉鎖不全の増強をきたす症例がある. また，肺静脈閉塞や大動脈弁下狭窄を合併することが多く，体外循環を用いた様々な開心姑息手術が必要となる.

本症に対して開心姑息手術を行う際，肺血流量の調節が必要なことが多く，肺血流量を減少させるためには肺動脈絞扼路や短絡路の閉鎖（先に行った体肺動脈短絡路や肺内側副血行路の結紮）を，増加させるためには両方向性 Glenn 手術や体肺動脈短絡術，心室・肺動脈心外導管設置術などを同時に行う. したがって術後管理のポイントは，術前と比べて肺血流量，心室容量負荷が増えたのか，減ったのか，変わっていないのかを正しく評価することである. また，肺血流が，体動脈から得られているのか，心室から得られているかによって体血流量が違ってくるので，その点を認識することが重要である.

a. 房室弁形成術

術式

房室弁閉鎖不全に対しては，DeVega 法による亜全周性弁輪縫縮術では逆流が軽減しない症例があり，遠隔成績は不良であった. しかし最近，共通前尖と後尖を互いに縫合して2弁口化し，逸脱した弁尖に人工腱索を立てることにより，成績の向上がみられている.

b. 肺静脈閉塞解除術

病型と術式

総肺静脈還流異常，すなわち左右の肺静脈が心外（上心臓型または下心臓型）に還流する場合，共通肺静脈と心房を吻合して肺静脈閉塞の解除を行う.

肺静脈が心房に還流していても肺静脈の心房接合部での狭窄がみられることがあり，その閉塞解除は通常困難である. また，左右肺静脈が近接して正中，あるいは左右に偏位して心房に還流し，後方より脊柱，下行大動脈，前方より拡大した心房により，一側，ときに両側の肺静脈が両者から圧迫され肺静脈閉塞をきたすことがある. 肺静脈閉塞が軽度であっても，Fontan 手術を行ううえで問題となるためその解除が必要となる. 心房内で肺静脈入口部を覆う隔壁様組織の切除を行うことにより，閉塞の解除が可能な場合がある. 上心臓型でかつ全身状態が安定していない場合，解剖学的条件が許せば垂直静脈にステントを留置し新生児期の開心術を避けることが可能である.

c. 大動脈弁下狭窄解除術

病型と術式

大動脈が痕跡的流出路心室から起始する場合は，bulbo-ventricular foramen の狭小化から大動脈弁下狭窄となることがある. 大動脈と肺動脈が同じ心室から起始する場合，漏斗部中隔の肥厚による大動脈弁下狭窄が潜在的に存在し，心室容積が減少するような手術（肺動脈絞扼術や，両方向性 Glenn 手術や Fontan 手術の際に体肺動脈短絡路を閉鎖したり，肺動脈幹を絞扼，結紮または離断したような場合）後は，ほとんどの症例で大動脈弁下狭窄が顕在化する.

大動脈弁下狭窄の解除は，bulbo-ventricular foramen の拡大や，漏斗部中隔の切除などを行うこともあるが，一般には Damus-Kaye-Stansel

(DKS) 手術を行う．DKS 手術はもともとは上行大動脈の側面に離断した肺動脈幹を側端吻合する術式であるが，現在では乱流の発生を避けるために上行大動脈と肺動脈幹を同じ高さで離断し，両血管が接する部分（約1/3周）を側々吻合して二連銃のかたちにしたのち，上行大動脈の遠位側を吻合する方法が一般に行われている．

d. 両方向性 Glenn 吻合手術

術式

上大静脈を切断しこれを肺動脈に端側吻合し，上半身の体血流を左右の肺動脈に両方向性に流す手術で，心室に容量負荷をかけずに肺血流量を増加させることができる．したがって，単心室のような心室容量負荷の急激な増大に耐えがたいような症例に有利で，Fontan 手術へのつなぎとして位置づけられるため second stage palliation（第二段階姑息手術）と呼ばれる．この手術を単独で行うこともあるが，体外循環を用いて房室弁形成術や，肺静脈閉塞解除術，大動脈弁下狭窄解除術などを併施し Fontan 手術の際の人工心肺時間の短縮や手術時間の短縮を図ることが多い．

両方向性 Glenn 吻合手術を行う際，これまでの肺血流路（体動脈短絡路や心室から肺動脈への血流路）をそのまま残す場合と，減らす場合，まったくなくす場合，新たに増設する（central shunt の追加など）場合があり，肺血流量の増減に応じた術後管理が必要となる．

術後管理

肺血流量は肺血管抵抗によって決まるので，術後は肺血管抵抗をできるだけ低く保つような管理が必要である．無気肺を防止し，酸素，ときには一酸化窒素の吸入が有効である．肺血流パターンは定常流になることが多く，抗凝固療法（急性期はヘパリン，慢性期はアスピリンなど）が必要である．特に肺静脈閉塞が疑われるような症例では，強力な抗凝固療法（ワルファリン）が必要である．陽圧呼吸は胸腔内圧の上昇を招き肺血流を減少させるのでできるだけ早めに抜管することが重要である．ただし肺血管抵抗を減少させようと PCO_2 を過度に低下させるような呼吸条件を用いると，脳血流低下から上半身／下半身血流比が低下して却って低酸素となる可能性もあることを意識しておく．

e. total cavopulmonary shunt (TCPS) 手術 (Kawashima 法)

下大静脈が欠損しており，奇静脈を介して肝臓以外の下半身の体血流が上大静脈に還流する症例では，上大静脈を肺動脈に端側吻合して両方向性 Glenn 吻合手術を行うと，肝臓からの血液以外のすべての体血流が肺動脈に流れることになり，チアノーゼの改善の度合いが大きくなる．術後の血行動態や急性期の管理は，前述の両方向性 Glenn 吻合手術の場合と同様である．

本術式の遠隔期には，下大静脈の再開通や，肺動静脈瘻の発生によるチアノーゼの増悪が報告されており，現在では一期的に Fontan 手術を行うことが多い．しかし，TCPS 手術を行った場合は，術後比較的早期（6ヵ月から1年以内）に Fontan 手術を行うのがよい．

4 新生児期重症 Ebstein 病に対する開心姑息手術

高度の三尖弁閉鎖不全のため右室，右房が著しく拡大し，その程度が重度であれば，胎児期の肺の形成不全のため出生後の肺容量は一般に減少している．

生直後より重篤な呼吸不全をきたす症例は，気管挿管を行い陽圧換気を行わざるを得ないが，拡大した右房，右室，陽圧換気下の肺の膨張により左室が圧迫されて心タンポナーデの血行動態となり，内科的治療では管理が困難である．救命のためには，体外循環下に穴あきパッチにより三尖弁口を部分閉鎖し右房縫縮を行ったうえで体肺動脈シャントを併施するいわゆるスターンズ手術が行われる．左室のタンポナーデ状態を改善したあと呼吸管理を行うことになる．陽圧換気下でも呼吸管理が困難な症例では，人工肺による呼吸補助を行うが，肺低形成の著しい症例では救命は難しい．呼吸管理のうえで腹臥位による管理が効果的であることを念頭に置いておくべきである．

呼吸不全の強くない症例では，たとえ心陰影が胸郭全体を占めているとしても待機手術が可能である．肺血流が動脈管に依存していても，肺動脈

弁が機能的な閉鎖（解剖学的には閉鎖でない）の症例では，動脈管の閉鎖とともに右室から肺動脈への順行性の血流が保たれ，肺血管抵抗の低下とともに心不全症状が軽減する症例がある．そのため，プロスタグランジン E_1 の投与を避け，きめ細かな経過観察のもとに，動脈管の自然閉鎖を見守ることも重要である．解剖学的肺動脈弁閉鎖例ではプロスタグランジン E_1 の投与が必要となり，肺血管抵抗の低下とともに肺血流量の増大，左室容積の増大をきたし，拡張した右房，右室による左室のタンポナーデ症状が出現してくる．内科的コントロールが困難な場合，三尖弁口の閉鎖により三尖弁逆流を軽減する．同時に拡大した右房の縫縮を行い，動脈管を開存させたまま温存するか，体肺動脈短絡術を追加する．右室の収縮がほとんどない場合は，右室は拡大したままで左室のタンポナーデ状態は改善しないため，右室の縫縮が必要となることもある．

近年は Ebstein 病に対して Cone 手術が導入されたことにより三尖弁修復の成績が上がってきており，新生児でも右室の圧発生能力があれば2心室修復を考慮するケースも増えている．

三尖弁閉鎖術後の管理

肺動脈閉鎖の場合は肺血流は動脈管または体肺動脈短絡により得ることになるので，体肺動脈短絡法による Norwood 手術の術後管理と同様である．左心低形成症候群（HLHS）との違いは，本症は肺血管抵抗が比較的高いことであり，どちらかといえば，体循環は HLHS に比べ良好に保たれることが多い．肺血管抵抗の低下は左室容量負荷の増大をきたすため，吸入酸素濃度ををできるだけ低く保ち（場合によっては窒素を混入してでも），PCO_2 を 45～50 mmHg に保つような換気条件を設定する．体動脈の拡張期圧が低下する場合は，ノルエピネフリンの投与を行う．

文献

1) Kishimoto H et al : J Thorac Cardiovasc Surg **118** : 1130-1132, 1999

各論 II

後天性心疾患の管理

弁膜疾患の管理

後天性弁膜症の管理には，弁膜症の診断，重症度判定を正確に行い，内科的治療を含めての予後を考えることが重要である．いずれの病態でも，術前後ともに感染性心内膜炎の予防が必要である．

1 僧帽弁疾患

a. 僧帽弁狭窄（mitral stenosis：MS）

1）術前管理の要点

病因 大部分はリウマチ性である．
症状 肺うっ血，心不全，血栓による塞栓症状．
所見
①心音：Ⅰ音増強，opening snap，心尖部拡張期ランブル．
②心電図：V_1のP波の陰性成分増強（左房負荷），心房細動，RV_1増大（右室負荷）．
③胸部X線：左第3号の突出（左房拡大），肺血管陰影増強．
④心エコー：僧帽弁および腱索，乳頭筋の状態．交連部，弁輪の石灰化の有無，弁口面積の測定．

重症度判定および合併症
①自覚症状：NYHA（ニューヨーク心臓病協会）機能分類に基づいて判定する．
②心エコー，ドプラ，心カテーテル法：肺高血圧の有無，僧帽弁輪石灰化の有無で手術の難易度は大きく異なる．
③左房内血栓：心エコー，特に経食道心エコー，造影CTなどで描出．
④心房細動：左房負荷の増強，血栓症の危険性が増大．

内科的治療
ジギタリス（強心，心拍数のコントロール），利尿薬．心房細動合併，塞栓症の既往例ではワルファリンによる抗凝固療法．

手術適応
手術時期はNYHA機能分類を参考にするのが適切であるが，僧帽弁口面積が1.5 cm^{2}を目安に考慮する．洞調律から心房細動への移行時期もひとつの目安とする．左房内血栓が強く示唆された症例，塞栓症の既往のある症例，肺高血圧を認める症例では早期手術を考慮する．また，患者の術後の生活を踏まえて術式から時期を考慮すると，弁形成術では少し早期に，弁置換術なら時期を遅らせたほうが適切である．経皮的僧帽弁交連切開術（percutaneous transluminal mitral commissurotomy：PTMC）は，その成績も向上しており，手術を考える前に検討しておくべき治療法である．

〈経皮的僧帽弁交連切開術（PTMC）〉
1984年に井上らが発表して以来，この方法は国内外で良好な成績をあげている．適応は手術適応と同じであるが，それに加えて左房内に血栓がないこと，中等度以上の僧帽弁閉鎖不全がないこと，僧帽弁交連部に石灰化がないことなどが条件となっている．心房細動に対するmaze手術の適応や，僧帽弁以外の心疾患に対する手術適応がある場合は開心術の適応となる．

2）術式，手技における管理上の問題点

①直視下交連切開術（図1）
交連部では支持腱索が欠如することが多く，交連切開は過度に行わない．これに反し弁下部の切開，弁尖のデブリドマンなどは徹底的に行う．なかには交連部形成を必要とすることもある．

②人工弁置換術
Ⅲ度以上の逆流のあるもの，石灰化の著しいものに対して行う．通常，弁下部の短縮が著しいので，十分に乳頭筋を切除して，人工弁が機能する

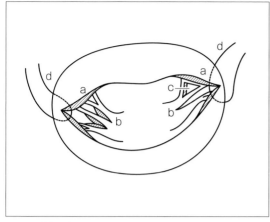

図1　僧帽弁交連切開術
a：交連部切開，b：腱索および乳頭筋切開，c：開窓，d：交連部形成

のに必要なスペースを確保する必要がある．この点で生体弁は機構上，機械弁に比較して有利である．術者によっては腱索温存術式をとることもある．

3）術後血行動態の特徴

通常，術前の低い前負荷のため左室容積が小さい．術後は左室流入障害が解除され，左室前負荷が急激に増大する．慢性，重症例では，肺血管床の不可逆的変化のため，肺高血圧が残存することが多い．心房細動により，特に頻拍時に心拍出量が減少する．洞調律での左房収縮による左室充満効果は比較的大きい．洞調律の維持に一時的心房心筋電極を用いて，オーバードライブ気味に心拍数を維持することも有効である．

4）術後管理の要点

左室前負荷の適正化，後負荷軽減を行う．術後1日目は左房のコンプライアンスが低下したままの状態なので，左室に十分な負荷をかけるためには正常よりも高めの左房圧を必要とする．ただし，肺血管抵抗の上昇も残っているので，右房への容量負荷がそのまま左房圧に反映されないことに注意する．

肺高血圧例では，特に右心不全に対する補助が重要である．

左室破裂はまれではあるが致死的合併症であり，常に念頭に置いておく．僧帽弁輪石灰化があり，弁輪に手術操作を加えた場合は，出血，心破裂の危険性が高く，血圧を含め注意が必要である．

抗凝固療法：人工弁置換術の場合，第1病日からワルファリン内服を開始する．巨大左房，左房内血栓の存在時などは，止血確認後に早期からヘパリンの持続点滴を開始し，ワルファリン・コントロールがつくまで併用することもある．

心房細動ではまず心拍数をコントロールする．術後の一過性心房細動に対しては電気的除細動や薬物による除細動を試みる．高度心不全患者に対しては心房細動発生時の心拍出量低下のリスク低減のために予防的にアミオダロンの投与をする場合もある．

術前からの肺コンプライアンスの低下，気道抵抗の増大は術後もしばらく続き，呼吸仕事量，および酸素消費量が増加する．

右室後負荷を軽減するため，早期抜管を心がける．

5）薬物管理の要点

ジギタリス，利尿薬による心不全治療．抗不整脈薬による洞調律の回復，維持．血管抵抗を減少させるβ作用優位のカテコラミンを用いる．

b.僧帽弁閉鎖不全（mitral regurgitation：MR）

1）術前管理の要点

|病因| 僧帽弁逸脱症，腱索断裂，感染性心内膜炎，心筋虚血もしくは梗塞，心筋症，リウマチ性など

|症状| 息切れなどうっ血性心不全，動悸

|所見|
①心音：心尖部に全収縮期雑音．
②心電図：左室負荷，左房負荷，心房細動
③胸部X線：左第3弓，左第4弓の拡大，肺血管陰影の増強．
④心エコー：僧帽弁閉鎖不全の病因と，逆流の部位診断に必要である．経食道心エコーによる三次元画像構築が特に有用である．心機能評価と同時に形成術の可能性について予測する．すなわち交連部や後尖のみに限局している場合は形成術のよい適応であり，広範囲の前尖が関与しているほど形成術が困難となる．重症度はドプラ法による逆流シグナルの到達度や，その面積，左室内の引き込み血流などで評価する．予後は左心機能により異なってくる．僧帽弁輪石灰化の有無で手術の

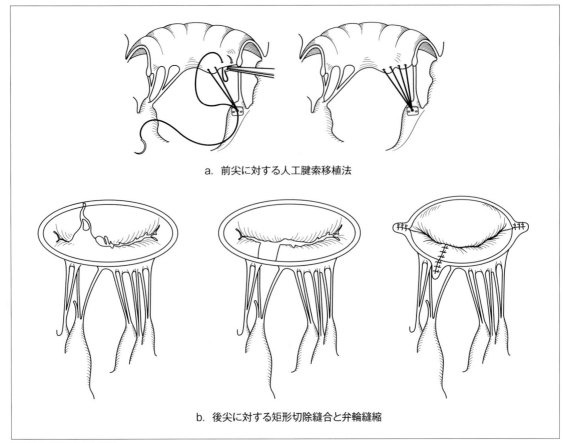

a. 前尖に対する人工腱索移植法

b. 後尖に対する矩形切除縫合と弁輪縫縮

図2　僧帽弁形成術

難易度は大きく異なる．

⑤心カテーテル法：左室造影でSellersの4段階分類に基づいて逆流程度を評価する．左室拡張末期容積，収縮末期容積，駆出分画を測定し，肺動脈楔入圧でV波の増大，肺高血圧の有無を確認する．

【手術適応】

一般にNYHA II度以上の状態になったものが適応となる．左室造影および心エコーで逆流がIII度以上，肺動脈楔入圧20 mmHg以上を目安とするが，経過観察するうえで最もよい指標となるのが，心エコーにおける左室拡張末期径（LVDd），収縮末期径（Ds），左室短縮率（％FS），左室駆出率（EF）である．ガイドラインでは，Ds≧40 mm，EF≦60％が適応とされる．ただし，僧帽弁形成術の成績がよいことから，心エコーにより形成の可能性が高い場合は早期の手術がよい．一方，人工弁置換術では抗凝固療法や生体弁の機能不全による再手術を考慮し，やや晩期の手術が考慮される．

【合併症】

二次性の病態が多く，原疾患の治療が必要である．心房細動などの不整脈の合併が多い．

【内科的治療】

僧帽弁狭窄に準じる．後負荷軽減に血管拡張薬が投与される．

2）術式，手技における管理上の問題点

僧帽弁逸脱症に対する形成術が最も多い．弁尖逸脱の範囲が前後尖それぞれの1/3以内に限局する場合，多くは弁形成術の適応となる．僧帽弁輪石灰化があって弁輪に手を加える必要がある場合，手術は難しく，左室破裂の危険性を考慮する．

①弁形成術

弁尖逸脱と弁輪拡大に対する手技を，種々組み

合わせて行う（図2）．近年は症例によっては，右胸部小開胸による MICS（minimally invasive cardiac surgery）を行うこともできる．

　②弁置換術

　弁形成術ができない場合適応となる．左心機能の維持，左室破裂の予防という観点から腱索温存術式をとる場合も多い．

3）術後血行動態の特徴

　逆流の発生が急性であるか，慢性であるかによって異なる．

　術前心エコーでの EF が 60％未満の場合，左室収縮能は低下していると考えられ，術後低心拍出状態となりやすい．

　①急性僧帽弁逆流

　左房のコンプライアンスは正常もしくは低下しており，術前右心負荷が前面に出やすいが，術後の肺動脈圧の正常化は速やかである．急性心筋梗塞に伴う乳頭筋断裂以外に，左室収縮能は保たれている．

　②慢性僧帽弁逆流

　左室は拡張し，偏心性肥大を呈する．左房コンプライアンスは増大しており，巨大左房の場合，縫縮術を併用する．巨大左房症例の大部分は心房細動を合併しているが，maze 手術によっても洞調律への回復は困難である．心房内の血流停滞のため抗凝固療法が早期に必要である．

4）術後管理の要点

　前負荷および後負荷の軽減が必要である．具体的には利尿による除水と，高血圧を避ける血圧のコントロールが重要となる．後負荷の軽減は形成術の場合には形成した組織の裂開の予防としても重要である．

　maze 手術の併用により洞調律への回復の頻度は増加したが，早期の十分な抗凝固療法が必要である．

　肺高血圧例では，特に右心不全に対する補助が重要である．

　左室破裂はまれではあるが致死的合併症であり，常に念頭に置いておく．僧帽弁輪石灰化があり，弁輪に手術操作を加えた場合は，出血，心破裂の危険性が高く，血圧を含め注意が必要である．

　抗凝固療法：人工弁置換術の場合，第 1 病日からワルファリン内服を開始する．巨大左房，左房内血栓の存在時などは，止血確認後に早期からヘパリンの持続点滴を開始し，ワルファリンコントロールがつくまで併用することもある．

　心房細動ではまず心拍数をコントロールする．術後の一過性心房細動に対しては電気的除細動や薬物による除細動を試みる．高度心不全患者に対しては心房細動による心拍出量低下のリスク低減のために予防的にアミオダロンを投与する場合もある．

　術前からの肺コンプライアンスの低下，気道抵抗の増大は術後もしばらく続き，呼吸仕事量，および酸素消費量が増加する．

　右室後負荷を軽減するため，早期抜管を心がける．

5）薬物管理の要点

　〈inotropic drugs〉　肺血管抵抗を下げると同時に左右心機能を補助する，PDE 阻害薬（アムリノン，ミルリノンなど）が有効である．低用量エピネフリン，ドブタミンも有効である．

　人工呼吸器を介する一酸化窒素（NO）吸入療法（20 PPM くらいまで）は，直接肺血管を拡張させて体血圧を下げない点で，重症例においては有効である．

　ニトログリセリン，ニトロプルシドも体血圧に応じて用いられる．

2　大動脈弁疾患

a. 大動脈弁狭窄（aortic stenosis：AS）

1）術前管理の要点

病因

　全体的には，動脈硬化性が多く，次いで石灰化二尖弁，リウマチ性が多い．

病態

　左室が慢性的な圧負荷を受けるため，求心性肥大を呈する．そのため左室内腔狭小化，左室拡張障害，心拍出量低下を招き，また冠血流障害も出現しさらなる悪循環を生じる．左室拡張障害が継続すると，左房負荷が進行し心房細動を来す．

表1 心エコーによる大動脈弁狭窄の重症度

	軽度	中等度	高度
最高血流速度（連続波ドプラ法）(m/sec)	<3.0	3.0〜4.0	≧4.0
収縮期平均圧較差（簡易ベルヌイ式）(mmHg)	<25	25〜40	≧40
弁口面積 (cm^2)	>1.5	1.0〜1.5	≦1.0
弁口面積係数 (cm^2/m^2)	−	−	<0.6

予後

心不全が出現してからの予後は，約2年と不良で，そのほか，意識消失発作が出現してからは3年，狭心症が出現してからは5年と考えられている．これらの症状をきたした患者は突然死のリスクが増大する．

診断

頸部に放散する胸骨右縁第2〜3肋間の粗い収縮期駆出性雑音や心電図検査における左室肥大所見が認められた場合にはASを疑う．

経胸壁心エコー検査による重症度診断を表1に示す．

大動脈弁逆流や左室機能低下が合併すると大動脈弁圧較差が過小評価されるため，弁口面積計測が必要である．この際，弁の石灰化が強いと経胸壁心エコーでは測定が困難であるため経食道心エコーが有効である．

治療

手術適応の判断が重要である．無症状の期間が長いが，症状が出始めると突然死のリスクが著明に増大する．基本的には臨床症状が出現した時点で手術適応と判断されるが，自覚症状の判断は難しく，患者自らが運動制限をして無症状としている場合があるので，注意深い診察が必要である．

無症状ASに関しては定期的なフォローアップを施行し，手術時期を逃さないようにする．ASは圧較差で1年ごとに約5 mmHg（弁口面積で0.11 cm^2）進行するともいわれている．動脈硬化性のASが多い現在では冠動脈狭窄病変の合併も増加しており，症状がある場合には心臓カテーテル検査が必要である．

手術を要する僧帽弁疾患や冠動脈疾患などに合併した中等度ASに関しては，手術適応として受け入れられる．

2）術式，手技における管理上の問題点

大動脈弁置換術（aortic valve replacement：AVR）がゴールドスタンダードである．

交連切開や弁尖のスライシングなどの大動脈弁形成術は遠隔成績が問題であり，ほかの心臓疾患に合併した中等度ASを治療する際に用いられることが多い．

AVRは患者の高齢化の影響もあり，生体弁を使用する頻度が増加している．近年の当センターでは生体弁が約80％を占めている．

ST junctionやValsava洞の狭小化のため，弁輪に応じた人工弁が挿入できない場合には，主にダクロンパッチを用いた無冠尖部の基部拡大を行い，人工弁を植え込む（Nicks法）．

近年では，狭小弁輪用の有効弁口面積が大きい人工弁の登場により弁輪拡大術を行うことはほとんどなくなった．

二尖弁にしばしば伴う上行大動脈拡大に対しては，45 mm以上で人工血管置換術の適応としている．

また，二尖弁などにより大動脈基部も拡大している症例では基部置換術を施行する．

挙児希望の若年女性では，ホモグラフトによる大動脈弁置換術やRoss手術も考慮される．

最近では，AVRがハイリスクと考えられる症例に対するカテーテル大動脈弁置換術（Transcatheter aortic valve replacement：TAVR）が注目を浴びている．これは2002年にはじめて施行され，ヨーロッパを中心に全世界に広がっている．日本では2010年よりSAPIEN XT（Edwards Lifesciences），2011年からはCoreValve（Medtronic）の臨床治験が行われた．2013年10月よりSAPIEN XTが保険償還され2015年12月までに2,000例以上のTAVRが行われている．現在の問題点として，植え込み精度は完全ではなく，術中の脳梗塞や冠動脈閉塞，血管合併症，弁周囲逆流，弁輪破裂，弁の移動や通常のAVRへの移行などが生じる可能性がある．またそのほかに術後不整脈（特に房室ブロック）や長期成績が不明な点などがあげられる．そのため適応は心臓血管外科と循環器内科によるハートチームが，AVRによる術後重症合併症・死亡のリスクが高く，

TAVRにより術前よりもQOLの向上が期待できると判断した患者のみとされている．

3）術後管理の要点

術直後は心拍出量を維持することが重要である．

基本的には術前から心収縮が維持されている症例では，高用量のカテコラミンを必要とすることは少ないが，大動脈弁閉鎖不全などを合併し，心収縮が低下している症例ではその限りではない．

術前より心筋肥大が著しく，左室内腔がかなり狭小化している症例では肺動脈カテーテルによる測定値を参考にしながら，適切なカテコラミンやボリューム管理，心拍数の管理が必要で，不整脈の出現にも注意が必要である．

術後不整脈時の対応として，ペースメーカを要することがしばしばあるため，手術中に一時的ペースメーカ用のリードを心房，心室に確実に装着しなければならない．

房室ブロックが出現した際には，上記リードを利用して sequential atrial-ventricular pacing を施行する．また心房細動はしばしばみられるが，心拍出量低下や血栓塞栓症を引き起こすため，積極的に治療する．

ワルファリンは機械弁では必須である．生体弁では術後3ヵ月まで使用することがほとんどで，それ以後は不整脈などの問題がなければ中止する．

ワルファリンは通常，術翌日（抜管後）から開始する．

b．大動脈弁閉鎖不全（aortic regurgitation：AR）

1）術前管理の要点

[病因]

弁自体の異常と大動脈基部の異常に分けられる．

弁自体の異常の原因として，リウマチ性，退行性変化による石灰化・弁の短縮，弁の逸脱，感染性心内膜炎による弁の破壊，二尖弁，外傷性，心室中隔欠損に合併する弁の逸脱，大動脈炎症候群などがある．

大動脈基部の異常の原因としては，結合組織異常による基部・弁輪拡大や，大動脈拡大に伴うST junction 拡大，大動脈解離，大動脈炎症候群

表2 大動脈閉鎖不全の重症度

	軽度	中等度	高度
大動脈造影 Grade	I	II	III～IV
カラードプラジェット面積/左室流出路面積（％）	<25	-	>65
vena contracta width（cm）	<0.3	-	>0.6
逆流量（mL/beat）	<30	-	≧60
逆流率（％）	<30	-	≧50
逆流口面積（cm²）	0.1	-	≧0.3

などがある．

[病態]

急性と慢性に分けられる．

急性 AR は，急激な心拍出量低下を招き，頻拍を呈する．

慢性 AR では左室容量負荷により左室拡大を呈する．比較的長期にわたり進行し，多くは中年期以降に有意な左室拡大や左室収縮能の低下を認める．

[予後]

無症状でも左室収縮能の低下を認める場合は，心不全の発症が毎年25％以上とされ，また症状が出現した際の死亡率は毎年10％以上と考えられている．

[診断]

拡張期雑音や脈圧の増大があれば AR を疑う．
経胸壁心エコー検査で診断する．
問題点として AR の評価は心エコーでは困難な場合があり，心カテーテル検査による大動脈造影を行い，重症度評価を行う．重症度分類を表2に示す．

[治療]

AS と同様に手術適応の判断が重要である．基本的には症状が出現した時点で手術適応となるが，その時点で左室機能障害がかなり進行していることがある．このような場合は手術後の成績が不良となる可能性があるため，LVEFや，左室拡大の程度，大動脈弁逆流量の程度を考慮しながら総合的に判断しなければならない．一般的には左室高度拡大（LVDs>50 mm，あるいは LVDd>

65 mm）や左室機能低下（LVEF＜50％）が指標となるが，実際には総合的に判断して，左室機能障害に陥る前に手術を施行しなければならない．

また，大動脈弁逆流が中等度であっても，冠動脈手術や他の弁膜症手術を要する際には手術適応となることがある．

2）術式，手技における管理上の問題点

手術

ASと同じく大動脈弁置換術（aortic valve replacement：AVR）がゴールドスタンダードである．

弁形成術としては二尖弁や逸脱に対する弁形成術や，大動脈基部・弁輪拡大に伴うARに対する自己弁温存大動脈基部置換術がある．感染性心内膜炎によるARで弁輪部の破壊がある場合などでは，ホモグラフトを用いた大動脈基部置換術を施行することがある．

3）術後管理の要点

術前より左室機能が低下している症例では，心拍出量の維持のため高用量のカテコラミンを必要とすることがある．心室頻拍などの不整脈にも注意しながら術後管理を行う．術後不整脈時の対応として，ペースメーカを要することがしばしばあるため，手術中に一時的ペースメーカ用のリードを心房，心室に確実に縫着しなければならない．

3　三尖弁疾患

a.三尖弁狭窄（tricuspid stenosis：TS）

1）術前管理の要点

病因

多くはリウマチ熱に起因する．リウマチ性三尖弁疾患が単独でみられることはまずなく，多くは僧帽弁病変もしくは僧帽弁＋大動脈弁病変を合併する．また，通常は閉鎖不全症を伴う．

症状

中心静脈圧上昇により肝腫大，腹水，下肢浮腫のほか食欲不振，嘔吐なども生じる．

所見と手術適応

心房細動を合併することが多い．心エコー検査では弁尖肥厚，交連部癒合がみられる．カラードプラ法やカテーテル検査にて狭窄，逆流の重症度を評価する．右房-右室間拡張期平均圧較差3 mmHg以上が有意な狭窄といえる．

2）術式，手技における管理上の問題点

①弁置換術

生体弁使用例が多いが最近の機械弁の抗血栓性からみて左心系に機械弁を使用する場合などには三尖弁位に機械弁を使用する場合もある．メタアナリシスでは早期・遠隔期成績や再手術回避率は生体弁と機械弁では差がなかったとしている[1]．機械弁ではあとからの経静脈的ペースメーカリード挿入が不可能であり，症例によっては手術時に心筋電極装着を考慮する．

房室結節やHis束の障害を避けるため中隔尖やanteroseptal commissure部においては弁輪から2〜3 mm残して切除した弁尖のレムナントに糸をかける．

②弁形成術

弁膜の肥厚，硬化および退縮の程度が軽度であれば，交連切開と弁輪縫縮による形成が可能である．

3）術後血行動態の特徴

ほとんどは僧帽弁および大動脈弁の病変を合併しており，その特徴が大きく現れる．

三尖弁位人工弁の圧較差に関して，生体弁でも機械弁でもほとんど圧較差を認めない（2〜4 mmHg）．

4）術後管理の要点

随伴するほかの弁膜症の術後管理に従う．

置換弁による肺血栓塞栓症は生体弁ではほとんど発症しないが，機械弁では十分な抗凝固療法が必要である．

人工弁の圧較差を考慮した前負荷（右房圧）が必要である．

b. 三尖弁閉鎖不全（tricuspid regurgitation : TR）

1）術前管理の要点

病因

ほとんどは二次性（機能性）であり，左心系弁膜症増悪と肺高血圧症に続発する右心負荷の結果，右室拡大・三尖弁輪拡大が起こって生じる．まれに一次性（器質性）TR があり，原因としてリウマチ熱，感染性心内膜炎，三尖弁逸脱，Ebstein 奇形，外傷などがある．

症状

TS と同様，肝腫大，腹水，下肢浮腫などの右心不全症状を呈する．

所見

①心エコー：病因を検索し，カラードプラ法により逆流の重症度を評価する．右室収縮期圧・肺動脈圧の推定，下大静脈・肝静脈の拡大の有無などを調べる．

②右心カテーテル検査：肺動脈，右房，右室の圧測定．心房圧波形の V 波の増高．

手術適応

左心系弁膜症による二次性 TR の場合，原疾患の手術に際し，三尖弁逆流が 3〜4 度では三尖弁輪形成術か弁置換術を施行する．TR が 2 度でも肺高血圧症例や弁輪拡大が顕著な例では弁輪形成術を行うほうが予後がよいとされ（日本循環器学会「循環器病の診断と治療に関するガイドライン」でクラス II a），当センターでも積極的に弁輪形成術を追加している．

2）術式，手技における管理上の問題点

①弁輪形成術（図 3）

suture annuloplasty と ring annuloplasty に分けられる．前者は Kay 法に代表される annular plication と De Vega 法に代表される semicircular annuloplasty がある．Kay 法は後尖全体の弁輪を直接縫縮して前尖および中隔尖の二尖弁とする方法であり，De Vega 法は前尖から後尖部分の弁輪に縫合糸を連続的に置き巾着縫合様にして縫縮する方法である．ring annuloplasty は人工リングを弁輪部に縫着して拡大した弁輪を縫縮する方法で，使用するリングの種類には rigid ring と flexible ring がある．一般的に flexible ring は弁輪の生理的な動きに追随する点で有利とされるが，遠隔期に弁輪拡大が再発する可能性が指摘さ

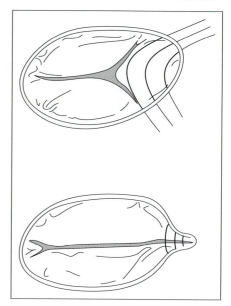

図 3a　Kay 法

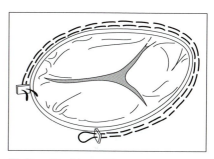

図 3b　De Vega 法

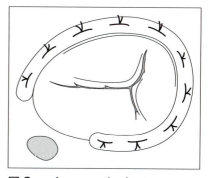

図 3c　ring annuloplasty

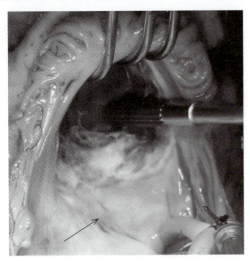

図4 Koch 三角内に AV node artery/vein を視認できる
（文献2より）

れている．

手術では anteroseptal commissure 部付近において AV node artery/vein が視認できる例が少なくなく，これを避けてリングを固定するようにする[2]（図4）．

②弁置換術

TSの項に準じる．

3）術後血行動態の特徴

随伴する弁膜症（大動脈弁，僧帽弁）の影響が大きい．

術前右心不全・左室低負荷であったものが術後は左室（肺高血圧があるものは肺血管床）に容量負荷がかかるようになる．

術前の右室心筋肥大は術後もしばらく残り心室中隔の運動に影響を与える．

4）術後管理の要点

左心系疾患に合併した三尖弁閉鎖不全は左心系の管理に準じる．

特に逆流や肺高血圧が残存している場合，陽圧呼吸は早めに自発呼吸とし低酸素血症，アシドーシス，高二酸化炭素血症を避ける．

中心静脈圧を高めに保つ．

術前の肝障害を考慮に入れる．うっ血肝では肝機能の検査値が正常でも止血能が低下している症例が多いので注意を要する．

徐脈性不整脈に対して心筋電極による永久的ペースメーカの適応となることがある．

5）薬物管理の要点

肺血管抵抗を上昇させないか，低下させるカテコラミン，PDE 阻害薬および血管拡張薬を用いる．

4 感染性心内膜炎（IE）

診断

感染性心内膜炎（IE）とは，体内に侵入した細菌，真菌が心臓内腔に感染し，多くの場合，弁や腱索に感染巣（vegetation）を形成し菌血症に陥った状態をいう．診断は必ずしも容易ではない．抗生剤がすでに投与されている場合は，菌血症が明らかでない場合もある．診断基準としては Duke criteria が知られている．これは大基準である①血液培養陽性と，②心エコー上の所見がみられれば，または大基準1つと，小基準である臨床所見が3つ以上，または小基準5つあてはまれば，IE と診断される（表3）．この基準にもあるように，診断において心エコーは必須であり，特に経食道心エコーは 90％以上の患者で vegetation の描出が可能であったと報告されている[1]．図5に弁，弁輪破壊を伴った僧帽弁 IE の経食道心エコー図を，図6に弁穿孔と弁輪膿瘍を伴った大動脈弁 IE の経食道心エコー図と MDCT 画像を示す．起炎菌に関しては Streptococcus viridans, Streptococus bovis, HACEK 群 (Haenophilus sp, Actinobacillus, Cardiobacterium, Eikenella, Kingella) は感染性心内膜炎のない患者で検出されることはほとんどないため，これらが血液培養から検出されることは，重要な診断基準となる．血液培養は24時間以上にわたって8時間ごとに3回以上行うが，発熱時に採血する必要はなく静脈血でよい．

治療と手術適応

まず，血液培養の結果に基づき抗生剤治療を開始する．すでに抗生剤投与されており血液培養陰性の場合は，状態が安定していれば一時抗生剤中止し起因菌を同定する．逆に起因菌不明だが抗生剤投与が必要な場合は，患者の状態に応じて，自己弁であれば頻度の高い Streptococcus viridans，ブドウ球菌，腸球菌を，術後2ヵ月以内の人工弁

表3 感染性心内膜炎の診断基準（Duke criteria）(2006 ACC/AHA ガイドラインより要約)

Ⅰ．大基準
血液培養陽性
　A．2回の血液培養で以下のいずれかが認められた場合
　　Streptococcus viridans, Streptococcus bovis, HACEK グループ, Staphylococcus aureus, ほかに感染巣のない Enterococcus
　B．以下に定義される持続性の血液培養陽性
　　12時間以上あけて採取した血液培養が2回以上陽性．3回すべて，または4回以上の血液培養の大半が陽性．
　C．1回でも Coxiella burnetti 血液培養陽性，または抗体価800倍以上（Q熱感染性心内膜炎）
心エコー所見
　A．弁，その支持組織，逆流ジェット通路，または人工物のうえに認める振動する心臓内腫瘤
　B．膿瘍
　C．人工弁の新たな部分的離開
　D．新たな弁逆流
Ⅱ．小基準
　1．素因となる心疾患，薬物中毒
　2．38℃以上の発熱
　3．血管現象（塞栓，梗塞，感染性動脈瘤，頭蓋内出血）
　4．免疫学的現象（糸球体腎炎，Osler結節，Roth斑，リウマチ因子）
　5．微生物学的所見（血液培養陽性だが major criteria を満たさないとき．または IE に矛盾しない血清学的炎症所見）
IE 確診：大基準2つ，または大基準1つと小基準3つ，または小基準5つ

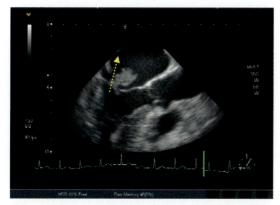

図5　MDCTによるIEに対する2弁置換術後遠隔期の弁周囲逆流の描出
（文献2より）

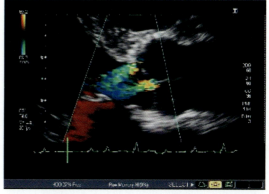

図6　経食道心エコーにて大動脈弁の穿孔と逆流認める

であればブドウ球菌を，急性悪化するものではブドウ球菌をターゲットとして抗生剤治療を開始する．これら適切な抗生剤治療にも関わらず，うっ血性心不全，薬剤抵抗性感染，感染性塞栓症が進行する場合は手術適応となる（表4）．

1）僧帽弁IE

　感染がコントロールされた治癒期においては多くの症例で弁形成が可能であることから，できるだけ抗生剤治療を完遂させたいが，少なからぬ症例が活動期において緊急，準緊急手術の適応となる．①抗生剤投与にも関わらず進行する弁破壊とそれに伴う心不全の進行，②弁輪膿瘍の存在はクラスⅠの手術適応であり，また10 mm以上の可動性疣贅はクラスⅡaの手術適応である．これらを経食道心エコーにて詳細に観察することに加えて，経時的な観察も重要である．抗生剤が有効であれば活動性感染病変＝エコー上軟部組織陰影から治癒期の疣贅＝エコー上高輝度陰影に変化することが知られており，また逆に感染が進行する場合，心エコー上軟部組織陰影として認められる弁および弁輪組織の肥厚と浮腫が，echo free space（液状化）として認められる膿瘍と変化していく．これらの変化は手術のタイミングを決めるうえで重要である．

表4 感染性心内膜炎の手術適応

○自己弁および人工弁心内膜炎に共通する病態
Class Ⅰ
1. 弁機能障害による心不全の発現
2. 肺高血圧（左室拡張末期圧や左房圧の上昇）を伴う急性弁逆流
3. 真菌や高度耐性菌による感染
4. 弁輪膿瘍や仮性大動脈瘤形成および房室伝導障害の出現
5. 適切かつ十分な抗生剤投与後も7～10日以上持続ないし再発する感染症状
Class Ⅱa
1. 可動性のある10 mm以上の疣腫の増大傾向
2. 塞栓症発症後も可動性のある10 mm以上の疣腫が観察される場合
Class Ⅱb
1. 弁形成の可能性がある早期僧帽弁感染
Class Ⅲ
上記のいずれにもあてはまらない疣腫
○人工弁心内膜炎における病態
Class Ⅰ
1. 急速に進行する人工弁周囲逆流の出現
Class Ⅱa
1. 弁置換後2ヵ月以内の早期人工弁感染抗菌薬抵抗性のブドウ球菌，グラム陰性菌による感染
2. 適切かつ十分な抗菌薬投与後も持続する菌血症でほかに感染源がない場合

（日本循環器学会ガイドライン JCS 2008）

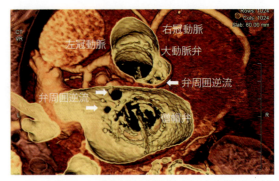

図7　MDCTによるIEに対する2弁置換術後遠隔期の弁周囲逆流の描出
（文献4より）

2）大動脈弁 IE

大動脈弁 IE に対する治療は心不全，感染がコントロールされ，弁周囲病変や大きな可動性のある疣贅がなければ抗生剤治療を優先させるが，弁形成の可能性はほとんどないのである程度感染コントロールできた時点で手術に踏み切ることが多い．手術では感染の再発を防ぐための徹底した感染巣の切除とそれに伴って生じる欠損部位の再建が重要となる．心膜パッチによる弁輪の再建と弁置換が一般的な術式であるが，pulmonary autograft（Ross手術），同種弁（ホモグラフト）を用いた再建が行われる場合もある．

3）人工弁 IE（prosthetic valve endocarditis：PVE）

PVE には術後6ヵ月以内に起こる early PVE とそれ以降に起こる late PVE があり，early PVE はほとんどの場合弁輪破壊を伴い，弁輪膿瘍，弁周囲逆流，瘻孔の形成を伴うことも多い．一方 late PVE の場合人工弁にのみ疣贅が認められることもある．血液培養が陽性で心エコーで弁輪破壊を認めれば手術適応を迷うことはないが，小さな疣贅らしき像のみを認める場合は臨床所見を参考

に総合的に判断する必要がある．人工弁によるアーチファクトのため，たとえば MVR 術後は経食道心エコーでは左室内がみにくく，経胸壁心エコーでは左房側がみにくくなる．したがって経胸壁心エコーと経食道心エコー法両方による観察が必要となる．また両弁置換術後，経胸壁心エコーと経食道心エコー法両方で観察しても人工弁周囲逆流か否か判断が困難な場合もあり，この様な症例では MDCT angiography が有効である（図7）[4]．

4）脳合併症を起した IE

IE の経過中に脳合併症を起した場合，手術をどのタイミングで行うかが問題である．CT 上所見のある場合は，ヘパリン，人工心肺の影響による虚血，脳出血の危険性を考慮し2～4週間経過観察後手術となることが多い．ただし，脳梗塞後数日遅れて血液脳関門の障害が進行するため，心不全，感染，塞栓のコントロールのため早期の手術が必要な場合は，脳梗塞後72時間以内が最も望ましいと考えられている[5]．

5　移植弁機能不全

a. 移植弁機能不全の定義

移植弁機能不全は下記のいずれか，または複数の原因によって引き起こされるものである．

① structural valve deterioration（SVD）：構造的な弁の劣化または機能不全

これは，IE や血栓症を含まない．弁の劣化，破損，石灰化，弁尖の亀裂，縫合線（人工弁）のほつれなど，直接的な弁の機能不全を示す（図

A　弁膜疾患の管理

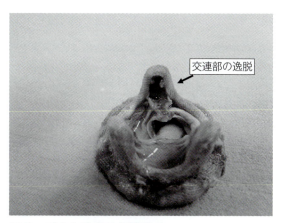

図8　ブタ生体弁の弁破壊
交連部が台座から外れているのが観察される．

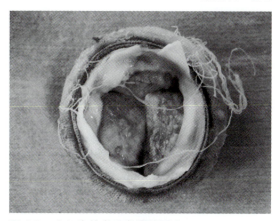

図10　ウシ生体弁の弁機能不全
すべての弁尖に石灰沈着が起こっていることが観察される．可動性を失っていた．全周性の白い膜がパンヌスである．

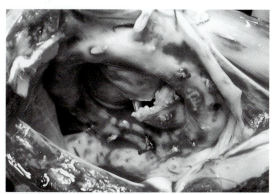

図9　ブタ生体弁の弁破壊
弁尖の亀裂がみられる．

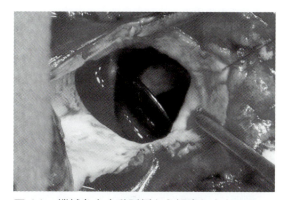

図11　機械弁を大動脈側から観察したところ
弁下に白いパンヌスがみえる．弁尖の開閉を制限していた．

8，図9）．

②nonstructural dysfunction：非構造的な機能不全

これは弁の構造的には問題ないが，機能不全に陥っているもので，上記と同様に感染と血栓症は含まない．具体的にはパンヌスや弁下組織，糸などにより解放制限を受けたり，狭くなったりする場合や，移植弁周囲逆流，溶血性貧血などを示す（図10，図11）．

③valve thrombosis：人工弁血栓症（血栓弁）
感染を含まないあらゆる種類の人工弁血栓症をいう（図12）．

④prosthetic valve endocarditis：人工弁心内膜炎（PVE）

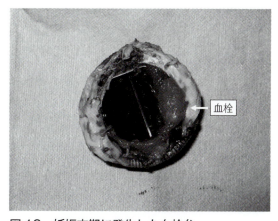

図12　妊娠末期に発生した血栓弁
血栓により機械弁の弁尖のひとつが完全に閉鎖位で停止している．

b. structural valve deterioration (SVD)：構造的な弁の劣化または機能不全

術前検査と管理

　SVD は生体弁に特有の病態である．ブタ弁の場合は弁尖に亀裂が入ったり，ステント部がめくれたりすることにより，急激に逆流が増えることがある．急性心不全を呈することもある．ウシ心膜弁の場合，弁尖の裂傷による逆流もあるが，石灰化による狭窄が主な病態となる．そのため，徐々に進行し外来のエコーで指摘されることも多い．弁の損傷による場合は急性心不全を呈し，緊急手術も考慮される．しかし，内科的治療を先行し，血行動態を安定させ，肺水腫や臓器障害を改善させてから手術を施行するほうが成績はよいので，内科と外科でよく検討したうえで手術時期を決めるとよい．

　①心エコー：心エコーは必須の検査であり，どのように SVD があるのか観察し，逆流であれ狭窄であれ，一般的な手術適応基準に照らし合わせて手術の適応を決める．経食道心エコー（TEE）はより詳細な情報が得られるので可能であれば施行する．

　②心カテーテル検査：高齢者が多く，再手術時に冠動脈を損傷することもありうるので冠動脈造影は必要である．

手術

　再手術であるため，再開胸には十分配慮すべきで，緊急で人工心肺を開始できるように準備しておく．手術においては，植え込まれている人工弁は丁寧に取り外す．プレジェットやスパゲッティを伴う糸で植え込まれている場合は，できるだけそれらを取り除くようにする．残存していても手術は可能であるが，これらを探して取り除くことで本来の弁輪が認識できるので大切な手技である．植え込みの際は本来の弁輪にしっかりと糸をかける必要があり，それを怠ると paravalvular leakage（弁周囲逆流）が起こるので十分に注意する．特に僧帽弁は lateral が大動脈弁に近く，弁周囲逆流が発生しやすい場所なので注意を要する．また，大動脈弁の場合，再手術時は初回手術に比べて AV node の損傷による房室ブロックが起こりやすいのでこれもよく観察し植え込む．

c. nonstructural dysfunction：パンヌスと弁周囲逆流

術前検査と管理

　生体弁でもパンヌスは発生するが，手術を要するような解放制限を引き起こすことはまれであるので，機械弁において特に注意するべき事項である．パンヌスによって解放制限が起こると，弁の圧格差が大きくなるので，術後フォローアップのエコー検査で弁の圧格差が大きくなってくるとパンヌスを疑う．エコーと弁透視を併用し診断する．また，弁周囲逆流は感染を伴わない場合は少しずつ進行するので，定期的なエコーは有用である．好発部位は大動脈弁の場合，右冠尖であり，僧帽弁では外側である．エコーのドプラで弁輪からさらに外に向かう偏った jet（eccentric jet）が観察される．jet の速度が速く，人工弁にあたる場合は溶血し，貧血と高 LDH 血症がみられるので採血も重要な検査である．

　①心エコー：パンヌスはエコーで観察されることもあるので，TEE を含め有用である．弁周囲逆流はドプラによる逆流量の測定や方向，範囲などが重要な情報であるので，TEE を含め有用である．

　②弁透視：機械弁の場合，弁透視で解放角の制限が観察されたり，stuck valve がみられるので重要な検査である．冠動脈造影と同時に行う．

手術

　パンヌスは再発することもあるので，弁選択は重要である．ATS 弁や On-X 弁はパンヌスが人工弁を制限しないようなガードを心室側に持っているため，機械弁を再び用いる場合はそのような弁の使用が推奨される．

　弁周囲逆流の場合，再発の予防は重要で，本来の弁輪の組織を見極め，糸をしっかりとかけることが必須となる．僧帽弁の場合，ウシ心膜で人工弁輪と心房壁をカバーすることによって弁周囲逆流を予防する方法が有用である．近年，カテーテルによる逆流孔を閉鎖する方法も考案されている．

d. valve thrombosis：人工弁血栓症（血栓弁）

術前検査と管理

血栓弁は機械弁においてワルファリンを中断するなどの急激な凝固能の回復によるものが多い．妊娠時のワルファリンの中断，出産時の凝固系の異常，心臓以外の手術時でワルファリンを中断するとき，脳出血や消化管出血などの出血性イベントがありワルファリンを中断するときなどが特にリスクが高い．血栓弁になると急性心不全を呈することが多く，緊急手術の対象となる．心不全がみられない場合は，ワルファリンの再開，アルガトロバンの持続投与などで血栓を融解するように努力する．ワルファリンそのものには線溶効果はないため自己の線溶効果に期待する．アルガトロバンは分子が小さく，線溶の効果は高い．

心エコーおよび弁透視で stuck valve がみられる．

手術

手術は通常の再手術に準ずるが，急性心不全の状態で手術するので，術後管理において肺水腫の治療や多臓器障害の治療を要する場合がある．

e. 人工弁心内膜炎（PVE）

術前検査と管理

人工物が細菌または真菌におかされてしまった場合，除去しない限り病態が改善しないことがほとんどである．特に耐性菌や真菌によるPVEの場合，抗生剤のみで対処しうることは少ない．そのため，より積極的な外科医の介入を要する（表5）．菌塊が人工弁の弁尖の動きを制限，または，人工弁が弁輪より一部または全部が外れると急激に循環状態が悪化する．菌塊が血行性に塞栓症を発症することは少なからず起こりうるため，手術時期の決定が最も重要な予後を決定する因子のひとつである．また，PVEは通常のIEに比べて予後不良で，およそ30％程度の手術死亡率が報告されている．

術前の管理は通常の急性循環不全に準ずるもので，強心薬，利尿薬は有用である．それに加え，最近ではASVやBIPAPの活用がルーチンとなっ

表5 人工弁に発生した感染性心内膜炎に対する手術（ガイドラインより）

人工弁心内膜炎（PVE）
クラスI
1　PVEに関する心臓外科医へのコンサルト
2　心不全を伴うPVE
3　透視や超音波検査により弁輪からの人工弁解離が明らかなPVE
4　弁狭窄や逆流が明らかに増悪しつつあるPVE
5　膿瘍などの合併症を伴うPVE
クラスIIa
1　適切な抗生剤治療にもかかわらず，菌血症が遷延したり塞栓症を繰り返したりするPVE
2　再発したPVE
クラスIII
1　感受性のある細菌による合併症の伴わない初回PVE

てきており，挿管せずとも肺水腫の管理が容易になってきた．また，高度のARがなければIABPの使用も必要と判断されれば可能である．

IEに伴う脳梗塞（脳塞栓症）は術後合併症や死亡率など経過に重大な影響を与えるため，慎重に手術時期を決めなければならない．臨床的には，多くの場合CTで術前の評価がなされており，IEの10～30％に脳梗塞が合併するといわれている．ところが，無症状のIEの患者のMRI上，実に70％に脳梗塞が認められたという報告もある．そのため，「脳梗塞のないIEは必要に応じて速やかに手術を行い，脳梗塞のある患者は，脳梗塞の拡大，梗塞後出血のおそれがあるので2週間程度待って手術を行うべき」という以前からの推奨に異を唱えるものである．IEを有する患者のほとんどが脳梗塞を伴っていると考えられるならば，新たな脳梗塞を予防するためには早期手術が望ましいともいわれるようになった．

近年の脳血管障害を伴うIE症例の大規模な検討では，早期手術で死亡率や合併症率が悪化したという報告は少なく，むしろ待たずに手術を勧めている．2009年のIEの予防，診断，治療のガイドラインでは，チームアプローチの必要性を訴えるとともに，IEとの診断後1～2週間の抗生剤を勧めている．ただし，以下の場合には早期手術が推奨される．

心不全のあるとき（class I, level B），感染がコントロールできないとき（class I, level B）

塞栓症を予防するため（class I, level B/C）．また，脳梗塞を発症したときでも，意識障害がな

くCTで脳出血が認められないときは速やかに手術をするべきとも述べている（class Ⅱa, level B）．TIA発作や無症候性脳梗塞が認められたときは，遅滞なく手術をするべきで（class Ⅰ, level B），逆に脳内出血があるときは少なくとも1ヵ月は手術を延期すべきである（class Ⅰ, level C）．

　これらの判断をするためには，CTは必須であり，繰り返し行うべきで，可能ならばMRIも施行すべきである．

　①心エコー：心エコーは必須である．ほとんどの場合，エコーで診断がつく．病変や浸潤の程度など経食道心エコーも含め診断のためには躊躇なく，また繰り返し行うべきである．

　②頭部CTまたはMRI：PVEの場合，発熱に続き急性循環不全に陥ることが多く，脳合併症がない場合は可及的速やかに手術を行う．しかし，脳合併症がある場合，手術時期の決定には脳内科，循環器内科を含むチームでのディスカッションが必要である．

　③心カテーテル検査：必須かどうかは議論のあるところだが，高齢であれば冠動脈造影か冠動脈CTが必要である．

手術

　手術は人工弁を取り外し，十分に郭清し，新たな人工弁を入れる．郭清後に抗生剤の塗布，ピオクタニンの塗布，イソジンやオキシドールの塗布など様々な消毒が行われているが，エビデンスを有するものはない．しかし，十分に洗浄することは理論上有効であると考えられる．弁輪や基部の膿瘍形成の場合，再建が必要となるが，できるだけ生体に近いものを使用すべきである．基部膿瘍の場合，ホモグラフトの使用は良好な長期成績も出ており推奨されるが，日本ではなかなか手に入らないこともあり，使用実績は少ない．代替として，Freestyle弁などのステントレス弁が使われることも多く，その有用性を述べた症例報告は散見される．

　僧帽弁の場合，ウシ心膜を用いて弁輪再建し弁を装着することもある．

6　低侵襲弁膜症手術

a. 大動脈弁手術

　大動脈弁へのアプローチ方法として最も一般的なのは，上部胸骨部分切開によるもので，逆T型や逆L型などで第3もしくは第4肋間まで切開して視野を確保し，心臓にアプローチする．この部分胸骨切開法での大動脈弁手術は，通常手術と比べて少ない出血量，疼痛の軽減，胸骨の安定や呼吸機能の保持などのメリットが期待できるとされている．

　体外循環に関しては，大動脈への送血，静脈もしくは心房からの脱血，左室もしくは左房のventing tube，順行性・逆行性の心筋保護液のカニューラなどが必要となる．これらを術野からカニュレーションすることは，確実で術者としては安心であるが，要する皮膚切開が大きくならざるを得ないため，大腿動静脈の使用や，麻酔科の協力のもと内頸静脈から冠静脈洞へのカニュレーションなどの方法も有用である．

　小さな切開からの大動脈弁の露出に際しては，大動脈切開を無冠尖側に深くのばし，各commissureにtraction sutureをかけ弁輪を術野の浅い位置に引き出すことにより操作性が増す．

　小切開の心臓手術では心尖の挙上ができないため，心臓内の空気の排出（deairing）がしばしば問題となる．心臓内の気体の残存は術後の塞栓症の原因となりうるためdeairingは確実に行う必要がある．二酸化炭素の術野への放流を行い，人工心肺終了時に経食道心エコーによりbubble消失を確認する．また，心室の一時的ペーシングリードの縫着も，心停止中もしくは体外循環中に行う．

b. 僧帽弁手術

1) 胸腔鏡補助下（video-assisted）僧帽弁手術

　胸骨下部の部分切開とすることにより，上記の大動脈弁手術と同様の手術手技で僧帽弁手術を行うことが可能である．さらに小さな皮膚切開からの僧帽弁手術を可能とする手術方法として，内視鏡（胸腔鏡）補助下に右開胸からアプローチする方法がある．

この右開胸，胸腔鏡補助下僧帽弁手術の特長は，①胸骨切開を行わないことによる出血量の少なさ，②呼吸機能の保持，③正面に僧帽弁を観察することができること，④外観上創が目立たないことなどである．

乳房の下縁に沿った皮膚切開を4～6 cm置く．第3もしくは第4肋間から胸腔に至る．横隔膜をtractionし，第2もしくは第3肋間の前腋窩線上から直型の胸腔鏡を入れる．内視鏡は，切開創からの死角になる部分の視野の確保と助手や麻酔科が手術の進行を把握するためだけでなく，術野の照明としての役割もある．この術式では，体外循環については，大腿動静脈から送血・脱血カニューレを挿入し，人工心肺の全身循環を確立する．

c. daVinciシステム（手術用ロボット）補助僧帽弁形成術

僧帽弁形成術のFDA多施設トライアルでは，手術死亡はなく，逆流の再発による再手術，出血再手術などの合併症があるが，daVinciの不具合などによるイベントはなかった．通常の手術との比較では，輸血量や脳合併症の発生が少なく，在院日数も短いなど，低リスク症例を対象としていることを考慮しても問題ない成績となっている．一方で，手術時間の長さが短所であるが，learning curveと人工弁輪や縫合のデバイスなどにより短縮しうるとしている．もともとリングの挿入などのため，小切開（minithoracotomy）を要するが，ほぼ同じ切開から，daVinciシステムを使用せず，通常の内視鏡補助のもとで弁置換や形成を鉗子の操作で行えることから，弁手術におけるdaVinciシステム使用のメリットを結果に反映させることは，現時点ではやや困難である．一方，日本でもdaVinciを用いた心臓手術の治験が終了し，薬事承認される予定である．

d. カテーテルによる治療

1）大動脈弁

近年，カテーテルによる大動脈弁位への人工弁植え込みが欧米で行われている．主として心尖から挿入する方法（transapical）と，大腿から大動脈経由で植え込む方法（percutaneous）とがある．硬化した自己弁をバルーンで拡張しそこでステント付き人工弁を広げるという，かなりのリスクを伴う大胆な治療法であるが，大動脈弁狭窄症に対する人工弁置換術は，通常手術でもリスクが高く，高齢者や呼吸器や低心機能，大動脈の石灰化などの合併により，手術対象外となっている潜在的な患者が多いことがこの背景にあるとされる．

適応は，EuroSCOREなどから予測される手術死亡率がおおむね15～20％以上とされる高齢者で，人工心肺は使用する方法と使用しない方法とがある．これまでの報告によれば，植え込み後の圧較差は著明に減少し弁機能はおおむね問題とならないが，30日以内の死亡率が8～14％，開心術へのconversion・脳梗塞・心筋梗塞などの合併症があり，術前の危険因子を考慮するとこの成績も妥当であるともいえる．通常手術の死亡率が比較的低い日本での適用に際しては，さらなる成績の向上とデバイスの改善が必要と思われる．

2）僧帽弁

機能的僧帽弁閉鎖不全症に対するカテーテル治療として，冠静脈洞へのリング挿入による弁輪縫縮や，leafletへの操作や人工腱索の再建などが報告されている．また，変性により機能不全となった生体弁の内側に，カテーテルにて新たなステント付き生体弁を挿入するvalve-in-valve法などの報告もある．

3）低侵襲手術における周術期管理

低侵襲手術の特徴は，小切開であり，胸骨切開がないか，最小限であることによる出血量の少なさなどが長所で，輸血量が少なくて済み，縦隔炎など重症創感染のリスクが極めて低く，再手術例でも適用可能である．一方で，一般に手術時間や人工心肺時間，心停止時間が通常の手術より長いことや空気塞栓の懸念など，必ずしも低侵襲とはいえない側面があることも事実で，さらに肺の圧排による影響や肋間開胸による疼痛への対処なども考慮するべきである．

術後管理に際しては，この点を念頭に置いて，必要に応じて適切なカテコラミンを躊躇なく使用するとともに，心電図の変化やCKMBなどの推移，神経学的な所見についての注意深い観察と，ときには慎重な対応が必要であることを外科チーム全体で周知することが求められる．

e. まとめ

過剰な手術侵襲を軽減し，外科的治療の安全性と有効性を高めることは，継続して取り組むべき課題である．特に，心臓手術のようにリスクが高く生命と直結する領域においては，外観上の長所やQOLの観点だけでなく，長期的にも外科的治療のqualityを維持したうえでの切開の縮小やアプローチの工夫が求められる．

文献

1) Rizzoli G et al : Ann Thorac Surg **77** : 1607-1614, 2004
2) Hata H et al : J Heart Valve Dis **23** : 599-606, 2014
3) Mügge A et al : J Am Coll Cardiol **14** : 631-638, 1989
4) Toda K et al : Ann Thorac Surg **89** : 310, 2010
5) Ruttmann E et al : Stroke **37** : 2094-2099, 2006

B 冠動脈疾患の管理

近年，冠動脈バイパス術（CABG）の標準術式として人工心肺を使用しない心拍動下 CABG（OPCAB）が確立されるとともに，虚血性僧帽弁閉鎖不全症や左心室の外科的な形成など，虚血性心疾患の外科的治療は多様化してきた．また，カテーテルによる冠動脈形成術の進歩により，外科的治療の対象は，高齢者や腎機能障害などハイリスク例の割合が増加し，さらに日本では，動脈グラフトの多用や off-pump 手術の割合の高さなど，欧米諸国との違いも鮮明となっている．

1 狭心症

冠動脈病変からみた手術適応については，日本循環器学会のガイドライン（2001 年）によると，①1 枝病変では，大きな左前下行枝の近位部病変，PTCA の困難な病変形態の場合，PTCA 不成功例，②2 枝病変では，左前下行枝近位部病変を含む場合，左前下行枝近位部病変が PTCA 困難な病変形態の場合，（特に慢性閉塞性病変）危険にさらされた側副血行路の場合，③3 枝病変では，左主幹部病変，PTCA 後の再狭窄を繰り返すもの，を CABG の適応としている．実際には，ガイドラインで迷いなく治療方針が決められる症例ばかりではなく，個々の冠動脈病変や手術リスク，全身状態などを考慮する必要があることが多い．冠動脈病変以外の要因で，PCI より CABG を考慮すべきものとしては，①腎機能障害，特に慢性透析例，②糖尿病，③若年者，④低心機能などがあげられる．

a. 合併する危険因子

1) 腎機能障害

術前腎機能障害，特に慢性透析は，CABG 術後の死亡率，縦隔炎や脳梗塞など重篤な合併症が起こりやすく，また，術後の人工透析は手術死亡と高率に関連する．これに対して，人工心肺を回避する OPCAB は腎への負担を軽減し，周術期合併症の軽減に有効とされている．

腎不全例については，グラフト選択がしばしば問題となる．少なくとも片側内胸動脈（ITA）の使用は標準的であるが，橈骨動脈は使用できない．また，透析症例や糖尿病性腎症の場合には，創治癒遅延などの合併症の懸念が高いにもかかわらず，上行大動脈の石灰化や腹部分枝の石灰化や下肢の閉塞性動脈硬化症などにより，胃大網動脈（GEA）や大伏在静脈（SV）も使いにくいこともあり，両側内胸動脈など大きな侵襲となりうる術式を選択せざるを得ないこともある．OPCAB が標準術式となった当センターでの慢性透析症例に対する CABG の成績では，透析例の内胸動脈および静脈グラフトの開存率は非透析症例と同等であったが，手術死亡率が約 4％と高く，原因としては LOS のほかに，肺炎，縦隔炎や腸管虚血などであった．

2) 呼吸機能不全

慢性閉塞性肺疾患は，CABG の死亡率，合併症率を増大させ，入院も長期化しやすい．従来の CABG では，人工心肺の使用が炎症性サイトカインを活性化させ，肺機能に悪影響を及ぼすことが一因と考えられてきた．OPCAB は，術後の呼吸機能の回復や，人工呼吸期間，ICU 滞在日数などの短縮において従来の CABG より優位であり，特に胸骨を切開しない左前胸部小開胸による MIDCAB（minimally invasive direct coronary artery bypass grafting）では影響が最も少ない．

3) 脳血管障害

術前の脳梗塞の既往は，最も重要な術後脳障害の危険因子である．術後脳神経障害は type 1, type 2 の 2 つに分けられる．type 1 は脳の局所症状を伴い，昏睡混迷と関係し重篤化しやすい．上行大動脈の粥状硬化，脳障害の既往，IABP の使

用，糖尿病などの症例で起こりやすい．特に上行大動脈の粥状硬化は手術操作との関連が強いため，CTによる術前の詳細な評価は必須で，石灰化が認められる症例では上行大動脈への人工心肺カニューレ挿入，大動脈遮断，partial clampによる静脈グラフトの中枢吻合など，上行大動脈への手術操作を回避すべきである．そのための手段として，人工心肺そのものの使用の回避だけでなく，大腿動脈や鎖骨下動脈の使用，心室細動下の心臓操作や，SVの中枢吻合デバイスや自動吻合器も有効と考えられている．type 2 は知的機能の低下や記憶障害で，機序としては微小な塞栓などが想定されており，その危険因子として術前の飲酒や不整脈，再手術例などがあり，必ずしも上行大動脈の性状との関連は強くないとされている．

4) 超高齢者（80歳以上）

高齢者に対しても，前下行枝への内胸動脈の使用は標準的であり，非使用に比べて生命予後が良好で，内胸動脈と静脈グラフトを使用した症例は，静脈グラフトのみの症例と比較して，早期死亡率を抑制するとされている．また，完全血行再建については，高齢者での有効性を認める報告と，有効でないとする報告があり，現時点では手術の安全を最大限優先すべきものと考えられる．OPCAB は従来の CABG と比較して手術死亡，術後脳梗塞，呼吸不全の発生頻度が低く入院期間の短縮が期待でき，一般に OPCAB の高齢者に対する有効性は認知されている．当センターの成績では CABG 後累積生存率は5年 50% 以上で長期生存もまれでなく，高齢者であっても SV を安易に選択するべきではない．上行大動脈への手術操作によるアテローム脳塞栓の懸念が大きいため，高齢者は，OPCAB でなおかつ大動脈に手術操作を行わない aorta no-touch 術式の最もよい適応と考えられる．

5) 糖尿病

糖尿病は硬化変性の著明な冠動脈や縦隔炎など周術期合併症の懸念や遠隔期の心事故の危険因子であることから，糖尿病例においては，外科的治療に困難を伴うこともしばしばである．

また，胸骨や創傷治癒遷延の問題がある．深部感染の頻度は1％未満であるが，発症後の死亡率は高い．縦隔炎と関連する術前因子としては，糖尿病とともに，肥満，再手術，慢性透析などが指摘されている．両側 ITA の使用は治癒遷延の原因となると広く考えられているが，最近になり，ITA の採取方法によっては治癒への悪影響がないとする報告もあり，両側 ITA の対象とする範囲は広がっている．縦隔炎に際しては，人工呼吸期間3日以上になると予後は不良で，長期生存率も不良である．

術後48時間の血糖コントロールは重要で，持続的インスリン注入による120 mg/dL 以下の厳重なコントロールが感染を減らすとされる．

b. 冠動脈バイパス手術（CABG）の手術方法

1) on-pump か off-pump か

on-pump，off-pump いずれの手術方法においても，完全血行再建を確実に達成することは，PCI に対する CABG の優位性において最も重要な要因のひとつである．また，術前術後の管理にもかかわるため，それぞれの術式について特徴を押さえておく必要がある．

2) off-pump CABG の特徴

①体外循環を使用しないことによる低侵襲性により，特に呼吸機能，腎機能の障害を最小限とし，高齢者やハイリスク例が対象となる．

②大動脈への手術操作を行わない術式とすることで，著明な石灰化を伴う大動脈の症例における合併症の回避に有効である．

③吻合に際して，心停止や on-pump と異なり，自然に充満した心臓の形態を保っているため，sequential 吻合のグラフトの長さや角度の調節がしやすく，特に LCX，RCA 領域でも最短距離での吻合が比較的容易で，グラフトを最大限活用できる．

off-pump 手術では，心拍動により冠動脈が動くことのデメリットを完全に避けることはできないが，一方で，血管内腔の確認の容易さ，凝固能のよさや，追加針がかけられるなど，外科医にとって技術的に優位な点もある．また，CO_2 blower による視野の確保は極めて有用で必須であるが，冠静脈や右室などの低圧系や，冠動脈切開から末梢への流入，血圧低下時には近位側から大動脈への流入する報告もあり，特に血管内シャントを使用しないときに十分注意が必要である．

また，術中に on-pump への conversion となった症例は，はじめから on-pump CABG とした症

例より合併症の発生率が高いとされており，外科チームの技量や経験も考慮したうえでの術前の十分な評価と適切な計画が重要である．

3) on-pump CABG の特徴

①安定した血行動態での手術操作が可能である．手術前から低血圧やショック状態である場合には必然的に on-pump CABG の適応となる．

②低心機能例に対する off-pump 手術でも，多くの場合，LAD への吻合では血行動態は維持が可能であるが，LCX や RCA 領域の展開が容易でないこともしばしばある．基本的には on-pump として血行再建を優先する．

③標的冠動脈が筋肉内や脂肪内の深い位置を走行する場合や，房室間溝近くへの吻合を要する場合，吻合血管の露出や安定が困難な場合，出血が生じた場合には on-pump を考慮すべきである．

c. CABG のグラフト材料の特徴

1) 内胸動脈（ITA）

左前下行枝（LAD）へのバイパスグラフトとしては，in-situ ITA を使用することで，長期の開存とともに良好な予後をもたらすものと認められている．通常は左内胸動脈（LITA）が使用される．in-situ の右内胸動脈（in-situ RITA）でも同等の開存性が期待できるとされているが，症例によっては，LAD の末梢部分への吻合を要する場合や，ITA の末梢の細い部分でなければ到達が困難な場合もあり，次のオプションを準備しておく必要がある．

free graft としての ITA は，in-situ ITA より開存率が劣るとされているが，ITA はほかの動脈グラフトと比較して動脈硬化がまれでスパズムも起こりにくいことから，有用なグラフトである．ただし，グラフト径が小さく脆弱であることもあり，性状の悪い大動脈との吻合は症例によっては回避した方がよい．

ITA の使用に伴って胸骨血流の減少が生じ，結果として胸骨や創の治癒遷延の原因となり，さらにしばしば感染を伴い生命に危険を及ぼす．特に高齢者，糖尿病や腎不全などのハイリスク例に対する両側 ITA の使用については，手術リスクの観点と予後の改善への効果の両面から議論の余地がある．ITA を skeletonize して採取し，ITA 周辺の組織を胸壁に温存することにより胸骨や創治癒への悪影響を最小限とする効果が期待でき，適応は拡大されてきた．

2) 橈骨動脈

橈骨動脈は，グラフトそのもののクオリティが低い症例があるので，カテーテル検査のアクセスとして使用歴がある症例や高齢女性などでは，途中の閉塞や血栓があることもあり，術前の評価とともに，術中の確認が必要である．常に free graft として使用されることから，末梢側だけでなく中枢側の吻合をどこにするかの選択が重要である．中枢側を ITA などの in-situ graft と吻合し composite graft とする方法と，大動脈と吻合して AC バイパスとする方法の 2 とおりがある．これまで，いずれの方法でも開存率が同等とする報告と，composite graft とするほうが string sign や閉塞が高率に起こるとする報告がある．in-situ ITA と吻合して composite graft とすると，大動脈に直接吻合し AC バイパスとするよりグラフトの内圧は当然低くなるので，結果として competitive flow の頻度が高くなると考えるのが妥当である．標的枝が 80〜90％以上の高度狭窄を有する場合に使用することが望ましく，使い方次第で開存率は大きく変わってくる．

3) 胃大網動脈（GEA）

ITA に次ぐ，第 3 の in-situ graft として主に RCA〜LCX 領域に使用される．高度狭窄や閉塞した冠動脈枝に対しては，長期の開存も期待でき，有用なオプションである．一方で，狭窄が中等度の冠動脈枝や灌流域の小さな枝に対しては，適用に際しては ITA 以上により慎重にならざるを得ない．

グラフトの性状が症例によってばらつきがあるものの，術前に評価をしにくいこと，また，遠隔期に胃や横行結腸，肝臓など上腹部臓器への手術の障害となりうることなども短所とされてきたが，3D-CT が比較的容易に撮影できるようになり，術前術後のグラフト評価については改善してきた．

4) 大伏在静脈（SV）

SV は，採取による重篤な合併症と無縁で，ハンドリングの容易さや AC バイパスとしての使用により高圧・高流量が期待できることなどが大きなメリットである．このため，急性心筋梗塞や開

心術中に予定外のバイパスを行う際には第1選択となる．動脈グラフトとの比較においてのdisadvantageとしては，グラフトそのものの変性により長期の開存性に劣ることや，流量の少ないグラフトでは血栓形成などによる早期の閉塞が起こりうることで，これは，動脈グラフトと比較して，径が大きく流速が遅いこと，内膜細胞の機能が低く抗血栓性に乏しいことによると思われる．

近年，動脈グラフトでは開存が危ぶまれる中等度狭窄の標的冠動脈枝に対しては，ACバイパスとしてのSVの開存のほうがよいことが報告されている．また，左冠動脈領域へ使用されたSVからの豊富な血流が，共存するin-situ ITA-LADバイパスのstring signを引き起こす可能性も指摘されており，グラフト戦略において，動脈グラフトとの新たな住み分けが必要となっている．

d. グラフト・デザイン

上行大動脈の性状や両側ITAの可否など手術リスクと，標的冠動脈枝の大きさや重要性，回旋枝より大きな対角枝や右冠動脈房室枝などの存在や合計の末梢吻合数などを考慮して，標的冠動脈すべて考慮して全体のデザインを決定することになる．様々なデザインや戦略上のコンセプトがこれまでに報告されているが，いずれにも長所と短所がある．すべての症例に同じデザインで手術を行うのではなく，個々の症例に合った最適なデザインを選択することが重要である．①LADにin-situ ITAでバイパスを行うこと，②できる限り完全血行再建（これは通常，LAD，LCX，RCAの3領域それぞれに少なくとも1箇所はバイパスを吻合することを意味する）を目指すことは，優先順位の高いグラフト・デザインの原則である．また，③回旋枝領域に"第2の動脈グラフト"を使用することも遠隔成績の観点から優先すべきとされ，長期開存の期待から，④RCA領域に対してもできる限り動脈グラフトの使用が好ましい．

動脈グラフトの長期開存を阻害する最も重要な因子は，不十分なバイパス血流である．狭窄が比較的軽度で，冠動脈の血流とバイパスの血流と競合し（competitive flow），グラフト内の血流が少なくなり，グラフトはひも状に細くなり（string sign），多くは閉塞に至ると考えられている．反対に，良好な血流が得られると動脈グラフトの径は増加する．competitive flowについて考察する際に重要な点は，グラフトのcapacityは流量と内圧の2つの要素からなり，グラフト内の血流の"方向"は，内腔の"圧の高低"によって決まり，基本的にグラフトの種類や太さとは無関係であること，である．標的冠動脈枝の領域が小さく，もしくは梗塞などにより血流需要（flow demand）が少ないときにも，バイパス血流は少なくなり閉塞のリスクは高くなる．しかし，冠動脈枝の径が小さくてもcompetitive flowは起こることから，実際には，標的冠動脈の狭窄度に最大限配慮する必要がある．

さらに，長期開存のためにはsequential吻合やcomposite graftで吻合する複数の標的枝の組み合わせにも配慮する必要がある．本来，動脈グラフトを使用する最大の理由は，長期開存による持続的な完全血行再建であることから，予測可能なcompetitive flowは回避したほうがよい．当センターでは，aorta no-touch techniqueで行った全動脈グラフトによるOPCABの術後造影でのcompetitive flowの発生を調査し，その後の開存・閉塞との関連までフォローアップし，competitive flowとの関連の強い標的冠動脈枝の組み合わせを含めた"悪い"パターンを報告してきた[1]（図1）．sequential吻合については，最も高率にグラフト全長にわたり開存が期待できる"よい"パターンは，グラフトの最も遠位で吻合する標的枝が閉塞や高度狭窄を有する場合である[2]（図2）．反対に，最も遠位での吻合相手が75％以下であるときには，高率にcompetitive flowが認められ，遠隔の開存率も高くない．また，Y型のcomposite graftにおいては，途中で枝分かれした両方向への血流のバランスが問題となるため，2つのグラフトのendがともに高度狭窄や閉塞の標的枝である場合が好ましい．competitive flowのまま閉塞せず開存する例もあることや，造影では閉塞とみえるグラフトでも冠動脈病変の進行とともに再び太く成長する例があることも事実で，flowへの感受性や生理的な内腔の変化と不可逆的な閉塞の鑑別など今後も検討が必要である．

e. aorta no-touch technique

上行大動脈への手術操作の回避は，大動脈の損

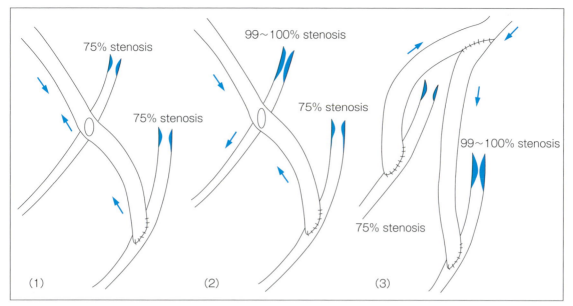

図1 グラフトデザイン・competitive flow の起こりやすいパターン
(文献1より改変)

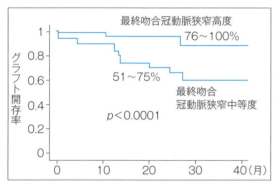

図2 sequential 吻合のグラフト開存率
　Y軸はグラフト開存率　X軸は時間（ヵ月）
(文献2より改変)

傷や出血だけでなく，脳梗塞などの debris 塞栓症の回避に有効とされる．このため，AC バイパスを行う際には，標的冠動脈枝の狭窄度，術前 CT での石灰化の有無や術中経食道心エコーによる大動脈性状の確認など，必要性とリスクを十分に考慮するべきである（図3）．

f. composite graft と all *in-situ* grafts

composite graft は，主に *in-situ* ITA を inflow として橈骨動脈などの free graft を Y 型あるいは I 型に吻合して作製する．この方法のメリットは，①上行大動脈の手術操作を必要とせず，②長さや数に限りある動脈グラフトを最大限活用でき

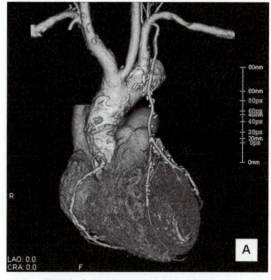

図3 著明な大動脈石灰化症例に対する両側内胸動脈 composite graft を使用した
　aorta no-touch technique による冠動脈バイパスの術後 CT．

ることである．たとえば，片側の *in-situ* ITA と橈骨動脈を Y 型 composite graft とすると，2つのグラフトだけで，ほとんどの症例で LAD，LCX，RCA 3領域への完全血行再建が可能で，③橈骨動脈のハンドリングのよさから sequential 吻合もしやすく，対角枝にも問題なく対応可能で，特にハイリスク例で有用である．欠点として

は，1つの in-situ ITA を inflow として共有することがあげられるが，OPCAB においては hypoperfusion syndrome を発症したことはない．competitive flow は特に RCA 領域で起こることが多く，これが高率に予測されるときには，グラフト・デザインを再検討することも必要である．

in-situ graft での血行再建は，3枝病変に対しては両側 in-situ ITA と in-situ GEA を使用することになり，inflow が3箇所確保されることから，AC バイパスほどではないものの，豊富な血液供給が可能な点で理想的であり，特に若年者を中心に有用な術式である．高齢者や女性ではグラフトの脆弱さから sequential 吻合が困難な場合や，対角枝への対応が難しいこと，ハイリスク例への適用は慎重に考慮すべきであることなど課題もある．

g. CABG の術前管理

冠動脈造影以外の手術前の評価としては，上行大動脈への吻合の可否，IABP 挿入などを想定して単純 CT により大動脈性状，石灰化の有無を確認する．そのほか，脳 CT や頸部エコー，呼吸機能や CT での肺の状態なども有用な情報となる．心エコーで，中等度の大動脈弁狭窄や僧帽弁閉鎖不全症がある場合には，再手術の可能性も考慮して，RITA-LAD バイパスの回避や一期的な手術の妥当性も考慮すべきである．

グラフトの術前評価も可能な限り行うべきである．特に ITA の狭窄・閉塞，乳房切除後などで狭小化していることもある．予想外の狭窄の存在は，手術戦略そのものに影響するだけでなく，hypoperfusion など周術期の安全性にも影響しうる．ITA は冠動脈造影時に造影するか，造影 CT での評価が好ましい．SV や橈骨動脈はエコーでの直接評価が可能で，橈骨動脈については，Allen テストで採取後の手指の血流も確認しておく．

LAD などの高度狭窄病変や不安定狭心症に対しては，手術前～手術中の血行動態の安定のためと，OPCAB で手術が完遂しやすくなる両方の理由で，術前早期から IABP を積極的に挿入すべきである．すでに急性心筋梗塞を発症している場合の手術のタイミングには議論の余地があるが，CKMB 値などから中等度～広範囲の梗塞が疑われるときには，手術中～術後の不整脈の回避や肺うっ血の改善などを目的として，まずは発症から3日間程度は IABP 管理とし，その後に準緊急手術とすることで，安全性と手術の質を高めることができる．

h. CABG の術後管理

手術中から術当日の最も深刻な合併症に，冠動脈のスパズムがある．発症率は1％未満であるが，発症時には IABP や PCPS などの循環補助を要する深刻なショック状態ともなる．誘因や機序は明らかとなっていないが，冠動脈の性質だけでなく，無輸血や hypovolemia，麻酔からの覚醒の状態，過量のカテコラミンや利尿薬などが関係している可能性がある．手術中からニトロ製剤に加えて，カルシウム拮抗薬やシグマート持続静注を開始し，CVP など SG カテーテルのパラメータに十分配慮する．急激な血圧の低下，CO/CI の低下に際しては，常に念頭に置く必要がある．

OPCAB と従来の CABG とでは，術後の管理では明確に区別する必要がある．OPCAB 術後は，人工心肺を使用しないので肺や腎機能への影響が少なく，また，凝固能が保たれていることが多いので，脳梗塞をはじめとして血栓形成による合併症（冠動脈内での血栓，心尖などの梗塞部分での左室内血栓，肺塞栓など）が起こりうる．従来の CABG など開心術後は厳重な水分の管理，つまり，水分"制限"が基本であったが，OPCAB では，経口もしくは輸液でむしろ適切に水分を摂取させ，脱水にしない方向に配慮すべきで，特に高齢者や全身の動脈硬化が強い例では，意図的に2～3 kg 体重増加で管理する必要がある症例もある．

2 急性心筋梗塞合併症に対する手術

a. 左室自由壁破裂 (LVR)

LVR は，左室壁の破裂の度合いから oozing type と blow-out type に区別される．oozing type は，心筋梗塞後の心嚢液貯留，心タンポナーデで診断されることが多い．手術術式としては，タココンブやフィブリンなどの止血薬による心外膜からの圧迫により心室からの出血が制御で

きることが多い．しかし，圧迫により止血し得ても，数日後に blow-out type となって再破裂したり，遠隔期に巨大な瘤を形成したりすることがあり，その後も注意深い観察が必要である．blow-out type は，外部からの圧迫での止血は不可能で，心内膜もしくは心外膜へのパッチの縫着や，フェルトで補強しながら破裂部分を縫合するなどの手技を組み合わせて左室を再建する．

b. 心室中隔穿孔（VSR）

LAD もしくは RCA の梗塞で起こるが，一般に LAD 近位部に責任病変があることが多い．心雑音の聴取やエコーでシャント血流が同定されるのが一般的であるが，経胸壁のエコーが入りにくい症例では診断が遅れることもある．手術は，心尖から左室切開し，心膜パッチを左室の内腔に縫着して，中隔穿孔部を含めて梗塞領域に左室の圧がかからないように exclude する術式が基本である．

VSR，LVR どちらにおいても，遅くとも手術中からの IABP は必須で，1週間程度続ける必要があることが多い．ヘパリンコーティングの閉鎖回路での PCPS は左室の止血には有用で，術前のショック状態や多くの症例で術後 LOS となることから，多量の強心薬や肺水腫などで閉胸が困難なとき，20前後の CVP でなければ循環が維持できないときなどには，多臓器不全発症のリスクが高く，PCPS の導入を考慮すべきである．本来，開心術後は出血を増悪させうるが，心房圧が高く，心室からの出血に対しては，PCPS を術中から開始することで，有効に圧迫止血が行うことができ，左室負荷が軽減されるなどにより破裂部位からの出血はコントロールしやすくなる．胸骨周辺からの出血も無視できないが，ヘパリンをプロタミンで中和し，ACT で150秒程度まで下げることで止血が得られることが多い．このとき，完全に PCPS に依存した状態にすると，左房で血栓ができることがあるので，これを防ぐために，肺の順行性の血流を保ち動脈圧モニタ上で自己圧波形が確認できる程度の循環血液量と強心薬の維持が必要である．

3 陳旧性心筋梗塞合併症に対する手術

a. 虚血性僧帽弁閉鎖不全症（IMR）

IMR は虚血性心疾患の予後に影響する重要な因子である．このため，3度以上の重度の逆流に対しては，CABG と同時に僧帽弁手術を行うことは，現時点では標準的な治療戦略といえる．ただし，3度の僧帽弁閉鎖不全症に対して，CABG 単独と CABG プラス僧帽弁手術の術後生存率には差がないとする報告もある．従来は，弁輪拡大に対する人工弁輪による弁輪縫縮術が好んで行われたが，弁尖の形態や梗塞による左室と弁輪の拡大，乳頭筋の位置の偏位などが症例によって複雑な要因となっており，逆流の再発や心不全の発症の点で必ずしも満足すべき成績ではなかった．近年，左室形態や tethering の程度を評価し，乳頭筋の位置や左室の形成・部分切除を行うことで，僧帽弁逆流の防止と左室の収縮回復の両方の点で手術の効果や成績は改善してきた．

僧帽弁逆流が2～3度の中等度の症例に対して僧帽弁手術を同時に行うかについてはさらに議論の余地がある．少なくとも日本では OPCAB での血行再建が主流であり，中等度の僧帽弁逆流が OPCAB の禁忌となることはまれで，体外循環を要する僧帽弁手術を行うか否かは，手術リスクに大きく影響する．さらに，動脈グラフトの多用により，僧帽弁に対しての再手術となった際には，開存グラフトの存在により困難が予想されることも十分ありうる．このため，IMR の進行を予測して，軽度から中等度逆流に対して冠血行再建と同時に僧帽弁形成術を積極的に行うべき症例を区別する必要がある．

当センターの成績によれば，低左室機能例に対しても単独 CABG であれば，OPCAB で行われており，最近10年間に施行された OPCAB のうち，約6.5％は左室駆出率が30％以下の超低心機能であった．これらはいずれも僧帽弁閉鎖不全は中等度以下で，OPCAB で完遂しえた．しかしながら，退院後左室リモデリングとともに，虚血性僧帽弁閉鎖不全が発症する例があり，平均3.8年のフォロー期間において5年の僧帽弁閉鎖不全の累積回避率は約75％であった．また，心不全や

IMRの進行の予測因子としては，乳頭筋間距離の変化率が有用であった．左室機能の低下例で，特に下壁から側壁の収縮低下している場合には逆流が中等度であっても，冠血行再建と同時に僧帽弁形成術を行うことは妥当である．

4 虚血性心筋症に対する左室形成術（surgical ventricular reconstruction：SVR）

虚血による左室形態の慢性的な心機能の低下は，梗塞後の局所的・非対称的な線維化や瘢痕化を伴い，CABGやPCIで冠血流を増加し虚血を解決するだけでは十分な改善が得られない．こういった症例に対して，左室形態を外科的に修復することにより，機能低下しているがviableな心筋の収縮を蘇らせ，心機能の回復が期待できる．

手術に際して，左室形態，心筋の局所的なviability，手術での切除範囲の決定に最も有用な術前の評価方法はMRIである．著明な左室の拡大例では，カテーテルによる左室造影では明瞭な画像が得られないことが多い．これに対して，MRIでは，シネアンギオグラフィに加えて，ガドリニウム遅延造影により，局在する瘢痕組織の位置と範囲，心尖部や乳頭筋との関係，さらには左室内の血栓なども鮮明な画像として得られ，詳細な手術プランに有用な情報となる．

a. 心内膜パッチ形成術（endoventricular patch plasty）

瘢痕化した，もしくは瘤化した領域を切開し，心内膜側にパッチを縫着し，この領域をexcludeする．Dor手術やSAVE手術がこれに該当する．左室の前壁だけでなく下壁など，どの部位にも適用可能である．形成後の左室容量の目標の設定，特に過剰な縮小は著しく心機能の低下をきたす点には留意が必要で，また，術後の左室の形態が球型とならないよう配慮すべきである．

b. オーバーラッピング左室形成術（overlapping ventriculoplasty）

前下行枝と平行に左室前壁を長軸方向に切開し，中隔側と自由壁とを重ね合わせることにより左室の短径を縮小する．長軸方向には縮小されないことからパッチ形成と比べると，人工物を必要としないこと，形成後の左室形態が球型になりにくいこと，前壁にviabilityが残存する例に対しては術後の回復が期待できること，などのメリットがある．

c. papillary muscle approximation（乳頭筋接合）手術

主にIMRに対する手術手技とされ，両乳頭筋の距離を短縮することにより僧帽弁のtetheringを緩和し弁尖のcoaptationを回復する．同時に，左室自由壁もplicationされることから，前壁に対する上記の手術手技と同時に施行されることも多い．乳頭筋間の左室壁の性状やviabilityによっては，切除する術式（partial left ventriculectomy）も有用である．

d. cardiac resynchronization therapy（CRT）

虚血性の低心機能症例では，突然死と心不全の予防のため，除細動（defibrillator）の機能を加えたCRTDの植え込みの適応となることが多い．開心術時には左室側壁のリードの装着は可能であるが手中隔への電極の装着が困難であり，術後に改めて植え込みの手術を行うことが多い．

左室形成術を考慮する症例はもともと手術のリスクが高く，左室形成を行うかCABGのみにとどめるかの選択が困難な場合も少なくない．EFが30％前後であっても，off-pumpで血行再建出来る症例も多く，IMRの予後とともに，左室への手術の効果，予後については慎重に評価されるべきで，今後，検討すべき課題である．

5 特殊なCABG

a. 再CABG

再CABGでは，心拡大や低心機能例が多く，癒着剥離のため人工心肺が必要となることもあり，当然ながら手術リスクも高い．開存グラフトの存在は，開胸や癒着剥離時に問題となることがしばしばで，特にITAバイパスが開存していると剥離の難易度が大幅に高くなる．このリスクを回避する方法として，病変枝が限られているので

あれば，次に述べるMIDCAB (minimally invasive direct coronary artery bypass) は有用な選択肢である．

大動脈に吻合されたSVが開存している場合の問題点としては，グラフトは変性や石灰化が進行しており，手術中にしばしば血栓やdebrisによる塞栓が起こるとされる．SVの直接の把持や圧迫は極力回避し，なるべくテンションがかからないように細心の注意が必要である．動脈グラフトを多用するようになっての問題点としては，再CABGでin-situ ITAを使用したときに，開存静脈グラフトの存在による，動脈グラフト，特にin-situ ITAでのcompetitive flowの発生があげられる．通常上行大動脈に吻合されたSVは，鎖骨下動脈からのITAよりグラフトの内圧が高いため，特に静脈グラフトの狭窄が軽度の場合には新たに吻合された動脈グラフトの血流量が不十分となり，比較的早期の閉塞となってしまう懸念がある．従来，hypoperfusionの懸念から古い開存SVはそのまま放置することが標準的な手術方法とされてきたが，off-pumpでの手術の完遂やSV clampのテストを行い新しい動脈グラフト血流の増加をみるなど，いくつかの条件を満たす場合には，SVを離断することは正当化しうると思われる．

b. MIDCAB

MIDCAB (minimally invasive direct coronary artery bypass grafting) は，①小開胸もしくはロボットを含む内視鏡による内胸動脈の採取と，小開胸からのLITA-LAD吻合，もしくは②上腹部切開からGEAを採取し，GEA-RCA吻合のいずれかを指すことが多い．最大のメリットは，胸骨切開がないため，胸骨に関連した合併症，縦隔炎がないことである．疼痛の点でもメリットがあるとする報告があるが，症例によっては，正中のほうが術後の痛みが軽いこともある．LITA-LADは開存性と生命予後への効果が最も高い，外科的治療の核ともいえるバイパスである．近年，LITA-LAD吻合とPCIのハイブリッド治療も行われるようになっているが，適応や成績については確立されていないものの，早期成績は良好で今後適応が広がる可能性がある．

c. ハイブリッド・多枝冠血行再建

先にも述べたようなITA-LADバイパスの長期的な効果と，LAD以外への低侵襲な治療としてのPCIのハイブリッド治療が多く報告されるようになってきた．適応は，①LADの閉塞，LMT病変，高度石灰化，高度の蛇行，②LAD以外のlesionがPCI治療可能であること，である．手術の点からは，ITA-LAD吻合を内視鏡で行うか，小切開から行うか (MIDCAB) で術式は2とおりに分けられる．完全内視鏡CABGには，daVinci Sシステムが用いられる．

6 まとめ

冠動脈バイパス手術は，虚血性心疾患患者の予後の改善に有効な治療法である．PCIとのコンビネーションや小切開，ロボット補助など治療方法は多様化している．リスク要因を評価，整理して，それぞれの症例の特徴に合わせた各患者の特徴に合わせたグラフト材料，デザイン，手術方法の選択が重要と考えられる．

文献

1) Nakajima H et al : Ann Thorac Surg **81** : 807-814, 2006
2) Nakajima H et al : Interact Cardiovasc Thorac Surg **12** : 125-129, 2011

C 不整脈の管理

1 心房細動（AF）

a. maze手術

心房細動（AF）は最も頻度の高い不整脈で，心拍出量を低下させ，左房内での血栓形成から脳梗塞など血栓塞栓症を引き起こす．ワルファリンの内服は血栓の防止に有効であるが，一方で出血の原因ともなることから，抜歯や内視鏡検査など比較的軽微な処置に際しても中止するなどの配慮が必要で，長期間内服を継続する問題点も無視できない．また，基本的に自然治癒が期待できない不整脈であることから，生涯にわたってワルファリンから，もしくは血栓塞栓症のリスクから解放されることはない．

maze手術は，Coxらが1980年代に報告して以来，現在も心房細動を根治しうる治療として最も信頼性の高い方法である．

術前管理

表1に日本循環器学会「不整脈の非薬物治療ガイドライン（2006年）」を示す．弁膜疾患・虚血性心疾患などの器質的心疾患に合併する心房細動では，基礎疾患に対する手術と同時に洞調律に復帰させることが望まれる．特に僧帽弁疾患ではしばしば心房細動の合併があるが，maze手術を同時に施行することにより，術後遠隔期の脳合併症の発生が抑制され，QOLの向上とともに，心機能と予後の改善が得られる．僧帽弁以外の弁膜症や虚血性心疾患においても同様の効果が期待できると考えられる．

一方で，maze手術は，すべての心房細動に対して有効で確実に洞調律をもたらす治療法とは認められていない．洞調律の回復と術前因子との関連について，これまでに多くの報告がなされてい

表1 心房細動の手術適応ガイドライン

Class I：
1. 僧帽弁疾患に合併した心房細動で，弁形成術または人工弁置換術を行う場合

Class IIa：
1. 器質的心疾患に対する心臓手術を行う場合
2. 血栓溶解療法抵抗性の左房内血栓症の合併，または適切な抗凝固療法にもかかわらず左房内血栓に起因する塞栓症の既往を有する場合
3. カテーテルアブレーションの不成功例または再発例

Class IIb：
1. 孤立性心房細動で，動悸などの自覚症状が強く，QOLの著しい低下があり，薬物治療抵抗性または副作用のため使用不能な場合
2. 薬物治療が無効な発作性心房細動で，除細動などの救急治療を繰り返している場合

Class III：
1. 心房および心胸郭比の著明な拡大があり，手術を行っても洞調律復帰が困難，または洞調律に復帰しても有効な心房収縮が得難い場合

（日本循環器学会：不整脈の薬物療法ガイドライン，2006）

るが，術前心房細動期間の短いこと，心電図 V_1 のf波が高いこと，左房径（LADs）が小さいことなどは，術後の洞調律との関連があるとされる代表的な因子であるが，実際にはこれらを組み合わせて総合的に判断することが多い．具体的には，術前心房細動歴10年以下，V_1 f波＞0.1 mV，LADs 60 mm以下であれば，高率に洞調律回復が期待でき，非リウマチ性弁膜症のほうがリウマチ性より回復率が高い．さらに，機械弁の有無や年齢などの手術リスクなどでmaze手術の付加が決まる．心房細動歴20年以上・f波がほとんど認められない・左房径70 mm以上の場合，心房細動治癒率が50％から60％と不良であり，左房径80 mm以上では洞調律の回復は期待できない．

術中管理

maze手術が始まった当初は，心房細動のメカニズムとしてmacro-reentryが重要視されていた

C 不整脈の管理

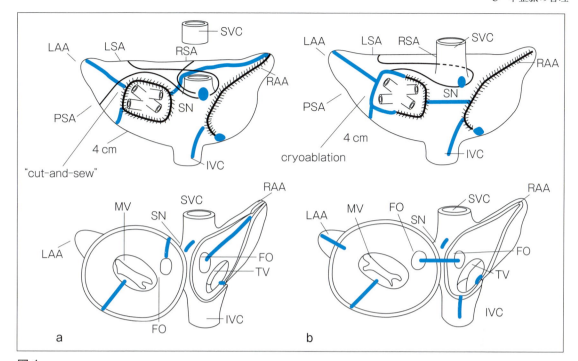

図1
　a：Kosakai-maze 手術．肺静脈周囲を cut-and-sew で行い，そのほかではクライオアブレーションを多用していることが特徴である．クライオアブレーションでは，sinus node artery への影響も小さい．
　b：Cryo-maze 手術．右側左房切開からクライオアブレーションで行う maze 手術術式．肺静脈周囲もクライオアブレーションとすることで，手技が容易となり，低心機能例など maze 手術の適応を拡大することが可能となった．

が，電気生理学的な解析から，多くの心房細動において，その起源ともいうべき異所性の電気信号が肺静脈に由来するとの報告がなされ，術式は変遷してきた．maze 手術の術式は，肺静脈の開口部を電気的に孤立させる"PV isolation"と，macro-reentry となりうる部位に対する電気的な離断の2つの要素から原則的に構成される．当初，PV isolation は上下左右の肺静脈開口部すべて囲むように切開し縫合する"cut-and-sew"を行う術式が標準的であった．しかし，心停止時間が長くなり，出血のリスクもあることからこの方法は敬遠され，現在は，笑気ガスや炭酸ガスによるクライオアブレーションや radiofrequency（RF）ablation などで代替した術式が主流となっている（図1）．クライオアブレーションは，安価で，心内膜や弁尖への影響がなく，冠動脈が巻き込まれても影響が軽微であるとされている．RF は，アブレーションに要する時間が短く，最小限の幅で心房筋を不活化させ伝導を遮断することができる．それぞれのデバイスの先端の形状により術式も多様化し，RF を使用する際には左右

の PV を別々に isolation して2つのサークルをつなげる方法が多くなっている．弁輪部へのアブレーションについては，クライオアブレーションであれば問題とならないが，心室や冠動脈，弁尖を損傷する可能性があるためバイポーラ RF のプローブで挟むことは適切でない．このため，モノポーラ RF で心内膜側からアブレーションするかその部分だけクライオアブレーションを行うなどで対応する．

　電気的に離断されているかを術中に rapid pacing して確認する方法は，特に心拍動下のアブレーションで有用である．たとえば，肺静脈の電気刺激が心房に伝わるかを調べることで，PV isolation が達成されているかを確認できる．しかし，術中に伝導が遮断されていても，その後に再開通やアブレーションが不完全な領域が残ることで心房細動などが再発することもあり，術中の評価方法は確立されていない．

術後管理

　maze 手術後に，一度も心房細動などの再発な

く経過するのは約半数で，むしろ再発例をいかにコントロールして洞調律を安定させ電気的なリモデリングに導くかが重要であり，術後急性期の管理が手術成績および，患者の予後を大きく左右する．

1）薬物治療

maze手術後は，開心術後の発熱や炎症，その回復や電解質の異常，カテコラミンの分泌や代謝，利尿薬による体液バランスの変化など，数週間にわたり不整脈が起きやすい状態が続く．この間，心房細動の再発や上室性頻脈がしばしば出現する．多くは抗不整脈薬を使用しコントロールする．

まず，第一に重要なことは正確な診断である．心電図モニタのR-Rの不整だけで心房細動と診断することは不確実である．maze手術後は様々な上室性のリズムが生じうるため，12誘導と手術時に心房に縫着した一時ペーシングリードに電極として心電図をとり，こまめに確認することが重要である．反対に，R-Rが整であっても洞調律とは限らないことにも留意するべきである．心房粗動や心房頻拍であれば心房のリードからオーバードライブ・ペーシングを試みる．その際，f波のレートにプラス10～20%で数秒間ペーシングする．無効であれば，徐々にレートを上げていく．DCによる洞調律の回復も重要な手段である．オーバードライブもDCも，単に洞調律へのきっかけを与えるだけのもので，洞調律の維持を促すものではないため，洞調律に回復したときには，再発防止のため，なんらかの抗不整脈薬を追加するか，あらかじめ薬物を開始し血中濃度を確認したのちにDCを行うなどしたほうがよい．

急性期から，洞調律であってもベラパミル，β遮断薬で積極的に心拍数を90以下にコントロールすることである程度，心房細動再発が防げるものと思われる．もし，心房細動が再発した場合には，Ⅰa群シベンゾリンやジソピラミドが第1選択となる．これは，心室頻拍などの副作用が比較的少なく使いやすいことが理由のひとつである．無効例には，Ⅰc群フレカイニドや，アプリンジン，サンリズム，アミオダロンなどを考慮する．これらの抗不整脈薬を使用する際には，効果の判定と副作用の予防の点で血中濃度の測定は必須である．

maze手術後にはしばしばペースメーカの植え込みが必要となる．その頻度は，おそらくは手術適応と術式によると思われるが，2～20%である．この手術後に特有の徐脈と頻脈を交互に繰り返す例では薬物治療が極めて困難である．まず，頻脈予防に重点を置き，頻脈停止時のpauseや徐脈時にHR 30～40以下であるときにはペースメーカ植え込みの適応となる．心房細動でワルファリンを継続するか，ペースメーカ植え込みでも洞調律がよいのかは意見の分かれるところである．

2）体液・電解質管理

maze手術後は一般に，体液貯留（fluid retention）の傾向が強く，フロセミドの反応が悪いこともまれではないため，手術直後からhANPを積極的に使用する．フロセミドとスピロノラクトンを基本として内服を開始するが，術前体重から前後1 kgくらいを目安として減量または中止する．過剰な利尿薬や脱水はしばしば心房細動を再発させるため注意を要する．また，心嚢内の液体や血腫の存在により，急性期のリズムのコントロールが極めて難しくなるため，必要であればドレナージを躊躇なく行う．

カリウムは積極的に補正し，マグネシウムが予防や発作時に有効なこともある．

3）抗凝固療法

術後は経口摂取開始からワルファリンの内服を開始する．人工弁の有無や血小板数，心房細動再発の頻度によって異なるが，術後早期のプロトロンビン時間のinternational normalized ratio（PT-INR）の目標値は，だいたい1.8～2.8である．maze手術後は，少なくとも3ヵ月間はワルファリンの内服を継続し，その後は個々の症例によって判断する．弁形成や生体弁植え込み後で洞調律が得られても，心房の拡大や年齢など脳梗塞や心房細動再発のリスクがあると思われるときには，ワルファリンからアスピリンなど抗血小板薬へ切り替えて継続するほうがよい．

4）まとめ

maze手術は，今後もデバイスの進歩とともに術式も変化していくと思われる．しかしながら，洞調律の回復に最も影響するのは，術前状態である．合併する弁膜症の重症度だけで手術のタイミングを判断すると，必ずしもmaze手術，洞調律回復のためには最良のタイミングにはならない．

表2 心房細動アブレーションの適応

Class I：
高度の左房拡大や高度の左室機能低下を認めず，かつ重症肺疾患のない薬物治療抵抗性の有症候性の発作性心房細動で，年間50例以上の心房細動アブレーションを実施している施設で行われる場合

Class IIa：
1. 薬物治療抵抗性の有症候性の発作性および持続性心房細動
2. パイロットや公共交通機関の運転手など職業上制限となる場合
3. 薬物治療が有効であるが心房細動アブレーション治療を希望する場合

個々の合併する心疾患に，どのように心房細動やmaze手術を加味して治療方針を立て，手術の判断をするかについては，今後，確立して行くべきものと考えられる．

b. カテーテルアブレーション

1) 心房細動アブレーションの適応（表2）

アブレーションの適応は表2のようになる．それ以外の考慮すべき適応としては，抗不整脈薬の使用が困難な徐脈頻脈症候群（頻脈の停止時に洞停止を認めるもの），心房細動をトリガーとする心不全例などがある．

アブレーションでも洞調律維持が困難で，よい適応といえない例として，著明な左房拡大例（LAD＞50 mm），長期に持続している心房細動（＞2年）がある．

2) アブレーションに必要な準備

心房細動のアブレーションは心房細動のトリガーの起源である肺静脈（PV）の電気的隔離を目標とすることが一般的である．PVが心房細動のトリガーのみでなく，その維持に関与していることが明らかになり，肺静脈隔離術が心房細動の根治を可能とした（図2）．

①抗凝固療法

肺静脈隔離のためには，中隔穿刺により左房へのアプローチが必要であり，左房内に血栓存在する場合には禁忌である．可能な限り術前3週間程度の抗凝固療法を行う．

抗凝固療法は現在，新規抗凝固薬（NOAC）もしくはワルファリンで行われている．導入が容易であり，周術期の中止や再開が容易であることから，現在ではNOACが用いられることが多い．リウマチ性僧帽弁狭窄症例，弁置換術後例では

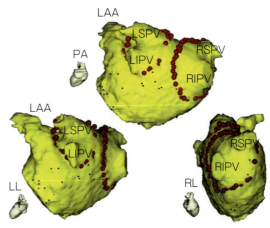

図2 3次元マッピング装置を用いた肺静脈の拡大隔離術
3次元マッピングと3次元CT画像をリアルタイムに組み合わせることにより，左房および肺静脈の解剖把握が，より容易となり，焼灼部位の決定に役立つようになった．
LSPV：左上肺静脈，LIPV：左下肺静脈，RSPV：右上肺静脈，RIPV：右下肺静脈，LAA：左心耳

NOACの適応はなく，ワルファリンが用いられる．術後洞調律が維持されていても，2ヵ月間は抗凝固療法を維持する．

②血栓の除外

左房内血栓の除外のため，術前に経食道エコーもしくは心臓CTを施行する．

3) アブレーション手技

現在，肺静脈隔離に用いられるデバイスは，通常のアブレーションカテーテル，バルーンカテーテル（クライオバルーン）がある．手技時間は施設の経験や，重症度，追加治療の有無などで異なるが，肺静脈隔離のみであれば平均2～3時間程度である．現時点では，クライオバルーンの適応は発作性心房細動に限られている．

4) 合併症

周術期の合併症は，経験のある施設であれば，1～3%程度と報告されている．心タンポナーデ（1%），脳梗塞・一過性脳虚血（1%）が主なものである．クライオバルーンでは右横隔神経麻痺の頻度がやや高い（4%）．致死的合併症として，左房食道瘻が報告されているが，極めてまれである．

5) 手術成績

アブレーション成績の主な規定因子は，左房径（＞50 mm），持続性か発作性か，持続性であれば持続期間（＞2年）がある．

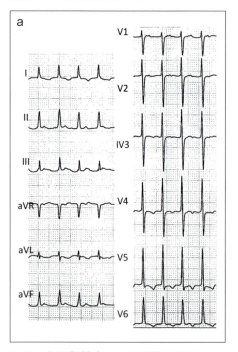
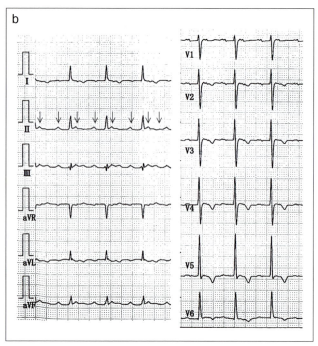

図3　心房頻拍中の12誘導心電図
　a：1：1房室伝導に伴う心房頻拍．洞頻拍との鑑別診断が必要である．
　b：2：1房室伝導に伴う心房頻拍．洞調律との鑑別が必要である．P波がQRS波直後に認められる（矢印）．

　急性期成功率，すなわち肺静脈隔離の成功率はほぼ100％で可能である．しかし肺静脈の再伝導や，非肺静脈起源のトリガにより，無投薬下では，発作性心房細動で20〜30％で再発をきたし，2回目のアブレーションを必要とする．

　発作性心房細動および持続して1年以内の持続性心房細動については，肺静脈隔離術1年および5年後の洞調律維持率は90％，80％，アブレーション後，発作性心房細動が慢性心房細動に移行する例は4％程度であり，肺静脈隔離は発作性心房細動の自然歴を変えるといってよい．

　1年以上持続する心房細動の場合，1年後の洞調律維持は70〜80％である．持続期間が長くなるにつれて，洞調律維持は困難になる．

2　心房頻拍・心室頻拍

a．心房頻拍（AT）

　カテーテルアブレーションの進歩に伴い，心房頻拍（AT）に対して，現在，外科的治療を行うケースはまれである．外科手術後に発生する心房頻拍は，ICU滞在時間，入院期間の延長につながる．また低心機能例では，血行動態の悪化させることもある．

　術後遠隔期に発生する心房頻拍は外科手術手技に関連したメカニズムが明らかになっている．

1）診断

　持続する心房頻拍の場合，12誘導心電図で記録できれば診断は容易である．QRS直前にP波を伴うことが，心房頻拍の特徴といえる．心拍数が100/min程度で室結節を1：1伝導している場合には，洞頻拍との鑑別が必要である（図3a）．過去に記録された洞調律中のP波と比較して判断する．また2：1伝導の場合，P波がQRSのなかに埋没し，一見洞調律にみえることがある．（図3b）

　Holter心電図やモニタ心電図で3：1以上の房室伝導していることが確認できれば，心房頻拍と診断できる．またATP（アデノシン三リン酸）やベラパミルを用いて，房室伝導を低下させることで診断が可能である．

2）術後急性期心房頻拍

　開心術による心外膜炎や，手術侵襲により心房

頻拍を発生することがある．血行動態が安定していて，症状がない場合には，経口のβ遮断薬や，ベラパミルで心拍数コントロールを行う．血行動態不安定な術後急性期に発生した場合，頻拍により血行動態が破綻することがあり，早急な対応が必要となる．リエントリー性心房頻拍の場合には，電気的除細動で停止可能であるが，通常，術後に発生する心房頻拍は異所性自動能や撃発活動が主なメカニズムであり，電気ショックは無効で，薬物治療を中心に考える．

超短時間型β遮断薬であるランジオロール（0.02～0.04 mg/kg/min）により，心拍数コントロール効果および停止効果が得られる．保険償還されていないが，アミオダロン持続静注にも血圧を下げることなく，心拍数低下効果がある．アミオダロンの血中濃度を急速に上げるためには，急速投与が必要であるが，血圧低下を招く可能性があり，負荷投与（33 mL/hr）で開始することも多い．

3）開心術後遠隔期心房頻拍

開心術後遠隔期に発生する心房頻拍は，主に右房切開や人工心肺装置の脱血管の挿入に伴う瘢痕に起因する右房マクロリエントリー性心房頻拍と，心房細動に対するmaze術後に発生する左房マクロリエントリー性心房頻拍が主なものである．

①右房マクロリエントリー性心房頻拍

ⅰ）心房切開に関与する心房頻拍

右房への切開線と脱血管挿入部の瘢痕間ないし下大静脈間に心房筋が残存している場合，その部位が伝導遅延を伴った解剖学的峡部となり，リエントリー回路を形成する．切開線-脱血間の瘢痕，ないし瘢痕と下大静脈間の伝導部位が，リエントリー回路の必須緩徐伝導部位（gap）となっている．カテーテルアブレーションによる部位の焼灼により，頻拍が容易に停止し，有効である．

開心術の際に，右房切開，脱血間挿入部も含め，予防的に下大静脈まで冷凍凝固を加えておくことにより，この心房頻拍が予防できると考えられる．

ⅱ）拡大した右房に発生する心房頻拍

先天性心疾患における修復術後，特にFontan手術施行後では，右房は著明に拡大しており，右房負荷に伴う心房筋の障害が心房頻拍の不整脈基質となる．このような例では，心房切開に関連するような心房頻拍と異なり，好発部位はないが，ほとんどの場合，右房自由壁に回路を持つ．しかし，病的心筋に伴う広範囲な組織学的変化により，複数の心房頻拍を発生することが多く，アブレーションはしばしば困難である．アミオダロンなど抗不整脈薬の併用が必要となることが多い．

②左房マクロリエントリー性心房頻拍

maze手術は肺静脈を含んだ左房後壁の切開と冷凍凝固，およびこの後壁のlesionから僧帽弁まで，線状の冷凍凝固が行われることが多い．cut-and-sewの部位が伝導再開することはないが，冷凍凝固による完全電気的ブロックを術中に確認することは困難である．このような冷凍凝固部位の不完全ブロックのため，術後に心房細動ないし，心房頻拍が再発することがある．

頻度が高いのは，僧帽弁周囲を旋回するいわゆるmitral AFLであり，通常，僧帽弁輪周囲の冷凍凝固部位に，伝導遅延による．また左房後壁はmaze手術のため，解剖学的障壁となっているため，僧帽弁周囲を旋回する回路が発生しやすい（図4）．

アブレーションによる僧帽弁輪からmaze手術施行部位までの線状焼灼で頻拍は停止する．機械弁による僧帽弁置換が行われているケースでは，カテーテルの干渉による，人工弁の損傷や不全をきたさないよう，左房内の慎重なカテーテル操作が必要である．

またAtriCureなどの外科的肺静脈隔離用のデバイスを使用した際にも，同様に不完全ブロックが原因で，頻拍が発生しうるが，カテーテルアブレーションによる左房後壁ないし肺静脈の再隔離によりこれらの頻拍が根治可能である．

b. 心室頻拍（VT）

周術期における心室頻拍（VT）の発生は，もともと器質的心疾患による心室頻拍が存在していたこと，低心機能例に対する手術侵襲，周術期心筋虚血などによるものが考えられる．

心室頻拍そのものに対する外科的治療は，カテーテルアブレーションの進歩から減少しているが，アブレーション困難例，禁忌例においてはまだ有用な方法である．

1）診断

wide QRSを呈することから心室頻拍の診断は

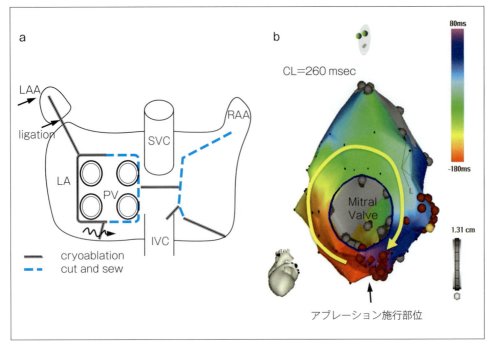

図4 maze手術後に発生した心房頻拍
maze手術により行った切開および，冷凍凝固による後壁を隔離するラインから，僧帽弁輪まで施行した冷凍凝固部位に伝導が残存しており，僧帽弁周囲を旋回する心房頻拍が発生した．同部位にカテーテルアブレーションを行うことで，心房頻拍の発生を抑制できる．

容易である．変行伝導を伴う上室頻拍との鑑別を要することもあるが，血圧低下など血行動態に影響する頻拍については，いずれにせよ電気ショックの適応である．

2）術後急性期心室頻拍の対応

心室頻拍発症例はしばしば，低心機能例であり，器質的心疾患を合併する．したがって陰性変力作用のあるIaないしIc群抗不整脈薬の使用は控えるべきである．

①血行動態が不安定な心室頻拍

心室頻拍中に失神や意識消失を伴う場合，ショックを呈する場合には速やかに電気ショックを行う必要がある．

二相性の体外式除細動器の場合には100J程度で停止が可能である．心室頻拍の場合は，RR間隔に同期していることを確認し，ショックを放出するほうが望ましい．T波のタイミングで低出力のショックが送出された場合，心室細動に移行する可能性がある．体表面心電図モニタを装着する余裕がなければ，パドルから心電図を記録して，同期させることが可能である．緊急時には二相性で150J，単相性200J以上の出力を用いる場合には，非同期で電気ショックを行ってよい．

②血行動態が安定している心室頻拍

血行動態の安定しているwide QRS頻拍の場合，心室頻拍と変行伝導を伴う上室頻拍との鑑別を考慮する．頻拍メカニズムの評価は以後の慢性期治療決定に重要な情報を提供する．

アデノシン三リン酸（ATP）を用いて上室頻拍との鑑別が可能である．一過性に房室伝導を途絶させた際に頻拍が持続する場合には心室頻拍と診断できる．ただし，ATP使用時には血圧低下をきたす可能性があり注意を要する．

③心室頻拍の急性期薬物治療

心室頻拍と判断されたら，静注抗不整脈薬による停止を試みる．2010ACLSガイドラインには，心室頻拍時の抗不整脈薬として，アミオダロン静注が推奨されている．製剤としてすぐに使用できるドラッグアクセスのよさから日本ではリドカインが用いられることも多い．また日本独自の抗不整脈薬として純粋なカリウムチャネルブロッカーとしてニフェカラントがある．心機能や血行動態に影響を与えることがなく，半減期も短いことから，低心機能例においてキシロカインやアミオダ

表3 心室頻拍の外科的治療の適応

- アブレーション不成功例
    - 心外膜起源
    - 心室中隔起源
- 両弁置換術後（大動脈および僧帽弁）などカテーテルアプローチ困難例
- 心室瘤切除に伴う同時手術
- 心尖部血栓存在例

ロンが無効な場合，腎機能が維持されていれば 0.1 mg/kg の静注を考慮してもよい．ニフェカラントの催不整脈作用として薬剤性の Torsades de Pointes のリスクがあり QT 時間が 550 msec を超えるような場合には，投与を中止すべきである．

Torsades de Pointes 型多型性心室頻拍を繰り返し起こしている場合，QT 延長症候群や QT 延長作用のある薬剤が関与している可能性がある．QT 延長作用を持つアミオダロンやニフェカラントはむしろ禁忌である．β遮断薬の投与やマグネゾールの静注が有効である．

3）心室頻拍に対するカテーテルアブレーション

薬剤でも抑制ができず頻回に心室頻拍を繰り返している状況を electrical storm と呼ぶ．鎮静でも解除できなければ，カテーテルアブレーションを考慮する．

心室筋は 1 cm 程度の厚みをもった組織であり，その到達範囲が 3〜5 mm とされる心内膜側からのカテーテルアブレーションでは，心外膜側への効果は得られない．近年，心窩部穿刺による心外膜マッピング法が開発され，開胸することなく，カテーテルを用いて非侵襲的にアブレーションを行うことが可能になった．さらに，先端を生理食塩水で冷却し，より大きな通電効果が得られる irrigation catheter が開発され，心室頻拍のカテーテルアブレーションはより多くの症例で可能になった．

4）心室頻拍の外科的治療

現在の心室頻拍の外科的治療の適応を表3に示す．

左前下行枝の閉塞に伴う左室前壁中隔の心筋梗塞においては，心尖部の心室瘤を伴うことがある．心室瘤の辺縁部ではしばしば，心室頻拍が発生しうる．左室瘤内部の血栓形成が疑われる例では，カテーテルアブレーションは禁忌となり，外科的治療を考慮すべきである．

心筋梗塞領域における肥厚した心内膜と正常心筋との境界領域に主にリエントリー回路が形成さ

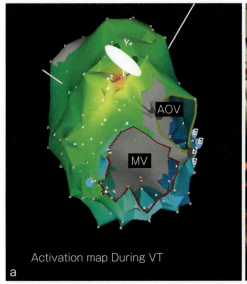 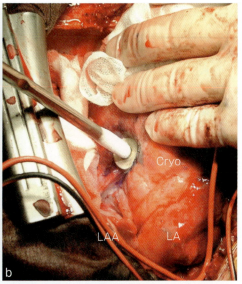

図5 心内膜アブレーション不成功例における開胸によるクライオアブレーション

拡張型心筋症において，繰り返す心室頻拍のため，3次元マッピングを用いてアブレーションを行ったが不成功であり，開胸下に心外膜マッピングを行い，冷凍凝固に成功した例．心内膜マッピングでは，左前下降枝と回旋枝の間が最早期部位であったため（a），同部位の心外膜側を心室頻拍中にマッピングし，冷凍凝固により心室頻拍は停止した（b）．

MV：僧帽弁輪，Aov：大動脈弁，LAA：左心耳，LA：左房

れることから，梗塞周囲の肥厚心内膜組織をはぎ取る心内膜切除術が主に行われる．Dorらが1998年に報告した虚血性心筋症に対する左室形成術は，良好な術後成績が得られている．心室頻拍発生部位の切除や断端の冷凍凝固によるのみでなく，左心機能が改善することにより心室頻拍の発生も減少すると考えられる．

　非虚血性心筋症における心外膜起源の心室頻拍で，心外膜の厚い脂肪組織の直下に心室頻拍の起源がある場合や，心筋深部起源の心室頻拍はカテーテルアブレーションでは到達できない．開心術中に心室頻拍の最早期興奮部位をマッピングし，冷凍凝固や心筋切除を行う必要がある（図5）．両弁置換術後症例（主に大動脈弁逆流症例）では，経血管的に左室内にアプローチできない．また穿刺による心外膜アプローチも開心術後の癒着のため困難である．このような心室頻拍では，術前もしくは術中に電気生理学検査を行い，心室頻拍の起源を特定することが成功の秘訣であり，外科医と内科医の連携が欠かせない．

D 拡張型心筋症

疾患概念

拡張型心筋症は心筋収縮能の低下と左心室の拡大による病態で表される心筋疾患である．進行性かつ難治性であり，一般に予後不良の疾患とされている．

自然歴・予後

拡張型心筋症の自然歴や予後は明確には解明されていない．一般には発生率は人口10万人あたり年間14人程度と報告されており[1]，男女比は3：1で男性に多い．かつては原因不明とされていたが，近年では遺伝・感染・免疫・代謝などの機序によって心筋のダメージが起こると考えられている．5年生存率は心不全治療の進歩により改善し，80％を超えるようになってきたが，心不全症状を有する拡張型心筋症では，年間死亡率が約11〜13％と考えられている[2]．病状が進行した重症例では左室補助人工心臓や心臓移植が考慮される．

分類と病態

1995年のWHO/ISFC合同委員会による心筋症の分類では，肥大型心筋症・拘束型心筋症・不整脈原性右室心筋症・分類不能心筋症とともに「心筋症（cardiomyopathies）」に分類され，虚血性心筋症や高血圧性心筋症などの「特定心筋症（specific cardiomyopathies）」と分けられた．主な病態は心筋細胞の変性により，心筋細胞の脱落が生じて線維組織に置換される．そのため心筋収縮力の著明な低下および心内腔の拡大を認めるようになり，心臓のポンプ機能不全をきたす．

治療

a. 心臓再同期療法（CRT-P または CRT-D）

拡張型心筋症では心室内伝導障害を合併することが多い．特に左脚ブロックは左室全体の同期的収縮を障害するため，左室のdyssynchronyを生じ，左室ポンプ機能を低下させ，さらに僧帽弁閉鎖不全を助長する．この病態の進行が心不全を増悪させ生命予後を悪化させる．心臓再同期療法は左室駆出率35％以下，心電図上QRS幅が120msec以上の患者が適応となる．両心室よりペーシングを行い左室の心筋収縮効率の改善を図るが，治療が奏効すれば左室収縮能，生命予後が改善することが証明されている．

1）CRT植え込み術後管理

術前の輸液は患者の心機能によって適宜変更する．リードの挿入は橈側皮静脈のカットダウンと鎖骨下静脈の穿刺法を併用することが多い．ポケット部の血腫予防のために，術後1日間ガーゼによる創部の圧迫を行う．抗生剤の予防投与は1 g/回のセファゾリン点滴静注を用い，投与は執刀30分前に投与終了となるタイミングで行い，術後は翌日（1日目）までセファゾリンの点滴静注を行い，術後2日目から4日間経口抗生剤を服用させる．

b. 手術療法

非虚血性心筋症に対する左室形成術は，2005年および2009年に発表されたfocused update: ACCF/AHA Guidelines for the Diagnosis and Management of Heart Failure in Adults にて推奨レベルはクラスⅢとなり，拡張型心筋症患者に対する左室形成術は一般的には推奨されない[3]．また，拡張型心筋症による左室拡大に伴う機能的僧帽弁逆流症に対する僧帽弁形成術あるいは僧帽弁

置換術は，LVEF が 30％を下回る場合には補助循環の準備をしたうえでの手術が必要である[4]．低左心機能を伴う僧帽弁逆流に対する僧帽弁形成術あるいは僧帽弁置換術の推奨レベルはクラス IIb である[4]．

1）僧帽弁逆流に対する僧帽弁手術後管理

　全例心機能が悪い症例のため，術後は 24 時間集中治療が行える ICU に入室する．人工心肺離脱困難など，術中に循環動態が安定しない症例では，IABP・PCPS による補助循環下に ICU 入室となる．全例サーモダイリューションカテーテルおよび橈骨動脈圧のモニタリングを行い，カテコラミン・PDE-III 阻害薬・利尿薬・カルペリチドなどを適宜使用し，肺うっ血および低心拍出状態をきたさないように管理する．特にドブタミンは術直後には比較的高用量（5～8γ）を用いる．強心薬の減量は，初期は心拍出量・肺動脈楔入圧・中心静脈圧・肺動脈圧をモニタリングしつつ行う．Swan-Ganz カテーテルは術後 2～3 日で抜去する．人工弁を用いた僧帽弁置換術後にはヘパリンを用いて抗凝固療法を開始し，ワルファリンにて PT-INR が 2 前後となったところでヘパリンは中止する．術後の鎮静はジイソプロピルフェノールまたは塩酸デクスメデトミジンを用いる．長期に鎮静が必要な症例では，循環動態に影響が少ないミダゾラムとクエン酸フェンタニルを用いる．抜管は早期ほどよいが，心負荷による循環動態の悪化が懸念されるため，通常の開心術より慎重に行われ，抜管前に塩酸デクスメデトミジンを用いることが多い．尿量が得られない症例では，CHDF を積極的に用いる．

　基礎疾患を考慮し，β 遮断薬や ACE 阻害薬は少量より開始する．

　栄養管理では，抜管後早期からの経口摂取を心がけており，多くの症例は術後 2～3 日後に開始している．しかし，術後早期に抜管できない症例では，TPN を開始し経鼻管による経腸栄養を併用する．

　抜管され，中等量以下の強心剤で循環動態が安定していれば，ICU を退室する．

　心臓移植待機患者においては，術後循環動態が安定しない場合には補助人工心臓の装着を検討する．

c. 補助人工心臓

　拡張型心筋症による慢性心不全の急性増悪例に対する補助人工心臓の装着は，心臓移植適応あるいは適応相当と考えられる症例で，患者および家族への十分なインフォームドコンセントにより，治療への理解と同意が得られることが必要である．補助人工心臓は最大限の内科的治療を行っても心不全の改善が得られなくなった時点で施行する．現在 Duraheart, Evaheart, Jarvik 2000, Heart Mate-II の植込み型補助人工心臓が使用可能である．NIPRO 社製 LVAD と違い，補助量が大きくかつ在宅治療ができるため，末期重症心不全患者に福音となっている．植込み型補助人工心臓の適応は，心臓移植適応基準に準じた末期心不全で，長期在宅療法に適した患者が対象となる．高度の右心不全症例や難治性不整脈症例においては慎重に検討する必要がある．心原性ショック症例には体外設置型による循環補助を行うべきであり，高度な右心不全を伴う症例でも，体外設置型を選択して両心補助を行うことを検討する．機器装着早期には，手術に基づく出血，右心不全，感染などに注意する．植込み型左室補助人工心臓装着患者では機器管理に習熟した家族の同伴（介護者）の存在が必須となるため，患者の全身状態が安定し，システムの管理に患者本人および家族が習熟して，在宅での治療体制が整えば在宅治療を行う．

1）体外設置型左室補助人工心臓装着術の術後管理

　当センターにおいて用いられる体外設置型は全例 NIPRO 社製（旧東洋紡社製）LVAD である．当センターで開発され，1982 年はじめて臨床応用された体外式空気駆動型ポンプで，設計上 1 回拍出量 70 mL，最大拍出量 7 L/min の補助が行える．左室心尖部より抜血し，上行大動脈に送血する．

　体外設置型左室補助人工心臓における術後周術期管理として重要なことは，手術による侵襲から回復するためにポンプの最大出力を引き出すことである．最大出力を得るコツはポンプをよく観察することにある．まず，Full Fill するなかで最も高い出力を得られる条件の％ SYS と INT rate を目指す．Full Fill が得られない場合には原因を探

表1 在宅治療安全管理基準

(1) 在宅治療体制 　補助人工心臓を扱う病院医療チームをはじめ患者の自宅復帰の実現に向けて体制整え，在宅経過観察基準を整えること．
(2) 患者・介護者の遵守事項 　患者および介護者の遵守事項を定めること．
(3) 退院許可基準 　住宅条件を含めた退院許可基準を定めること．
(4) 緊急時の対応 　在宅時における緊急時の患者，介護者および病院の対応方法を明らかにすること．24時間対応が可能であること．
(5) 機器モニタリング 　在宅時の患者および機器のモニタリング方法を整えること．
(6) 機器保守点検 　機器の保守点検法を整えること．
(7) トラッキング 　治療成績評価のためレジストリーを構築すること．(J-MACSですでに運用中)

る．静脈還流が悪いのか，肺高血圧，右心不全，脱血不良（エコーで乳頭筋など心内構造物や血栓の脱血管へのobstructionがないか，脱血管の方向は適切かを確認）などを念頭に置いて観察および管理を行う．以下に簡単に対策を記す．

CVPが低い：ボリューム負荷でフィリングが改善するか確認する．

CVPが高い：右心不全や心タンポナーデを念頭に置き，心エコーやCTなどで確認する．特に右室前面の血腫などに注意．再開胸も考慮する．肺高血圧を合併する例ではNO，PDE-Ⅲ阻害薬，PDE-V阻害薬などを使用する．右心不全例ではDOB，DOA，PDE-Ⅲ阻害薬などを使用する．

抗生剤は予防的に投与され，手術前からペネム系抗生剤（ドリペネム）とグリコペプチド系抗生剤（バンコマイシン，テイコプラニン）やオキサゾリジノン系抗生剤（リネゾリド）の予防投与を開始する．ICU入室後抜管まではドリペネムを投与し，ドレーン類を抜去するまではバンコマイシン，テイコプラニンまたはリネゾリドの投与を継続する．経験的に真菌，特に*Candida*属の感染は致命的になるため，ミカファンギンまたはボリコナゾールを予防投与する．

人工心肺離脱時に，NOや強心薬の併用にもかかわらず中心静脈圧が18 mmHgまで上昇させても，血液ポンプのフィリングが不良の場合にはRVADも考慮する．術中の経食道心エコーの評価にて，中等度以上の三尖弁逆流があれば三尖弁輪形成術（tricuspid annuloplasty：TAP）を追加する．なお術後心機能を低下させないために当センターでは「心臓を停止させないこと」を心がけ

ている．さらに僧帽弁形成術などは追加していない．

術直後は全例サーモダイリューションカテーテルおよび橈骨動脈圧のモニタリングを行い，カテコラミン（DOB・DOA）・PDE-Ⅲ阻害薬・利尿薬・カルペリチド・ノルアドレナリンなどを適宜使用し，特にDOBは術直後には比較的高用量（5～8γ）を用いる．左心機能は機械的に補助されているが，右心機能は自己心によるので，右心機能低下症例などでは強心薬の減量は慎重に行う．術後早期は心拍出量・肺動脈楔入圧・中心静脈圧・肺動脈圧をモニタリングしつつ減量を行う．DOBが3γ程度まで下げられれば，Swan-Ganzカテーテルを抜去する．ワルファリンはドレーンや創部の出血状況から開始を判断するが，初期には一気にPT-INRを延ばすことはせず，初期はダルテパリンナトリウムから開始し，その後徐々に切り替え，PT-INRが2.5前後となったところでダルテパリンナトリウムを中止する．送血管および脱血管は横隔膜および腹直筋を貫通して体外のポンプに接続される．ドレーンは心嚢と縦隔に加え両側の胸腔にも挿入する．心嚢と縦隔のドレーンは術後2～3日で，胸腔ドレーンは胸水が貯留しないことを確認したあと，術後1週間程度で抜去する．術後の鎮静はジイソプロピルフェノールまたは塩酸デクスメデトミジンを用いることが多い．抜管前にはしばしば塩酸デクスメデトミジンを用いる．利尿と心保護のためカルペリチドは必ず用いる．0.2γ程度から開始することが多い．尿量が十分に得られない症例では，CHDFを積極的に用いる．

各論第Ⅱ章　後天性心疾患の管理

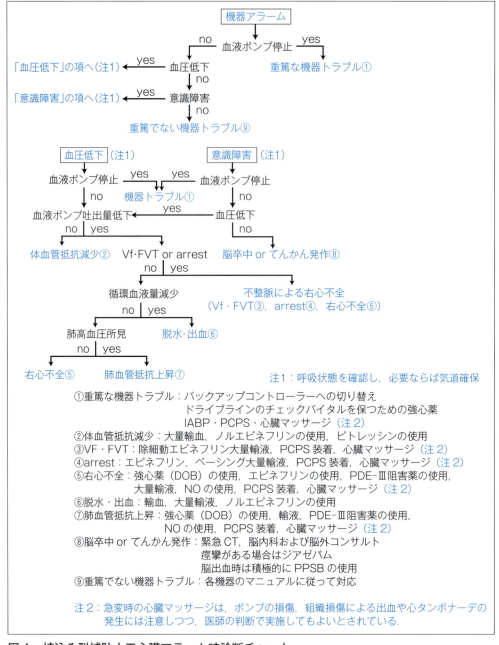

図1　植込み型補助人工心臓アラーム時診断チャート

基礎疾患を考慮し，β遮断薬やACE阻害薬はDOB 3γ以下で少量より開始する．当センターではACE阻害薬をβ遮断薬に先行して開始することが多い．

栄養管理およびICUの退室については前項と同じである．

2) 植込み型左室補助人工心臓装着術の術後管理

現在日本で使用可能な植込み型補助人工心臓4機種は，遠心ポンプまたは軸流ポンプによる非拍動式補助人工心臓である．連続流ポンプであるため術後の循環動態管理に最も深くかかわる点は，拍出量がインレットとアウトレットの圧較差により変動することにある．また，ポンプの前負荷が不十分な状態では，体血管抵抗の減少により患者の血圧が低下した場合，ポンプによる拍出量が血圧を上昇させるのに十分ではないことがありう

る．強力な補助人工心臓が装着されたとしても，周術期の管理としては一般的な循環動態の管理を行う必要がある．特に血圧に関しては平均血圧を70 mmHg程度に保つ必要がある．術後早期から動脈圧波形に注意を払い，脈圧の低下を認めた場合には，心エコーやSwan-Ganzカテーテルなどを用いた原因の検索を行うことを推奨する．

血液ポンプを収納するポケットは，横隔膜を切って腹直筋と腹膜の間に作製する．ポケットにたまる血液や滲出液は胸腔または心囊へ流れるので，ポケットにドレーンを挿入することはしていない．ドライブラインの挿入部は，感染制御の面から，創部の処置を患者自身ができる位置に設け，腹直筋をしっかりと貫通させる．

ICUでの周術期管理に関しては，前述の体外設置型左室補助人工心臓装着術の術後管理と同様であるが，ダルテパリンナトリウムを中止するタイミングはワルファリンにてPT-INRが2前後となったときとしている．これはPT-INRを管理する目標値が体外設置型左室補助人工心臓と異なるため，少し低値としている．

在宅管理に関しては，補助人工心臓治療関連学会協議会より「植込型補助人工心臓実施基準」に示されているように，「所定の研修を終了している医療チーム（医師（循環器内科を含む），看護師，臨床工学技士を含む）があり，人工心臓管理技術認定士が1名以上いる．」ことが条件となる．また「在宅治療安全管理基準」には表1のように明記されている．

外来の管理は退院後初期は1週間に1度創部とPT-INRのチェックを行い，安定していれば徐々に診察の間隔を延長し，4週に1回の診察および機器の点検を行っている．

当センターでは独自に植込み型LVADトラブル診断チャートを作成し，緊急時の対応に備えている（2011年10月現在）(図1)．

d. 心臓移植

最大限の内科的治療を行っても改善できない重症心不全患者が適応となる（各論Ⅱ-F. 心臓移植の管理参照）．

文献

1) 友池仁暢：最新循環器診療マニュアル，中山書店，東京，p189-192, 2009
2) 松崎益徳　吉川純一：臨床心臓病学，文光堂，東京，p347-354, 2006
3) Packer M et al : N Eng J Med **344** : 1651-1658, 2001
4) 松崎益徳：慢性心不全治療ガイドライン（2010年改訂版）

E 特殊疾患

1 閉塞性肥大型心筋症（hypertrophic obstructive cardiomyopathy：HOCM）

病態

　肥大型心筋症のうち左室流出路狭窄を認めるものが閉塞性肥大型心筋症（HOCM）と呼ばれる．肥大型心筋症の基本病態である拡張障害に加えて流出路障害も加わるため，より心拍出が制限される．流出路狭窄の原因としては，心室中隔の肥厚のみならず，僧帽弁の形態異常や乳頭筋の形態・付着異常，そして収縮期僧帽弁前方運動（systolic anterior motion of the mitral valve：SAM）が関与する．またSAMが出現した場合には僧帽弁前尖と後尖の接合が障害され僧帽弁閉鎖不全（mitral regurgitation：MR）を生じる．そのほか，心室中隔の中部が主に肥厚しているタイプは心室中部閉塞性心筋症（midventricular obstruction），心尖部に限局した肥大を認めるタイプは心尖部肥大型心筋症（apical hypertrophic cardiomyopathy）と呼ばれる．この心尖部肥大型心筋症は東北アジア人に多いとされている．

遺伝

　肥大型心筋症の約半数に常染色体優性遺伝が認められ，心筋サルコメア関連蛋白遺伝子の変異が報告されている．HOCMは比較的若年齢発症し，家族性・遺伝子変異を有することが多い．

症状

　心筋虚血による胸痛や，拡張障害，低心拍出による心不全症状，脳虚血症状，そのほか，上室性頻脈による動悸，心室性不整脈による意識消失発作，突然死を生じる．

診断

　心エコー，CT，MRIなどの画像検査による心筋肥大様式の評価が主体となる．心筋生検では心筋細胞肥大，心筋錯綜配列，間質線維化が認められることがあるが，二次的心肥大や拡張型心筋症，心筋炎後などにも認められ，いずれも特異的病変とはいえない．

薬物治療

　よく使用される薬物治療薬はβ遮断薬で，拡張障害，流出路障害，心筋虚血，不整脈に対する効果があると考えられている．抗不整脈薬のジソピラミドやシベンゾリンには流出路圧較差の軽減効果があるとされる．当科でも術前後にこれらの薬剤を使用している．

　亜硝酸薬は血管拡張作用により左室流出路圧較差を増大させ急激な心不全をきたすおそれがあり基本的には禁忌薬剤と考えられている．

非薬物治療

　HOCMに対する非薬物治療として，ペースメーカー治療（心室性不整脈に対するICDを含む）や経皮的中隔心筋焼灼術（percutaneous transluminal septal myocardial ablation：PTSMA），そして外科的治療があげられるが，これらのうちスタンダードな治療として確立されているのは外科的治療である．薬剤抵抗性の心不全症状や意識消失発作を有し，安静時に50 mmHg以上の左室流出路圧較差がある場合に手術適応となる．

　外科的治療の目的は以下のとおりである．
①左室流出路の狭窄解除：中隔心筋切除による解剖学的左室流出路拡大やSAMの解除による血行動態上の流出路狭窄の改善．
②SAMによるMRの改善．
③中隔びまん性肥厚や乳頭筋肥大などによる左室

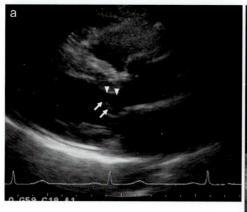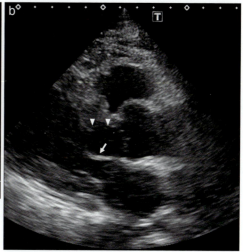

図1 流出路型HOCMの心エコー図．拡張期傍胸骨長軸像（収縮期）
矢印：僧帽弁前尖，矢尻：心室中隔．
a：術前心エコー．左室流出路中隔の突出とSAMを認めた．重症MRがあり，流出路圧較差は50 mmHgであった．
b：術後心エコー．transaortic myectomy後15日目．流出路は拡大され，SAMの改善を認めた．それに伴い圧較差は消失しMRはtrivialとなった．

中部狭窄（mid-ventricular obstruction），または左室内腔狭症例に対しては乳頭筋切除や左室心筋切除による解剖学的左室内腔拡大．

これらのうち最も一般的な手術とされ，遠隔成績が報告されているのは，大動脈弁輪越しの中隔心筋切除術（transaortic myectomy）である（図1）．術後8～10年時において，生存率は85～90％であり，突然死回避率に関しても手術を施行しなかったHOCM群に比べて良好な結果である（99～100％ vs 89％）．

ただし合併症としては，完全房室ブロックや心室中隔穿孔などが発生することもある．

transaortic myectomyのみでは流出路圧較差やSAMの改善しなかった場合や，びまん性の心筋肥大，乳頭筋肥大が認められる症例には僧帽弁置換術（mitral valve replacement：MVR）が施行される．transaortic myectomyや乳頭筋切除術，左室心筋切除術を付け加えることで，流出路狭窄の改善と左室内腔拡大が期待できる（図2）．一般的には左室流出路狭窄を防ぐため，low profileの機械弁が使用されるため，血栓塞栓症や抗凝固療法による出血，弁機能不全が問題となる．

当センターでのHOCMに対する外科的治療戦略として，流出路に肥厚が限局したタイプには

transaortic septal myectomyを，びまん性に肥厚したタイプにはMVR（機械弁）＋乳頭筋切除±transaortic myectomyを施行している．左室中隔や左室がびまん性に肥厚しているタイプは術後圧較差が改善しても，心室性不整脈の発生により致命的となることがあり，術後も綿密なフォローアップ，治療が必要である．

心室中部閉塞性心筋症のうち心尖部の左室壁が薄くなっているタイプがある．この場合には心尖部に切開を置き，そこから左室中部肥大心筋を切除する方法が有効である（transapical myectomy）．僧帽弁組織を温存でき，術後の心拍出量増加が期待できる．

2 収縮性心膜炎（constrictive pericarditis：CP）

心外膜（visceral and parietal pericardium）の線維性肥厚や石灰化により心臓の正常な拡張機能が障害される疾患である．

拘束性心筋症（restrictive cardiomyopathy）との鑑別が必要となることがある．

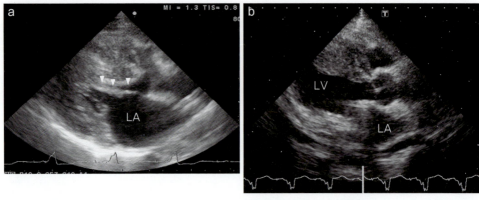

図2　びまん性HOCMの心エコー図．拡張期傍胸骨長軸像（拡張期）
　矢尻：心室中隔．LA：左房，LV：左室．
　a：術前心エコー．著明な左室中隔，乳頭筋の肥大を認め，左室内腔はほぼ消失していた．流出路圧較差は60 mmHgであった．
　b：術後心エコー：transaortic myectomy＋MVR（機械弁）＋乳頭筋切除＋左室心筋切除後26日目．左室内腔は拡大され，流出路圧較差は消失した．

原因

1960年以前では結核症が主な原因とされていたが，最近では減少している．しかし，発展途上国や免疫不全患者などでは今もなお重要な原因となる．

現在では，特発性が最も多い原因とされ，それに心臓術後，放射線治療後が続く．急性心膜炎後に収縮性心膜炎を発症する場合もある．そのほかとしては外傷や悪性腫瘍，結合組織疾患などが原因となることがある．

病態

心外膜が肥厚，線維化あるいは石灰化することによりコンプライアンスが低下し心臓の拡張が妨げられる．そのためすべての心房・心室の拡張期圧が上昇する．心室への血液流入においては，拡張早期で速やかに約75％が流入するが，拡張不全のため拡張中期には突然血液流入が減少する．

通常では，胸腔内圧が肺静脈や心房・心室に伝わるため，呼吸により肺静脈-左房間の圧較差は変化しない．しかしCP患者では胸腔内圧が心房・心室に伝わらないため，吸気時には胸腔内圧，肺静脈圧が低下するが，左房圧は変わらない．そのため圧較差が生じ左房への血液流入が妨げられる．この結果，右室の容量負荷をきたし心室中隔が左室側へ偏位する．逆に呼気時には胸腔内圧，肺静脈圧が上昇し左房への血液流入が増加する．

症状

労作時息切れや全身の静脈うっ血による浮腫，腹水，肝腫大などの右心不全症状を呈する．

診断

CPの診断は現在においても難しく，また拘束性心筋症との鑑別も困難なことがある．いくつかの診断基準があり，総合的な判断により診断される．

1）胸部X線

心外膜の石灰化を認める場合はCPを疑う根拠となる（図3）．しかし石灰化を伴わないCPのほうが多い．

2）胸部CT

心外膜の石灰化や肥厚を認める（図4）が，心外膜の肥厚を認めないCPもあるので注意が必要である．

そのほか，下大静脈拡大や心室の変形，心室中隔の偏位などを認める．

3）胸部MRI

上記CTと同様に心外膜肥厚や下大静脈拡大，心室形態の変形を認める．

tagged cine MRIではグリッドにより心外膜とその直下の心筋との癒着の有無が確認できる．

4）心エコー

心外膜の肥厚や下大静脈の拡大を認める．

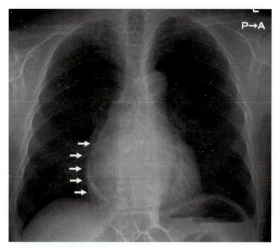

図3 CP患者の胸部X線
心膜の石灰化を認める.

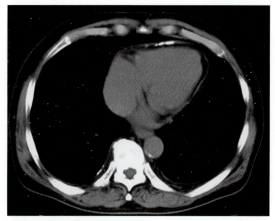

図4 CP患者のCT
心膜の肥厚,石灰化を認める.

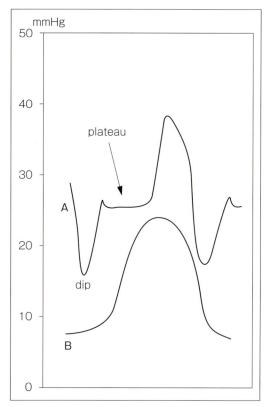

図5 右室圧曲線
A:constrictive pericarditis, B:normal.

左室の拡張早期の速やかな弛緩とそれに続く拡張中期突然の弛緩停止が認められる.

また,拡張早期での早期心室充満を反映して,心室中隔の突然の前方あるいは後方への偏位が起こる.吸気時には心室中隔が左室側に凸となり,呼気時には反対側に偏位する.

僧帽弁通過血流については,ダイナミックな呼吸性変動が生じる.拡張早期の僧帽弁通過血流は吸気時には減少し,呼気時には増加する.

tissue doppler imaging(TDI)では,僧帽弁輪運動速度が正常値か,あるいは上昇する.2D speckle tracking では拡張早期の untwisting rate が減衰するが,left ventricular longitudinal velocity は保たれる.

5)心カテーテル

右心カテーテル圧測定においては dip and plateau が認められる(図5).これは心膜の硬化や癒着により急速に拡張が制限される結果引き起こされ,square root sign とも呼ばれる.また,拡張期の心房圧,心室圧,肺動脈圧と肺動脈楔入圧が上昇し,これらが等しい値となる.

拘束性心筋症との鑑別の際には圧データによる次の指標が用いられる.

①左室拡張末期圧(LVEDP)-右室拡張末期圧(RVEDP)≦5 mmHg
②肺動脈収縮期圧(PASP)<55 mmHg
③右室拡張末期圧(RVEDP)/右室収縮期圧(RVSP)>1/3
④左室急速流入波高(LVRFW)>7 mmHg
⑤右房圧吸気時減少値<5 mmHg
⑥吸気時と呼気時における収縮期心室圧面積変化率>1.1

上記を満たす場合には収縮性心膜炎が疑われる.

表1 心臓腫瘍

良性腫瘍	%	悪性腫瘍	%
Myxoma	29	Angiosarcoma	8.8
Lipoma	10.1	Rhabdomyosarcoma	5.8
Papillary fibroelastoma	9.5	Mesothelioma	4.2
Rhabdomyoma	8.1	Fibrosarcoma	3.2
Fibroma	3.8	Malignant Lymphoma	1.6
Hemangioma	3.4	Extraskeletal osteosarcoma	1.1
Teratoma	3.2	Neurogenic sarcoma	0.9
Mesothelioma of AV node	2.7	Malignant teratoma	0.9
Granular cell tumor	0.7	Thymoma	0.9
Neurofibroma	0.7	Leiomyosarcoma	0.2
Lymphangioma	0.5	Liposarcoma	0.2
		Synovial sarcoma	0.2

(Kirklin：Barrat-Boyes Cardiac Surgery Third Edition Volume2 Chapter 47 Cardiac Tumor より引用)

治療

外科的心膜切除術（pericardiectomy）が適応となる．

アプローチは，胸骨正中切開，左前側方開胸，両側前側方開胸がある．

右サイドは右室前面から右房まで，左サイドは左房の左肺静脈のレベルまで，また上方は上大静脈-右房接合部から肺動脈，下方は横隔膜面の下大静脈-右房接合部から右室，心尖部まで心膜を剝離し切除する．左前側方開胸の場合には右房の心膜切除は困難なため右房室間溝まで切除する．

両側横隔神経は温存し損傷しないように注意する．通常，硬化した心膜を切開していくと，心表面の脂肪組織が切開部から飛び出してくるので，この層で剝離を進めていく．剝離の際には電気メスのほか，超音波メスが有効である．

手術中に血行動態が維持できない，または出血のコントロールが困難な場合には人工心肺装置が用いられる．

術後成績は様々な術前因子が影響を及ぼすため報告によってばらつきがある．

術後早期死亡率は約5〜20％とされ，術後低心拍出症候群が主な死因である．

術後遠隔期成績については10年生存率が約90％と良好な成績もある．しかし，術後成績が不良とされる要因，たとえば放射線治療後や左室収縮力低下，腎機能障害，高齢，不完全心膜切除術などが認められた場合には予後不良となる．

そのほか，長期の拡張障害による心筋萎縮が術後心不全の要因であるとの報告があるが，詳細は不明である．

3　心臓腫瘍

約70％は良性腫瘍，残り30％が悪性腫瘍とされている（表1）．

a. 良性腫瘍

1) 粘液腫（myxoma）

心臓腫瘍のなかで最も多い腫瘍．心臓内腔のどの部位にも発生する．しかしほとんどの場合は心房内であり，特に左房が多い．通常心房中隔に付着し茎部を有する．体部は1cmほどのものから10cm以上に及ぶものまで様々で，形態に関しては球状-卵形のものや乳頭状のものが存在する．

様々な細胞へ分化可能である多能性間葉細胞由来と考えられている．myxoid構造を持ち，多角形の粘液腫細胞，原始毛細血管，網状赤血球，弾性線維，平滑筋線維などから成る．

病態・症状

腫瘍が大きいと肺動脈や大動脈への拍出，あるいは房室弁を通過する血流を妨げる可能性がある．これらにより意識消失や突然死，心不全症状が起こる．また腫瘍により房室弁の閉鎖が妨げられると，逆流が出現し心不全症状を引き起こすこともある．

腫瘍の一部，あるいは腫瘍ほぼ全体が塞栓源となり，塞栓症状を引き起こす．また腫瘍表面に付

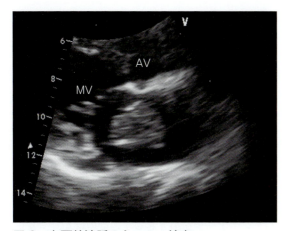

図6　左房粘液腫の心エコー検査
　左房内で中隔に付着する3cm大の腫瘤を認める.
　AV：大動脈弁，MV：僧帽弁.

着した血栓や疣贅が塞栓源となることもある.
　左房粘液種患者の30～45％に塞栓症が発生するとされており，そのうち約半数は脳血管に認め様々な脳神経症状を引き起こす.
　そのほか，発熱や体重減少，clubbed fingerなどの身体症状を引き起こすこともある.

[診断]

　塞栓症状の原因検索で発見される場合もあれば，偶然発見されることもある.
　経胸壁心エコー検査により心腔内腫瘤と診断される（図6）. 経食道心エコー検査によりさらに詳細な形態評価が可能である. 頻度は少ないが造影CT検査やMRIで心内腫瘤が発見される場合もある.
　確定診断は腫瘍の病理検査による.

[治療]

　左房粘液腫の場合は腫瘍が小さくても塞栓症状を引き起こす可能性があり，外科的治療の適応となる. 人工心肺装置使用下に腫瘍を切除する. 再発を回避するために腫瘍付着部は少しmarginをとって切除しなければならない.

2）脂肪腫（lipoma）

　良性腫瘍の8～14％に認められる. 心内膜，心外膜，心嚢膜，心筋内に発生することが知られており，腫瘍のサイズや場所によって様々な症状を引き起こす. 心内以外に発生した場合はかなり大きくなってから発見されることもあり，重量で

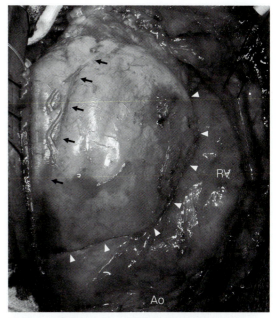

図7　心表面に発生した巨大な脂肪腫（矢尻）
　腫瘍の表面中心には左前下行枝（矢印）が走行している. 難治性心室頻脈を合併していた. LADを温存して腫瘍を可及的に切除し，クライオアブレーションを施行した.
　Ao：上行大動脈，RV：右室.

4kgを超えるものも報告されている. 病理検査では成熟脂肪細胞を認め，表面は薄いカプセルで覆われている.
　無症状で偶然発見されることも多いが，心内に発生した場合は，血流障害による心不全症状や血栓塞栓症状を引き起こす. また，心外に発生した場合は，心・大血管，縦隔などを圧迫し，様々な症状が出現する. 心膜や心筋内の脂肪腫は難治性心室性不整脈の原因となることがある（図7）.
　画像検査では心エコー検査，CT検査，MRI検査により腫瘤が認められる. 腫瘍が大きいとX線検査で異常影が指摘されることもある.
　心内に認める場合は上記症状を防ぐため手術適応となりうる. 心外で腫瘍が大きく，周囲臓器を圧拍している場合や不整脈の原因と考えられる際にも手術適応となりうる. 症状がなく，上記所見がない場合については，手術すべきかどうかは不明である.
　手術は腫瘍切除を行う. 心外の場合，腫瘍茎部以外は周囲組織と強固に癒着していることは少なく，比較的容易に剥離できることが多い. 心内，心筋内に存在する場合や心・大血管の背部に存在する場合などには人工心肺下による切除が行われ

る．特に心膜や心筋内の腫瘍では完全切除が困難な場合もある．

報告されている限りでは術後短期成績は良好であるが，長期成績については不明である．

3) 乳頭状線維弾性腫 (papillary fibroelastoma)

良性腫瘍の約7〜10％に認められ，通常大きさは小さく，1cm程度で発見されることが多い．頻度は少ないが多発することもある．形態は球状あるいは卵形を呈し，表面は不整でpapillary frondsあるいはsea anemone様と表現される．病理検査では内皮細胞などに囲まれた結合組織のコアをもつ乳頭組織が認められる．

心内腔，心臓弁に発生し，特に大動脈弁，僧帽弁に多く発生する．まれに上行大動脈に発生することもある．

症状は血栓塞栓症状が主体で，脳梗塞，心筋梗塞などが引き起こされる．多くは50〜60歳代に発見され，約85％の患者で症状が認められる．

左心系の場合は粘液腫と同様に塞栓症状を引き起こすため，外科治療の適応となる．人工心肺下に腫瘍を切除する．

4) 線維腫 (fibroma)

成人例での報告はまれで，小児で発見されることが多い．左室自由壁に発生することが多く，心室性不整脈や左室流出路障害を引き起こす．外科治療が適応となるが，切除できないケースも認められる．

5) 嚢胞性房室結節腫瘍 (cystic tumor of the atrioventricular nodal region)

房室結節領域に発生するまれな腫瘍で，大きさは0.5mmから30mmに及ぶこともあり，完全房室ブロックや洞不全症候群を引き起こす．また心室頻拍・細動により致命的となることがある．外科的治療やペースメーカ植え込みが行われる．

b. 悪性腫瘍

1) 肉腫 (sarcoma)

悪性腫瘍の75〜95％を占める．

どの間葉系細胞由来かにより様々なタイプに分類される．

最も多いのは血管肉腫 (aongiosarcoma) であり，そのほか，組織球腫 (histiocytoma)，骨肉腫 (osteosarcoma)，平滑筋肉腫 (leiomyosarcoma)，横紋筋肉腫 (rhabdomyosarcoma) などがある．また分類不能型 (unclassified sarcoma) と診断されることもある．

[病態・症状]

心内，心外，心臓弁，大血管，心嚢膜のいずれの部位にも発生し，様々な症状を引き起こす．

心内に発生した場合には血流障害や弁障害，血栓塞栓症の原因となる．

局所の浸潤などにより不整脈が出現することもある．約30％の症例で心嚢液貯留が認められ，心タンポナーデを引き起こす．そのほか，全身倦怠感，胸痛，発熱，体重減少などの症状を認めることもある．

[診断]

心エコー検査，CT検査，MRI検査などで診断される．腫瘍の存在を見落とすと，診断が遅れるので，上記のような症状，病態の際には常に鑑別診断のひとつとしてあげておく必要がある．

通常，初期には症状が出現しにくいため，診断時にはかなり進行していることがほとんどである．

遠隔転移の検索の際には上記検査以外にもPETなどの核医学検査が有効である．

[治療]

延命には外科的切除が要となる．

完全切除を目指すが，部位や浸潤の程度により不可能なことが多い．完全切除の際には心・大血管の再建を要する．一度心臓を取り出して，腫瘍を切除し，切除部分の再建後に再び元に戻すautotransplantationの報告もある．周囲組織（肺など）の合併切除が行われることもある．

化学療法や放射線療法も試みられるが，著効するものはなく外科的治療と併用することで生存期間が延長できる可能性がある．

平均生存期間は8〜11ヵ月であり，予後不良である．

完全切除に加えて補助療法を施行した際には，不完全切除に比べて延命効果が得られるとの報告があるが，それでも平均生存期間は2年ほどである．局所再発がある程度回避できても，遠隔転移や浸潤による再発のため致命的となる．

2) 悪性リンパ腫 (lymphoma)

悪性腫瘍の5％ほどを占める.

50〜60歳代に発見されることが多く，ほとんどが非Hodgkinリンパ腫のB細胞型である．好発部位は右房であり，続いて右室に多い．

右房内腫瘍による血流障害が起こると上大静脈症候群や腹水貯留などが出現する．

心嚢液貯留を認めることも多い．

心エコー検査やCT検査，MRI検査で腫瘍を認める．確定診断は心嚢液細胞診や経カテーテル的生検，開胸による生検により行われる．

確立された治療法はないが，R-CHOP（リツキシマブ，シクロホスファミド，ドキソルビシン，ビンクリスチン，プレドニゾロン）などの化学療法が基本となる．放射線療法を併用することもある．

これらの治療に外科切除を加えることで予後が改善するかどうかは不明である．しかし腫瘍による血流障害のため，上大静脈症候群や低心拍出症候群をきたしている場合には外科切除が行われることがある．

発見された時点で進行していることが多く，予後は不良と考えられている．いくつかの報告では上記化学療法を中心とした治療における無進行生存期間は平均2〜4年であった．

3) 転移性腫瘍・浸潤性腫瘍

転移性腫瘍は心臓のどの部位にも発生しうるが，心嚢膜に多く，しばしば心嚢液貯留を認める．

悪性黒色腫は心臓に転移しやすい腫瘍として知られており，そのほかとして白血病，悪性リンパ腫，肉腫などの転移や浸潤が報告されている．

そのほか，肺癌，乳癌や縦隔リンパ節腫瘍が心嚢膜あるいは心・大血管浸潤や，肺静脈を経由しての左房・左室内進展をきたすことがある．

腹腔内臓器腫瘍，後腹膜臓器腫瘍では下大静脈を経て右房・右室内へ進展することもある．

浸潤や下大静脈経由右房内進展に対してはほかの遠隔転移がなければ，原発巣と同時に外科切除が行われることがある．

4　心外傷

a. 鋭的心外傷 (penetrating cardiac trauma)

1) 刺傷 (stab wound)

心タンポナーデをきたすことが多い．

刺さった異物がすでに抜けている場合，刺入部がわからないこともあり，診断に難渋することがある．

受診時に刺さった異物が残っていれば，心膜を切開するまではできるだけ抜かずに残しておくことが望ましい．

b. 鈍的心外傷 (blunt cardiac trauma)

下記の障害が単独で発症することもあるが，同時に複数の障害を認めたり，あるいは時間をおいて別の障害が起こることもある．そのため発症後より，継続的なモニタリングチェックや，必要に応じて心エコー，CTなどの検査を施行しなければならない．

1) 心挫傷 (cardiac contusion)

症状はないことがあり，不整脈が出現することもある．

血液検査でCK-MBの上昇や心電図検査でQ波の出現を認める．

心筋損傷の程度を把握するには心筋シンチグラフィーなどが有効である．

2) 心破裂 (cardiac rupture)

最も頻度の多い部位は右房，右室であり，受傷後数日してから発症することもある．

3) 外傷性大動脈弁閉鎖不全 (traumatic aortic valve regurgitation)

外傷直後に発生することもあれば数時間から数日後に認められることもある．

基本的には1弁尖のみが傷害され，弁輪部近くの弁尖に裂傷を認めることが多い．

手術術式は弁置換術がスタンダードとされているが，形成術が行われることもある．弁尖の裂傷部分を自己心膜で補塡する方法や直接縫合で修復する方法が用いられる．これら形成術の良好な短期成績は報告されているが，長期成績は不明である．

4) 外傷性僧帽弁閉鎖不全 (traumatic mitral regurgitation)

通常は外傷直後に発症するが，数時間から数日後に発症することもある．

乳頭筋断裂が最も多く，そのほかに腱索断裂，弁尖裂傷により逆流が生じる．

手術術式に関しては形成術と弁置換術のどちらを選択するかが問題となる．患者の状態や年齢，僧帽弁や乳頭筋の障害の程度などを十分考慮して術式が決定されるべきである．

形成術の際には，乳頭筋断裂に対して再移植，腱索断裂には腱索再建，また弁尖裂傷には縫合修復などが施行される．これらと同時に弁輪形成が行われることもある．

5) 外傷性三尖弁閉鎖不全 (traumatic tricuspid regurgitation)

外傷後すぐに症状が出現することは少なく，数年を経て進行し症状が出現することが多い．右房拡大により卵円孔が開存し右-左シャントをきたすこともある．このことからEbstein病と誤診されることもある．

三尖弁閉鎖不全の形態は複雑なことが多く，腱索断裂，乳頭筋断裂や弁尖裂傷に加えて弁尖短縮，弁輪拡大が合併することが多い．

手術の明確な適応はないが，中等度以上の右心不全症状が出現した際には適応となることが多い．しかし，手術が遅れると弁尖短縮や乳頭筋萎縮が進行し三尖弁修復術が困難になることがあることや，また右室機能温存について考慮すると，三尖弁逆流が中等度以上認めた場合には早期の手術が望ましいとの考えもある．

手術手技に関しては人工弁の問題点を考慮すると修復術のほうが望ましいと考えられている．三尖弁の形態に応じて，人工腱索再建，腱索再移植や乳頭筋再移植，弁尖形成，そして弁輪形成などが行われる．しかし，実際には複雑な病変が多く人工弁置換を要することも少なくない．このような複雑病変に対しては各弁尖の自由縁中央部を縫合し1つにするクローバー法が有効なことがある．

F 心臓移植の管理

2014年12月現在で222例の心臓移植が日本全体で施行され，うち63例は当センターで行われた．文献的考察にわれわれの経験を加え心臓移植の実際について詳述する．

1 適応およびレシピエントの決定

a. 心臓移植レシピエントの適応基準

移植関係学会合同委員会（1997年7月29日）の適応基準を表1に示す．主な疾患は，拡張型心筋症（DCM）および拡張相肥大型心筋症（dHCM）と虚血性心筋疾患で，DCMおよびdHCMでは心筋生検による確定診断が必須である．心臓移植後一生涯にわたる免疫抑制療法が必要で，移植以外の治療手段，予測される余命，移植後の治療に対するコンプライアンス，精神的経済的な家族のサポートの有無などを慎重に検討する．除外条件の腎機能障害については多くの症例が腎前性腎障害を合併しており，どこまでが回復可能かは判断が難しい症例もある．肺高血圧症に関しては原因が左心不全によるものであれば左心補助人工心臓を植え込むことにより適応となりうる．また，悪性腫瘍に関しては移植後免疫抑制による再発が危惧されるので，寛快治癒後5年間再発がなければ適応除外としていない．以上の適応の決定は各施設内適応検討会に加え日本循環器学会心臓移植委員会適応検討小委員会の2段階審査

表1 心臓移植におけるレシピエント適応基準

Ⅰ．適応となる疾患
心臓移植の適応となる疾患は従来の治療法では救命ないし延命の期待が持てない以下の重症心疾患とする．
　1）拡張型心筋症，および拡張相の肥大型心筋症
　2）虚血性心筋疾患
　3）そのほか（日本循環器学会および日本小児循環器学会の心臓移植適応検討会で承認する心臓疾患）
Ⅱ．適応条件
　1）不治の末期的状態にあり，以下のいずれかの条件を満たす場合
　　①長期間または繰り返し入院治療を必要とする心不全
　　②β遮断薬およびACE阻害薬を含む従来の治療法ではNYHA Ⅲ度ないしⅣ度から改善しない心不全
　　③現存するいかなる治療法でも無効な致死的重症不整脈を有する症例
　2）年齢は60歳未満が望ましい
　3）本人および家族の心臓移植に対する十分な理解と協力が得られること
Ⅲ．除外条件
　1）絶対的除外条件
　　①肝臓，腎臓の不可逆的機能障害
　　②活動性感染症（サイトメガロウイルス感染症を含む）
　　③肺高血圧症（肺血管抵抗が血管拡張薬を使用しても6 wood 単位以上）
　　④薬物依存症（アルコール性心筋疾患を含む）
　　⑤悪性腫瘍
　　⑥HIV (human immunodeficiency virus) 抗体陽性
　2）相対的除外条件
　　①腎機能障害，肝機能障害
　　②活動性消化性潰瘍
　　③インスリン依存性糖尿病
　　④精神神経症（自分の病気，病態に対する不安を取り除く努力をしても，何ら改善がみられない場合に除外条件となることがある）
　　⑤肺梗塞症の既往，肺血管閉塞病変
　　⑥膠原病などの全身性疾患

表2 小児心臓移植の適応判定ガイダンス（抜粋）

日本小児循環器学会　臓器移植委員会

Ⅰ．小児の心不全のgrading
　　NYHA機能分類を新生児・乳幼児にあてはめるのは困難である．したがって，NYHA機能分類で判定できない年齢では，哺乳力低下，体重増加不良，発育障害，易感染性（特に繰り返す呼吸器感染），多呼吸・努力性呼吸なども心不全のgradingとして考慮する．

Ⅱ．疾患毎の判定ガイダンス
　　1）拡張型心筋症・拡張相の肥大型心筋症
　　　　なお，薬剤性などの二次性拡張型心筋症もこの基準に準ずる．
　　2）拘束型心筋症
　　3）左室低形成症候群（HLHS）
　　4）単心室型先天性心疾患
　　　a）Fontan型手術前
　　　b）Fontan型手術後
　　5）そのほかの先天性心疾患
　　6）心臓腫瘍
　　7）川崎病

Ⅲ．適応除外条件
　　下記の条件を満たす場合には心臓移植の適応とならない．
　1　高度の肝腎機能障害
　2　高度精神神経障害
　3　全身性感染症
　4　高肺血管抵抗（PVRI＞9 wood・m^2）
　5　高度肺動脈低形成・肺静脈狭窄
　　なお，これまでの海外の経験から，無脾症，多脾症は，移植後の予後に差がないため，適応とされている．

Ⅳ．心臓移植の適応を判断するうえで慎重を要する条件
　　以下のような症例では，心臓移植の適応を慎重に判定することが望ましい．
　1　高度な側副血行路を認めるもの
　2　肺静脈狭窄・肺動脈狭窄を認めるもの
　3　複数の手術歴のあるもの
　4　高度の肺動静脈瘻・蛋白漏出性胃腸症を伴うもの
　5　医師が不適応と判断したもの

で行われる．適応となれば日本臓器移植ネットワークに登録し移植待機となる．また，小児心臓移植（11歳未満）に関しては，日本小児循環器学会臓器移植委員会よりレシピエント適応判定ガイダンス（表2）が示されている．

b．ドナー心の評価と心臓移植レシピエントの選択

　まず臓器移植のドナーとして，全身性の活動性感染症，HIV抗体・HTLV-1抗体・HBs抗原・HCV抗体，Creutzfeldt-Jakob病およびその疑い，悪性腫瘍などの有無が検討される．日本臓器移植ネットワークは移植ドナーの可能性があると判断した場合はネットワーク登録中の待機リストからレシピエント候補を選定する．適合条件として，血液型の一致および適合，サイズの適合（ドナー体重／レシピエント体重＝80〜130％が望ましい），前感作抗体がないこと（リンパ球・クロスマッチにて抗T細胞抗体陰性を確認）がある．これら適合条件に合致する候補者が複数いる場合は，虚血許容時間（4時間以内に血流再開ができること），医学的緊急度（補助人工心臓など循環呼吸補助を必要とする症例がstatus 1として優先される．），ABO式血液型および待機期間により優先順位を決定する．また，複数の同一条件候補がいる場合は待機期間の長い者から優先される．候補として選定された場合，移植実施施設はドナーの年齢（60歳以下が望ましい），サイズの適合，使用カテコラミン量（ドパミン10 μg/kg/min以下が望ましい），心機能，心肺停止の有無，時間，予想される虚血時間を総合的に評価し，一方でレシピエントの状態も加味し受け入れるか否か決定する．

2　移植手術待機患者の術前管理

　移植待機中もβ遮断薬，ACE阻害薬を中心とした心不全の内科的治療が続けられるが，慢性，急性増悪により入院加療が必要になることが多い．CRT-D植え込み，あるいは左室形成術，僧帽弁形成術，冠動脈バイパス術などにより症状改

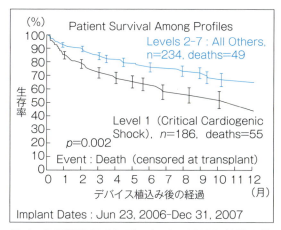

図1　INTERMACS データでの LVAD 植込み術後1年生存率

善し退院可能になる症例もあるが，カテコラミン離脱困難となる症例も多い．また，この間に慢性心不全の急性増悪によりIABPなどの機械的補助を要する症例もある．このような薬物治療の限界にある症例には補助人工心臓が適応となる．実際われわれの施設では心臓移植の増加した2010年の移植法改正後であっても移植患者の91％が移植待機中に補助人工心臓を必要としその平均補助期間は970±253日（$n=35$）であった．

この左心補助人工心臓治療に関しては，植え込み手術のタイミングが重要である．適切な薬物療法（強心薬を含む）にもかかわらず，NYHA Ⅳ度の状態で収縮期血圧90 mmHg 以下，心係数2 L/min/m^2 以下，左房または肺動脈楔入圧20 mmHg 以上であれば，この状態より悪くなるのを待つ必要はない．INTERMACS のデータ（図1）に示されるように，術前ショック状態に陥った患者（INTERMACS profile 1）の補助人工心臓植え込み手術の予後は不良であり，特に今年より日本でも一部使用可能となった小型連続流植え込み型ポンプについてはカテコラミン依存だが安定している患者がよい適応とされる．

レシピエントの多くはLVAD装着患者で，輸血などにより抗HLA抗体を有している症例が多い．抗ドナーHLA抗体を有する場合，移植直後に超急性拒絶反応を起す危険が高いため，panel reactive antibody（PRA）検査により患者の抗HLA抗体の検査を行い，高PRA症例では待機中に血漿交換，大量γ-グロブリン療法，抗CD20モノクローナル抗体リツキシマブ投与などが行われる．

3　移植手術

心臓はほかの臓器よりも許容虚血時間が短いため，ドナーチームとレシピエントチームの緊密な連係が重要である．図2に実際の症例でのドナーチームとレシピエントチームのタイムスケジュールを示した．搬送においては，小型ジェット機やヘリコプターの活用が必要となる．

ドナー手術はソル・メドロール1g投与後，胸骨正中切開しまず心機能を直視下に，冠動脈病変の有無を触診にて評価する．SVC, IVCを剥離し，奇静脈を結紮．肺，腹部グループのカニュレーション準備が整えばヘパリン投与し，上行大動脈に antegrade cardioplegia ライン，肺動脈にpneumoplegiaライン挿入し，SVC結紮，IVC切開し脱血する．減圧後，大動脈遮断し心，肺保存液をおのおの注入し，左心耳切開し脱血する．保存液として加圧バッグでCelsior液2,000 mL注入し，後は自然滴下で500〜1,000 mL投与している．心摘出はまずIVCを離断し，右側左房切開の要領で左房切開進め，次にSVC離断，大動脈遮断のまま遠位上行大動脈で離断，これを持ち上げながら肺動脈を分岐部で離断．これで左房天井が明らかになるので，右側左房切開線を延長し，左心耳を十分取り，かつ肺移植での肺静脈吻合に必要な縫い代を残すように左房後壁切開し心摘出する．

レシピエント手術は多くの場合LVAD装着患者であるので，通常の再開胸手術に準じて行う．注意点としては，①Goretexで覆われていても送血管，脱血管周囲の癒着が強い場合があり，剥離のための時間を余裕をもって設定する．②LVADが駆動されていれば左室の圧迫は循環動態にあまり影響しないので，開胸した時点で左胸壁，心膜から右室流出路-左室側壁-心尖の剥離を十分行うと，後の止血が楽になる．③再々手術の場合などでは上行大動脈への送血管挿入が困難なことがあるが，長期心不全患者では体格の大きい人でも大腿動脈が細く両側大腿動脈から送血管の挿入を要する場合もある．

ドナー心が病院に到着した時点でLVAD停止し，SVC, IVC脱血で体外循環開始する．back

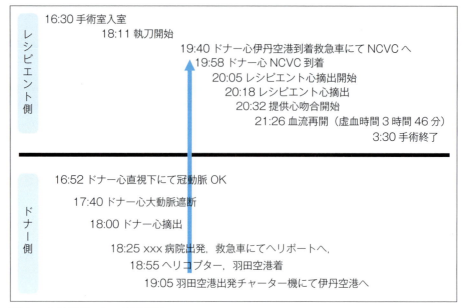

図2　心移植当日の時間経過

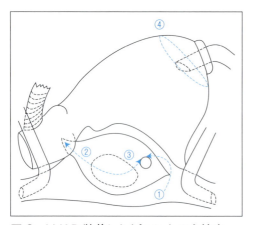

図3　LVAD装着レシピエントの心摘出

tableでのドナー心のトリミングが終了するころを見計らって，上行大動脈を遮断．LVAD送血管吻合部で上行大動脈を離断するが，後壁切開時には後方の肺動脈に注意する．ついで肺動脈本幹を弁のレベルで離断する．次に右心耳から右房を斜切開し，尾側はT字切開しcoronary sinusに切り込む（図3：点線1）．心房中隔を切開し，大動脈，肺動脈断端を引き上げながらsuperior-trans-septal approachの要領で左房天井に切り込む（図3：点線2）．心房中隔の切開線を逆に延長してcoronary sinusに切り込み（図3：点線3）これを切除するように左房後壁を切開する．横隔膜面に癒着した心尖部カフと脱血管を残したま

ま，左室心尖を切断し（図3：点線4），視野を確保し左房後壁から肺静脈周囲の縫い代を残しながら左心耳を取るラインで左房切開，心摘出する．心摘出後，カフ，脱血管，植え込み型LVADをおおむね摘出する．吻合法には心房位吻合を行うlower-shumway法と上・下大静脈で吻合するbicaval法があるが，われわれは右房後壁を一部残すmodified bicaval法を用いており（図4），吻合は左房，肺動脈，大動脈，IVC，SVCの順に行う．IVC吻合の途中からterminal cardioplegiaを投与開始し，遮断解除する．

4　心肺同時移植

適応　右心不全を伴った原発性肺高血圧症，左心低形成などの心内修復が困難な心奇形や，Eisenmenger症候群などが主な適応疾患である．

ドナーの条件　40歳未満が好ましく，肺の条件としては$FiO_2 = 1.0$にて$PaO_2 > 300$ mmHg 心肺同時移植においては，肺の大きさのマッチングが大切であり，ドナーの胸郭はレシピエントのそれより少し小さいほうがよい．これはCTなどの画像データを参考にする．

移植手術　アプローチとしては胸骨正中切開と胸骨横切開（clam-shell incision）があるが，後者のほうが後縦隔，胸腔の視野がよく，癒着などに

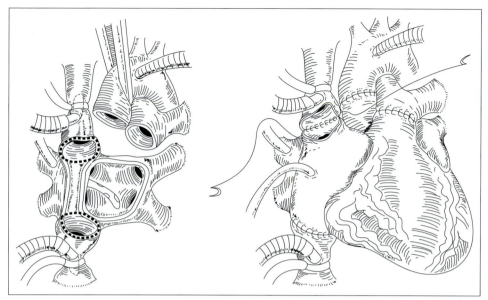

図4　modified bicaval 吻合による心臓移植
（文献1より）

伴う止血には都合がよいが，術後の疼痛管理が必要になるという欠点がある．まずレシピエントを体外循環下に通常の心移植と同様に心臓を摘出する（図5a）．次に左右開胸し横隔神経を温存しつつ，その背側の肺門部の心膜を切開し，肺動静脈，気管支とともに肺を摘出する．またこの肺門部は気管支動脈の側副路血管が多く，止血は念入りに行うことが肝要である．最後に気管分岐部直上で気管を切断し，肺を摘出する（図5c）．トリミングしたドナーの心肺ブロックは肺門部心膜に開けた穴を通して左右胸腔，心嚢内におさめ，まず気管の吻合を行う（図5d）．続いて大動脈（図5e），右房または上下大静脈の吻合を行う（図5f）．

術後管理と成績　人工呼吸の設定は FiO_2：0.5，PEEP：3〜5 cm H_2O，最大気道内圧は 40 cm H_2O 未満で，PaO_2＞75 mmHg，$PaCO_2$：30〜40 mmHg となるように設定する．移植肺は除神経されているので，体位ドレナージを利用した理学療法は肺炎予防に重要である．虚血再灌流による肺障害を認める場合は人工呼吸，NO 吸入，利尿剤を用いて障害からの回復を待つ．術後の急性拒絶は心臓よりもむしろ肺に起こりやすく，呼吸器症状，胸部 X 線には注意を払う．拒絶が疑われる場合は気管支鏡検査，経気管支生検が必要となる．遠隔期の拒絶反応は肺においては bronchiolitis

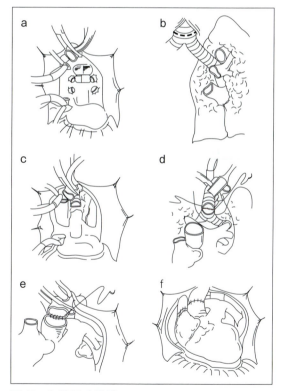

図5　心肺同時移植
（文献2より）

obliterans（閉塞性細気管支炎）として知られ，心臓においては cardiac allograft vasculopathy（移植後冠動脈病変）として知られる．2010年国際心

表3 ドナー心のリスク因子

年齢	55歳以上
性別	女性
既往歴	高血圧，糖尿病
心エコー所見	LVH≧14 mm，LVEF＜50%，mild以上の弁逆流または狭窄，minimal以上の冠動脈の粥状硬化
心機能	前負荷，後負荷を最適化した状態で，かつドパミン20 μg/kg/minもしくはそれと同等の強心薬による循環補助にもかかわらず，LVEF＜40%以下
心筋虚血時間	4時間以上（ドナーが若年（45歳以下）であったり，強心薬による循環補助がない状態で心機能が正常の場合は，4時間以上の虚血も許容される場合がある）
ドナー心の大きさ	ドナーの体重がレシピエントの体重の70%以下．ドナーが女性でレシピエントが男性の場合にはドナーの体重が80%以下の場合

表4 レシピエントの術前評価項目

病歴および身体所見	・心臓血管系，呼吸器系，気道系を中心とした身体所見 ・心疾患の経過および現在の状態 ・心不全に伴う二次性の臓器障害の有無 ・全身性の合併症 ・現在の症状とfunctional status ・心臓手術の既往歴 ・使用されている薬剤（抗生剤，強心薬，内服薬など）と最終投与時刻 ・使用中の機械的補助（IABP，LVAD，PM，ICD，CRTなど）の種類および設定 ・最終経口摂取時刻 ・輸血歴，妊娠歴，homograftの使用歴，過去の移植歴
検査所見	・血液データ：血算，電解質，肝機能，腎機能，凝固，血型，不規則抗体，直接交差試験，PRA検査 ・感染症：HBV，HCV，HIV，CMV，EBV ・心電図，胸部X線，呼吸機能検査 ・心エコー検査：右心機能，左心機能，chamber size，肺高血圧の有無 ・右心カテーテル検査（直近のもの）
手術手技に関連する項目	・胸骨切開の既往 ・手術が技術的に困難となる要素が存在するか（先天奇形の有無など）

肺移植学会（ISHLT）の登録データでは1年生存率63%，5年生存率43%と報告されている．

5 心臓移植の麻酔

術前評価

a. ドナーの評価

ドナーの年齢，性別，生前の合併症，脳死判定に至った経緯や心肺蘇生時間を確認する．臓器摘出前に心電図，心エコー検査が行われるので，結果を把握しておく．また，バイタルサインや使用されている循環作動薬などの情報もドナー心の状態を知る指標となるので確認しておく．これらの情報は多くの場合臓器移植ネットワークから送られてくる情報用紙にまとめて記載されているため，情報収集は比較的用意に行うことができる．

ドナー心に関して，ハイリスク因子といわれているものを表3にまとめた．国内では移植手術の件数が少ないため，これらのハイリスクドナーの心臓を移植するケースも少なくない．最終的な判断は移植待機患者の緊急度などを考慮して臓器移植チームの判断に委ねられることになる．

b. レシピエントの術前評価項目

1) 術前評価に関する基本事項

移植手術は基本的に緊急手術であるため，術前評価は短時間で必要な項目に絞って確認する必要がある．心臓移植に際し，基本的な項目を表4にまとめた．

2) 術前評価に関する特殊事項

①サイトメガロウイルス（CMV）感染

移植後のCMV感染症は肺炎，肝炎，胃腸炎などを起こし，重症化する場合がある．このため，術前感染症検査でレシピエントのCMV抗体が陰

表5 血液型不適合移植時に使用する血液製剤

血液型		RCC（血漿除去）	FFP	cryoprecipitate	PC（FFPと同等の扱い）	
レシピエント	ドナー					2nd choice
O	A	O	A	A	A	O
O	B	O	B	B	B	O
O	AB	O	AB	AB, A or B	AB	A or B
A	B	A	AB	AB, or B*	AB	B
A	AB	A	AB	AB, A or B*	AB	A or B
B	A	B	AB	AB or A*	AB	A
B	AB	B	AB	AB, A or B*	AB	A or B

＊：2nd choice

性であった場合，血液製剤はCMV抗体陰性のものを用意する．

②VADの使用

移植に先立ちVADが植え込まれている患者については，製品名，送脱血管の位置，駆動特性（拍動型or定常流型），現在の設定（拍動型の場合は拍動回数，拍出量，％systole，心電図同期の有無，定常流型の場合は回転数，流量など）およびその時点での血圧，植え込まれてからの期間，感染症の有無，手術直前まで継続されていた抗凝固療法を確認しておく．

③組織適合性

臓器移植は生体が本来持ち合わせている生体防御に相反する行為のため，移植された臓器は常に拒絶の危険にさらされている．移植されたドナー臓器は，レシピエントの免疫担当細胞によるドナー同種抗原の非自己認識により引き起こされる細胞性拒絶や液性拒絶によりその機能を失ってしまう．移植直前に施行する直接交差試験（direct crossmatch）は重要である．

panel reactive antibodies（PRA）が拒絶反応回避に重要であり，高い陽性率（≧10％）を示すレシピエントでは免疫グロブリン療法，術前の血漿交換，リツキシマブ投与などの減感作療法などを考慮する．

④ABO不適合移植

主要血液型抗原などのT細胞非依存性抗原に対する抗体をまだ産生し始めていない新生児，乳児では血液型不適合ドナーからの移植を受けることができる場合がある．現在のところ年齢および同種血球凝集素の抗体価の上限については明確な指標は存在していないが，ある程度同種血球凝集素が認められる場合でも，小児の心臓移植は安全に行われていると報告されている．これらの場合，術前の減感作療法としては，人工心肺回路を使用した血漿交換のみが行われており，術後の免疫抑制療法も通常と同等以上のものは必要とされない．

血液型不適合移植時の血液製剤の血液型については表5のとおりで行う．

⑤術前抗凝固療法

末期心不全患者は，心房細動や低心機能による心室内血栓の予防のため，抗凝固療法が行われていることが多い．またLVADに関しても，ほとんどの機種で抗凝固療法が必要となる．慢性期の抗凝固療法にはワルファリンが使用されることが多いが，先述のとおり移植手術は緊急手術であるので，術前に休薬期間を設けることができない．したがって，凝固系検査の結果によっては抗凝固薬を拮抗する必要がある．

一般的にワルファリンに関しては，術前のPT-INR＞1.5の場合には拮抗を行ったほうがよいといわれている．拮抗に使用されるビタミンK製剤はHCO-60という界面活性剤が添加されているため，アナフィラキシーの頻度が1,000人に1人と高い．使用に際しては低用量（2.5〜5 mg）の投与でショックのリスクが低下するといわれている．長期間抗凝固療法が行われていた患者で，INRを急速に正常化する必要が有る場合，ビタミンKと併せてFFPや各種凝固因子製剤を投与する．ワルファリンをリバースする薬剤が使用可能となっている．

術中管理

a. レシピエントの入室

心移植ではドナー心の虚血時間を最小にするため，レシピエント側の病院に到着した時点で即座

に移植手術にとりかかれるよう時間を調整する必要がある．実際にはドナー側の手術が開始され，心臓に問題がないことが確認された段階でレシピエントの手術が開始される．特にドナーの大動脈遮断時刻は，心筋虚血時間を知るうえで重要となるので，記録をしておく．

　レシピエント入室時刻は麻酔の導入時間，手術の準備時間，手術開始から人工心肺が確立され，レシピエントの心臓が摘出されるまでの時間を考慮して決定される．開心術の既往がない場合，人工心肺開始までに時間を要することはないが，過去に開心術の既往や，特にVADの植え込みが行われていた患者では，癒着剥離やVADの取り外しが必要になるため，レシピエントの心臓が摘出されるまでに相当の時間がかかることもある．

b. 全身麻酔の導入，維持

　入室前の前投薬は基本的には行わないか，低心機能を考慮して必要最小限にとどめておく．麻酔の導入はオピオイド主体で行い，鎮静薬は心抑制作用の比較的軽度であるベンゾジアゼピンを使用する．心不全患者では急激な後負荷の上昇により血行動態が破綻してしまうことがあるので，導入時には十分量のオピオイドを投与し，挿管刺激による末梢血管抵抗の上昇を抑制する．プロポフォールや吸入麻酔薬は心抑制作用が強いため導入には適さない．麻酔の維持に関しても高用量のオピオイド主体で行い，筋弛緩薬に加え，血行動態をみながらベンゾジアゼピン，プロポフォールや吸入麻酔薬を低用量使用するバランス麻酔で行う．

　最重症の心不全患者の場合，麻酔の導入により循環の維持が困難となる場合もあり，このような事態が想定される患者では導入前に局所麻酔下に大腿動静脈を確保し，即座に人工心肺による循環補助が行える体制をとっておく．

c. 人工心肺確立までの循環管理

1) カテーテル留置およびモニタリング

　心移植手術では通常の心臓手術と同様のモニター，カテーテル類を準備する．観血的動脈圧モニタリングは麻酔導入前に局所麻酔下に確保するのが望ましい．ほとんどの症例でLVADが装着されていること，手術直前まで継続されていた長期間に及ぶ抗凝固療法の影響，吻合箇所の多い手術手技のため，出血量は増加する傾向にあり，大口径の末梢静脈ラインの確保は必須である．シースの側管を輸血ラインとするため，内頸静脈に2本のシースを留置する施設もある．空気加圧式やローラーポンプ式の急速輸血装置を使用する頻度も高いため，大量輸血に耐えられる確実な静脈ラインを最低2本は確保しておく．

　心臓移植においては，移植後に心筋生検を頻回に行う必要があり，その際右内頸静脈からのアプローチとなるため，術後の内頸静脈狭窄を避けるために，中心静脈カテーテルおよび肺動脈カテーテルは可能であれば左内頸静脈から穿刺する．術前にCRT-DやICDが植え込まれている患者では，左鎖骨下静脈から挿入されているペーシングリードが妨げとなり，左内頸静脈からのアプローチではカテーテルを適切な位置に留置することが難しい場合もある．そのような場合には右内頸静脈を穿刺する．実際には右の内頸静脈を穿刺しても術後の内頸静脈狭窄の発生のリスクとはならないとする報告もある．肺動脈カテーテルは右室の後負荷を知るうえで重要であるため必ず留置しておきたいが，心臓摘出時に切断されないように，人工心肺確立後には先端が上大静脈の位置に来るまで引き抜いておく．

　経食道心エコーは心腔内の空気の遺残，局所壁運動異常の検出，右心の壁運動の評価，左右心室の前負荷の評価などに非常に有用であるので，可能な限り使用する．

　移植術後は免疫抑制療法が施行されるため各手技はmaximum precautionで行い，術中も感染予防に努める．

2) 人工心肺確立までの管理

　①補助循環が使用されていない患者の循環管理

　拘束型心筋症など一部の疾患を除き，移植適応となる心不全患者の心臓は，心室の著明な拡大とコンプライアンスの低下に加え，収縮能も高度に低下した状態となっている．このような心臓の循環動態の特徴は，「preload dependent & afterload sensitive」と表現される．

　循環管理に関しては，Frank-Starlingの法則からも分かるように，高度に壁運動が低下した心筋では，ある程度の容量負荷によってend diastolic volumeを維持しなければ（preloadによって壁張

力を稼がなければ）収縮力が得られない状態になっているが，容量負荷が過剰になると心筋のコンプライアンスが悪いため，end diastolic pressureが急激に上昇してしまう．また収縮性の低下した心臓は収縮期末圧容積関係（Emax）の著明な低下からも分かるように，end systolic pressureの軽度の上昇に対してend systolic volume（ESV）が大きく増加してしまう．したがって，不適切な体血管抵抗の上昇によりESVが増加し，これに引き続き心室が過伸展されると循環は容易に破綻する（after load mismatch）．このため体血管抵抗は冠灌流圧を維持するために必要である反面，可能な限り低く保つことで収縮力が低下した状態でも心拍出量を得ることが可能となるので，厳密な管理が要求される．肺動脈カテーテルや経食道心エコーは適切な前負荷および後負荷の指標となる．後負荷の急な上昇により経食道心エコーは心拡大および僧帽弁逆流の増加が観察されるため，有用な指標となる．

術前から使用されていた強心薬は麻酔導入後も継続して使用しておくほうが望ましい．麻酔によると考えられる血圧低下に関しては，ノルアドレナリンなどの血管収縮薬を積極的に使用し，主要臓器の灌流圧を維持する．特に慢性的な低心機能患者の血圧低下時は通常よりも高用量の血管収縮薬が必要になることが多く，各種モニタからSVRの低下による血圧の低下と判断された場合には高用量の投与を躊躇してはいけない．

②補助循環が使用されている患者の管理

ここでは特にLVADの装着された患者の管理を述べる．LVADには大きく分けて拍動型と非拍動型がある．日本ではこれまで拍動型のTOYOBO LVASのみが保険適応であったが，Jarvik 2000, EVAHEART, Duraheartが保険適応となり，また世界シェア1位のHeartmate 2も現在治験段階となっているため，今後は植込み型のLVADが主流となってくる．

拍動型に関しては空気の圧でダイアフラムを動かすことで全身に拍動性の血流を送り出している．この拍動型の特徴は陰圧による強制脱血と陽圧による強制送血であり，十分な脱血が行えている場合は，送血量は拍動回数で決定される．全身麻酔の導入後に問題となるのは，麻酔薬によって容量血管である静脈系が拡張することでVADに十分なpreloadがかからなくなり，1回拍出量が減少することである．このような場合，収縮終期付近でダイアフラムがVADの底を打つ様子が観察されたり，本体を直接みることができない場合でも，% systoleを下げることにより血行動態が改善する場合にはhypovolemiaによる脱血不良が推測できる．このような場合には輸液負荷を行うことで血行動態は改善する．

非拍動型（定常流）のVADについては拍動型と駆動特性が大きく異なる．定常流型に関しては，その流量は次の式によって決定される．

（ポンプの仕事量）∝（揚程）×（ポンプの流量）

ここで仕事量はポンプの種類と出力の設定で決定されるものであり，揚程とはポンプの上流と下流の圧較差を指す．現在使用されている定常流のVADではポンプの回転数を設定すると，その回転数を保つために仕事量が自動で調整される．回転数が一定の場合，揚程が低ければポンプの流量は増加し，揚程が高ければポンプの流量は減少する特性を示す．

これを人体にあてはめて考えると，ポンプの仕事量はデバイスの種類と回転数で決定され，揚程は体血圧とポンプの前負荷（左室内圧）との差ということになる．したがって流量が十分に確保できない場合は，前負荷が不十分であるか，末梢血管抵抗が高くなりすぎているときということができる．それぞれの対応方法として，左室内圧が不十分な場合，強心薬や容量負荷により左室内圧を上昇させ，末梢血管抵抗の上昇は血管拡張薬や麻酔薬の使用で適切な流量が得られるようにコントロールする．

拍動型，非拍動型いずれの場合も，全身管理を行う麻酔科医とVADを管理するスタッフの間で密に連携を取りながら管理をする必要がある．

d. 人工心肺離脱後の循環管理

1）除神経心の生理的作用の変化

移植後の心臓の特徴のひとつとして除神経を受けていることがあげられる．除神経心の特徴は表6のとおりである．除神経心ではβ刺激薬，ペースメーカの使用以外で心拍数を増加させることはできない．したがって，心拍出量を増やすためには，1回拍出量を増加させなければならないということになる．つまり，心拍出量は前負荷に極め

表6 除神経心の生理的特徴

- 交感神経・副交感神経の支配の消失
- カテコラミンなどの体液性因子に対しては正常に反応
- 痛覚の消失による無症候性心筋虚血のリスク増加
- 約20%で洞性徐脈
- 間接作用の薬剤は効果なし
- 圧受容体反射の消失により末梢血管抵抗の変化に心拍数が反応しない
- β受容体の直接作動薬に対する反応性の増加
- 心臓の内因性の機構は維持（Frank-Starling の法則など）

て強く依存することになる．また，圧受容体反射の消失のため，容易に低血圧に陥ることにも注意が必要である．

2）不整脈

United Network for Organ Sharing/Organ Procurement and Transplantation Network（UNOS/OPTN）によると術後早期の洞性徐脈は約半数に認められ，永久ペースメーカが必要となる患者は約10%であり，biatrial 法による吻合，ドナーおよびレシピエントの年齢がリスクとされている．近年主流となっている bicaval 法では洞機能不全の発生は少ないといわれている．人工心肺離脱後の洞性徐脈に関しては，イソプロテレノール（0.005〜0.2 μg/kg/min）の投与や，心外膜ペーシングの使用によって心拍数を90〜110程度に維持する．

3）右心不全

International Society of Heart and Lung Transplantation のデータによると，移植後の右心不全は周術期の心合併症の約50%を占め，移植後早期の死因の約19%となっている．レシピエントの術前からの肺血管抵抗（PVR）の上昇は，移植後の右心不全発症のリスクファクターであり，特に pulmonary vasodilator によって PVR の低下が認められない，不可逆性の肺高血圧の患者ではリスクが非常に高くなる．

右心不全は人工心肺離脱時にドナー心がレシピエントの高い肺血管抵抗に耐え切れずに発症する．また，臓器摘出からの長い虚血時間と再灌流障害も右心不全の増悪因子となりうる．循環系の指標としては CVP＞15 mmHg，PAP＞40 mmHg，PVR＞4 wood unit で，TEE 上で右室の拡大（心尖部が右室，心室中隔の扁平化や左方偏位），収縮能の低下，TR の増加，TAPSE＜20 mm などの所見が認められた場合，右心不全を疑う．右心不全になると右室は過伸展し，虚血に陥り，収縮能が低下する．また，肺血流の減少および右室の拡大に伴う心室中隔の左方偏位により左室への血液の充満が障害され，その結果，左室の心拍出量も低下する．

右心不全に対する循環管理は以下の3点に要約される．①体血圧を維持することで冠血流量を確保し，②過伸展し虚血となっている右室の前負荷を軽減し，③肺血管抵抗を低下させることで右室の後負荷を軽減する．このためにまず，不整脈や伝導障害は積極的に治療を行い洞調律の維持に努める．右心系は心拍数の低下に対して収縮力による代償が働きにくいため，心拍数は90〜110程度に維持するのが望ましい．体血圧の維持が困難な場合はノルアドレナリンなどの血管収縮薬を使用する．容量負荷に関しては，心不全のため通常より前負荷を高く維持しなければ心拍出量が得られないが，過剰となると心室壁の過伸展のために冠灌流圧が低下するため，CVP はおおむね15 mmHg 以下となるように調整する．実際は容量負荷に対し CVP のみが上昇し，血圧・心拍出量が増加しなければそれ以上の容量負荷は必要でないと判断する．直視下や TEE による右室の壁運動の観察が適切な右室容量の評価に有用である．

心臓移植後の右心不全の管理で最も重要となるのは，肺血管抵抗をできる限り低下させることである．人工呼吸に関しては，低酸素，高二酸化炭素血症による肺血管抵抗の上昇を避けるため，高濃度酸素投与，分時換気量の増加，気道吸引，肺の加圧，適切な PEEP による酸素化の改善に努める．ドブタミンやイソプロテレノールは強心作用に加え，肺血管拡張作用もあるため右心不全時の使用に適しているが，催不整脈作用が強く，不整脈により血圧低下，心筋酸素需給バランスの悪化に陥る場合もあるので注意が必要である．心臓移植の右心不全に対する肺血管拡張薬としてプロスタグランジン製剤，PDE Ⅲ阻害薬，硝酸薬，hANP，NO などを使用している．

4）左心不全

周術期の左心不全は，超急性期拒絶反応，再灌流障害，ドナー心の器質的な異常などが原因となることが多い．

超急性期拒絶反応は再灌流後15分で起きた報告もあり，手術中に発症する可能性もあるものである．その発生頻度は非常にまれであるといわれているが，発症した場合有効な治療手段がなく非常に予後が悪いことが知られている．

再灌流障害は，通常の心臓手術においてと同様に起こりうるものであり，多くは気絶心筋による一過性（12～24時間）の収縮能の低下であり，一時的に循環補助が必要となる場合もあるが，多くの場合予後は良好である．5時間を超えるドナー心の虚血時間が再灌流障害のリスク因子として知られているが，最近では保存方法の進歩により虚血時間の延長と移植後の心機能の改善が報告されている．

marginal heartなど，ドナー心に器質的な異常が認められる場合（表3）には，周期期に高用量の強心薬や昇圧薬が必要になることがあるため，術前の状態を把握しておくことが重要である．

6　術後急性期管理

心臓移植手術後の基本的な術後管理は通常の心臓外科手術と同様である．心臓移植手術後早期に，特に重要なのは免疫抑制と感染対策である．

a. 免疫抑制

1) 心臓移植後の拒絶反応と診断

心臓移植後にみられる拒絶反応には，超急性拒絶反応（hyperacute rejection），急性細胞性拒絶反応（acute cellular rejection (ACR)），および抗体関連型拒絶反応（antibody-mediated rejection (AMR)）がある．

①超急性拒絶反応

超急性拒絶反応は，ドナーに対する既存抗体により引き起こされるもので，血流再開直後からドナー心に広範な虚血や壊死を引き起こし，致死的になることが多い．日本では，この超急性拒絶反応を防止するために，レシピエント選択において全例でリンパ球直接交差試験を行うこととなっており，細胞障害性試験が陽性の場合には選択から除外される．

②急性細胞性拒絶反応（ACR）

急性細胞性拒絶反応は，移植後6ヵ月以内にみられることが多く，20～40％の移植後患者において，少なくとも1回のACRを移植後1年以内に経験すると報告されている[1]．ACRによる炎症や心筋細胞壊死により，心機能障害を引き起こすようになるが，初期には明らかな臨床症状を伴わないことが多い．ACRの診断法として，心筋生検法が確立したことが，心臓移植の成績向上をもたらした．非観血的な検査法として，心電図，冠動脈血流量の変化を含む心臓超音波検査，gene expression profiling (GEP) を含む血液検査などが検討されているが，現状では心筋生検による診断により治療方針を決定している．ACRは心移植後早期に多くみられるため，心筋生検検査も移植後早期には頻回に行われ，当センターでは術後1週目，2週目，3週目，5週目，7週目，11週目に心筋生検を行う．また，拒絶反応が疑わしい場合や，拒絶反応を認めた場合には，適宜追加して行う．病理診断については，国際心肺移植学会（ISHLT）基準（当初は1990年基準，最近は2004年基準[2,3]）（表7）を用いている．

③抗体関連型拒絶反応（AMR）

抗体関連型拒絶反応（AMR）（従来は液性拒絶反応（humoral rejection）とも呼ばれてきた）は，ドナー抗原に対する抗体により引き起こされるもので，移植例の10％程度に血行動態の変動を伴うAMRがみられると報告されている[4]．AMRによる冠動脈内皮への障害は，心筋虚血からドナー心不全を引き起こすようになる．また，急性拒絶反応の1/4にACRとAMRの両方が存在しうるとの報告[5]があり，注意が必要である．輸血，妊娠など自己以外のHLA抗原に接触する機会があった症例においては，抗HLA抗体を持つ可能性が高い．特に心臓移植待機患者では，開心術や，左心補助人工心臓（LVAD）装着術を行っている症例が多く，また輸血を必要とする症例もあり，抗HLA抗体検査が必要となる．PRAが11％以上の陽性症例では移植時の交差適合試験で陰性であっても移植後の成績は不良とされており[6]，移植後管理においてAMRへの配慮が重要となる[7]．

AMRの診断は，心筋生検による病理学的検討において，HE染色，Masson Trichrom染色に加えて，免疫組織学的染色（IgG，IgM，IgA，C3d，C4d，C1q，CD68など）が必須であり，ISHLTによる2004年基準に従う[3]．なお当セン

表7 国際心肺移植学会での細胞性拒絶反応分類 ISHLT grading system

1990 grading system			2004 revised grading system		
grade	所見	組織学的特徴	grade	所見	組織学的特徴
0	拒絶なし	組織学的変化（−）	0	拒絶なし	組織学的変化（−）
1a	局在性・軽度	大型リンパ球の局在性浸潤．心筋細胞障害（−）	1R	軽度	間質あるいは血管周囲へのリンパ球浸潤．心筋細胞障害は局在性（1箇所まで）．
1b	びまん性・軽度	大型リンパ球のびまん性浸潤．心筋細胞障害（−）			
2	局在性，中等度	大型リンパ球が局在性集簇的．心筋細胞障害（＋）			
3a	散在性，中等度	大型リンパ球が多数集簇的に浸潤．心筋細胞障害（＋）	2R	中等度	リンパ球浸潤と2箇所以上の心筋障害（＋）
3b	びまん性，重度とのボーダー	大型リンパ球がびまん性に浸潤し好酸球や好中球の浸潤を伴う場合もあり．心筋細胞障害（＋）出血（−）	3R	重度	びまん性の心筋障害．浮腫，出血，血管炎の有無は問わない．
4	重度	多数のリンパ球・好酸球や好中球がびまん性に浸潤．心筋細胞の壊死と障害，間質の浮腫・出血・血管炎（＋）			

1990 system における Quilty A/B lesion は revised system では "Quilty" として纏められた．

ターでは，ドナー心摘出時に採取したドナーリンパ球を用い flowcyto 交差適合試験を行う．またPRA 検査を行い，AMR の可能性をフォローする[8]．

2) 各種免疫抑制薬とモニタリング

①カルシニューリン阻害薬（calcineurin inhibitor：CNI）

ⅰ）シクロスポリン（cyclosporin：CSA）

1980年心臓移植の免疫抑制療法に CSA が導入されてから，心臓移植の成績が飛躍的に向上し，心臓移植が治療選択として受け入れられるようになった．特に CSA，アザチオプリン（AZP），プレドニゾロン（PRD）による3者併用療法が用いられるようになり，さらに CSA の血中濃度モニタリングにより投与量の調整が行われるようになり，安定した成績が得られるようになった．また，当初の CSA（サンディミュン®）は消化管での吸収が不安定で血中濃度は安定しなかったが，マイクロエマルジョン化したネオーラルの導入により，消化管吸収がよくなり血中濃度が安定するようになった[9]．モニタリングとしては，トラフ値（C_0）が主に用いられるが，服用後2時間値（C_2）が用いられることもある．therapeutic drug monitoring（TDM）として，AUC_{0-4hr} や AUC_{0-12hr} による評価も行われる[10]．CSA の副作用としては，高血圧，腎機能障害，肝毒性，歯肉肥厚，多毛症，振戦，発癌危険性の増大などがある．

ⅱ）タクロリムス（tacrolimus：TAC）[11]

CSA と同じ CNI であるが，TAC のほうが，高血圧，歯肉肥厚，脂質異常が少なく，糖尿病が高頻度とされている．通常トラフ値（C_0）でコントロールされる．現在では CNI は TAC が主に用いられる．

②代謝拮抗薬

ⅰ）ミコフェノール酸モフェチル（mycophenolate mofetil：MMF）

MMF の活性体である mycophenolic acid（MPA）の血中濃度でモニタリングされるが，多くの施設では，投与量でコントロールされる．副作用として，下痢を主体とする消化器症状や白血球減少がある．

ⅱ）アザチオプリン（azathioprine：AZP）

MMF が登場するまで，代謝拮抗薬として用いられてきた．現在日本の心移植施設では MMF が用いられている．

③ステロイド（prednisolone：PRD）

心臓移植における免疫抑制療法の主要な薬剤であり，ACR 治療においては，ステロイドパルスとして最初に用いられる．しかし，長期間のステロイド服用においては，糖代謝異常，脂質代謝異常，感染症，骨粗鬆症，成長障害などの副作用が問題となる．当センターではプロトコールに従って減量中止を行うこととしているが，長期の服用を必要とする症例もある．

表8　初期免疫抑制療法（当センター）

> 1. カルシニューリン阻害薬
>   タクロリムス（プログラフ®）：0.05 mg/kg/day（分2）を経口（胃管）で開始
>   　　　　　　　目標値（トラフ値）：9～12 ng/mL
>   あるいは
>   シクロスポリン（ネオーラル®）：6 mg/kg/日（分2）を経口（胃管）で開始
>   　　　　　　　目標値（C_0）：350～450 ng/mL
>   　　　　　　　　　　　　（C_2）：1,400 ng/mL
>   　　　　　　　　　　　　（AUC_{0-4hr}）：3,000～4,000 ng・hr/mL
> 2. 核酸合成阻害剤
>   ミコフェノール酸モフェチル（セルセプト®）：1,000 mg/day（分2）より開始
>   　　　　　　　2,000～3,000 mg/day（分2）を目指す
>   　　　　　　　白血球減少時（3,000前後）は減量
> 3. ステロイド
> 4. induction therapy（腎機能障害や肝機能障害を伴った症例）
>   IL-2R抗体（抗CD25抗体）（バシリキシマブ：シムレクト®）
>   20 mg/日（術当日（体外循環後3時間以内），術後4日目）

④各種のリンパ球に対する抗体

抗胸腺細胞抗体（anti-thymocyte globulin：ATG），抗リンパ球抗体（anti-lymphocyte globulin：ALG），抗インターロイキン2受容体抗体（interleukin-2 receptor（IL-2R）antagonists）がある．induction therapyとして，あるいは腎機能障害がある症例や拒絶反応の治療として用いられる．ISHLTレジストリでは，54％の患者がinduction therapyとして用いている．最近の日本の心臓移植ではIL-2R抗体が用いられている[12]．

3）予防的免疫抑制療法

CNI（CSAあるいはTAC），MMFおよびPRDによる3者併用療法が現在の基本的な免疫抑制療法である．各種リンパ球に対する抗体は腎機能障害などにより，早期のCNI導入が困難と思われる障害で使用されることが多い．

当センターにおける最近の初期免疫抑制療法を表8に示す．

CNIとして最近ではTACを第1選択としている．また，術前投薬は通常行っていない．

腎機能や肝機能障害を認める場合には，induction therapyとしてIL-2R抗体を用いる．

手術開始時および血流再開直前にメチルプレドニゾロン（methylprednisolone：MP）を500 mg静脈内投与する．術当日はMP 125 mgを8時間ごとに計3回静脈内投与する．それ以降は経口安定して摂取ができるまでは，MPを静脈内投与で，経口摂取が安定すればPRDで経口投与する．通常は，表に従って減量し，1～1.5ヵ月後に0.1 mg/kg/dayへの減量を目指す．

TACは，原則として抜管し経口摂取が可能となり，さらに尿量が維持され，腎機能が安定していることを確認してから投与を開始する．早期に抜管が困難な場合には，胃管による投与を行う．経口ないし胃管による投与が困難な場合には，0.01 mg/kg/hrで持続静脈内投与を行う．初期の目標血中濃度はトラフ値（C_0）で9～12 ng/mLを目指す．CNIは腎機能に影響を与えるため，当センターでは腎保護および尿量確保のために移植術直後から低容量～中等量のカルペリチド（ハンプ®）を用いている．CNIの血中濃度が初期の目標血中濃度近くまで上昇するまで継続して使用している．

MMFは経口摂取開始後1,000 mg/day（分2）で開始し，白血球数および消化器症状（特に下痢）に注意しながら2,000～3,000 mg/dayを目指す．白血球減少時（3,000/mm³前後）や下痢症状が高度の場合には減量する．なお，適宜AUC_{0-12hr}を測定し，39.25 ng・hr/mL以上を目標に投与量を調整している．

4）ACRに対する治療

心筋生検で3a以上の拒絶反応を認めた場合にステロイドパルス療法（MP 500～1,000 mg/day 3日間）を行う．治療後1～2週目に確認の心筋生検を行い，治癒していなければ再度ステロイドパルス療法を行う．再度心筋生検を行い，効果がない場合には，抗ヒト胸腺細胞ウサギ免疫グロブリン（RATG：サイモグロブリン®）を用いる．ステロイドパルス療法後は通常それまで投与していたステロイド量を続ける．

表9　抗体関連型拒絶反応（AMR）高リスク例に対する治療戦略（当センター）

- ●移植前
  - ・high PRA 症例：γ-グロブリン投与を考慮
- ●手術直前
  - ・MMF 1,000 mg 投与
  - ・血漿交換を考慮（特に DSA を有する場合）
- ●周術期
  - ・induction therapy としてバシリキシマブを使用
  - ・TAC＋MMF＋PRD の 3 剤併用療法
  - ・状況に応じてステロイドを増量
- ●AMR が疑われたら
  - ・γ-グロブリン投与，血漿交換を考慮
- ●AMR と診断したら
  - ・ステロイドパルス
  - ・血漿交換，γ-グロブリン投与
  - ・血行動態不安定であれば，強心薬や補助循環
  - ・細胞性拒絶反応を伴う場合や心不全を伴うときは ATG 併用
  - ・改善しなければリツキシマブを用いる

1R/1b あるいは 2 の拒絶反応を認める場合には，投与中の免疫抑制薬の血中濃度の調整（目標値より低値の場合は増量，目標値にある場合は，目標値を高めに設定）を行う．移植後早期であれば，2～4 週後に再度心筋生検を行う．

サイモグロブリンを用いる場合には，プロトコールに従い，7～4 日間静脈内投与を行う．一度投与した製剤を再度用いる場合には，血中抗体値をチェックするのが望ましい．また，治療後，1 週間ごとに心筋生検を行い，治療が有効であることが確認できれば治療を中止し経過を観察する．心筋生検はスケジュールに従って実施する．治療が有効でなければほかの製剤投与を考慮する．なお，RATG 使用時には，それまでの免疫抑制療法は続行する．さらに，これらの製剤を用いた場合にはサイトメガロウイルス（CMV）感染症の危険性が高くなるので，ガンシクロビル（デノシン®）：5 mg/kg 12 時間ごと，14 日間および CMV 高力価免疫グロブリン：5 g/日（初日および第 7 日の 2 回投与）を併用する．

5）AMR に対する治療

PRA 高値の AMR 高リスク例に対しては，表9 に示す治療戦略を検討する．

手術前に MMF 1,000 mg の投与を行い，患者が有する既存抗体と PRA 値から術前の血漿交換を考慮する．周術期には，induction therapy としてバシリキシマブを使用し，ステロイド投与量の増量を検討する．術後 PRA 値の上昇を認めた場合には，血行動態に注意し，心エコー検査，心筋生検などを併用して経過を観察する．

AMR と診断した場合には，ステロイドパルス療法（MP 1,000 mg/day 3 日間），血漿交換（1 回/day，3～5 日間：PRA 検査結果，DSA チェック，心筋生検結果に応じて追加する）および γ-グロブリン投与（500 mg/kg/day，1～3 回/週（血漿交換施行時は血漿交換後），1～4 週（PRA 検査結果，DSA チェック，心筋生検結果に応じて）を行う．

AMR が改善しない場合には，リツキシマブの投与（375 mg/m², 1 回/週，1～4 週）を行う．なお，血行動態が不安定な場合には，強心薬を用い，コントロール困難な症例では IABP や PCPS を併用する．さらに，サイモグロブリンを併用する．

b. 感染対策

強力な免疫抑制状態にある心臓移植術後急性期で特に注意を要するのは院内感染である．病原性細菌の感染のみならず，サイトメガロウイルス（CMV）や単純ヘルペスウイルスなどの日和見感染への配慮が重要である．また，真菌や原虫による感染症にも注意を要する．

心臓移植手術前からモノバクタム系抗生剤（アズトレオナム）とグリコペプチド系抗生剤（バンコマイシン，テイコプラニン）の予防投与を開始する．ICU 入室後も抜管されるまではアズトレオナムを投与し，ドレーン類が抜去されるまではバンコマイシンまたはテイコプラニンの投与を継続している．CMV 対策として，高サイトメガロ

F 心臓移植の管理

表 10 感染対策の例（医療者）
一処置一手洗い、入室時はサージカルマスクを着用する

		I度	II度	III度	IV度	V度	VI度
クリーン度		・移植後1週間（原則） ・重症急性拒絶反応 ・重症感染症	・移植後1回目の心筋生検あるいは移植後1週間まで ・強い免疫抑制療法中 ・易感染性状態（白血球減少など）	・移植後1回目の心筋生検で拒絶を要する拒絶反応がなく、移植後1週間経過 ・免疫抑制療法が安定（プレドニン30 mg/day以下）	・移植後3週目相当の心筋生検で治療を要する拒絶反応がない（プレドニン20 mg/day以下）	・移植後5週目相当の心筋生検で治療を要する拒絶反応がない（プレドニン15 mg/day以下）	・リハビリなどで移植後長期治療が必要であり、術後3ヵ月を経過 ・移植後査入院時
環境	収容場所	ICU クリーンルーム	クリーンルーム	8西 クリーンルーム	8西 クリーンルーム	8西クリーンルーム	8西クリーンルーム／一般個室
	クリーンルーム前の扉の開閉	閉	閉			L	開
	アイソレーターモード	H	M※1				―
	環境整備	弱酸水を用いて一度拭きする		コロコロローラーにてベッド周囲の埃の除去、ショードックによる周囲の擦式消毒			
体制	看護体制※2	専属	専属	クリーンルーム収容患者 処置・観察など患者に接する場合はブルー衣 その他はサージカルガウン	クリーンルーム収容患者 抗生剤投与・感染徴候のない患者（ディスポ）	抗生剤投与・感染徴候のない患者	
	服装	ブルー衣	ブルー衣			白衣	白衣
検査	レントゲン （日勤 看護師 医療者）	1番に撮影する	クリーンルーム内のポータブルレントゲンで撮影	クリーンルーム内のポータブルレントゲンで撮影	レントゲン室（1階）で朝一番に撮影	レントゲン室（1階）で朝一番に撮影	通常
	回数	1回/日	2回/日	2回/日	2回/日	2回/日	
面会	時間（2人まで/回 原則同居家族）	（30分程度/回）	（1時間程度/回）	（2時間程度/回）	（3時間程度/回）	（4時間程度/回）	人数制限のみ（通常面会時間内）
ADL	服装			サージカルガウン※3	病棟内～病院内（検査時のみ）	病院内	なし
	外出	不可	室内	クリーン内の廊下		室外可	
	トイレ	不可	不可	不可～可（クリーンルーム内）	病棟内治療室でのシャワー可（ただし清掃一番後に使用する）		
	シャワー			歯ブラシなどはミルトン液で5分以上消毒したあと、自然乾燥させる		ミルトンでの消毒不要 術後6ヵ月経過後、お茶または塩水でのうがい可	
	口腔ケア		毎食後、ファンギゾンシロップでうがい	毎食後、ファンギゾンシロップでうがい エンペシドトローチ開始後はポビドンヨードでうがいする			
	ひげそり			電気シェーバー			
	寝衣・タオル	乾燥機で乾燥後、直ちにビニール袋に入れ密封する	プラスチックに入れ、食後ミルトン液で消毒、自然乾燥させる			通常	
	はし・コップなど		（ビニール袋は専用であれば使い回し可）				
	冷蔵庫の中身		開封したものは24時間を経過したら処分する			水洗いで可	
	差し入れ	不可	不可	医師の指示のもと	医師の指示のもと		可
その他	雑誌・新聞、パソコンなど※4	不可	サブナースステーションに必要薬品を保管、調合する	サブナースステーションに必要薬品を保管、調合する		処置室に必要薬品を保管、調合する	
	輸液・薬品						

移植後ICUから8西に転棟の際、患者の搬送は緊急エレベーターを使用する。

※1：高度のクリーン度が必要な場合、あるいは環境調整備、シーツ交換などを行う際はアイソレーターモードをH（強）にする。
※2：専属ナースはナースコール対応も含み受け持ち患者以外の患者のケアに参加してもらう
※3：患者に密に接する場合、ショードックで拭き上げ後クリーンルーム内に搬入する
※4：搬入物はショードックで拭き上げ後クリーンルーム内に搬入する

各論第Ⅱ章 後天性心疾患の管理

表11 感染対策の例（患者さん用）

クリーン度	Ⅰ度	Ⅱ度	Ⅲ度	Ⅳ度	Ⅴ度	Ⅵ度
原則	・移植後1週間（原則） ・重症急性拒絶反応 ・重症感染症	・移植後1回目の心筋生検あるいは移植後1週まで ・強い免疫抑制療法中 ・易感染状態（白血球減少など）	・移植後1回目の心筋生検で治療を要する拒絶反応がなく、移植後1週間経過 ・免疫抑制療法が安定（プレドニン30 mg/day以下）	・移植後3週目相当の心筋生検で治療を要する拒絶反応がない（プレドニン20 mg/day以下）	・移植後5週目相当の心筋生検で治療を要する拒絶反応がない（プレドニン15 mg/day以下）	・リハビリ等で移植後長期治療が必要であり、術後3ヵ月を経過 ・移植後検査入院時
面会 時間・回数（2人まで/回 原則同居家族）	1回/日 （30分程度/回）	2回/日 （1時間程度/回）	2回/日 （2時間程度/回）	2回/日 （3時間程度/回）	2回/日 （4時間程度/回）	人数制限のみ （通常面会時間内）
服装	ブルー衣			サージカルガウン※1	なし	
外出	不可	室内	クリーン内の廊下	病棟内～病院内（検査時のみ）	室外可	病院内
ADL シャワー	不可	不可	不可～可（クリーンルーム内）	病棟内浴室でのシャワー可（ただし清掃後一番に使用する）		通常
ADL 口腔ケア	歯ブラシなどはミルトン液で5分以上消毒後、自然乾燥させる 毎食後、ファンギゾンシロップで含嗽する			エンペシドトローチ開始後はポピドンヨードで含嗽する ミルトンでの消毒不要		術後6ヵ月経過後、お茶または塩水での含嗽可
ADL ひげそり				電気シェーバー		
ADL 寝衣・タオル	乾燥機で乾燥後、直ちにビニール袋に入れ密封する （ビニール袋は専用であれば使い回し可）					
その他 はし・コップなど 冷蔵庫の中身	プラスチックとし、食後ミルトン液で消毒後、自然乾燥させる 開封したものは24時間を経過したら処分する					水洗いで可
その他 差し入れ	不可			医師の指示のもと		
その他 雑誌・新聞、パンフレットなど※2	不可			医師の指示のもと		可

※1：患者に密に接する場合、ブルー衣に着替えてください
※2：搬入物はショードックで拭き上げ後クリーンルーム内に搬入する

ウイルス抗体価の IVIG やバルガンシクロビルの投与を積極的に行うように心がけている．カリニ原虫やトキソプラズマ原虫に対する予防としてスルファメトキサゾール・トリメトプリム（ST合剤）の投与を行っている．ただし副作用（かゆみ，顆粒球減少や血小板減少など）が認められた場合にはこれを中止し，イセチオン酸ペンタミジンの吸入を行っている．抜管後からクリーンルームから退室可能となるまでは真菌に対する口腔ケアとしてミカファンギンシロップにて含嗽を行わせ，クロトリマゾールトローチが開始された後はポビドンヨードにて含嗽を行わせている．

心臓移植術後急性期の食事は原虫に対する殺菌効果が得られる準加熱食（80℃にて1分加熱）を提供している．

表10，表11に示すように，当センターでは心臓移植後の免疫抑制療法のレベルに合わせてⅠ度からⅥ度まで6段階のクリーン度を用意し心臓移植術後患者に対する感染対策を行っている．

現在の心臓移植患者の大多数は体外設置型拍動流左室補助人工心臓を長期間装着しており，待機中に送抜血管の挿入部の感染に難渋する例が多い．当センターでは，挿入部周囲の十分な処置とともに積極的に vacuum assisted closure therapy（VAC療法）を用いた治療を行っている．

文献

1) Kitamura S et al : Circ J **73** : 1235-1239, 2009
2) Yacoub M et al : Transplant Rev **3** : 1-29, 1989
1) Patel JK, Kobashigawa JA : Curr Opin Cardiol **21** : 127-131, 2006
2) Billingham ME et al : J Heart Transplant **9** : 587-593, 1990
3) Stewart S et al : J Heart Lung Transplant **24** : 1710-1720, 2005
4) Michaels PJ et al : J Heart Lung Transplant **22** : 58-69, 2003
5) Taylor DO et al : J Heart Lung Transplant **19** : 518-521, 2000
6) Kobashigawa JA et al : Circulation **94**（9 Suppl）: II294-II297, 1996
7) Tambur AR et al : Transplantation **70** : 1055-1059, 2000
8) 簗瀬正伸，中谷武嗣：心臓 **42** : 20-25, 2010
9) McCarthy PM et al : Clin Transpl 63-71, 1989
10) Wada K et al : Cir J **71** : 289-293, 2007
11) Tsamandas AC et al : J Heart Lung Transplant **16** : 723-734, 1997
12) Nakatani T : Cir J **73**（Suppl A）: A55-A60, 2009

各論

III

血管疾患の管理

胸部・胸腹部大動脈瘤

1 術前管理

a. 瘤の治療目標

1) 瘤とは

大動脈瘤は「大動脈の一部の壁が,全周性,または局所性に(径)拡大または突出した状態」であり[1],大動脈が全体にわたって拡張したものは,大動脈拡張症(aortomegaly)と称する.また,上行大動脈根部が拡張したものは大動脈弁輪拡張症(annulo-aortic ectsia:AAE)とも称する.

大動脈の正常径としては,一般に胸部で3 cm,腹部で2 cm とされる.「瘤(aneurysm)」は,局所的に拡張して(こぶ状に突出して)瘤を形成する場合が「嚢状瘤」,さらに直径が正常径の1.5倍(胸部で4.5 cm)を超える場合が「紡錘状瘤」と称するが,それ以下では瘤状拡張(aneurysmal dilatation)と称する.

2) 瘤の合併症

大動脈瘤による合併症を,①瘤破裂,②瘤が周囲臓器へ及ぼす「圧迫」および③分枝血管の虚血による「臓器虚血」に分けると理解しやすい[2].

瘤の治療目標は「瘤合併症・破裂などの予防」が第一で,破裂した場合には緊急処置が必要となる.したがって瘤と診断したら,瘤合併症・破裂の危険度を判定し,治療計画を立てる.

①破裂

真性瘤はほとんどが無症状であるが,破裂では疼痛を生じる.注意すべき症状としては胸痛,腹痛,腰痛で,瘤破裂の徴候のこともある.また急激に臨床症状が発現しショックに陥る場合もあるが,数時間から数日にわたって持続する頑固な腰腹部痛がみられる場合もある.中等度以下の疼痛が持続する場合には,他の原因(消化器疾患など)との鑑別に苦慮する.また,まれだが腸管や下大静脈などに穿破して下血や下肢腫大などをきたすこともある.いずれにしても破裂を疑ったら,いたずらに時間を浪費せず,超音波検査やCT検査で速やかに診断をつける.

②瘤周囲の圧迫

胸部で,嗄声(反回神経麻痺),血痰(肺・気管支圧迫)および嚥下障害(食道圧迫)などがみられる.

③分枝血管の阻血

動脈壁在の血栓が末梢へ飛んだ場合で,末梢領域の臓器により症状は異なり,虚血症状としては脳血管障害(脳・頸動脈),胸痛(冠動脈),四肢疼痛(四肢動脈)および腹痛(上腸間膜動脈)などが起こりうる.

3) 瘤の治療法

瘤の治療法は,人工血管置換術(移植術),ステントグラフト(SG:バネつき人工血管)内挿術の適応である.人工血管置換術は,大動脈瘤の部分を人工の血管で置換する方法で,胸部や胸腹部では開胸したあとに,体外循環を使用して脳などの臓器や下半身の血流を維持しながら実施される.瘤が頭部,脊髄,内臓などの動脈にかかっている場合には,動脈再建も必要である.SG挿入術は,局所麻酔または腰椎麻酔で,大腿動脈からSGを挿入する方法である.大動脈瘤の前後の正常径動脈部分にSGを固定するため,瘤内部の血流が途絶され破裂を予防できる.長期予後が不明だが,高リスクの例にも応用できる点で注目されている.

内科的治療は動脈硬化危険因子の除去であるが,特に降圧が重要である.降圧薬はβ遮断薬(dp/dtを下げることから有用)が第1選択で,カルシウム拮抗薬,ACE(アンジオテンシン変換酵素)阻害薬およびARB(アンジオテンシンⅡ受容体拮抗薬:最近,ロサルタンで大動脈の脆弱性の進行を抑制する効果が期待されている)などの

表1 瘤の分類

- 部位別：胸部（上行，弓部，下行）
　　　　胸腹部
　　　　腹部
- 形態別：真性瘤（胸部4.5 cm，腹部3 cm）
　　　　解離性瘤
　　　　仮性瘤
- 形状：紡錘状，嚢状
- 原因別：動脈硬化性，炎症性，外傷性など

経口薬も継続する．降圧薬使用が長期間に及ぶため副作用に注意し，アドヒアランスも考慮したlong actingの薬剤を選択する．β遮断薬の作用は血圧低下，心拍数の低下，心収縮力の減少などであり，$β_1$選択性（心臓選択性）があり，内因性交感神経刺激作用にも配慮して選択する．得られる効果としては，瘤形成の予防や拡大防止，拡大速度の抑制，動脈の傷害組織への改善促進の可能性がある．禁忌は気管支喘息，慢性肺疾患，心不全，徐脈，重症動脈閉塞症，重症糖尿病，うつ病，褐色細胞腫，Raynaud症候群などで，内服中の中断で離脱症候群が起こるので注意する．副作用は，血圧低下や徐脈に伴う症状，過敏症，めまい，下痢などで，薬物相互作用で抗不整脈薬，シメチジン，血糖低下薬での低血糖症状の隠蔽，脂質代謝異常への悪影響などにも注意する．若年者では第一選択だが，高齢者は少量より使用し，アテノロール，ベタキソロール，ラベトロール，メトプロロールなどがある．

b. 胸部・胸腹部大動脈瘤の手術適応

1）瘤からみた適応

瘤の分類は，①瘤の存在部位，②原因，③瘤形，④瘤壁の形態により分類されている（表1）．

①部位

瘤の存在する部位により，胸部（thoracic），胸腹部（thoracoabdominal），腹部（abdominal）に分類される（図1）．胸部は，上行（ascending），弓部（arch），下行（discending）に分かれる．胸腹部は主に瘤がどこにあるかによって，Crawfordの分類が用いられる（図2）．

②原因

瘤を形成する原因には，動脈硬化性（atherosclerotic），外傷性（traumatic），炎症性（inflammatory），感染性（infected），先天性（congenital）などがある．

③瘤の形状

瘤の形状は，その形から紡錘状（fusiform type），嚢状（saccular type）に分類するのが簡便であり，臨床上有用である．

④形態別

瘤壁の形態によって，①真性，②仮性，③解離性に分類（図3）される．

- 真性瘤（true aneurysm）：瘤壁が動脈壁成分（内膜・中膜・外膜の3層構造）からなるもの．ただし，瘤壁の一部に3層構造のすべてがみられない部分も伴う．

- 仮性瘤（pseudo-aneurysm）：瘤の壁には動脈壁成分がなく（外膜の一部がみられることもある），本来の動脈腔外にできた「新たな腔」を仮性瘤と呼ぶ．動脈内腔とは交通（瘤孔を介して）しており，血流がある状態である．血流がなくなって管外に血液がたまった場合（状態）は，血腫（hematoma）と称する．

- 解離性瘤（dissecting aneurysm）：動脈壁が「中膜」のレベルで2層に剥離して，本来の動脈腔（真腔：true lumen）とは別に，壁内に生じた新たな腔（偽腔：false lumen）が生じたものを，「動脈解離」と称する（図4）．その状態で径が拡張して突出（限局型解離→嚢状拡張）や全周の拡張（広汎型乖離→紡錘状拡張）をきたした場合に「解離性大動脈瘤」と呼んでいる（図3）．多くは，新たに壁内に生じた偽腔が拡張する．

2）全身状態から観た適応

手術適応を判定する際には，合併症や併存症などから推定される耐術能から，手術危険度を参考にする（後述）．

c. 手術適応に際しての留意事項

1）瘤に関する因子

瘤の原因や病態によって対応が必要で，高安動脈炎，感染性，Marfan症候群などに留意する．

①高安動脈炎（Takayasu's arteritis）

主に弾性動脈に好発する非特異性炎症性疾患である．頻度は若い女性に多く，病型としていくつかの試みがあるが，臨床的病型分類が理解しやすい（図5）．本症の病態は，中膜を中心とした結合織の増殖と弾性線維破壊の結果，内膜と中膜の肥厚に伴う"血管内腔の狭小化（Ⅰ，Ⅱ，Ⅲ型）"または中膜の脆弱化による"内腔拡張（瘤化；Ⅳ

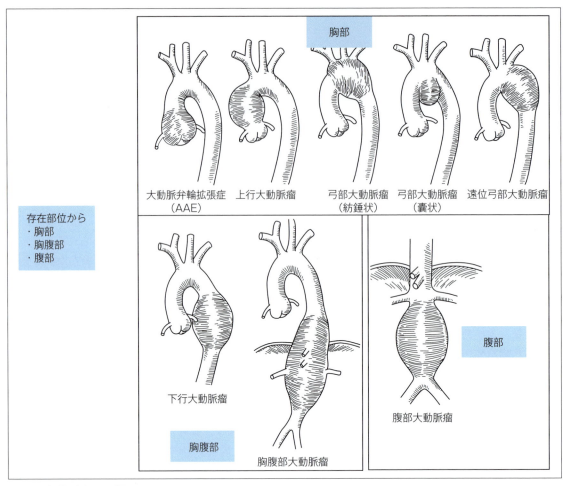

図1 大動脈瘤の分類

型)"をきたしている．高安動脈炎の診断はまず弾性動脈の分布範囲を検索する必要がある．診断の契機は，発熱，炎症反応，上肢脈拍減弱（鎖骨下動脈閉塞などによる"脈なし病"），超音波検査による内中膜層のびまん性肥厚，CTでの大動脈石灰化所見などであるが，確診にはCTアンギオ，MRアンギオ，大動脈造影（DSA）などの画像診断が必要である．それら画像では瘤形成（動脈瘤，AAE）または狭小化（非定型縮窄）を判定する．随伴疾患としては，高血圧（弾性の低下による収縮期高血圧，腎動脈病変に由来する腎血管性高血圧，さらに異型大動脈縮窄症による上半身高血圧），大動脈弁病変またはAAE（大動脈弁閉鎖不全（AR）の発生）および冠動脈病変（冠動脈入口部の病変が多い）などにも注意する．

本症は血管炎であることから，原則的には内科的にステロイドなどで加療される．外科適応は，合併する①大動脈瘤，②異型大動脈縮窄症，③脳虚血，④大動脈閉鎖不全症，⑤狭心症，⑥腎血管性高血圧などが認められた際に考慮されるが，原則的には非活動期に実施する．

②Marfan症候群

Marfan症候群を併発している場合は破裂の危険性が高く，動脈瘤の小さいうちに手術適応となっている．本群は小児科医Marfanにちなんで命名され，約20〜30%は遺伝関係が明らかではないが常染色体優性遺伝で，頻度は5,000人に1人発生する．近年の診断法や外科的治療などの進歩に伴って，本症での予後は著明に改善された．本群の特徴は，心血管病変，筋骨格異常および眼病変を合併し，全身性の結合織形成不全である（表2）．病因は結合織またはエラスチンの異常とされるが，詳細はいまだ不明である．遺伝子解析が現在検討中で，病理学的特徴として大動脈の嚢

A 胸部・胸腹部大動脈瘤

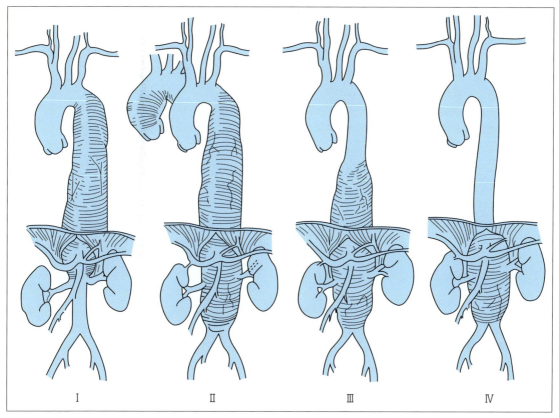

図2 胸腹部大動脈瘤 Crawford 分類

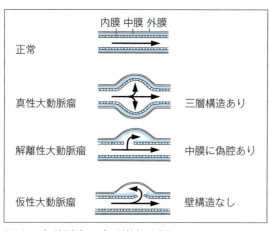

図3 大動脈瘤の病理学的分類

状中膜壊死，弁の粘液変性が指摘されている．心血管病変では，AR（弁の粘液変性による場合と弁輪拡張により，約60％の発生），僧帽弁逸脱（前・後尖ともに逸脱が多い）または閉鎖不全が生じ，頻度は約90％と高率である．大動脈では，解離（Stanford 分類では A 型が多い）や瘤形成

（上行大動脈に多い）があり，最近は大動脈瘤径 4.5 cm を目安に早期対応が考慮されている．

③大動脈弁輪拡張症（annuroaortic ectasia：AAE）

AAEは，古典的にはMarfan症候群の上行大動脈の根部を中心とした拡大で，上行大動脈瘤，AAE＋ARを伴った病態であり，病理所見では囊胞性中膜壊死を示す．しかし臨床上は，高安動脈炎（非特異性炎症）に併発したもの（臨床型分類Ⅳ型）も含めて，上行大動脈が拡大してARを生じた例を総称している．AAEの診断は胸部X線像で上行大動脈の拡大を認め，超音波検査で上行と弁輪の径を測定し，ARの程度などを判定する．また，高安動脈炎ではCTで「大動脈の拡大と石灰化」を判定する．CTやMRアンギオや血管造影所見では上行大動脈の洋梨型拡大（囊胞性中膜壊死が多い）またはびまん性拡大（非特異性炎症が多い）が特徴である．Marfan症候群では，大動脈解離や僧帽弁閉鎖不全などの合併を認めることが多い．

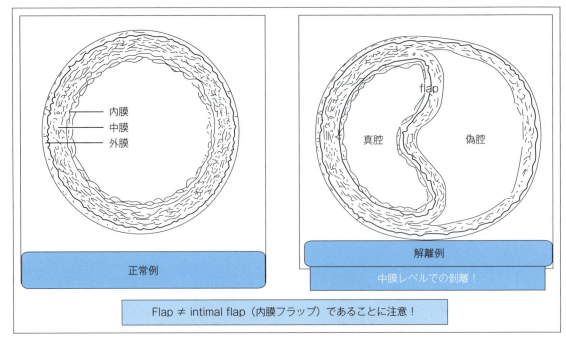

図4 解離の病態
（大動脈解離診療ガイドライン，2011年より）

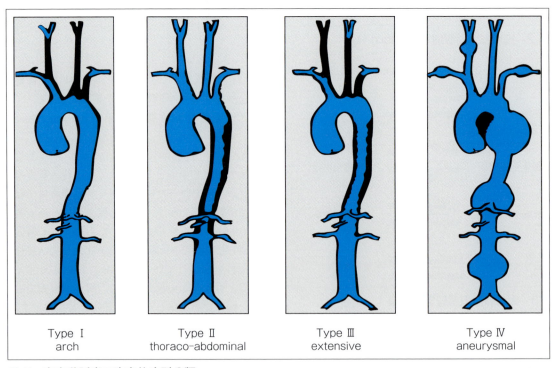

図5 高安動脈炎の臨床的病型分類

2) 全身状態

　手術の侵襲度と破裂危険度との比較で適応を決定するため，全身状態の把握は必須となる．女性，高血圧，喫煙者，閉塞性肺障害（COPD）な

表2　Marfan症候群の特徴

- 骨格：高身長，長い手足，クモ状指趾，側弯，漏斗胸，鳩胸，関節の過伸展
- 循環器系：僧帽弁逸脱，大動脈弁閉鎖不全，大動脈瘤（AAE含む），大動脈解離
- 眼症状：近視，水晶体偏位，水晶体亜脱臼，網膜剥離
- その他：硬膜拡張症，自然気胸

どを有する例で破裂しやすいとの報告もあり，留意して観察する．

d. 治療方針決定のための術前検査

1）瘤の評価

①形態と部位：仮性瘤は診断がつき次第，治療を検討する必要がある．また囊状真性瘤はサイズにかかわらず「拡大傾向」があれば手術適応としている．

- 仮性瘤：仮性瘤は積極的な手術適応となる．
- 真性瘤：形状や瘤径を参考にする．「囊状瘤」はサイズにかかわらず，「拡大傾向の有無」で手術適応が決定される．「紡錘状瘤」では，大きければ大きいほど破裂しやすいという統計的推定から，瘤径の直径が胸部5cm以上で待機手術を検討し始め，6cmを目安としている．また7cm以上では破裂の危険が高く，積極的に手術適応とする．さらに小さくても拡大速度が速ければ手術の適応となり，平均拡大率は胸部では約1.5mm/年と報告されている．
- 解離性瘤：急性期は解離の合併症，Stanford分類および偽腔の血栓閉塞の有無などを参考に決定する（別項参照）が，慢性期では限局性と広範性で区別して対応する．瘤径が重要で，限局型では拡大傾向の有無から，広範型は径のサイズ（胸部6cm以上），また重要臓器の虚血症状などから適応を決定している．

②原因：前述の炎症やMarfan症候群，さらに感染性などに注意が必要である．

③瘤と分枝との関連：胸部瘤では弓部分枝との関連，胸腹部瘤ではAdamkiewicz動脈の同定と腹部分枝再建の要否などが重要である．さらに，SG内挿術の予定例では，landing zone（瘤の起始と腎動脈など主要分枝との距離）や腸骨動脈の走行や血管径が重要となる．

2）全身状態の評価

①全身状態の判定

重要臓器である脳，心臓，肺，肝臓および腎臓などの機能障害が手術危険度の評価に際し重要である．疾患としては特に肺疾患が重要で，さらに虚血性心疾患，脳血管障害なども術前に十分検討しておく．

- 年齢：暦年齢よりも，実際の日常生活の活動程度や他の合併症の程度によって判定する．
- 脳血管障害：臨床症状や既往のある例は頸動脈エコーやMR検査も行い，有意病変の有無を確認する．脳内科・脳外科受診も事前に必要な例がある．
- 心疾患：虚血性心疾患の判定が最も重要である．疑われる症状を有する例も含め，虚血の根拠，既往を有する例は，MDCTが有用である．必要なら，冠動脈造影を実施し，経カテーテル的冠動脈形成術（PCI）や冠動脈再建術（CABG）を先行（または同時施行）することもある．症状や既往のまったくない例では，薬物負荷試験（ジピリダモールやカテコラミン負荷）によるRI検査または心エコーで虚血の有無を判定する．次に心機能の面では心エコーにより左室駆出率（LVEF）を参考に，胸部瘤は40％以上が基準である．
- 肺疾患：日常生活範囲（階段昇降など）内での運動時に，呼吸困難などの自覚症状が認められない例は実施できる．検査値の基準は，肺活量比（％VC）および1秒率（FEV$_1$％）が用いられ，胸部瘤に対する手術では50％以上（1秒量は最低1,000 mL以上）としている．
- 消化器疾患：除外疾患として，活動性の消化性潰瘍や進行した悪性腫瘍，肝炎の急性期や慢性増悪期および肝硬変非代償期などがあげられる．
- 腎障害：クレアチニンクリアランスを目安にしており，術式や他の併発合併症にもよるが，胸部瘤に対する手術では40 mL/分以上が必要である．慢性腎不全例では維持透析にて安定した状態であれば禁忌ではない．

②全身の血管病変の評価

- 末梢動脈瘤：術後の大動脈内バルーンパンピング実施の際などに障害となる．大動脈の他の部位にも瘤が合併していないかのチェックを行う．
- 末梢動脈閉塞症（PAD）：胸部瘤での手術時補助手段法（一時バイパス，体外循環法など）の

際に，閉塞性動脈硬化症（ASO）合併のチェックが必要である．足首血圧（ABPI）低下例では，末梢側吻合部決定のため，術前にCT・MRIや血管造影で末梢のrun offを確認する．

・腎血管性高血圧（renovascular hypertension：RVH）：最近は動脈硬化性疾患の増加に伴いRVHの頻度も増加傾向にあり，高血圧症の合併した例ではチェックする．最近は腎動脈エコー検査での評価が可能となり，今後は，より関心が高まると思われる．本症の合併例には，腎動脈再建術（PTRA：経皮的腎動脈形成術，腎動脈再建術）も必要である．

2 標準手術手技

a. 大動脈基部置換術

大動脈弁（A弁）と左右冠動脈を含めて大動脈基部を置換（再建）する方法．

大動脈基部の拡大や解離，炎症，感染などの基部の異常がないか少ない場合には，上行大動脈置換術単独の対象となる．A弁の性状により弁置換を併施する場合もあるが，Valsalva洞-上行大動脈接合部（sinotubular junction：STJ）の拡大に伴う大動脈閉鎖不全（AR）の場合には，中枢側吻合においてSTJ縫縮を併施することにより，ある程度ARが制御できる．

1）手術方法

術中モニター：大動脈壁の性状，拡大の程度，解離の有無，A弁の性状，A弁閉鎖不全（AR）・狭窄（AS）の程度，ARの方向，他の弁疾患，心収縮，冠動脈血流，心内気泡，などの計測やモニタリングとして経食道心エコー（TEE）は必須といえる．また，通常の開心術同様に，epiaortic echoにより上行大動脈の性状を評価し，上行大動脈送血や大動脈遮断の可否を判断する．

動脈圧モニター：橈骨動脈（単独の場合）

到達法：胸骨正中切開

補助手段：通常の完全体外循環（単独の場合）

再建術式：A弁やValsalva洞の状態，大動脈瘤の病理（遺伝性結合織疾患，炎症性疾患，解離など）などを考慮し決定される．まず基部の手術術式は，人工弁付き人工血管（composite valve graft：CVG）を用いたBentall手術に代表されるA弁ごと置換する方法と，最近の自己A弁を温存する自己弁温存大動脈基部置換術（aortic valve sparing surgery：AVS）に大別される．前者には，機械弁や生体弁（Bio-Bentall）のCVGによるBentall手術以外に，同種A弁（ホモグラフト）もしくは異種A弁（ブタ）によるfull-root置換，あるいは自己肺動脈弁を用いたRoss手術，などがある．CVGによるBentall手術が標準術式とされるが，A弁輪膿瘍を伴う重症感染性心内膜炎などに対しては，ホモグラフトによるfull-root置換が第一選択であり，入手できない場合には異種大動脈弁（bio-root）によるfull-root置換が選択される．また，小児例を中心にRoss手術が選択される．

①CVGを用いたBentall手術（広義）

冠動脈の再建法により，以下のように分類され（図6），現在では（ⅱ）もしくは（ⅳ）の方法が一般的である．

（ⅰ）Bentall原法：冠状動脈周囲の大動脈壁を直接人工血管にinclusion法で側々吻合し，すべてを大動脈壁でラッピングする．遠隔期に吻合部仮性瘤が形成されやすい．

（ⅱ）<u>Button法もしくはCarrel-patch法（Bentall変法）</u>：冠動脈をボタン状にくり抜き（Carrel patch），CVGに直接端側吻合する．フェルトや心膜の補強を用いることがある．標準術式であり，広く用いられている．

（ⅲ）<u>Cabrol法</u>：1本の小口径人工血管（8～10 mm）を左右の冠動脈入口部に端々吻合し，この人工血管をCVGに側々吻合する．遠隔期に人工血管の急性閉塞が発生しうるため，施行する施設は減った．

（ⅳ）<u>Piehler法もしくはgraft-interposition法</u>：（ⅲ）と異なり，短い小口径人工血管（8～10 mm）を左右の冠動脈に別々に介在させる．再手術例や大動脈炎症例など，冠動脈の授動が困難で（ⅱ）の直接吻合が困難な場合に多用される．

②自己弁温存大動脈基部置換術（AVS）（図7）

（ⅰ）Yacoub remodeling法と（ⅱ）David reimplantation法に大別される（図7）．各々長所，短所を有するが，後者は，人工血管を外側から大動脈基部組織に被せるため弁輪固定が可能で，その結果，ARの制御がしやすく，出血も少ないことから一般的に広く用いられている．ただ一時期，

A 胸部・胸腹部大動脈瘤

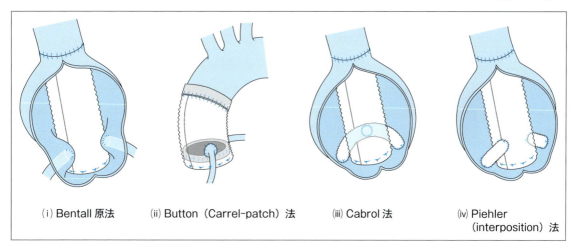

図6 CVGを用いたBentall手術(広義)

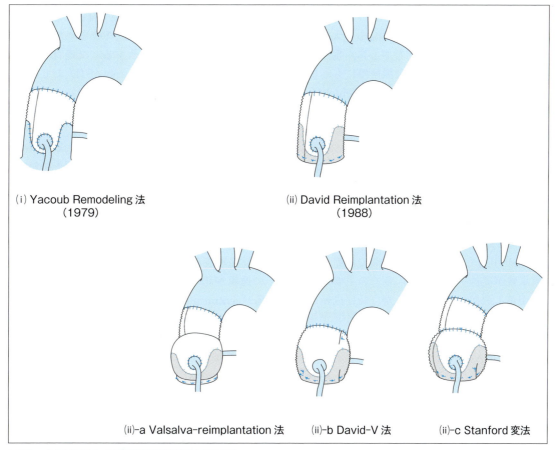

図7 自己弁温存大動脈基部置換術(AVS)

より生理的なA弁の開放・閉鎖,およびそれに関係するA弁の長期耐久性の点から,Valsalva洞機能の重要性が提唱され,remodeling法の有用性が提唱された.それに伴い,reimplantation法も専用にデザインされた人工血管(Valsalva-graft®, Terumo-Vascutek)の開発(ⅱa Valsalva-David法),あるいは底部とSTJ部を縫縮する方法(ⅱb David-V法)や径の異なる2種類の人工

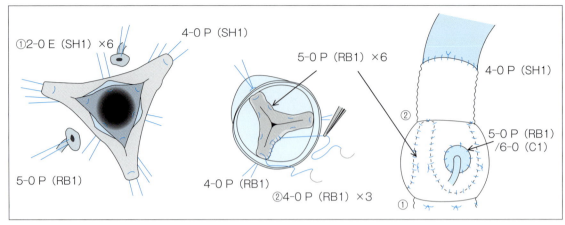

図8 当院の Valsalva-David 手術法

血管を使用する方法（ⅱc Stanford 変法）などにより pseudo-sinus を形成する術式へと改良された．それに伴い，成績も向上し適応も拡大され，Marfan 症候群や若年の症例を中心に，重度の基部解離を伴った急性 A 型大動脈解離にも応用されている．AVS は，標準術式である Bentall 手術（広義）と比較し，抗凝固療法の必要がなく，人工弁関連合併症が減る，などの利点がある．逆に，高度な技術を必要とし大動脈遮断時間の延長による手術危険度の増加や自己 A 弁の長期耐久性が不明な点，などが危惧される．特に，主たる対象である遺伝性結合織疾患例においては A 弁自体も菲薄かつ脆弱であり，長期耐久性を疑問視する考えもある．最近，Marfan 症候群例を対象に Bentall 手術（広義）と AVS の間で国際前向き比較試験が実施されている．多くの主要施設でAVS が第 1 選択とされているが，長期成績は不明であり，いまだ Bentall 手術（広義）が標準術式であることにかわりはない．

③当院での Valsalva-David 手術（図8）

大動脈遮断後，上行大動脈を切開し，AVS 可能（適応）と判断すれば，冠動脈ボタンを作製と同時に，交連部および 3〜5 mm 幅の大動脈壁を残しながら拡大基部組織を切除する．交連部を牽引，展開する．基部周囲を可及的に鋭的剥離する．弁高，弁縁長を計測し，それらを参考に，かつ自作の特殊サイザーをあてがい，Valsalva-graft（VG，Terumo-Vascutek）®のサイズ（弁輪径＋4 mm）を決定する．2-0 ポリエステル糸（SH1, Ethicon）を交連部と弁中央の 6 箇所に左室から基部外膜側へ刺出する（1st-row，6針法）．右-無冠尖間交連部のみ，自己心膜で補強する．これをVG の collar 部に刺入する．VG を基部組織に被せ，先の 2-0 を緩め結紮する．交連部を VG のcollar と skirt のつなぎ目（new STJ）まで牽引しながら 4-0（RB1）で固定する．次に，5-0（RB1）のマットレスを各交連部の底部近くに 6 箇所刺入し，交連部を仮固定し歪み防止する．4-0（RB1）を弁の中央部に置き，（内側）→VG のみ→（外側）→VG＋大動脈壁，と針を刺入し大動脈壁をVG に縫合固定する（2nd-row）．縫合後，心筋保護液を VG 内に注入し，TEE で AR の有無を評価する．次に，左→右の順で冠動脈ボタンを VG に5-0（RB1）もしくは 6-0（C1）で吻合する．再度，心筋保護液を注入し，AR や出血を確認する．弁の逸脱が認められれば，Arantius 結節を縫縮する「central plication」で対応する．フィブリン糊を外側に塗布し，最後に VG 遠位側吻合を 4-0（SH1）の連続縫合で行う．

2）手術成績（表3）

Bentall 手術の成績は安定しており，急性大動脈解離などの緊急症例や高安動脈炎症例を含め，大動脈基部置換の標準術式である．2002 年以降の David-reimplantation 法の術式の変遷と成績を示す．対象のほぼ 8 割が Marfan 症候群やLeyes-Dietz 症候群などの遺伝性結合織疾患であり，再手術例も経験しているが，良好な成績が得られている．

表3 当院のreimplantation法の変遷と成績

術式	期間	症例数	成績	遠隔期AR再発	再手術（AVR）
David I 法	2002/9～2006/7	31	遠隔死亡1	2（6.5%）	3（9.6%）
David V 法	2006/7～2007/7	13	遠隔死亡1	0	0
Valsalva-David 法	2007/8～2011/3	50	遠隔死亡2	0	0
計		94	遠隔死亡*4	2（全体の2.1%）	3**（3.2%）

遠隔死亡の原因*：人工血管感染（1），不整脈（1），急性肺塞栓（1），急性B型大動脈解離破裂（1）
再手術の原因**：人工血管感染（1），感染性心内膜炎（1），AR再発（1）

b. 上行弓部大動脈置換術

弓部大動脈瘤，遠位弓部大動脈瘤に対して行うわれわれの全弓部置換術の標準手術手技を示す．

要点は，①中枢神経保護を中心とした補助手段：脳，脊髄の低灌流，塞栓症の防止，②遠位弓部での血管吻合：出血の少ない確実な吻合，次の手術に対する配慮，③全体的な手術の流れ：成すべき手技が多く，全体を見渡したプラン作成，である．

アプローチは胸骨正中切開を基本としている．体外循環の送血は，術野からの直接エコー検査で上行大動脈の性状や，弓部の粥腫を確認し安全と判断される場合は上行大動脈送血を施行．上記エコーで塞栓症のリスクが高いと判断される場合は，大腿動脈送血，右腋窩動脈（3rd portion）の2本送血を基本とし，送血による塞栓症の防止に努める．ただし，上行弓部，ならびに頸部分枝の性状がよく，安全に手術可能な場合は，上行送血のみで行う．

遠位弓部での末梢側吻合は低体温，循環停止下にopen distal anastomosisを施行する．循環停止の温度は18～28℃の間で下半身循環停止時間の予想必要時間に合わせて設定する．標準的には60分以内で再灌流が可能と思われる症例は25～28℃を最低温度としているが，脳血流不全（頸動脈高度狭窄など），腎不全症例においては循環停止温度を低めに設定している．

この術式における脳保護は現在，順行性脳灌流法を採用している．基本術式として，体外循環開始時に右腋窩動脈送血を確立し，循環停止後，腕頭動脈を遮断し，迅速に右側の脳分離灌流を開始する．次いで大動脈を切開後に左総頸動脈，左鎖骨下動脈に脳分離送血用カニューレを挿入し，順行性脳灌流を確立する．脳分離送血用カニューレを挿入する際は，分枝部の粥腫に注意し，可能な限り性状のよい部位を選択する．また，右腋窩動脈送血を併用していない場合は，脳分離送血用カニューレを挿入する際，より塞栓症に注意が必要で，頭部を低くし，CVPを一時的に上げ，一時的に逆行性脳灌流を併用するなどの工夫が望ましい．

末梢側吻合は瘤の収束した下行大動脈で離断する．現在，出血の少ない確実な吻合をするために，折り返した人工血管を内挿吻合して，後に手前に引き出す方法を用いている（stepwise法）．elephant trunkが後に有用な場合は，内挿時elephant trunkが同時に作製するように内挿する．吻合は外にテフロンフェルトを置き連続吻合し内挿した人工血管を手前に引き出す．下行大動脈内に塞栓源が危惧されるときは，この時点で大腿動脈送血を使用してフラッシュする．その後，引き出した人工血管と4分枝付き人工血管とを吻合して，側枝送血を開始し，順行性下半身送血を開始する．加温しながら，左鎖骨下動脈，大動脈中枢吻合，左総頸動脈，腕頭動脈の順に順次再建する．

以上を標準術式として，症例ごとに工夫を加えて施行している（図9）．

低体温，順行性脳灌流の総血量は，脳の温度や送血方法，それらの計測する箇所と，個々の施設で違いがあり，いまだ最適方法は明確化されていない．

当センターにおける，右腋窩動脈，左総頸動脈，左鎖骨下動脈送血の場合の各咽頭温における順行性灌流量（SCP flow）と，そのときの浅側頭動脈圧（STA），SvO_2の目安を表4に示す．

ただし，表4はあくまで過去のデータから基づいているものであり，適宜状況判断が必要である．また，23℃以下の場合は，cerebral auto

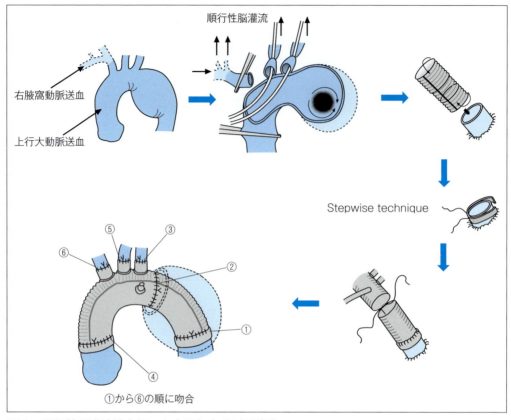

図9 順行性脳灌流法を用いた全弓部大動脈置換術
(Sasaki H et al: Ann Thorac Surg 82: S805-S810, discussion S824-S831, 2007 より改変)

表4 至適脳灌流量

鼻咽頭温	<20	20≦t≦23	t=25	t=28
SCP flow (L/min)	0.5〜0.6	0.5〜0.8	0.8〜1.0	1.0〜1.2
STA (mmHg)	30≦p≦50	30≦p≦50	50≦p≦65	50≦p≦70
Svo_2 (%)	90≦	90≦	85≦	85≦

regulationが機能しないといわれているため，流量規定より圧規定で管理し，hyperperfusionに留意しなければならない．

c. 下行大動脈置換術および胸腹部大動脈置換術

1) 置換範囲

①動脈硬化性病変

下行大動脈瘤においては，高齢者の場合，近年ではステントグラフトの適応となることが多い．胸腹部大動脈瘤においては，開胸開腹術の適応となることが多いが，広範囲動脈瘤の場合，脊髄障害のリスク軽減策として可能であれば分割手術として，胸腹部大動脈瘤手術を先行させたあと，下行大動脈瘤にはステントグラフトを留置することもある（図10）．

②解離性病変

高齢者の場合，拡大部分のみの置換で良いと思われるが，若年者および結合織疾患で，解離した大動脈の残存があれば，のちの再手術の可能性が高いと考えられる場合，広範囲置換を行うこととしている．

腸骨動脈領域の置換を必要とするときは，術中内腸骨動脈領域の血流が阻害され，脊髄障害につながる恐れがあるため，可能であれば分割手術としている．

A 胸部・胸腹部大動脈瘤

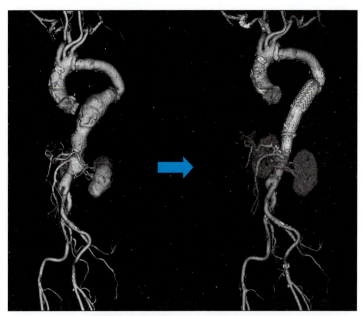

図10 下行，腹部大動脈置換後，胸腹部大動脈瘤に対するハイブリッド手術
crawford extent Ⅳ手術を施行後，TEVAR を行った．

2）補助手段

中枢側大動脈の循環停止が必要な場合，脳保護として超低体温（18℃）法を，脊髄保護には中等度低体温（25〜28℃）の低体温法を用いている．これらの場合，冷却中，心室細動となり，大腿動脈のみの送血では脳循環が下半身からの逆行性送血となり，下行大動脈，腹部大動脈からの塞栓症を惹起する可能性があるため，左腋窩動脈送血を併用している．脱血管は大腿静脈から右房内へ，および肺動脈に留置している．必要があれば，左室ベントも留置する（図11）．

その他の場合は大腿動脈，大腿静脈から送脱血管を留置し，部分体外循環を軽度低体温下に行っている．

3）体位

右側臥位で，肩甲骨が手術台から約60°の角度で挙上された状態で固定する．体幹をややひねり，下半身は傾きが小さいほうが，大腿動静脈へのアプローチは容易である．左腋窩動脈送血を用いるときは左肘関節を90°屈曲し，左上肢全体を挙上し，固定する（図12）．

4）アプローチ

近位下行大動脈へのアプローチは第4肋間開胸

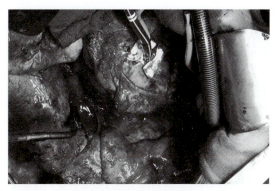

図11 心尖部から留置された左室ベントチューブ
右側は肺動脈に留置された脱血管．

が望ましいが，遠位下行大動脈へのアプローチがやや困難である．近位下行大動脈を含む広範囲の置換を行う場合，第4肋間開胸に，前方で第5肋間開胸を追加し，肋骨弓を切断するか，第5肋間開胸から肋骨弓を切断する．Crawford extent Ⅲ，Ⅳの場合，第6〜8/9肋間開胸を用いた後腹膜アプローチで充分な視野が得られる．横隔膜を温存する報告もあるが，われわれは横隔膜を弧状に切開している．

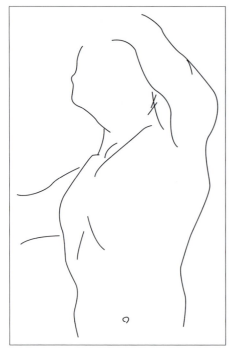
図 12

5) 脊髄保護手段

①低体温：広範囲置換例では中等度〜超低体温を用いることが多い．低体温が脊髄保護にもたらす効果は，虚血耐用時間の延長，虚血再灌流障害の予防効果など，臨床例での報告からでも明らかであるが，凝固系，心肺機能への影響もあり，適応は慎重に行っている．軽度低体温でも脊髄虚血耐用時間の延長は認められる．

②脳脊髄液ドレナージ：超低体温下での近位下行置換術以外は原則的に全例行っている．合併症として，くも膜下出血，感染，頭痛などがある．術前消費性凝固障害例では，出血性合併症のリスクが高くなると思われるので，あらかじめ治療しておく必要がある．ドレナージによる合併症発生のリスクもあると思われるため，術中に motor evoked potentials（MEPs）の変化が認められたとき，また術後に脊髄障害が認められたときのみドレナージを行っている．

③motor evoked potentials（MEPs）モニタリング：全例で行っている．筋弛緩薬は麻酔導入時以外使用していない．超低体温法を用いれば冷却中に MEP は感知できなくなるが，多くの症例では，復温後，脊髄障害がなければ回復する．

④薬物：ナロキソン，ステロイド，ラジカットなどで効果があるという報告がある．

⑤血行動態：術中，術後とも血行動態の悪化は脊髄障害のリスクである．MEP が術中に消失した際は，遠位側灌流圧，上肢圧ともに上昇させる．

⑥magnetic resonance imaging angiography（MRA）または CT による Adamkiewicz 動脈（ARM）の同定（図 13）：動脈瘤との位置関係，椎体との位置関係を把握する．80〜90％の症例で同定可能である．

⑦選択的肋間動脈灌流：部分体外循環下で手術を行うときは，術前検査で同定された ARM に選択的にカニュレーションし，灌流を行っている（図 14）．

⑧遠位側灌流：部分体外循環を用いて全例に行っている．

6) 手術の実際

①部分体外循環下胸腹部大動脈置換術

前述のアプローチで大動脈を全長にわたり露出したあと，体外循環を開始し冷却を開始する．膀胱温 30〜32℃ まで冷却する．軽度低体温でも常温と比較すると，脊髄保護効果は高い．epiaortic echo を用いて，遮断前に大動脈の性状を観察し，性状の良好な部分を遮断部位とする．遮断による粥腫の飛散を避けるように心がける．塞栓症も脊髄障害発生の一因子である．術前に同定された ARM の部位をマーキングしておく．選択的肋間動脈灌流の回路を用意する．

以上のことが準備できたら，分節遮断を用いて，中枢側から順次人工血管置換を行う．MEP モニタリングは適宜行う．

遮断部位の大動脈を切開したら，まず温存しない肋間動脈からの出血を手早く縫合止血する．肋間動脈からの出血は前脊髄動脈の盗血現象の原因となり，脊髄虚血を引き起こす．MEP が消失した際，肋間動脈の出血を制御することで回復することも多い．温存すべき肋間動脈にはターニケットをかけ閉鎖しておくか，あるいは肋間動脈灌流を行う．腹部分枝への灌流は，遠位側灌流の送血の側枝から分枝させている（図 15）．肋間動脈の再建は，10 mm の人工血管をグラフトの側枝として用いて行っているが，島状再建のほうが術後の再建肋間動脈の開存率はよい．しかし，結合織

A 胸部・胸腹部大動脈瘤

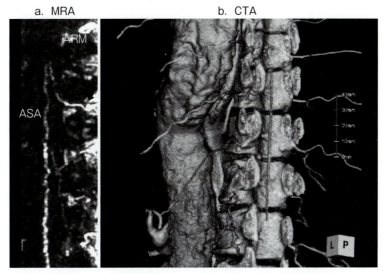

図13 MRAおよびCTAによるAdamkiewicz動脈の描出
CTAでは供給源となる肋間動脈の起始部と大動脈との位置関係が詳細に把握できる．

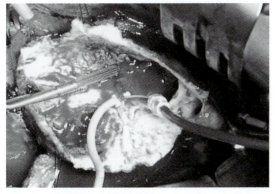

図14 選択的肋間動脈灌流

疾患，若年者の解離例では島状再建部の拡大による再手術も報告されており（図16），グラフト側枝による再建が望ましい．人工血管は胸腹部大動脈用の4分枝付きグラフトを用いており，中枢側大動脈→肋間動脈→右腎動脈→末梢側大動脈→腹部分枝の順で行う．

②中等度〜超低体温下，下行および胸腹部大動脈置換術

吻合順序は同様であり，末梢側大動脈を吻合後復温する．

低体温の脊髄保護作用は強力であり，報告例でも脊髄障害の頻度は低いが，2度以上の大動脈弁閉鎖不全，心機能低下例，呼吸機能障害例では適応が困難である．凝固障害による出血量も多くなる傾向にある．

術中，術後の出血，出血により惹起される低血圧は術後の脊髄障害の原因となりうるため，当然のことであるが，プロタミン中和前に可及的に止血を行い，出血量の軽減に努めている．

d. ステントグラフト内挿術（ハイブリッド治療を含む）

胸部大動脈瘤に対するステントグラフト内挿術（thoracic endovascular aortic repair：TEVAR）はカテーテル手技を用いた治療法であり，開胸（腹）を要する体外循環下での人工血管置換術に比べて低侵襲である．このため，従来は人工血管置換術の適応外とされてきたような高齢者や，ハイリスクを有する胸部大動脈瘤患者に対する治療法として増加していることが報告されている[2,3]．日本においても胸部大動脈瘤に対する外科的治療におけるTEVARの割合は増加しており，主要分枝へのバイパス術や人工血管置換術と組み合わせたハイブリッド治療の報告も多い[4]．

1）ステントグラフトの種類

本邦では自家製ステントグラフトが長らく使用されてきたが，2008年4月にGore TAG（Gore社）がTEVAR用の商業用デバイスとして薬事承認を受けたあと，2009年4月にTALENT（Medtronic社），2011年3月にZenith TX2（Cook社）が相次

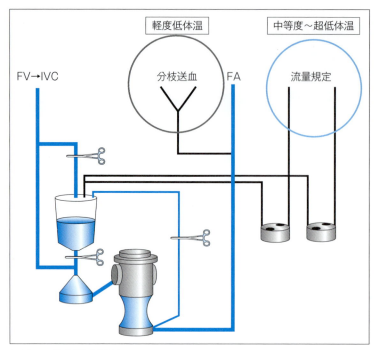

図15 腹部臓器灌流
腹部臓器灌流は軽度低体温適用時は回路の側枝から行い，中等度〜超低体温適用時はローラーポンプを用いて，流量を規定して灌流している．

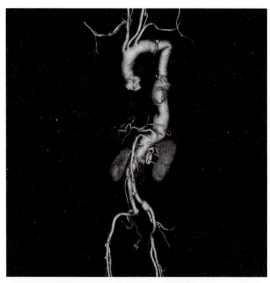

図16 Crawford extent II 置換後6年
肋間2箇所および腹部分枝をIsland cuffとして再建したが，瘤化したため，再手術を行った．

いで承認された．GoreTAGはニチノール製ステントを外骨格（グラフトの外側にステントを配置）としたPTFE製グラフトで，ステントグラフトを覆うスリーブの縫い目を解くことで血管内に留置される．2013年9月に先端のflairの構造や骨格となるステントを改良したcomfomable TAGが新たに承認されている．TALENTはニッケルチタン合金製ステントを内骨格としたポリエステル製グラフトであったが，2012年3月にステントグラフトとデリバリーシステムが改良された後継機種であるValiantが承認されている．Zenith TX2はステンレススチール製ステントにポリエステル製グラフトを縫いつけた外骨格（一部内骨格）構造で，目的部位でデリバリーシースから押し出すように展開する．弓部における小弯側のbeak形成を予防するpro-form typeが2012年8月に承認されている．このほか，2013年3月にニッケルチタン合金製ステントを内骨格としたポリエステル製グラフトにスパイラルサポートを追加したRelay（Bolton社），2013年7月に初めての日本製である開窓型ステントグラフトのNajuta（川澄化学工業）も承認されている．

cTAGの長さは10 cm〜20 cmで，展開方法が比較的簡便である．Valiantは先端に拡張力の強いベアステントを有する．Zenith TX2の中枢側用にはテーパードタイプもある．末梢側用は末端

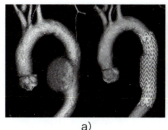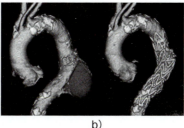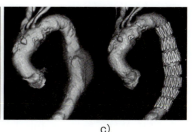

図17　下行大動脈瘤に対する TEVAR
　a：74歳男性（GoreTAG）
　b：69歳男性（TALENT）
　c：74歳男性（Zenith TX2）

表5　IFUにおけるネックの規定

	GoreTAG	Valiant	Zenith TX2	Relay
ネックの径	23〜37 mm	18〜42 mm	24〜38 mm	19〜42 mm
ネックの長さ	20 mm 以上	20 mm 以上	30 mm 以上	15〜30 mm 以上
弯曲の半径	規定なし	規定なし	35 mm 以上	規定なし
角度	規定なし	規定なし	45°未満	規定なし

にベアステント部がありグラフトの移動を低減できるほか，グラフトがシースから開放されたあとに両端を固定したワイヤを引き抜くことで展開されるため，位置決めが正確に行える．

ステントグラフトのデバイスは腹部・胸部とも数々の変遷を経てきているが，比較的 rigid な構造を持った初期のデバイスでは大動脈瘤径の縮小に伴って，大動脈瘤長も短縮することによる屈曲・狭窄・閉塞がみられた．このため，最近のデバイスでは flexibility を増したりするなどの様々な改良がなされている．

2）TEVAR の解剖学的条件

TEVAR の目的は大動脈瘤の前後の瘤化していない部分（ネックまたはランディングゾーン）にステントグラフトを固定し，瘤化部分においてはステントグラフト外の血流を遮断することである（図17）．各デバイスの添付文書（Instructions for use：IFU）には，ネックについての規定が記載されて（表5）おり，中枢側ネックにおける左鎖骨下動脈の閉鎖は可能であるが，左総頸動脈や腹腔動脈は閉鎖しないことを前提としている．

通常はネック径の 110〜120％ の径を有するステントグラフトを用いる．胸部大動脈は腹部大動脈に比べて径が太いためより太いステントグラフトが必要であり，挿入時に用いるシースカテーテルの外径は 7.3〜9.2 mm である（表6）．

表6　デバイス径とシース外径

デバイス	デバイス径	シース外径
GoreTAG	26〜28 mm	7.6 mm
	31〜34 mm	8.3 mm
	37〜40 mm	9.2 mm
Valiant	22〜32 mm	22 Fr
	34〜40 mm	24 Fr
	42〜46 mm	25 Fr
Zenith TX2	28〜34 mm	20 Fr
	36〜42 mm	22 Fr
Relay	22〜32 mm	22 Fr
	34〜36 mm	23 Fr
	38〜40 mm	24 Fr
	42〜44 mm	25 Fr
	46 mm	26 Fr

3）留置方法と必要な器具

TEVAR の実施にあたっては，解剖学的条件やアクセスルート径のほか，予定留置部位，術中大動脈造影や追加手技の実施方法などのプランニングが極めて重要である．thin-slice CT 画像をワークステーションで解析し，curved MPR 法などによる正確な計測に基づく治療計画を立てる必要がある．

アクセスルートは総大腿動脈を用いるのが最も簡便であるが，腸骨・大腿動脈の径，石灰化，粥

状変化，屈曲などを考慮して決定される．腹部大動脈や腸骨動脈の人工血管置換術や経皮的血管形成術の既往なども勘案しなければならない．穿刺や小切開によりステントグラフトを挿入するのが原則であるが，腸骨動脈に8～10 mm径の人工血管（conduit）を吻合してアクセスルートとして用い，TEVAR終了後にconduit末端を外腸骨動脈や総大腿動脈に吻合して血行再建することもある．

8 Fr程度の長い（25 cm）シースを腸骨動脈の屈曲を越えて腹部大動脈にまで挿入したあと，軟らかなガイドワイヤを用いてカテーテルを上行大動脈まで挿入し，硬いガイドワイヤ（Cook Lunderquist Extra Stiff Wire Guideなど）に入れ替える．上腕動脈から大腿動脈にかけて長いガイドワイヤ（400 cmテルモ ラジフォーカスガイドワイヤー Mなど）を挿入する pull through 法は，腹部大動脈内でのsnaringを要するが，大動脈の屈曲例などで有用である．いずれの方法においても，塞栓症を起こさないよう粥状硬化などには十分注意する．

GoreTAG挿入用のイントロデューサシースやTALENTやZenith TX2のデリバリシステムの挿入は血管損傷や塞栓症を惹起する最も危険な手技となる．透視下で確認しながら慎重にカテーテル操作を進める必要がある．また，腸骨動脈の損傷はシースやデリバリシステムの抜去時に動脈の穿孔，破裂に進展して出血をきたすことがある．緊急時のバルーンカテーテルによる大動脈遮断のためにガイドワイヤを残し，バルーンカテーテルを準備しておく．

4) TEVARの合併症

アクセスルートの破綻による大量出血は極めて緊急度が高い合併症であるが，ステントグラフトの移動（migration）による主要血管の閉塞への対処も緊急度が高い．隣接する主要血管にあらかじめガイドワイヤやカテーテルを挿入しておくことで，即座にステント留置などによる内腔確保が可能となるほか，ステントグラフト展開時の位置確認に役立てることができる．また，塞栓症はカテーテル操作において避けられない合併症である．通常のカテーテル検査や治療に比べて，より硬いガイドワイヤや太いカテーテルを用いるTEVARの実施に際してはCTや経食道心エコーにより，大動脈壁の性状や内腔の血栓の可動性も評価すべきである．

ステントグラフトによる大血管損傷はまれであるが，良好な固定を得るための拡張力の強い部分，特に先端のベアステント部分，による穿孔や解離が報告されている[5]．

エンドリークはステントグラフト内挿術特有の合併症である．ネックの長さが十分でなかったり石灰化のためにステントグラフトの圧着が不十分であった場合などの圧着部の漏れ（Type I），瘤壁から起始する小分枝からの瘤内への血液の逆流（Type II），グラフトの破損，不十分なシール，接続部のずれといった，ステントグラフトの構造的な問題（Type III），グラフトの多孔性による漏れ（Type IV）に分類されている[6]．

Type Iエンドリークを残すことは技術的成功といえないが，長期的にネック部の瘤化などによりType Iが出現することもありうる．Type IやType III対してステントグラフトを追加挿入する場合，隣接する主要分枝の閉鎖が必要となれば分枝へのバイパス手術が必要になる．また，Type IIエンドリークが問題となるのは遠隔期に出現して瘤の再拡大をきたす場合である．コイル塞栓術により分枝を閉塞させることもあるが，比較的歴史の浅いTEVARの長期成績はいまだ明らかではなく，病状に合わせて対応しているのが現状である．

TEVAR後の脊髄虚血が術後のQOLに大きな影響を及ぼすことはいうまでもない．一般に，人工血管置換術後に比べ，distal perfusionが保たれているTEVAR後の脊髄虚血は少ないとされているが，長大なステントグラフト長，腹部大動脈瘤手術の既往，左鎖骨下動脈や内腸骨動脈の血流障害などが危険因子として報告されている[7]．これらの危険因子を有する場合には，MRAやCTAによるAdamkiewicz動脈の同定，術中の脊髄運動誘発電位（MEP）の測定を行い，高血圧の維持，脳脊髄液ドレナージなどを予防的に行う（intensive spinal care）[8]．

5) ステントグラフト実施基準管理委員会

日本ステントグラフト実施基準管理委員会（JCSM）の施設基準では，「手術室あるいは清潔と緊急外科手術対応が確保された血管内治療室にDSA装置が常設されており，大血管手術が可能な体制を持つこと」とされている．通常，血管造

A　胸部・胸腹部大動脈瘤

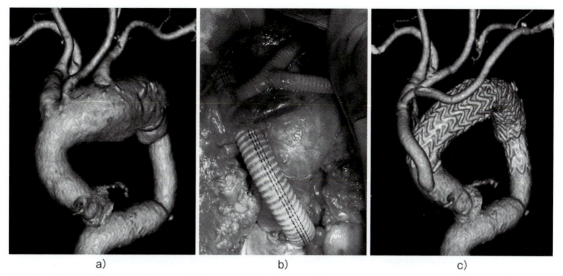

図18　弓部大動脈瘤に対するハイブリッド治療（Zone 0）
　87歳，男性．PCI，右小脳梗塞，慢性心房細動，腹部大動脈人工血管置換術，下行大動脈人工血管置換術，右内外腸骨動脈人工血管置換術の既往があった．
　a）遠位弓部大動脈瘤の手術適応となったが超高齢であることからTEVARを選択した．b）上行大動脈-腕頭／左総頸／左腋窩動脈バイパス術のあと，上行大動脈から下行大動脈にかけてのTEVAR（GoreTAG）を施行した．

影室で体外循環下での手術を行うことは困難であり，手術室にポータブルDSA装置を設置して施行されていることが多いと思われる．近年，TEVARや近い将来の導入が見込まれる経カテーテル的大動脈弁留置術（TAVI）が施行できる，高性能な設置型DSA装置を兼ね備えたハイブリッド手術室の導入が全国的に進んでいる．

　また，JCSMの実施医基準は厳守されており有資格者のみがTEVARを施行できる．一定数以上の胸部大動脈瘤の治療，腹部大動脈瘤や腸骨動脈領域の血管内治療，TEVAR，さらに腹部大動脈や腸骨動脈領域の外科手術，弓部分枝動脈の外科手術あるいは血管内治療が基礎経験として求められており，さらに，ステントグラフトの機種ごとに研修を受ける必要がある．その後，指導医のもとで2例施行することで実施医となるが，その後も一定の症例数は指導医のfilm reviewを受ける必要がある．

6）ハイブリッド治療

　大動脈瘤に対するハイブリッド治療は，TEVARの解剖学的条件を満たさない症例に対して，従来の心臓血管外科的手技とIVRの手技を組み合わせて治療することにより，治療の低侵襲化を図ろうとするものである．

　弓部大動脈瘤においては，左総頸動脈起始部末

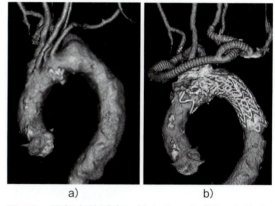

図19　弓部大動脈瘤に対するハイブリッド治療（Zone 1）
　78歳，男性．膀胱癌摘除術とアテローム血栓性脳梗塞，PCIの既往があった．
　a）遠位弓部嚢状瘤の手術適応となったが，左椎骨動脈が大動脈から直接起始していたため，b）右腋窩-左総頸／左腋窩動脈バイパス術に右椎骨動脈へのバイパス術も追加したあと，腕頭動脈起始部直後から下行大動脈にかけてのTEVAR（GoreTAG）と左鎖骨下動脈コイル塞栓術を施行した．

梢以降に20～30 mmのネックが確保できない場合に，左総頸動脈や腕頭動脈を閉鎖してネックを確保し，これらの動脈分枝へのバイパス術を併用する．腕頭動脈を閉鎖する場合（zone 0）には上行大動脈-腕頭／左総頸／左鎖骨下動脈バイパス術を胸骨正中切開により行い（図18），胸骨正中

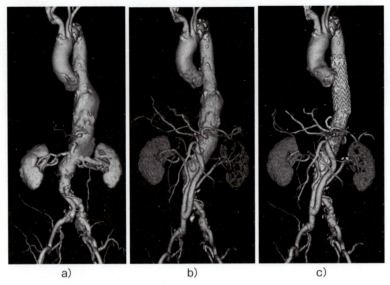

図20 胸腹部大動脈瘤に対するハイブリッド治療
74歳，男性．PCI，舌癌手術，腹部大動脈人工血管置換術の既往があった．
a）胸腹部大動脈瘤（Crawford Ⅲ型）と右総腸骨動脈瘤に対し，b）右総腸骨動脈人工血管置換術と上腸間膜動脈と左腎動脈へのバイパス術，および，腹部大動脈置換人工血管から右腎動脈へのバイパス術を施行し，c）腹腔動脈コイル塞栓術と下行大動脈から腹部大動脈置換人工血管にかけてのTEVAR（GoreTAG）を施行した．

切開が困難な場合には腹部大動脈や腸骨・大腿動脈から腋窩動脈へのバイパス術を行うこともある[9]．左総頸動脈を閉鎖する場合（zone 1）には右腋窩（もしくは右総頸）－左総頸／左腋窩動脈バイパス術を開胸することなく施行する（図19）[10]．後者の場合，左鎖骨下動脈は起始部にコイル塞栓術を追加することで左椎骨動脈への血流を温存しながらType Ⅱエンドリークを防止できる．

胸腹部大動脈瘤においては，腹腔動脈起始部より近位に20～30 mmのネックが確保できない場合，腹腔動脈のみを閉鎖することでネックが確保できる場合には，上腸間膜動脈からの側副血行路を確認すれば腹腔動脈の閉鎖は可能とされており，腹腔動脈をバルーンで閉塞させて上腸間膜動脈造影を行うことが有用である[11]．上腸間膜動脈や腎動脈の閉鎖が必要な場合は，腹部大動脈や腸骨動脈から腹部分枝へのバイパス術を併用してTEVARを行うことがある．バイパス術の方法は様々であるが，横行結腸より頭側の腹腔動脈の分枝，小腸間膜内の上腸間膜動脈，後腹膜腔内の腎動脈との血管吻合を行うことになる．肋間開胸や横隔膜切開に加えて体外循環を必要とする人工血管置換術よりは低侵襲といえるが，バイパス術自体の侵襲度は決して低くない（図20）．

7）TEVARの今後

わが国で商業用ステントグラフトが使用可能となって8年が経過した．この間に，すべての機種において先端の形状や展開方法などの改良が行われ，展開直前まで位置の微調整が可能になっている．また，ネックでのステントグラフトの圧着に有用なバルーン付きカテーテルも，バルーンの膨張・収縮の改善が図られ，1つの大きなバルーンではなく3つのバルーンを組み合わせて膨張時のmigrationを起こりにくくする機種（Gore Tri-Lobe Balloon Catheter）も上市されている．

日本では薬事承認を受けていないが，胸腹部大動脈瘤に対する分枝型ステントグラフトはすでに欧米で広く用いられており，弓部大動脈瘤に対する分枝型もしくは開窓型のステントグラフトも開発が進んでいる．

胸部大動脈瘤に対するTEVARの適応範囲は今後も増加が見込まれている．

文献

1) 大動脈瘤・大動脈解離診療ガイドライン（2011年改訂版），2012
2) Walker KL et al : Ann Thorac Surg **90** : 1833-1839, 2010
3) Criado FJ et al : J Endovasc Ther **9**（Suppl 2）: II32-II38, 2002

4) Kato M et al : J Thorac Cardiovasc Surg **117** : 832-834, 1999
5) Eggebrecht H et al : Circulation **120** (Suppl) : S276-S281, 2009
6) White GH et al : J Endovasc Surg **5** : 305-309, 1998
7) Matsuda H et al : Eur J Vasc Endovasc Surg **39** : 179-186, 2010
8) Matsuda H et al : Ann Thorac Surg **90** : 561-565, 2010
9) Buth J et al : J Endovasc Surg **5** : 329-332, 1998
10) Criado FJ et al : J Vasc Surg **36** : 1121-1128, 2002
11) Libicher M et al : Eur J Vasc Endovasc Surg **36** : 303-305, 2008

B 大動脈解離

1 術前管理

a. 大動脈解離の基礎知識（概要）

大動脈解離（aortic dissection：AD）とは，1819年にLaennecが最初に報告した病態であり，「大動脈壁が中膜のレベルで2層に剥離し，動脈走行に沿ってある長さを持ち2腔になった状態」と定義されている．ADは，本来1つの管腔構造である血管内腔が解離により動脈内腔（真腔，true lumen）と解離が原因で生じた壁内腔（偽腔，false lumen）との2腔構造に変化したものである（図1）．そして，真腔と偽腔は，フラップ（flap，内膜と中膜の一部からなる隔壁）と称される隔壁により分離され，このフラップは1個あるいは数個の裂孔（tear：テア，裂孔または亀裂）を有し，これにより真腔と偽腔は交通している．裂孔のなかで，真腔から偽腔へ血液流入する部位を入口部（エントリー，entry），再流入する裂孔部位を再入口部（リエントリー，re-entry）と称しているが，裂孔が不明で交通が不明瞭な場合もある．解離長に関して明確に定義されたものはないが，画像および病理診断上，1〜2 cmの解離長を有するものをADと定義されている．本疾患は，突然の胸背部痛などを契機に発症した場合を急性大動脈解離（acute aortic dissection：AAD）と称し，またADを基礎疾患として瘤化したものを解離性大動脈瘤（dissecting aneurysm of aorta：DAA）と称する．

ADは中膜に解離が生じることから，ADの病因としては中膜の脆弱性と考えられており，たとえ軽度の中膜変性であっても高血圧が付加されることで変性が進行するともいわれている．原因としては，壮年期から高齢者においては高血圧症を背景に発症していることが最も多く，若年者では

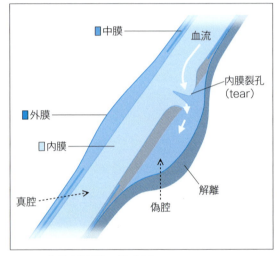

図1 大動脈解離の模式図

Marfan症候群をはじめ結合織異常疾患を基礎疾患に発症している．また，大動脈二尖弁や多発性嚢胞腎などの先天性疾患も大動脈解離発症の因子でもある（表1）．

b. 分類

ADの分類は，①病期，②解離の範囲，③偽腔の形態で行う（表2）．病期としては，2週間以内を急性期としているが，発症後48時間以内に関しては，超急性期として急性期のなかでもより詳細に分類されている．3週目以降から2ヵ月以内を亜急性期，2ヵ月以降を慢性期と分類している．解離の範囲からの分類としては，解離が上行大動脈に存在するか否かで分類するStanford分類と，解離の範囲と解離起始部の部位で分類するDeBakey分類がある（図2，図3）．Stanford分類の場合，上行大動脈に解離があるものをStanford A型，下行大動脈に解離があるものをStanford B型と分類する．DeBakey分類は上行大動脈に内腔裂孔が存在し，下行大動脈にかけて

表1 大動脈解離の病因

病因	疾患名
後天性	高血圧症を主とした動脈硬化因子 大動脈瘤 自己免疫疾患 妊娠
先天性	大動脈二尖弁 大動脈縮窄
遺伝性	Marfan症候群 Loeys-Dietz症候群 Ehlers-Danlos症候群 Turner症候群 多発性嚢胞腎 骨形成不全症
医原性	心臓血管外科手術 カテーテル手技

表2 大動脈解離の分類

1) 解離の範囲による分類		
Stanford分類	A型	上行大動脈に解離がある
	B型	下行大動脈に解離がある
DeBakey分類	Ⅰ型	上行大動脈に内膜裂孔が存在し，下行大動脈まで解離が進展している
	Ⅱ型	上行大動脈に限局した解離
	Ⅲa型	下行大動脈に内膜裂孔が存在し，腹部大動脈まで解離が進展していない
	Ⅲb型	下行大動脈に内膜裂孔が存在し，腹部大動脈以下に解離が進展している
2) 偽腔の形態による分類		
偽腔開存型		偽腔に血流がある
偽腔閉塞型		偽腔に血流がない

広範囲に解離しているものをDeBakey Ⅰ型とする．上行大動脈に内膜裂孔が存在し，かつ上行大動脈に解離が限局しているものをDeBakey Ⅱ型としている．下行大動脈に内膜裂孔が存在し，胸部下行大動脈に限局しているものをDeBakey Ⅲa型，横隔膜を越えて下行大動脈遠位部まで解離が進展しているものをDeBakey Ⅲb型としている．ただし，下行大動脈の内膜裂孔から上行大動脈へ逆行性に解離する場合があり，このような場合，Stanford A型と分類することに問題はないが，DeBakey分類の場合にはDeBakey Ⅲ型逆行解離（DeBakey ⅢR）と分類する．偽腔の形態としては偽腔の血流の有無で分類し，血流のあるものを偽腔開存型（double barrel type），血流のないも

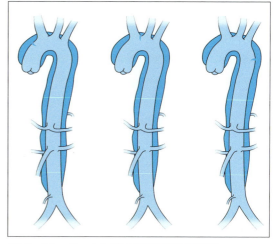

図2 Stanford A型大動脈解離の形態
　右の図の解離の形態は，下行大動脈の内膜裂孔から上行大動脈へ逆行性に解離したものでDeBakey Ⅲ型逆行解離（DeBakey ⅢR）と分類し，Stanford分類ではA型と分類する．

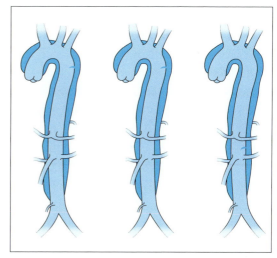

図3 Stanford B型（DeBakey分類）大動脈解離の形態
　中央の図の解離の形態は，下行大動脈の内膜裂孔から上行大動脈へ逆行性に解離したDeBakey Ⅲ型逆行解離（DeBakey ⅢR）と分類し，Stanford A型と分類する．

のを偽腔閉塞型（thrombosed type）と分類している．また，偽腔閉塞型AADのなかには血管壁の栄養血管（vasa vasorum）の破綻と考えられているintramural hematoma/hemorrhage（IMH）と称される病態がある．

c. 検査法──術前精査も含めて

　AADは，突然の胸背部痛などで発症し，重篤

表3 各画像検査法の比較

検査機器	長所	短所	禁忌	使用頻度
体表エコー検査	無侵襲．検査中に診断が可能．	検者の技術に左右される．下行大動脈の描出が困難．	なし	高
CT検査	空間分解能に優れている．短時間で検査可能．	石灰化によるアーチファクトが生じる．放射線被曝．ヨード造影剤．	腎不全（維持透析例を除く）ヨードおよびヨード造影剤アレルギー	中〜高
MRA	放射線被曝がない．非造影で検査が可能．石灰化によるアーチファクトがない．	ステントによるアーチファクトを起こす可能性あり．ガドリニウム造影剤．	腎不全．ペースメーカー，除細動器，ステントグラフト（一部）などを移植している場合	中
動脈造影検査（カテーテル検査）	確立した診断技法．	カテーテル合併症の危険性．症例により，造影剤量の増加や放射線被曝の増加．	腎不全（維持透析例を除く）ヨードおよびヨード造影剤アレルギー	少

な場合には死に至る可能性のある急性期疾患のひとつである．自覚症状は，胸背部痛だけではなく，意識消失発作や麻痺など神経学的異常所見が初発症状として認められる場合もあるため，初期診断に難渋する疾患である．そして，発症直後より死亡する危険性の高い疾患であることからも迅速かつ適切な対応が求められている．以下に，各種検査法の概要について述べる（表3）．

1）X線写真

AADの初期診断に際して，縦隔陰影の拡大や胸水貯留所見，大動脈の石灰化内側偏位所見は有用な所見といわれているが，これらの所見が必ずしも特徴的所見とはいえない．その理由としては，仰臥位前後方向撮影の場合，正常例でも縦隔陰影拡大像を呈する場合があり，また，石灰化内側偏位所見を呈さない場合がAADの約20％に認められるからである．X線写真での大動脈石灰化所見は，正常の場合，大動脈外縁と内膜石灰化の距離は2〜3mmであり，6mm以上の場合にADが疑われるといわれている．なお瘤化している場合には，上行では右側への突出像，弓部では左第1弓の突出像，下行では大動脈陰影に連続する紡錘形陰影として認められるため有用である．

2）12誘導心電図

胸背部痛患者の初期鑑別には急性心筋梗塞症とAADを正確に鑑別することが最も重要であるため，初期鑑別診断には12誘導心電図は必須である．AADで正常心電図所見を呈しているのは約30％といわれており，高血圧症など患者背景の観点から左室肥大所見（約30％）や非特異的ST-T変化（約40％）を認めるが，これらの所見がAADの典型的心電図所見ではない．しかし，解離が冠動脈または大動脈弁まで進展した場合には，虚血性心電図変化が認められる場合もあるため注意を要する．

3）体表エコー検査

無侵襲検査である体表エコー検査は，救急診療に際して汎用されている検査法であり，12誘導心電図同様，急性心疾患との鑑別をはじめAADの合併症の有無（大動脈弁閉鎖不全症，左室壁運動障害や心嚢液貯留）を評価するうえで有用である．大動脈に関しては上行および腹部大動脈は十分評価可能であるが，弓部から胸部下行大動脈の評価は困難である．一方，頸動脈や四肢動脈の血流評価は簡便に施行可能であり，解離に伴う末梢血流障害を評価するには有用である．しかしながら，AAD患者は激痛のため安静臥床が困難なことが多く，検査自体を行うことが困難な場合もある．

4）経食道心エコー検査

発症早期の初期対応時に経食道心エコー検査は必ずしも必須ではない．その理由としては，エコープローブの挿入手技は患者にとって負担が大きく，血圧上昇の誘因となりうるからである．ただし，手術時（全身麻酔下）に行うことは患者負担を軽減できることから問題はないと考えられる．また，手術時に経食道心エコー検査を施行する利点としては，①超急性期でのAADの病態は，特に不安定であるため，経食道心エコー検査で随時確認することは非常に有用である．②手術時に，大動脈弁と解離部位との位置関係や解離の病態をより詳細に評価ができるため，手術に際し

て非常に有用な指標を検出しうる．

5) CT検査, MRI

CT単純画像所見では，大動脈径，血管壁の性状や石灰化所見を評価しうる．特に内膜石灰化の中枢性偏位所見の有無は，ADを診断確定する上で非常に重要な画像所見である．また，偽腔閉塞型AADの場合，偽腔の部分が三日月状に高吸収域として認められることも診断に有用な画像所見である．造影検査，特に造影早期相では造影剤流入を確認することで偽腔の血流状態を評価でき，ADの病態および範囲をより詳細に評価しうる．また，大動脈とその分岐血管および周辺臓器との位置関係がより詳細に評価しうることから，分枝虚血の評価も可能となる．造影遅延相の有用な点は，偽腔開存型AADの場合，早期相では確認できないほどの遅い偽腔への血流流入の場合に遅延相で確認できることである．また，治療方針を決めるうえで大動脈径を計測することは重要である．基本的には横断像で描出された血管の最大短径を用いる．ただし，大動脈解離の場合，解離により真腔狭窄（閉塞），あるいは偽腔が突出した像を呈している場合など血管の形状が従来の大動脈とは異なる場合もあるため病型や経時的変化を確認して評価する必要がある．

MRIは，放射線被曝がなく非造影で評価可能な点が利点であるが，CT検査に比して空間分解能が劣り，検査時間が長いため，急性期初期対応には適していないことが欠点である．

6) 血管造影検査

現在，多列化CT検査の導入に伴い，侵襲度の高い血管造影検査（大動脈造影）を急性期診断に際して施行することはほぼ皆無となった．しかしまれにではあるが，腹部あるいは下肢虚血合併例ではカテーテル治療を考慮する場合もあるため，そのような場合には選択的血管造影検査を施行する場合もある．

7) Adamkiewicz動脈の評価

AADの約4％に対麻痺が発症するといわれており，発症時に対麻痺が合併している場合や下行大動脈置換術を検討している場合にはAdamkiewicz動脈の評価を要する．Adamkiewicz動脈とは，脊髄の尾側1/3を栄養する0.8〜1.3mm径の動脈であり，解剖学用語上，great anterior radiculomedullary arteryと称されている．この動

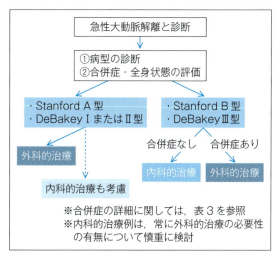

図4 急性大動脈解離の治療方針の考え方

脈を最初に報告したのがAlbert Wojciech Adamkiewiczであったことから，Adamkiewicz動脈と称されるようになったゆえんである．Adamkiewicz動脈の走行および部位は，大動脈から最初に第7肋間動脈〜第2腰動脈から分岐し根脊髄動脈に分かれ，根脊髄動脈が前枝と後枝に分岐したあと，前枝（前根脊髄動脈）が前脊髄動脈となる．この前根脊髄動脈のなかで最も径の大きい血管をAdamkiewicz動脈としている．

d. 治療法

1) 治療法選択についての考え方（図4）

近年，救急診療体制の構築やCT検査の普及に伴い，AADに対する診断能が向上してきた結果，救命率をはじめ急性期治療成績は向上してきたが，AADの自然予後はいまだよくないと捉えられている．AADの治療法選択基準としては，Stanford A型（DeBakey I型とII型）は外科的治療を，Stanford B型（DeBakey III型）は内科的治療が基本的に選択される．ただし，解離発症早期の全身への血行動態は非常に不安定で四肢や重要臓器に血流障害（malperfusion）が生じる場合があるため（表4），受診時の診察および画像所見だけではなくその状況に応じた治療法を選択し，内科，外科および放射線科と協力して急性期診療にあたらなければならない．現在，Stanford A型で，特に偽腔閉塞型の場合には内科的治療が可能であるとする報告があるが，大動脈径が50mm以上で偽腔径（偽腔閉塞型のみ）が11mm以上の

表4 大動脈解離の合併症

合併症の病態	
拡張	大動脈弁閉鎖不全症 解離性大動脈瘤
狭窄または閉塞	冠動脈疾患（急性心筋梗塞症，狭心症） 脳血管疾患（麻痺，意識障害） 対麻痺 四肢虚血 腸管や腎臓など腹部分岐血管虚血
破裂	破裂に伴う各部位への出血 心タンポナーデ

場合は，内科的管理中に解離が進行する可能性が危惧されるため外科的治療が推奨されている．すなわち，病型に関係なくAADに対する内科的治療の絶対適応は，原則，解離に伴う合併症のないものと限定されている．したがって，AADの基本的治療法は外科的治療であることを前提に初期対応および内科的治療にあたるべきである．なお，外科的治療については次項を参照いただきたい．

2）急性期内科的治療

急性期に内科的治療を施行した場合の成績は，Stanford A型の場合，高率に死亡する可能性が高いが，Stanford B型では合併症のない場合に限るものの，30日死亡率は10％と非常に良好である．当センターにおいても，2007年4月1日から2009年3月31日までの間，発症24時間以内にStanford B型AADと診断され内科的治療を開始された連続38例について検討した結果，動脈硬化が原因で発症したとされる34例は特に問題なく急性期内科的治療を完遂し，全例退院し得た．しかしながら，Marfan症候群4例に関しては，4例中3例（75％）が急性期治療中に外科的治療へ移行した（療開始後平均9±12日で外科治療へ移行．治療変更の要因はULP拡大1例，疼痛持続例2例）．基本的には，Stanford B型AADに対する内科的治療成績は良好であるものの，Marfan症候群をはじめ併存疾患が存在する場合には治療指針を再考しなければならない．

内科的治療とは，①安静，②降圧，③鎮痛であり，これら3点を中心に注意深く経過観察し，厳重に管理することである．安静を保つうえで鎮痛は非常に重要である．特に，発症初期の疼痛に対しては，積極的にモルヒネやブプレノルフィンの静脈注射や非ステロイド抗炎症薬の内服（発症初期のみ）を使用して厳重に疼痛管理を行っている．ただし，疼痛の再燃または増悪は，解離の再発や破裂の可能性もあるため，鎮痛薬の使用については慎重に行わなければならない．血圧管理基準値について現在，統一見解はないものの，厳重な血圧管理は再解離の発症を約30％抑制すると報告されており，基本的には収縮期血圧を100～120 mmHgに管理するよう推奨されている．なお，当院の急性期治療中の血圧管理目標値は，収縮期血圧を90 mmHg前後から120 mmHg未満として厳重に管理している．ただし，血圧を下げ過ぎることで頸動脈をはじめ重要臓器への灌流障害をきたす可能性もあるため，当該臓器に不可逆的な臓器虚血が生じないよう収縮期血圧を120～140 mmHgに管理する場合もある．

3）慢性期管理

退院後をはじめ慢性期の対応としては，第一に急性期治療から継続した厳重な血圧管理を行うことと，解離以外の心臓・脳血管疾患の発症予防に努めることである．血圧管理は収縮期血圧管理目標値を105～120 mmHgに管理するよう推奨されているが，当科では家庭血圧を記載してもらい血圧変動を少なくして，収縮期血圧を130 mmHg未満に管理することとしている．また，脂質異常症や糖尿病，肥満症の管理も厳重に行い，適宜，栄養指導も行いながら必要に応じて治療にも介入することとしている．次に，患者の状態に見合った画像検査（エコー検査，CT検査，MRI）を定期的に施行して大動脈の評価を行い，解離の再発や瘤化に伴う破裂などを予防することである．基本的には，発症後2年間は解離関連事故が多いと考えられていることから，発症後3ヵ月目，6ヵ月目，その後2年目までは6ヵ月毎に検査するよう推奨されている．それ以降は，1年に1回の画像診断で問題ないものと考えられる．ただし，瘤破裂の可能性がある症例などでは1～3ヵ月に1回画像検査を施行して外科的治療を逸しないように慎重な対応が求められる．しかしながら，近頃，放射線被曝や造影剤使用による臓器障害（ヨード造影剤起因性腎症，全身性腎性線維症）が懸念されるため，検査実施に際しては十分な検討を要する．

2 標準手術手技

a. Stanford A 型急性大動脈解離の手術

1) 術前

　手術適応のある Stanford A 型急性大動脈解離と診断された場合，時機を逸せず手術する必要がある．症状の発症から 1 時間あたり 1～2％の死亡率が上昇するとされているためである．

　偽腔閉塞，昏睡状態等で当初は直ちに手術を行わない場合でも，状況は刻々と変化しうるため，必要となった場合に手術時期を逸しないようにしなければならない．患者や家族への手術の説明と同意，患者搬送，手術室への搬送，麻酔準備，血液の準備，人工心肺回路の準備等，日ごろから手順を院内の関係各部署で確認しておく．

　手術を実施するとされた場合，最も重要なことは人工心肺回路の確立を迅速に行うことである．患者が手術室で急変する場合にも備える必要がある．すなわち，外科医は麻酔導入時の急変に備え手洗いを済ませ，いつでも執刀できるように待機しておくことが肝要である．

2) 執刀から人工心肺まで

　左右上肢，送血路と逆の下肢の動脈圧モニタが必要である．両側浅側頭動脈圧モニタ，脳内局所的酸素飽和度モニタも有用である．経食道心エコーにより大動脈閉鎖不全症の程度やエントリーの位置などを麻酔科に検討してもらう．

　血行動態が不安定な理由が心タンポナーデであれば，人工心肺の送血路の確保以前に，タンポナーデ解除をまず実施する．正中切開からのタンポナーデ解除は，急速な血圧上昇を惹起することもあれば，大出血をきたすこともあるため，麻酔科との十分な連携のもとに慎重に行う必要がある．また，malperfusion により腹部臓器虚血の進行が懸念される場合には，腹壁を切開して腸管や肝臓の色調を確認し，上行～弓部大動脈の手術に先んじて腹部臓器の灌流不全を改善させる開窓術などが必要なこともある．

　人工心肺回路の送血路は大腿動脈が使用されることが多い．最近では心尖部送血や腋窩送血を使用する施設が増加してきており，またその迅速性からあえて上行大動脈（真腔）から送血する施設も散見される．当センターでは右腋窩動脈遠位部送血と大腿動脈送血の併用を標準術式としていた．これは，複数箇所からの送血を行うことでmalperfusion が是正される可能性が高いと考えており，また大腿動脈送血の簡便性を生かしつつその逆行性送血の欠点を補うことができると考えている．malperfusion を認めない症例に対しては，最近は上行大動脈からの送血を使用することが多くなった．上行大動脈の肺動脈側は解離をきたしていないことが多く，epi-aortic echo と経食道心エコーを併用し，Seldinger 法を用いることで安全に真腔内に送血管を留置しうる．

3) 基本的な手術の方針

　上行大動脈遮断は重篤な大動脈弁閉鎖不全症がない限り行わない．内膜損傷による malperfusion や外膜損傷による破裂を懸念するためである．基本的に超低体温循環停止下の open distal anastomosis 法を用いる．脳保護のために順行性脳灌流を併用する．順行性脳灌流を併用することで最低温を 28～30℃ まで上昇させうるが，温度上昇に伴う明白なメリットが実感できないことと安全性の担保のために，実際には少なくとも 25℃ 前後まで冷却していることが多い．心筋保護は逆行性が簡便である．長時間にわたる場合には順行性心筋保護を併用するほうが安全であるが，解離しているかもしれない大動脈基部の冠動脈起始部を，当面は触らずに手術を進めうるメリットは大きいと思われる．

　経験的に急性大動脈解離症例は内膜に粥腫が少ないが，偽腔内血栓が塞栓となる危険性が高いので，外膜のみをまず切開し，偽腔内の血栓を丹念に除去する必要がある．解離隔壁に切開を入れ，真腔内に到達しエントリーの位置を確認し，脳灌流を確立する．ここで，大動脈基部の状況を短時間で確認する．大動脈基部の状況次第では基部置換が必要となるし，術前の状態で基部置換＋弓部置換が高侵襲過ぎると判断した場合には，末梢は Hemiarch 置換術にとどめるという判断も必要になる．

　手術の基本方針はエントリー切除である．救命手術であるという観点から，手術時間を短時間にするためにもエントリーの位置にかかわらず，原則的に Hemiarch 置換術を行うという施設が少なくない．しかし，近年上行弓部置換術の成績が極

めて安定していることや，遠隔期の残存解離を減少させうることや残存解離に対する二期的手術への対応が容易になることからHemiarch置換術よりもエレファントトランクを留置する上行弓部大動脈人工血管置換術をより積極的に選択することが多くなってきている．すなわち，エントリーが上行大動脈にある場合でも，解離が弓部から下行に及んでいる場合には，積極的に上行弓部大動脈置換術を施行することとしている．Marfan症候群に代表される結合織異常症例には原則的に上行弓部大動脈置換術を大動脈基部置換術とともに施行する．しかし，前述したように手術の最大の目標は救命であり，手術侵襲の程度と患者の状態を勘案する必要があることを強調しておく．

4）吻合手技

手技的に最も難しいポイントは断端形成である．解離を起こした大動脈壁は極めて脆弱で，通常の方法では吻合が容易に破綻するし，人工血管置換を行ってエントリーを切除したとしても，吻合部の内膜が裂ければ結果的に新たなエントリーを吻合部につくる結果になる．中枢吻合においては，生体用接着剤を用いたうえで内外のフェルトや人工血管，あるいは解離外膜による補強を行う．生体用接着剤のひとつであるGRFグルーでは組織壊死の問題がクローズアップされてきたが，ホルマリンを慎重に使用すれば大きな問題は起こりにくいのではないかと考えている．また，最近ではBioglueが日本でも使用可能になり，用いることが多くなってきた．GRFグルーに比較すると組織壊死を引き起こす確率は低いと考えられているが，遠隔期成績を慎重に確認する必要がある．また，これらの組織接着剤の遠隔期の問題を重視し，解離の程度によってはフィブリン糊だけでも十分であるという報告もみられる．また，断端の内外に帯状フェルトを固定する方法がとられてきたが，特に内側のフェルトは内膜の補強に必ずしもならず，縫合糸による新たなエントリー形成を確実に防ぐ方法ではないと思われる．内側フェルトを使用した場合の流出路狭窄を数例経験したことから，最近はBioglueによる内膜固定のみを行いフェルトの使用は外側のみに使用することが多くなった．また，外膜を内翻させるadventitial inversion法も有効ではないかと考えている．

末梢吻合では解離腔への流れ込みから塞栓症を誘発するという懸念もあり，偽腔内への生体用接着剤の使用は控えるようにしている．上行弓部大動脈置換術を施行しエレファントトランクが挿入留置されていれば，偽腔閉塞の確率が飛躍的に高まり，末梢側の出血に難渋することはそれほど多くないと考えている．外周フェルトと挿入したエレファントトランクにより大動脈を挟み込んで縫合する．縫合糸は4-0ポリプロピレン糸を用い，連続縫合で行う．Hemiarch置換の場合には，adventitial inversion法を使用することで吻合部の新たなエントリー形成の可能性を低くすることができると考えている．また縫合面にBioglueを塗布することでより完全な止血が期待できる．

エレファントトランクは二期的手術を考慮すると少なくとも5cm以上は挿入したい．筆者は可能であれば7～8cm程度挿入するようにしている．また，真腔が狭小化している場合にはやや細めの16～18mmの人工血管を別に用意して挿入する．最近はFrozen elephant trunkの下行大動脈への挿入留置が遠隔期の偽腔閉塞率を高めると報告されているが，現時点において市販されているグラフトはなく，当院での経験はない．末梢吻合の断端にエレファントトランクの断端が一致するように縫着すると，左開胸による二期的手術の際にその吻合部からの出血に苦労することがありうるので，注意が必要である．すなわちエレファントトランクは挿入の際にその中枢吻合部を内翻しておき，エレファントトランクと中枢側の人工血管との吻合部に用いるほうがよい．

弓部置換における弓部分枝への人工血管側枝の吻合では通常特別な断端形成は不要である．5-0ポリプロピレン糸による連続縫合で吻合する．外周フェルトも必ずしも必要ではないが，脆弱な組織であり慎重な吻合が要求される．

5）基部置換

中枢吻合は解離した血管をできるだけ切除することが望ましく，基部置換が必要でないならばSTJのレベルで置換する．この際に交連部の吊り上げは必須である．解離していない交連部も原則的に吊り上げるようにしている．大動脈基部置換が必要と判断されるのは，解離腔がValsalva洞で破裂している症例，冠動脈起始部に解離が及びかつ起始部内膜に亀裂が届いている場合や起始部

自体が断裂している症例，大動脈弁の変性が強く閉鎖不全や狭窄をコントロールできない症例，Valsalva洞の拡張を認める症例，明白な結合織異常疾患（Marfan症候群など）を有している症例などである．基部置換としては，いまだBentall手術が標準術式であるとされるが，年齢が比較的若い場合には，当院では積極的に自己弁温存大動脈基部置換術を施行している．

6）人工心肺からの離脱，止血

末梢吻合が終了した時点で，人工血管側枝より順行性送血を再開し復温を開始する．malperfusionがないことを確認するために，復温に伴い尿の流出，下半身の血圧の上昇などを確認することが重要である．また，大動脈弁閉鎖不全症の程度によっては弁置換が必要になることもある．すべての吻合が終了したところで，血圧が高くないうちに吻合部の出血がないことを再確認する．大動脈解離が発生した時点で，凝固因子が大量に消費されていることがほとんどであり，止血段階で血小板や新鮮凍結血漿の輸注が必須である．また吻合部の追加針は，それまでの吻合を破綻させてしまう可能性が小さくないため，極めて慎重に行う．

7）術後管理

手術の終盤からではあるが，解離の残存や進展により大動脈破裂やmalperfusionが続発する可能性を念頭に置く．仮に血栓閉塞型であったとしても，術後には偽腔が開存していることも十分にありうる．出血をコントロールし，全身の灌流を維持するために必要にして十分な血圧を維持する．全身状態が落ち着いたところでCT検査を行い，大動脈径，吻合部や偽腔の状況について確認をする．また，退院後も定期的にCT検査を中心とする経過観察が必須であることはいうまでもない．

b．Stanford B型急性大動脈解離の手術

Stanford B型急性大動脈解離は，降圧による慎重な内科的管理により大多数が急性期を乗り切れる．しかし，疼痛が治まらない切迫破裂やmalperfusionによる危機的状況下では手術治療を必要とする．最近はステントグラフトによる治療が効果的であるとの報告が増加しており，手術への橋渡しや遠隔予後の改善策としての意義を含めて検討する価値はある．ここでは人工血管置換術についてのみ述べるが，下行置換術や胸腹部置換術と重複する部分は他項を参照されたい．

1）執刀から人工心肺まで

左肺を虚脱させる必要があるためtwin-lumenの挿管チューブを使用する．患者を右側臥位とし，左肋間開胸でのアプローチを採る．第6肋間から開胸し肋骨弓を離断するのが基本だが，必要に応じて第5肋骨，第4肋骨を離断すると良好な術野が得られる．人工心肺は右大腿動静脈を使用し，必要に応じて肺動脈や肺静脈を利用する．

2）基本的な手術の方針

A型解離と同様でエントリー閉鎖が基本であるが，手術になった症例は切迫破裂や破裂症例であることが多く，出血部位をも切除することが肝要である．術前検査が不十分であることが多く，脊髄灌流に関するAdamkiewicz動脈の位置も不明であることが多いため，置換範囲は最小限にとどめている．やむを得ず広範囲の置換となった場合には，Th8～L2の肋間動脈，腰動脈を積極的に再建する．

3）吻合手技

Stanford A型と比べても吻合部は極めて脆弱でかつ細いことが多いため，慎重な吻合技術が要求される．通常は遠位側吻合においては真腔吻合を行うが，真腔が細く難渋することも少なくない．フェルトやBioglueによる補強は重要である．また遠隔期の再手術を考慮して，肺の癒着を防止すべく，Gore-Texシートで残存解離を覆っておく．

4）術後管理

Stanford A型と同様である．まれではあるが，解離が弓部，上行に進展して行くことはありうる．術後早期に脊髄虚血症状が出現することがあるため注意が必要である．脊髄虚血症状が出現した場合には，血圧を高めに管理し，脊髄ドレナージ，大量ステロイド投与，ナロキソン投与を行う．慢性期に残存解離が瘤化することは少なくないため，急性期を過ぎたあともCTによる経過観察が必須である．

C 胸部・胸腹部大動脈外科

1 術中合併症

a. 上行，弓部大動脈手術の術中合併症

1) 動脈硬化性変化の評価および塞栓症の予防

　脳梗塞をはじめとする塞栓症の原因となる動脈硬化性変化を術前のCT，頸部エコーなどの画像診断で，詳細に検討する（図1）．上行大動脈のプラークの評価は，術中にエコーを直接大動脈にあてて行う．諸家の報告では3～5 mmの厚さのプラークを脳梗塞の危険因子としているが，われわれは，上行大動脈にプラークを認める場合，大腿動脈送血としている．全例で腋窩動脈送血を併用しているため，上半身の体外循環時の血流は，下半身からの逆行性送血にはならない．大動脈遠位側吻合時の下半身の循環停止の温度は，膀胱温で，20～28℃としているが，十分な冷却を行うため，膀胱温が目標温に到達後，20分間冷却している．動脈硬化性変化が軽度で，脳梗塞，腎機能低下などの合併症がなければ，冷却の目標温は28℃程度でよいと思われるが，①陳旧性脳梗塞既往例，頸動脈狭窄例，②腎機能低下例，③下行大動脈の動脈硬化性変化の強い症例では25℃以下の低体温としている．

①脳梗塞

　依然として，重大な合併症である．脳梗塞発症例の脳CTを検討すると，ほぼ全例が，塞栓症に起因すると思われ，現在の国内で一般的に行われている順行性選択的脳灌流法では，術中の脳低灌流に起因する脳障害はほとんどないと思われる．送血管留置時，剥離，選択的脳灌流カテーテル留置，大動脈遮断，吻合など，種々の操作で塞栓症を惹起すると思われる．慎重に評価を行い，術中の予防を徹底する．

②腹部内臓動脈，下肢塞栓症

　動脈硬化性変化の強い症例に多い．いったん発症すると治療が困難で，特に，腸間膜動脈の塞栓症は致命的となることが多い．原因として，下行大動脈からの粥腫の飛散が最も考えられることか

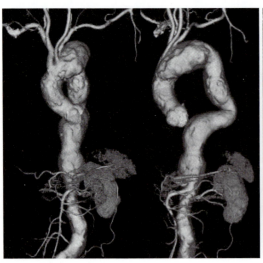 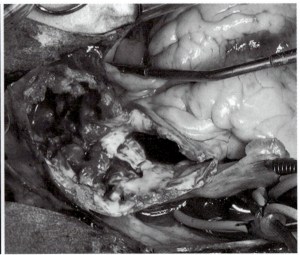

図1　66歳男性
　上行大動脈まで及ぶshaggy aortaに対する弓部全置換術．

ら，そのような症例に対しては，大動脈末梢側吻合部の粥腫の可及的除去，elephant trunk 留置の回避，末梢側大動脈吻合後の大腿動脈からの flush out を行っている．

　③脊髄障害

現在のところ経験していないが，原因として，下半身循環停止時間の延長，あるいは塞栓症が考えられる．大動脈末梢側吻合に時間を要すると考えられるときは，下半身の冷却を十分行うべきである．

　④心筋梗塞

上行大動脈の粥状硬化病変が強く，上行大動脈遮断，心筋保護針留置，注入を行った症例で発生例があり，そのような症例では，上行大動脈遮断を回避する．心筋保護液は逆行性，あるいは選択的に注入する．

　⑤術中解離

上行大動脈へ留置した送血管の不十分な固定，留置時の不十分な大動脈切開，拡大，菲薄化した大動脈への送血管の留置はリスクとなりうる．

　⑥出血

各々の吻合後の出血の確認，止血が重要である．弓部置換時では，大動脈末梢側吻合へのmini-elephant trunk を用いた step-wise 法（各論Ⅲ-A-2-b 参照）の導入により，出血は減少した．その他の吻合部では人工血管を内挿するようにしている．体外循環中に可及的に出血は制御する．

　⑦反回神経麻痺

術中の操作により反回神経麻痺が発生し，術後嗄声，誤嚥の原因となることがある．特に高齢者の場合，誤嚥性肺炎は致命的となるので注意が必要である．術前から反回神経麻痺がある症例では，術後の誤嚥の予防に，細心の注意が必要である．

---

b．下行，胸腹部大動脈手術の術中合併症

動脈硬化性変化の評価および塞栓症の予防は前述と同様である．

　①脊髄障害

前脊髄動脈の低灌流が原因であるが，塞栓症も原因となりうると考えられる．われわれは予防法として，低体温，Adamkiewicz 動脈の同定・温存，再建，術中選択的灌流，脳脊髄液ドレナージ，motor evoked potentials（MEPs）のモニタ，

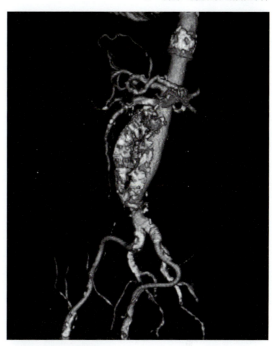

図2　67歳男性
　慢性透析患者に対する胸腹部置換術後．高度の石灰化を認め，SMA に高度狭窄を認める．術後 S 状結腸壊死をきたし，腸管切除を要した．

薬物療法などを行っている．発生時の治療法については後述する．

　②腎不全

低灌流，塞栓症，吻合部の狭窄，閉塞などが原因となる．術中の腎保護については，選択的灌流を行う施設が多いが，冷却リンゲルの間欠的注入のほうが優れているという報告もある．

　③腸管虚血，壊死

まれであるが，重篤な合併症である．塞栓症，低灌流が原因となりうる．上腸間膜動脈の狭窄例などでは注意が必要である（図2）．

　④脳梗塞

弓部大動脈や下行大動脈の遮断でも粥腫の飛散により脳梗塞が発生しうる．

　⑤出血

体外循環離脱後の術中，術後の出血は，低血圧の原因となるおそれがあり，脊髄障害の原因となりうる．脊髄障害が危惧される症例では，体外循環中に可及的に止血する．

　⑥乳び胸

経口摂取開始後ドレーンの排液が白濁することで診断できる．絶食，TPN により治療を行うが，

再発する場合には外科的に胸管結紮術も考慮する．

2 術後管理

①循環
ICU入室時は低体温となっていることが多く，復温とともに末梢血管抵抗が低下するため，十分な輸液，輸血を行い，復温時の低血圧を回避する．特に脊髄障害発生の可能性のある術式では注意する．

②出血，凝固系
PTTの延長にはプロタミンを，PTの延長には凍結血漿を投与する．50,000/μL以下の血小板減少に対しては血小板を投与する．カルシウム値も補正する．ドレーンの閉塞にも注意する．

③鎮静，鎮痛
術後はプロポフォールによる鎮静を継続する．

④呼吸管理
予定時間どおりの手術が終了し，ICU入室後に血行動態の安定が得られたら復温し，出血がなければ早期人工呼吸器離脱を考慮する．

1) 腎不全の管理

①評価
尿量の減少があれば，血清クレアチニン，尿浸透圧，尿中ナトリウムなどを測定し，腎性，腎前性腎不全の診断を行う．腎エコー検査も有用である．

②治療
適切な心拍出，灌流圧を保つ．hANPやフロセミドの投与，いわゆるrenal doseのドパミン（1～5γ）などにより尿量を保つようにするが，腎不全の予後には影響せず，尿量を保つことで，呼吸機能の改善が得られるのみと報告されている．これらによっても尿量が保てないとき，あるいは，volume overloadを改善させたいとき，代謝性アシドーシス，高カリウム血症，尿毒症にはCHFCを用いている．

2) 脊髄障害の管理
麻酔覚醒後に脊髄障害の発生が認められれば，CSFドレナージを開始する．CSF圧は10 mmHgに保ち，ドレナージ量は10～15 mL/hr以下とする．また，前脊髄動脈の灌流圧を上げるために，平均血圧を80 mmHgまで上昇させる．その他，メチルプレドニゾロンナトリウム3 g/日×3日やナロキソン1 μg/kg/hrなどの薬物治療を行う．

術中にMEPが消失し，脊髄障害が発生した場合，あるいは遅発性の脊髄障害に対しても上記の治療を72時間施行する．

D 腹部大動脈瘤

腹部大動脈瘤の成因は，動脈硬化性が90%以上を占めるといわれ，他には炎症性，感染性，結合織疾患に伴うものなどがある．発生部位としては腎動脈分岐部下（infrarenal type）が90%以上を占め，腎動脈分岐部に瘤が及ぶもの（pararenal type）や腎動脈上に及ぶもの（suprarenal type）は比較的少ない．

いわゆる"炎症性"腹部大動脈瘤（'inflammatory' abdominal aortic aneurysm：IAAA）：真性瘤の約10%に認められ，「瘤外壁の線維性肥厚とリンパ球浸潤」を特徴とし，peri-aneurysmal fibrosis とも称する．診断は，微熱，腹痛などの自覚症状や赤沈の亢進などの特異な臨床所見の他に，画像診断が重要である．なかでも超音波検査が簡便で特徴的所見（mantle 所見）を示し，CTも異常な瘤周囲の低吸収域で診断できる．治療は真性瘤の手術適応基準に従うが，水腎症や腸管癒着などが合併した例ではときに尿管，腸管剝離術が必要となる．炎症への対策として瘤の小さい例はステロイド単独の保存療法が，さらに瘤手術適応例では外科手術前後のステロイド併用などが考慮される．

1 術前管理

a. 術前検査

術前には，画像検査で大動脈瘤の形態や位置，性状を評価することに加え，手術の際の危険因子の評価のため，心臓，脳，肝臓，腎臓などの合併症の有無についても検索する．

1）画像検査
①腹部CT検査

CT検査では大動脈瘤の位置や大きさ，形態，他臓器との位置関係などを評価でき，大動脈瘤の評価のために最も基本的な検査である．単純CTでは，瘤の大きさだけではなく，壁の石灰化などの情報が得られ，置換範囲や遮断部位を決定する際の参考にする．また，腎機能障害やアレルギーなどの問題がなければ，造影CTを施行する．最近では，MDCTにより，三次元構築した画像を得ることができるようになっている．これにより動脈瘤の形態や分枝血管との位置関係などの詳細な情報を得ることができ，開腹手術かステントグラフト治療かなどの治療方針の決定にも重要な役割を果たしている．

②腹部超音波検査

腹部超音波検査は侵襲が少なく，ベッドサイドでも施行できる．本検査はスクリーニングとして行われることも多く，動脈瘤の最大短径や範囲などを簡便に検索できる．また，ショックの患者などで，腹部大動脈瘤破裂が疑われる場合には，ベッドサイドで速やかに施行できる利点を生かし，即座に本検査を施行する．腹部大動脈瘤を描出し，その周囲の後腹膜腔血腫が確認できたら，緊急手術の適応と判断し，可及的速やかに手術室へ搬送することもある．

③大動脈造影

瘤と分枝との関係や狭窄病変の描出に有効ではあるが，CTの性能が向上してきている現在においては，あまり施行されない．

2）他の術前検査
①心臓

腹部大動脈瘤の症例においては，その背景として冠危険因子を持つものも多く，虚血性心疾患の合併頻度も高いため，冠動脈病変のスクリーニングは必須である．最近では冠動脈CT検査によって冠動脈の評価を行うことが多く，場合によっては心筋血流シンチグラフィの結果を合わせて，周術期の虚血性心疾患発生のリスクを評価する．また，高度石灰化のためにCTでの冠動脈評価が困難な場合や，冠動脈CTで高度狭窄が疑われる場

合，冠動脈バイパス術後の症例などでは冠動脈造影検査を施行する．

また，心エコーによる心機能評価，弁膜症の有無の評価を行う．手術時には，大動脈遮断による後負荷の増大や，出血や点滴負荷による前負荷の変動が起こるため，低心機能の症例ではリスクは増大する．

②脳神経

頭部CT検査により，脳梗塞，脳出血の有無についてスクリーニングを行う．また，頸部血管エコー検査を行い，頸動脈病変のスクリーニングも行う．術中にヘパリンを使用するため，急性期の脳出血，脳梗塞を認める症例では，手術時期を遅らせる必要がある．

③呼吸機能

呼吸機能検査を行い，1秒率（$FEV_{1.0}$％）や肺活量比（％VC）を評価する．巨大瘤などで検査が危険な場合や検査困難な患者では動脈血ガス分析を行う．

④肝機能

血液検査によって，AST，ALT，LDH，ビリルビン値，アルブミン値などを検査し，さらにPTなどの凝固系や血小板数も評価する．血液検査での異常値や肝疾患の既往などがあれば，腹部エコー検査を行い精査する．肝炎の急性期や肝硬変の非代償期，またはChild C群の症例では，手術リスクが高く，その適応には慎重を要する．

⑤腎機能

BUN，Cr，クレアチニンクリアランスなどを調べる．腎機能障害のある場合は，術前のCT検査，カテーテル検査などでの造影剤の使用を極力控えるようにし，可能であれば，検査前後に補液を十分に行う．高度腎機能障害により維持透析を行っている患者でも，状態が安定していれば手術は可能である．

b. 手術適応

術前検査で大動脈瘤の大きさ，位置，形状を評価し，また手術危険因子について検索し，最終的に手術適応を決定する．腹部大動脈瘤については，原則として最大短径が45 mm以上を手術適応としている．この他，急速拡大例や囊状瘤についても手術適応とする．また腹痛を認める切迫破裂例や仮性瘤については早期に手術を行う方針とする．Marfan症候群などの結合織疾患患者においては，最大短径が40 mm程度に達したら早めに手術を考慮する．

近年，企業製ステントグラフトの登場により，術式選択の幅が広がってきている．ステントグラフト留置術は，通常，開腹の必要はなく患者にとって低侵襲であり，術後の回復も早いといわれているため，従来は外科的治療がハイリスクと考えられてきた患者に対しても，治療の適応が拡大してきている．その一方，術後のエンドリークなどの問題や，長期成績が不明などという問題もある．開腹手術とステントグラフトの適応に関しては施設によって異なるのが現状であるが，当院では，ほぼ通常の手術リスクであると考えられる患者に対しては従来どおりの開腹手術を選択することが多く，高齢者（おおむね75歳以上）やハイリスク患者（低心機能，低肺機能，開腹術の既往など）で解剖学的に施行可能な症例に対してはステントグラフトを選択することが多い．

c. 術前処置

1）待機症例

腹部大動脈瘤の多くは動脈硬化が原因であるため，高血圧，高脂血症，糖尿病などの要因に関しては，食事療法や薬物療法で是正しておく．手術待機中は血圧を130 mmHg以下に保つように，注意深くコントロールする．

術前に内服している抗凝固薬については，原則として，アスピリンやシロスタゾールは1週間前に，チクロピジン，クロピドグレルは2週間前に中止する．ワルファリンを内服している場合，5日前に中止し，術当日朝までヘパリンの持続静注を行う．

慢性解離に伴うものや壁在血栓を多量に含む大動脈瘤で，消費性凝固障害を伴う症例では，FDP 25 mg/dL以下を目標に，トラネキサム酸やメシル酸カモスタットの内服を行い，効果が不十分であればヘパリンの持続静注を行う．

食事は2日前から注腸食とし，前日夜に下剤を内服させ，腸管内容を減少させる．

2）破裂症例

ショック状態の場合には，酸素投与，末梢静脈確保，輸液を行い，直ちに手術室へ搬送する．それと同時に，輸血の準備を可及的速やかに行う．

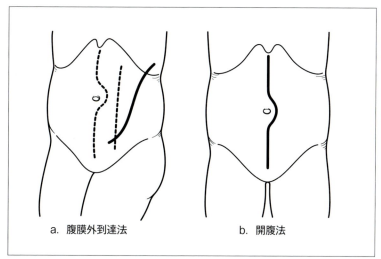

図1　瘤への到達方法

筋弛緩薬の投与により再出血を起こしたり，血圧低下を招くこともあるので，鎮静，マスク補助換気下で，ライン確保を行いながら，同時に術野を消毒してドレーピングし，手術の準備を進める．執刀可能になったら，筋弛緩薬を投与し挿管するとともに，手術を開始し，速やかに大動脈遮断を行う．あらかじめ上肢から大動脈閉塞用バルーンを留置することにより，血圧を安定させることができる場合もあるが，バルーン挿入や位置決めに時間を要することも多く，また閉塞時間が長くなった場合，腸管虚血や下肢虚血を引き起こすため，その使用は慎重に判断する．

2　標準手術手技

a. アプローチ

腹腔を経由して瘤に到達する開腹経路と，腹膜を開けずに後腹膜腔から到達する後腹膜経路がある（図1）．開腹経路で行う場合は通常，腹部正中切開で行う．この方法の利点は，瘤への到達が容易なため，特に破裂症例では適しており，また腎動脈分岐部付近の腹部大動脈から両側の内・外腸骨動脈まで広範な視野展開が可能である．この場合，開腹による術後腸管麻痺が起こるため，腸管を湿らせたガーゼやタオルで覆い，腹腔内右側に収納し，なるべく腸管の冷却や乾燥を防ぐようにする．後腹膜経路で行う場合は，通常は左アプローチで傍腹直筋切開か腹部斜切開を行う．この方法の利点は，開腹に伴う腸閉塞などの腸管合併症が少なく，また瘤の中枢側の操作が腎動脈分岐部上に及ぶ場合でもより中枢側へ展開しやすい．しかし，右総腸骨動脈から末梢へ瘤が進展している場合は操作がしにくく，また，剥離中に左尿管の走行に気をつける必要がある．また，外腹斜筋，内腹斜筋，腹横筋を切開することにより，術後の腹壁瘢痕ヘルニアや腹部膨隆の発生にも注意が必要である．

b. 再建方法

腹部大動脈瘤の手術では，まず中枢側の遮断部位が問題になる．腹部大動脈瘤の多くは腎動脈分岐部下で遮断可能であるが，傍腎動脈型の場合は，腎動脈分岐部上での大動脈遮断が必要である．この部位へのアプローチは正中切開からの開腹経路でも可能であり，左腎静脈を同定してその周囲を剥離して可動性を持たせ，鈎で左腎静脈を頭側へ圧排することにより到達できる．腎動脈上遮断中の腎虚血については，術前正常腎機能の症例では，約50分程度の腎虚血はあまり影響しない場合が多いが，腎機能低下例や腎虚血時間が60分を超えることが予想される場合には，腎保護のために冷却したリンゲル液を約300 mL注入するようにする．

置換範囲については大動脈瘤が腹部大動脈末端までに収束している場合は，ストレート型人工血

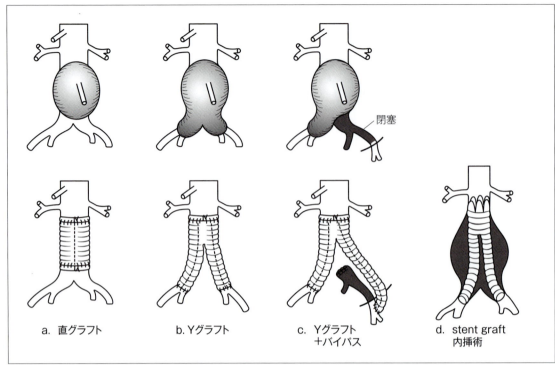

図2 腹部大動脈瘤に対する手術方法

管置換（ストレートグラフト）を行い，動脈瘤が腸骨動脈領域まで進展しているものについては，Y字型人工血管置換（Yグラフト）を行う．また，内・外腸骨動脈に動脈瘤が進展している症例で内腸骨動脈が再建可能な症例では別々に再建する．下腸間膜動脈については，両側内腸骨動脈が開存していれば，結紮しても腸管血流に問題ないことが多いが，どちらかの内腸骨動脈が閉塞している症例では積極的に再建する．また総腸骨～外腸骨動脈領域に閉塞や高度狭窄を伴う症例では，閉塞部位より末梢の外腸骨動脈や大腿動脈へバイパスする（図2）．人工血管との吻合は，中枢側は完全に大動脈を離断し，血管壁が脆弱な場合は外周をフェルトで補強して吻合する．末梢の腸骨動脈との吻合も離断して端々吻合を行う（図3）．周囲組織との癒着などで離断が困難な場合は，inclusion法で吻合する．

c. ステントグラフト内挿術

腹部大動脈瘤に対する人工血管置換術の成績は安定しているが，カテーテル手技を用いたステントグラフト内挿術（endovascular aortic repair：EVAR）は低侵襲な治療法である．

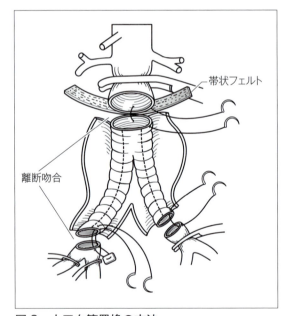

図3 人工血管置換の方法

1）ステントグラフトの種類と解剖学的条件

1991年のParodiらによるEVARの臨床報告例[1]以降，日本でも自家製ステントグラフトの時代を経て2006年7月にZenith AAA（Cook社），2007年2月にGore Excluder（Gore社）が相次い

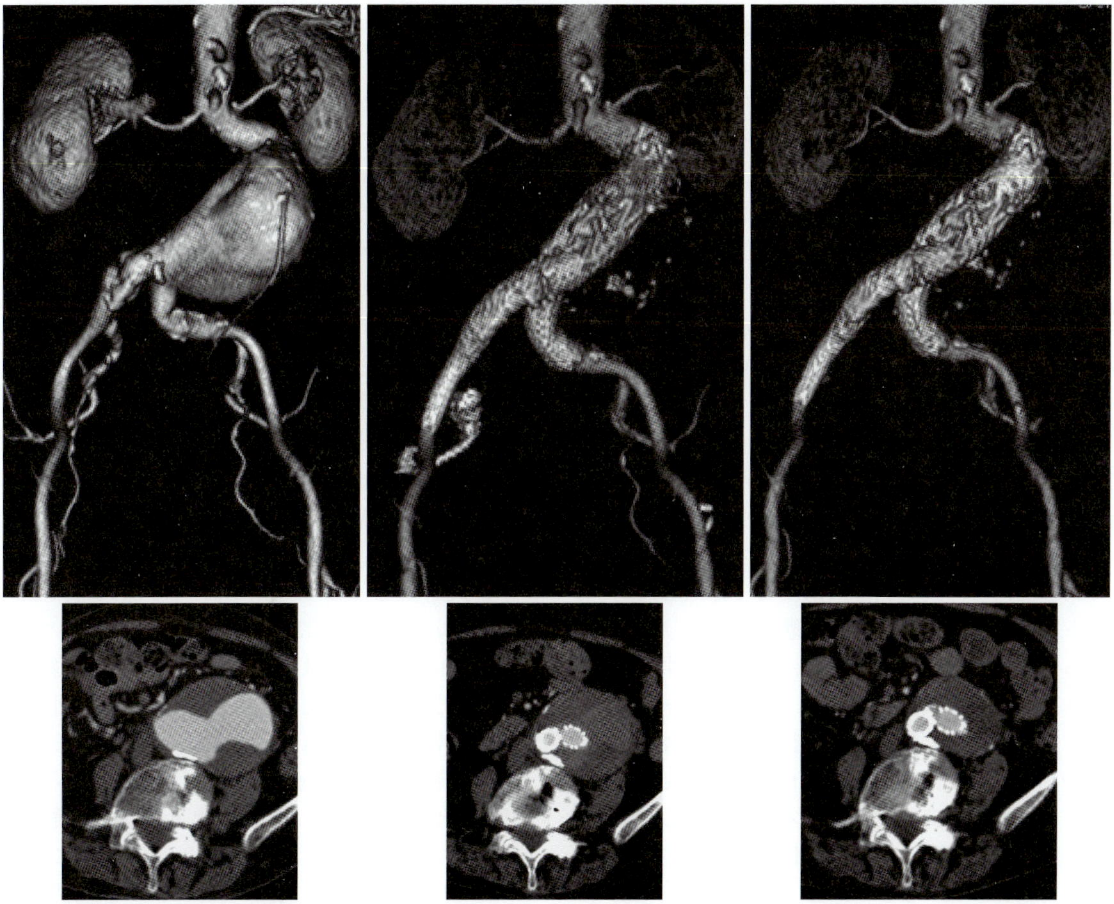

D　腹部大動脈瘤

図4　腹部大動脈瘤に対するEVAR
　88歳，女性．瘤頸部の屈曲を伴った腎動脈下腹部大動脈瘤（60 mm）と右総腸骨動脈瘤（21 mm）に対し，両鼠径部小切開（15 mm），両総大腿動脈経路で右内腸骨動脈コイル塞栓術とEVAR（Gore Excluder）を施行した．術後のCTではエンドリークを認めず，外腸骨動脈の狭窄も認めない．術後6ヵ月には瘤径が43 mmに縮小した．

で薬事承認を得た．その後，2008年2月にPowerlink（Endologix社），2010年12月にTalent AAA（Medtronic社）が承認された．

　Zenith AAAはステンレススチール製ステントにポリエステル製グラフトを縫いつけた外骨格（一部内骨格）構造で，上端にベアステント部を有し，デリバリシースから押し出すように展開するため近位側ランディングゾーンの正確な展開が可能である．最近，ステント間の間隙に余裕を持たせて屈曲に追従しやすくなり（Zenith Flex），デリバリシースの親水性コーティングや止血弁の改良もなされた．Gore Excluderはニチノール製ステントを外骨格としたPTFE製グラフトで，ステントグラフトを覆うスリーブの縫い目を解くことで血管内に留置される．デリバリシース径が最も細く展開方法が簡便であるほか，屈曲に追従しやすい（図4）．さらに，いったん展開したあとに先をすぼませて位置を再調整できるような機構を備えたGore Excluder C3に移行している．

　PowerlinkはPTFE製グラフト内のコバルトクロム合金のステントを内骨格とする唯一のユニボディタイプである．追加処置などが行いやすいIntuitrak Powerlink Systemtに改良されたTalent AAAはステンレススチール製ステントにポリエステル製グラフトを縫いつけた外骨格構造で，回転式のスライダーを用いたデリバリシースからの展開に優れていたが，ステントグラフトの構造を改良したEndurantに移行している．

　各デバイスの添付文書（Instructions for use：IFU）には，ネックについての規定が記載されて

おり，中枢側ネックの長さはEndurantのみが10 mmで他の3機種は15 mmである．屈曲は全機種60°以下とされているが，Zenith AAAはベアステント部を有するため中枢側ネック上の屈曲が45°以下とされている．中枢側ネック径はおおむね18 mm以上で上限は機種により26～32 mmである．遠位側ネック長は10 mm以上で径はおおむね8 mm以上であるが，上限は14～22 mmと機種により差がある．

IFUの必要条件を満たすかどうか，満たさない場合の対処方法，などをCT画像であらかじめ十分に検討することが必要である．

2) 留置方法

ユニボディタイプのPowerlinkは，独特のデュアルルーメンカテーテルを利用し，大腿動脈から下行大動脈と対側大腿動脈にガイドワイヤを挿入したあと，大動脈分岐部上まで挿入したグラフト脚部を折りたたまれた状態でデリバリシースから開放し，両総腸骨動脈内に引き下ろすことにより生理的な位置に展開する．モジュラータイプの3機種では大腿動脈から下行大動脈に硬いガイドワイヤ（Cook Amplatz Ultra Stiff Wire Guideなど）を挿入しデリバリシースを挿入する．ステントグラフトを腎動脈直下に位置させ，本幹部分から対側脚の入口まで，もしくは，同側脚全長を展開したあと，対側脚挿入のために対側脚の先端部分にガイドワイヤを挿入する．瘤内でのカニュレーション操作に難渋することがあり，対側脚が瘤壁の接線方向に近接して開口した場合は，上腕動脈からガイドワイヤを挿入してsnaringにより大腿動脈に引き抜く（pull through法）必要がある．

通常はネック径の110～120％の径を有するステントグラフトを用い，展開後にバルーン付カテーテルを用いて大動脈壁に圧着させる．Type Iエンドリーク（「TEVAR」の項参照）が残存する場合，延長用のaortic cuffやiliac legを使用して，腎動脈分岐部直下や外腸骨動脈までの十分なネック長を確保することが可能である．中枢側ネックの圧着が不十分な場合にバルーン拡張型のPalmazステントで補強することもある．末梢側ネックを外腸骨動脈に置いた場合には，硬いガイドワイヤーを抜去した状態で，ネック末端が狭窄や屈曲をきたしていないか確認する必要がある．

必要があればPTA用の自己拡張型のステントをステントグラフトから狭窄や屈曲部を越えて留置する．

内腸骨動脈を閉鎖する場合には，type IIエンドリークを予防するためにコイル塞栓術を行う．いずれの機種においても，大動脈から下腸間膜動脈への血流は遮断されることになるので，少なくとも一方の内腸骨動脈を温存する必要がある．

3) 治療成績

企業製造ステントグラフトが使用されるに従い，その治療成績が明らかとなり，低侵襲性や安全性が数多く報告されているが[2～4]，level IのEVARの治療成績は英国におけるEVAR trial[5,6]とオランダにおけるDREAM study[7]により報告されている．EVAR trial 1とDREAM studyは，EVARと開腹人工血管置換術のどちらもが施行可能な5 cmもしくは5.5 cm以上の腹部大動脈瘤患者についての多施設でのrandomised trialである．5～10年もしくは6年の長期間の調査の結果，手術死亡はEVAR後に少ない一方で，長期的な生存率や大動脈関連死亡回避率には差がなく，EVAR後にはre-interventionが必要となることが多いと報告された．また，開腹人工血管置換術を適応できない患者をEVARと無治療群に割り付けたEVAR trial 2においては，大動脈瘤関連死亡はEVARにおいて有意に低いものの，生存率には差がないことが示された．

これらのtrialが始まったのは1999年から2000年であり，その後のステントグラフトの改良によるEVARの治療成績の改善は期待できるが，安定している開腹・人工血管置換術の治療成績[8]とEVARの低侵襲性を勘案して選択すべきものである．

d. 術中管理

中心静脈ライン，末梢静脈ライン，動脈圧ラインを挿入し，手術中は心電図，観血的動脈圧，中心静脈圧，末梢血酸素飽和度をモニターする．通常はSwan-Ganzカテーテルや経食道心エコーは不要であるが，低心機能症例などではその使用を考慮する．術中は適度な輸液負荷を行い，血圧の変動を少なくする．通常は，大動脈遮断時には後負荷の急激な増大が起こるため，遮断前には，麻酔深度を深くしたり，血管拡張薬を使用するなど

し，血圧はやや低めに管理する．また，大動脈遮断時に血圧が高いと，大動脈解離などの原因となることもあり，必ず血圧を確認してから遮断するようにする．また遮断解除時には，後負荷の急激な減少により血圧低下を来すため，遮断解除に備え，あらかじめ十分な輸液負荷を行い，遮断解除時の血圧の変動を最小限にする．

虚血性心疾患を合併する場合は，あらかじめ冠拡張薬を投与し，周術期心筋梗塞の予防に努める．また，このような虚血性心疾患を合併した症例や，脳虚血，頸動脈病変を有する患者では血圧は通常よりやや高めに維持するようにし，遮断解除時の血圧変動に特に気をつける．

また，腎機能障害合併例や，動脈硬化の強い症例では，術中に通常の血圧では尿量が確保できない場合もあり，血圧をやや高めに維持する．その際には少量のカテコラミンや利尿薬を使用することもある．

通常は大動脈遮断前に，ヘパリン 0.10〜0.15 mg/kg を投与し，ACT を 250〜300 秒程度でコントロールする．大動脈遮断を解除し，すべての血流が再開したらプロタミンで中和し止血する．特に出血傾向などの問題がなければ，通常，ドレーン留置は不要である．閉腹前にガーゼ，手術器械のカウントを行う．また閉創後に X 線を撮影し，遺残物がないことを再度確認する．手術終了後，血行動態が問題なく，体温も復温できていれば，覚醒状態，呼吸状態を確認して抜管する．

3 術後管理

a. 循環管理

心電図，観血的動脈圧，中心静脈圧，尿量などをモニタする．通常は，開腹手術後のため hypovolemia になることが多く，CVP などを参考に十分な輸液負荷を行う．また，術中に使用した自己血回収装置の処理量が多い症例では，低蛋白血症になりやすく血中膠質浸透圧が低下するため，血管外への水分漏出が起こりやすい．高齢者でも同様の傾向があり，アルブミン製剤の使用も考慮する．逆に，低心機能症例では過度の輸液負荷は避け，血圧維持，尿量確保のために少量のカテコラミンを使用する．血圧管理としては，術直後は出血の懸念があるため血圧上昇に注意し，尿量を確保できるなら，血圧 120 mmHg 前後で管理するようにし，ニカルジピンの持続静注でコントロールする．動脈硬化が強い症例では血圧を高めに維持しないと尿量を確保できない場合もある．そのような症例や，脳梗塞合併例，冠動脈病変を有する症例では，出血の心配があまりなければ，やや高めに血圧をコントロールする．

b. 呼吸管理

ほとんどの腹部大動脈瘤手術の症例は，術後に手術室で抜管可能であるが，挿管のまま ICU へ移動した場合，覚醒状態，呼吸状態，動脈血ガス分析などの状況を確認して抜管する．術直後は酸素マスク 5〜10 L/min で投与し，血中酸素飽和度を参考にして調整する．高齢者，肥満患者では，術後無気肺になりやすく，積極的に理学療法を行うとともに，早期離床を促す．

c. 栄養管理

胃管を術中から留置しておき，術直後は絶飲食のため，十分な補液を行う．開腹アプローチの場合，術後 2 日目ころから，まず飲水を開始し，誤嚥やイレウス症状がなければ，粥食から食事を開始する．後腹膜アプローチの場合は，早めに経口摂取が可能である．高齢者，呼吸機能低下患者，脳血管障害合併患者では，術後に誤嚥を起こしやすいため，嚥下に不安のある場合，しばらく経口摂取は控えつつリハビリテーションを行い，少なくとも坐位が保持できるようになってから，経口摂取を始めるほうが安全である．イレウス症状を呈した症例は絶飲食とし，高カロリー輸液を行う．

d. 抗凝固療法

腹部大動脈瘤に対する人工血管置換術においては，術後の抗凝固療法は不要である．閉塞性動脈硬化症を合併している症例では，抗血小板薬の投与を行う．術前から脳梗塞や冠動脈病変，心房細動などのために抗凝固療法を行っていた症例では，内服が可能になったら速やかに再開する．

e. 疼痛コントロール

術後の疼痛コントロールは，喀痰の排出や安静度のアップを行うためにも重要である．術前に抗凝固療法を行っていない患者や抗凝固療法を中止できる患者では，凝固系検査を確認し，硬膜外麻酔を併用して，術後も継続して使用し疼痛をコントロールする．効果が不十分な場合は，ペンタゾシンの経静脈投与や筋注などを行う．経口摂取が可能になれば，ロキソプロフェンなどの内服薬を，消化性潰瘍治療薬とともに使用する．

f. 術後合併症

1) 術後出血

術前から線溶系が亢進している症例や破裂症例では出血傾向を認めるため，新鮮凍結血漿（FFP）や濃厚血小板を投与し，また貧血に対し濃厚赤血球液（MAP）を投与する．ドレーンが留置されている場合はその出血量を確認し，留置されていなくても，貧血の進行や不安定な血行動態などで出血の持続が疑われれば，速やかに再手術の方針とし，血腫除去を行い再度止血を行う．

2) 呼吸器合併症

特に高齢者では，術後の離床が進まないと無気肺を起こすことがあり，経口摂取開始後の誤嚥にも注意する．肺炎の合併や，喀痰排出困難により抜管困難な症例では気管切開を行ったうえで，理学療法や吸痰管理を行い，呼吸状態の改善に努める．

3) 消化管合併症

術後のストレス性消化管潰瘍の予防のため，ファモチジンなどのH_2受容体拮抗薬を投与しておく．また，開腹手術では術後腸管蠕動低下による麻痺性イレウスを合併することもある．この場合，絶食とし，胃管またはイレウス管で減圧するとともに，パンテノールやジノプラストなどの投与を行う．機械的イレウスの場合は，開腹してのイレウス解除を検討する．腸管の血流不全，塞栓などによる腸管虚血は，重大な合併症であり，特に両側内腸骨動脈や下腸間膜動脈を再建できなかった症例では，結腸虚血に注意する．腹部の著明な膨満とそれに伴う血液ガス上の代謝性アシドーシスの進行，乳酸値上昇などを認めた場合は，腸管壊死の可能性を考慮し，早急に試験開腹を行い，壊死部を含めた腸管切除を検討する．また破裂のため，術前にショックになっている症例では，術後に abdominal compartment syndrome（ACS）を起こすことがある．その場合は，閉腹せずに創部をドレーピングで覆い，開腹のままの状態で手術を終了し，腸管浮腫が改善してから二期的に閉腹するようにする．

4) 腎障害

術前腎機能低下例や腎動脈上遮断の症例では，術後腎機能が悪化することがある．開腹手術のあとには，hypovolemia になりやすく，これによる尿量低下は腎機能悪化を引き起こすため，術後は十分な輸液を行い，尿量を確保するように努める．腎機能障害例では，尿量が乏しければ，カルペリチドや利尿薬を使用し利尿を促す．動脈硬化の強い症例では，血圧をやや高めに維持することにより，利尿が得やすくなることが多い．破裂例ではショックの影響により，急性腎不全を合併する症例もあり，乏尿や高カリウム血症がコントロールできなければ，持続的血液濾過を導入する．

5) 肝障害

輸血や薬剤（抗生剤など）の影響により肝機能低下を合併することもある．破裂例ではショックの影響で，重度の肝機能障害を認めるものもあり，また後腹膜血腫の影響で，高ビリルビン血症を認めることもある．低アルブミン血症に対しては，アルブミン製剤を補充し，凝固異常，出血傾向を認める場合は，新鮮凍結血漿を投与する．総ビリルビン値が 20 mg/dL 以上になった際には，血漿交換を検討する．

6) 感染

予防的抗生剤として，皮膚切開前からセファゾリンの投与を行い，抗生剤は通常 3 日間行う．感染予防のため，術野をしっかりと消毒し，閉腹前には術野をよく洗浄する．術後の創部感染があれば，速やかに開創，洗浄などの処置を行う．人工血管感染は極めて重篤な合併症である．血液検査や血液培養検査，CT 所見，熱型などの臨床経過から判断するが，最近はガリウムシンチや PET を診断に用いることもある．抗生剤で完全にコントロールできないこともあり，再手術が必要な場合は，当院では，感染人工血管の摘出，周囲の感染巣の可及的郭清，ePTFE 人工血管による *in situ*

での再建，大網充塡を行うことが多い．人工血管を摘出した腹部大動脈断端を stump にして閉鎖し，非解剖学的バイパスを置く方法もあるが，stump にした盲端部は脆弱なため，破綻を起こす懸念がある．

g. 腹部大動脈瘤の手術成績

手術成績に関しては，待機手術では，一般的に早期死亡率は1%以下と良好であるが，破裂例では成績不良である．そのため，腹部大動脈瘤の治療においては，早期に発見し，破裂前に外科的治療を行うことが重要である．

文献

1) Parodi JC et al : Ann Vasc Surg **5** : 491-497, 1991
2) Anderson PL et al : J Vasc Surg **39** : 10-19, 2004
3) McPhee JT et al : J Vasc Surg **45** : 891-899, 2007
4) Matsumura JS et al : J Vasc Surg **37** : 262-271, 2003
5) United Kingdom EVAR Trial Investigators : N Engl J Med **362** : 1863-1871, 2010
6) United Kingdom EVAR Trial Investigators : N Engl J Med **362** : 1872-1880, 2010
7) De Bruin JL et al : N Engl J Med **362** : 1881-1889, 2010
8) Conrad MF et al : J Vasc Surg **46** : 669-675, 2007

E 末梢血管疾患

1 末梢動脈疾患

a. 急性動脈閉塞症

1）疾患概念

急性動脈閉塞症は，急速または突然に四肢の血流が減少，途絶することで上下肢に虚血症状を呈する疾患である．迅速な診断と適切な治療を行わなければ，肢切断や虚血再灌流障害（myonephropathic metabolic syndrome：MNMS）を合併し，死に至る重篤な疾患である．

本疾患は，閉塞機序から塞栓症と血栓症に分類される．塞栓症は心原性を主な原因とすることが多く，血栓症は閉塞性動脈硬化症やBuerger病など障害された動脈壁の狭窄部位に血栓が閉塞することで起こる（表1）[1]．

2）術前管理

①診断

急性動脈閉塞症の診断は，患者の現病歴，既往歴や身体所見から，急性動脈閉塞を疑いドプラ検査，画像診断（超音波検査，MDCT，MRA，血管造影など）を追加して行うことによって確定診断される．

・症状・身体所見：5P徴候：Pain（疼痛），Paresthesia（知覚異常），Paralysis（麻痺），Pulselessness（脈拍消失），Pallor（蒼白）などの症状で発症する．

患肢が下肢であれば，大腿動脈，膝窩動脈，足背動脈，後脛骨動脈の触知を，上肢であれば腋窩動脈，上腕動脈，橈骨動脈，尺骨動脈の拍動の有無を確認する．

・ドプラ検査：症状発現後速やかに末梢動脈のドプラ信号の有無を確認する．

・心電図：心房細動や陳旧性心筋梗塞の所見の有無を確認する．

表1 急性動脈閉塞症の原因

	塞栓症	血栓症
高頻度	心原性 　心房細動，不整脈 　僧帽弁膜症 　心筋梗塞後壁血栓 　左室瘤 　心筋症 　人工弁置換術後 血管性 　大動脈瘤 　末梢動脈瘤 　Shaggy aorta syndrome	血管性 　閉塞性動脈硬化症 　Buerger病 　大動脈解離 　膝窩動脈瘤 　グラフト閉塞
まれ	心原性 　心臓腫瘍（左房粘液腫など） 　卵円孔開存 血管性 　動静脈瘻 その他 　空気，腫瘍，カテーテル検査	血管性 　膝窩動脈外膜嚢腫 　膝窩動脈捕捉症候群 外傷 医原性 その他 多血症，血小板増多症，悪性腫瘍

（文献1より引用）

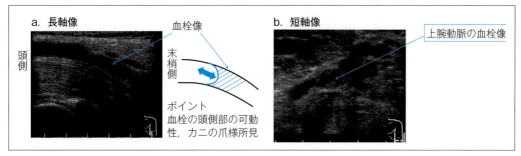

図1　上腕動脈の超音波像

・採血：標準的な生化学検査，全血球計数，プロトロンビン時間，部分トロンボプラスチン時間に加え，凝固異常が疑われる患者には，抗カルジオリピン抗体，血漿ホステイン濃度などの評価を行う．血液ガス検査にて代謝性アシドーシスの評価を行う．

・画像診断
《エコー検査（血管エコー，心エコー）》

原因検索として，心エコーにて心耳内，心室内血栓の有無を評価し，腹部大動脈エコーにて腹部大動脈瘤や末梢動脈瘤の除外を行う．

塞栓部位では血管エコーを用いて可動性血栓の有無を評価する（図1a, b）．

心耳内血栓は経胸壁心エコーでは診断が不十分であるので，同部位の血栓を疑った場合は経食道心エコーも追加する．

・MDCT・MRA・血管造影検査

動脈の閉塞部位の確認，側副血行路の有無を評価する．塞栓症か血栓症かの鑑別には，閉塞部位での石灰化や虫食い像などの動脈硬化性変化や側副血行路の発達の有無などによって判断する．

3) 治療方針（図2）[3]

上記の5Pの症状および身体所見を示す急性動脈閉塞は手術適応である．特に知覚神経障害を呈する場合は緊急手術の適応となる．急性下肢虚血重症度区分Ⅰ，Ⅱa度であれば時間的余裕があり，経カテーテル直接線溶療法（catheter directed thrombolysis：CDT）の適応となるが，重症度区分Ⅱb，Ⅲ度の場合は時間的余裕がないため，緊急に外科的血行再建術（Fogartyカテーテルを用いた血栓塞栓除去術）の適応となる．しかしながら重症度区分Ⅲ度の場合は不可逆性であり，救肢困難となる場合が多い．（表2）[2]．

4) 血栓溶解療法

CDTでは，多孔性カテーテルを動脈血栓内に留置して，最初の4時間でウロキナーゼ4000単位/分を動脈注射，その後2000単位/分を追加し，同時にヘパリンをAPTTで1.5～2.0倍にコントロールするように持続静脈注射する．

中枢側での血栓閉塞症例で血栓量が大量であると考えられる場合や発症からの経過が長い場合は，CDTでは，血栓溶解に時間がかかるため，外科的血栓除去術のほうが望ましい．

5) 外科的治療

急性動脈閉塞症の治療の基本はFogartyカテーテルによる血栓除去術である．Fogartyカテーテルは，ガイドワイヤー用の内腔のない従来型と，内腔がありガイドワイヤーを通すことのできるover-the-wire（OTW）のカテーテルがある．Fogartyカテーテルサイズは従来型では2～7 Fr，OTW型は6 Frがあり，閉塞血管径や閉塞部位によって選択する．また，血栓閉塞が閉塞性動脈硬化症の狭窄部に伴うものである場合，従来型のカテーテルでは，この血栓閉塞部位を通過することができず，血栓除去が不十分となるため，OTW型のカテーテルを用いて血栓除去術を施行することが望ましい．

6) 筋膜切開術

血栓除去術後に患肢の腫脹や緊満が出現し，筋肉内圧が30 mmHg以上となると神経，筋肉が不可逆的となるため（コンパートメント症候群），患肢の緊満が認められた場合は躊躇せず筋膜切開を施行し減圧を図る．

7) 術後管理

MNMSとコンパートメント症候群の有無を評価する．再灌流障害は全身に対する影響が強いため全身のモニタリングを行う．

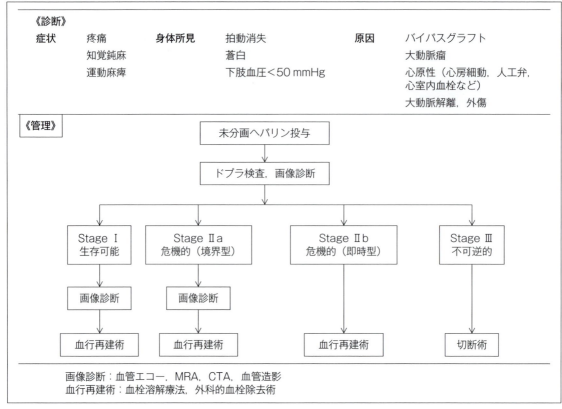

図2 急性動脈閉塞症に対する診療のアルゴリズム
(文献3より引用改変)

表2 下肢の生存可能と危機の判別

分類	所見			ドプラシグナル	
	予後	知覚消失	筋力低下	動脈	静脈
Ⅰ．下肢循環が維持されている状態（生存可能）	即時に危機なし	知覚消失なし	筋力低下なし	聴取可能	聴取可能
Ⅱ．下肢生命が脅かされる状態（危機的）					
a．境界的	早急な治療により救肢が可能	最小限（足趾）またはなし	なし	（しばしば）聴取不可能	聴取可能
b．緊急	直ちに血行再建することにより救肢が可能	足趾以外にも，安静時疼痛を伴う	軽度〜中等度	（通常）聴取不可能	聴取可能
Ⅲ．不可逆的な状態	組織大量喪失　恒久的な神経障害は不可逆的	重度，知覚消失	重度麻痺（筋硬直）	聴取不可能	聴取不可能

(文献2より引用)

①再灌流障害

虚血再灌流障害は，血栓塞栓症によって途絶していた動脈の血流が改善することによって起こる組織障害のことである．虚血時間が長時間であるほど，また虚血範囲が広範囲であるほど組織障害の程度が強くなる．

術前評価におけるTASC区分Ⅱ度以上では，術後合併症の有無を厳重に評価する．

患肢の浮腫，緊満などの身体所見，尿量の経時的変化，血中CPK，カリウム，リン，クレアチニン値，代謝性アシドーシス，ミオグロビン尿の有無などをモニタリングする．術後は脱水にならないように輸液を行う．特にTASC区分Ⅱ度以上の場合は，再灌流障害を合併する確率が高くな

ることから，横紋筋融解症の治療に即して，早期から大量輸液を行い，尿量を保ち，腎不全を予防する．腎不全の場合はCHDFなどの透析導入を考慮する．

②コンパートメント症候群

コンパートメント症候群は，虚血再灌流までの時間が長時間となった症例で血栓除去術後に，毛細管の透過性亢進に伴い筋肉内浮腫が出現し，筋肉内の毛細管圧が上昇することによって生じる．特に下腿前面の前脛骨動脈領域ではコンパートメント症候群に陥りやすいため，注意を要する．

b. 慢性動脈閉塞症

本項では下肢動脈病変を主とする動脈硬化性狭窄・閉塞病変を示す疾患である閉塞性動脈硬化症の同義語として，末梢動脈疾患（peripheral arterial disease：PAD）という用語を使用する．PADでは，Fontaine分類のⅡb以上，Rutherford分類の3度以上の重症の間欠性跛行（IC）肢と重症虚血肢（CLI）につき外科的血行再建を考慮する．

1）診断と術前評価・管理

PAD症例は複数の血管疾患の合併率が最も高く，イベント発生率も虚血性心疾患症例や脳血管障害症例よりも高いため，PADを動脈硬化による全身病の一部分症と捉えることが重要である．実臨床では脳，心臓，腎臓などの重要臓器の血管病変が進行しているケースを想定し，PAD治療よりも優先させるべき併存疾患の有無についてトリアージする．

①PADの存在診断

問診による症状と身体所見の確認は欠かさず行う．特に下肢動脈触知の有無の確認は，術後ベッドサイドや遠隔期でも経過観察の基本としたい．スクリーニングには，足関節上腕血圧比（ABPI）計測が客観的指標として有用である．PAD診断・治療ガイドラインであるTASCⅡにおける診断アルゴリズムにおいてもABPI計測が推奨されている（図3a）．一方，下肢症状を呈する他疾患との鑑別診断も重要である．腰部脊柱管狭窄症はPAD同様の症状を呈する頻度が高く，合併する頻度も高い．判断に迷う場合は，血管機能評価を行うことで鑑別が可能である．

②PADの病変部位評価

血管病変部の全体像，特定の位置情報などを得るためには，造影CT検査やMRA検査は欠かせないが，侵襲度や合併症の発生リスクを考慮して画像診断を選択する．超音波検査は無侵襲で血管の解剖学的情報を得られるだけでなく，ドプラ波形パターンから血行動態等の機能的情報をリアルタイムに評価可能である（図4）．さらにグラフト末梢端の吻合部位の特定と詳細な検討，バイパス用自家静脈の性状評価やoutflow動脈の血行動態などの情報を得ることも可能である．

③血行再建の必要性

まずFontaine分類やRutherford分類を用いて重症度を評価する（表3）．血管機能検査にて血行再建の必要性を評価する．治療法選択の際には，PADの病期に応じて治療目標が異なることに注意する．すなわち，IC肢では症状の軽減や日常機能の向上が治療目標であるため，血行再建術の適応には慎重な検討が望まれる．適応判定には血管機能検査（運動負荷トレッドミル検査後のABPI測定や近赤外線分光法を用いた酸素動態測定など）が有用である．実臨床ではバイパス術よりも低侵襲である血管内治療（EVT）の適応拡大が近年著しい．CLIは客観的に証明された動脈閉塞性疾患に起因する慢性（およそ2週間以上）の虚血性安静時疼痛や潰瘍・壊死などを有する患者とTASCⅡでは定義される．肢切断を回避し生存期間の延長がCLIの治療目標となるため，血行再建術が第1選択となる．症例によっては内科的治療やデブリドマンを優先させる必要があり，血行再建のタイミングは局所の感染徴候の程度により左右されうる．ただしCLIの虚血性潰瘍が保存的治療で治癒する症例もあるため，必ず皮膚灌流圧や経皮酸素分圧などの指標も用いて評価を行う．

④リスク要因の管理

主な死因となる冠動脈・脳血管イベントの二次予防の点からも，術前・術後管理さらに遠隔期でのバイパス開存性維持の観点からも，主要リスクファクター（喫煙，脂質異常症，糖尿病，高血圧）に関して治療管理目標値を達成・維持させることが必要不可欠である（図3b）．特に禁煙させることが最重要である．

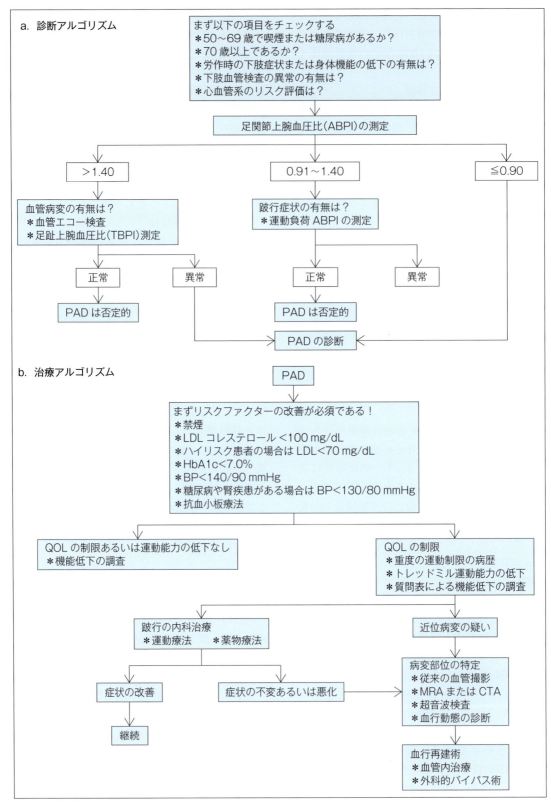

図3 TASCII PAD (a) 診断アルゴリズムと (b) 治療アルゴリズム
(TASCII Working Group/ 日本脈管学会 (翻訳)：下肢閉塞性動脈硬化症の診断・治療指針 II, 日本脈管学会編, メディカルトリビューン, 東京, 2007を改変)

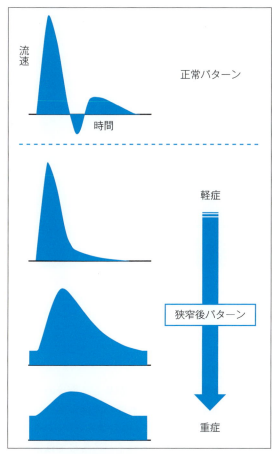

図4 狭窄部末梢側の血流速波形パターン

表3 PADの重症度分類

a. Fontaine 分類

Stage	
I	無症状または冷感，しびれ感
IIa	間欠性跛行（軽度，歩行距離200 m以上）
IIb	間欠性跛行（中等度以上，歩行距離200 m以下）
III	安静時疼痛
IV	潰瘍形成，壊疽

b. Rutherford 分類

Grade	Category	
0	0	無症状または冷感，しびれ感
0	1	軽度跛行
I	2	中等度跛行
I	3	高度跛行
II	4	虚血性安静時疼痛
III	5	軽度組織欠損，非治癒性潰瘍，限局性壊疽
III	6	広範組織欠損，救肢不可能

⑤疼痛対策と足趾保護

虚血性潰瘍や壊疽を生じたCLIでは，リスクファクターの積極的改善，疼痛管理，感染治療などの集学的アプローチが肢切断回避に重要な役割を担っている．疼痛管理にはオピオイド鎮痛薬や麻薬を使用することが多い．硬膜外麻酔も有効だが，長期間の施行は感染の危険性が高まるため注意が必要である．足趾潰瘍・壊死部の局所感染が進行し重症の経過に陥ることが多いため，各種培養検査を提出後直ちに抗生物質治療を開始する．深部感染の治療にはドレナージと壊死部のデブリドマンが有効である．プロスタノイドの投与は，創傷治癒と肢切断回避にある程度の有効性がある．

2）治療戦略

鼠径靭帯以下領域でのEVTとバイパス術の成績を比較した無作為比較試験（Basil試験）の報告以降，期待される生命予後や生活の質を意識した治療方針決定が求められている．下肢動脈を以下の3部位別に分けると血行再建戦略が理解しやすい．

①腸骨動脈領域

狭窄症例や片側閉塞症例に対するEVTの成績が向上しているため，鼠径靭帯にかからなければEVTが選択されることが多い．大動脈閉塞例や両側腸骨動脈閉塞例に対し，解剖学的な腹部大動脈-大腿動脈バイパスによる外科的血行再建が適応となる．

②大腿膝窩領域

この領域ではEVTが積極的に行われている現状から，浅大腿動脈閉塞が全長に及ぶ症例が外科的血行再建の対象となる．総大腿動脈と膝窩動脈はバイパス術の吻合部として非常に重要である．膝上部への吻合部作成が基本だが，膝下部へ吻合部を作製せざるを得ない場合は使用可能な自家静脈があることが大前提となる．再狭窄や閉塞の可能性を考慮し，下腿への有効な側副血行路としての深大腿動脈の血行が保持できるよう血行再建計画を立てること．この領域のバイパス術はEVTよりも遠隔期開存率がよい．

③膝窩以下の領域

CLIであることを血行再建適応の条件とするなど，その適応については十分吟味する必要があ

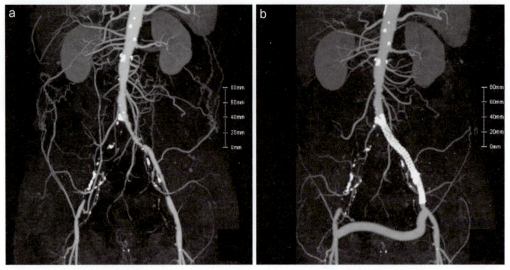

図5 ハイブリッド治療例
まず左側腸骨動脈領域にEVTを行い，同時に非解剖学的な交差型バイパス（左外腸骨動脈-右大腿動脈）を施行した．
　a：治療前
　b：治療後

る．近年この領域でもEVTが積極的に行われているが，エビデンスに乏しい．外科的血行再建としては，自家静脈を用いたdistal bypassが考慮される．同側の大伏在静脈を用いて，足関節以下の足背動脈，後脛骨動脈終末部，足底動脈へのバイパスが必要となる．病変進行の可能性を考慮し，無駄のない自家静脈採取計画を立てること．静脈移植法にはreverse法とin situ法があるが，移植成績には差はない．

　④ハイブリッド血行再建

広範にわたり複数病変を有している症例では，必要に応じてEVTとバイパス術とを組み合せて，あるいは各部位に最適な治療方法を組み合せて血行再建を考慮する．施行例を示す（図5）．

3）術後管理・評価

全身管理は一般的な術後管理に従う．CLI肢においては，血行再建終了後速やかに感染あるいは壊死組織の切除が必要である．

　①局所管理

術後の血行回復過程では急速な下腿浮腫の発生，蜂窩織炎や骨髄炎を合併しやすくなる．壊疽部のデブリドマンや滲出液の排出促進，vacuum assisted closure法などを用いた局所の感染防御管理を積極的に行う．

　②薬物療法

腸骨動脈領域では血流量が多く，術後のヘパリン持続静注や抗凝固療法不要の症例が多い．一方大腿膝窩領域，膝窩以下の領域へのバイパス術後，あるいは非解剖学的バイパス術後では術後薬物療法が経験的に行われる．術後直後はヘパリン持続静注で管理し，経口摂取可能になればワルファリン内服開始が一般的であるが，日本でのワルファリンのエビデンスは十分でない．症例に応じてプロスタグランジン製剤も追加使用可能であるが，血中モニタリングを随時行い，創部からの出血に細心の注意を払う．

　③術後経過観察

症状と身体所見（下肢動脈触知など）の確認は，術直後や遠隔期での経過観察の基本としたい．また低侵襲で何度でも施行できるABPI測定，動脈の血流速度測定可能な超音波検査を用いて，ベッドサイドで開存性について経時的に評価を行う．特に超音波検査は，グラフト内血栓症による急性下肢虚血の診断および再手術後の血行改善の評価も容易に施行可能である．

c．血管内治療

2007年1月にTASCより改訂されたTASC IIにおいては薬物療法，運動療法をエビデンスレベ

Type A lesions

・Unilateral or bilateral stenoses of CIA
・Unilateral or bilateral single short (≦3 cm) stenosis of EIA

Type B lesions

・short (≦3 cm) stenosis of infrarenal aorta
・Unilateral CIA occlusion
・Single or multiple stenosis totaling 3-10 cm involving the EIA not extending into the CFA
・Unilateral EIA occlusion not involving the origins of internal iliac or CFA

Type C lesions

・Bilateral CIA occlusions
・Bilateral EIA stenosis 3-10 cm long not extending into the CFA
・Unilateral EIA stenosis extending into the CFA
・Unilateral EIA occlusion that involces the origins of internal iliac and/or CFA
・Heacily calcified unilateral EIA occlusion with or without involvement of origins of internal iliac and/or CFA

Type D lesions

・Infra-renal aortoiliac occlusion
・Diffuse disease incoling the aorta and both iliac arteries requiring treatment
・Diffuse multiple stenoses involving the unilateral CIA, EIA, and CFA
・Unilateral occlusions of both CIA and EIA
・Bilateral occlusions of EIA
・Iliac stenoses in patients with AAA requiring treatment and not amenable to endograft placement or other lesions requiring open aortic or iliac surgery

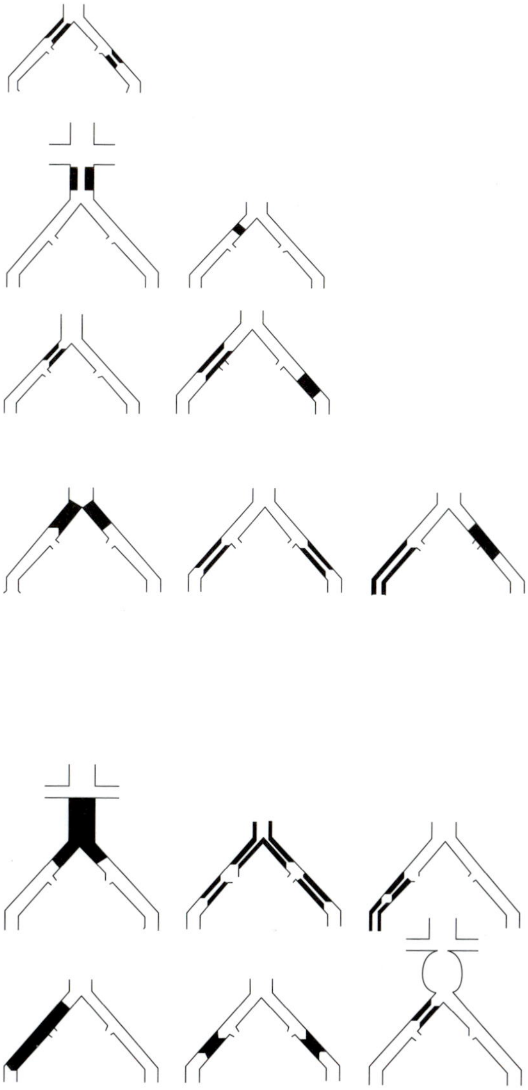

図6　TASCⅡにおける腸骨動脈領域病変の治療適応
（文献1より引用）

ルAと位置づけ，第1選択としている点では変更ないが，"近位病変が疑われる患者には初期にあれこれ内科的治療を行わず，血行再建術を考慮するのがよい"という一文が加えられ血管内治療の適応が拡大傾向にあることを示している[4]．

本項では末梢血管については腸骨動脈領域，大腿膝窩動脈領域，下腿動脈領域に分類してその治療方法，適応などについて概説する．

1) 腸骨動脈領域の血管内治療

①分類と適応

腸骨動脈領域の血管内治療の適応はTASCⅡ分類において図6に示すようなtype A～Dの4段階に分かれる．(A)：血管内手技が卓越した成績をもたらすことから，これにより治療されるべきである．(B)：病変は，血管内手技が十分に良好な成績をもたらすことから，同一の解剖学的領域における他の合併病変が外科的血行再建術を必要としない限り，このアプローチがやはり一番好ましい．(C)：病変は，外科的血行再建術の長期成績が十分優れていることから，血管内手技は外科的な修復ではハイリスクと判断される患者にのみ施行されるべきである．(D)：病変は血管内手技

では第1選択治療法として正当化するに足る十分な成績が得られない．とされている[4,5]．この原則は初版TASCとも同様であり，大腿動脈領域にも共通している．

この分類により，病変は細かく分類されているが，大まかには短い狭窄は血管内治療にて治療されるべきで，長区域閉塞，大動脈まで至る閉塞病変，大動脈瘤合併症例は外科的手術にて治療されるべきと解釈できる．初版より外腸骨動脈単独の閉塞病変と大動脈限局狭窄がTASC type CよりBへと変更された．

血管内治療の臨床的適応は，Fontaine 2b以上の間欠性跛行症状を有するか，重症下肢虚血を有する患者に画像上腸骨動脈病変が指摘された症例であるが，ときに大血管手術時のIABPなどの挿入ルートを得るために血管拡張を行うこともある．間欠性跛行患者で腸骨動脈病変に合併して大腿動脈の外科的手術を必要とする病変が認められた場合は，まず腸骨動脈の血管内治療や大腿動脈領域の外科的血行再建術を考慮する．TASC type B，C病変についてはガイドライン上血管内治療のはっきりとした優位性は示されていないが[6]，TASC IIのなかにも"末梢動脈疾患の症状を起こす個々の病変に対する血管内治療と外科的手術（バイパス術）が，同等の短期的ならびに長期的改善とを示す場合には血管内治療が第1選択である（B）"[4]とされていること，および解剖学的バイパス術の侵襲などを考慮し，血管内治療を第1選択としている．TASC type Dについても総腸骨～外腸骨動脈に至る長区域病変のみは血管内治療を第1選択とされる場合も多い．

②手技の実際

穿刺は局所麻酔下で，狭窄性病変であれば同側からの逆行性穿刺を行うことが多い．同側の大腿動脈分岐部が高位である症例や高度石灰化例，病変が穿刺部に近接している際には穿刺部合併症に注意が必要で，対側大腿動脈穿刺によるcross over approachなどが考慮される．

穿刺部合併症を防止するため，総大腿動脈を正しく穿刺することが重要で，穿刺直前に穿刺部を透視上でモスキートなどを用いてマーキングし，大腿骨頭の中心部が動脈穿刺部になるようにする方法もある．閉塞病変では両側大腿動脈を穿刺しての治療になることが多い．

血管形成の手技は，ガイドワイヤにて狭窄部，または閉塞部を通過し，必要に応じてバルーン拡張（前拡張）を行い，最終的にはステントを留置し後拡張を追加して手技を終了する．

前拡張は狭窄が75％程度の症例や，遠位塞栓の危険があるmobile plaque症例などでは省略し，direct stentingを行うことが多いが，閉塞病変などではステントの折れ込み（in-folding）を生じることもあり注意が必要である．

腸骨動脈領域ではprimary stentingがほぼ標準である．ステント留置は現在バルーン拡張型が2種類，自己拡張型が5種類認可されている．石灰化の強い病変や総腸骨動脈の起始部病変などではバルーン拡張型を用いるが，外腸骨動脈や長区域病変には自己拡張型を用いている．ステント留置後に十分な内腔を得るべく，後拡張を追加するが，後拡張時には患者の疼痛などの症状に注意し，血管損傷などを生じないようにする．終了時には造影所見のみでなく，大動脈と穿刺部の圧較差などを参考にし，圧較差が10 mmHg以下であることが望ましい．

③合併症の対策

血管内治療時の合併症は出血，血管損傷，遠位塞栓など様々である．初版のTASCのなかでは，合併症を重症合併症（計画以上に高水準の治療が必要となるか，長期入院を要するか，不可逆な後遺症または死亡につながるもの）と軽症に分類し，4,662例の調査で重症合併症は5.6％にみられたとしている[7]．

2）大腿膝窩動脈領域の血管内治療

大腿膝窩動脈領域についても，TASC IIではtype A～Dの4段階で病変の治療適応について示している．初版では3 cm以下の狭窄性病変のみがTASC type Aに分類され，非常に狭い適応であったが，改訂されたTASC IIにおいては単独狭窄10 cm以下および閉塞5 cm以下がTASC type Aに分類された（図7）．この大きな拡大には以前のコバルトニッケルステント留置と，バイアスピリン，チクロピジンによる後血小板療法からナイチノールステントの導入による長期開存率の改善によるところが大きい．またIidaらはシロスタゾールを用いた抗凝固療法によりさらに長期開存率が向上することを報告している[8,9]．

当センターにおいては，監督下運動療法が導入

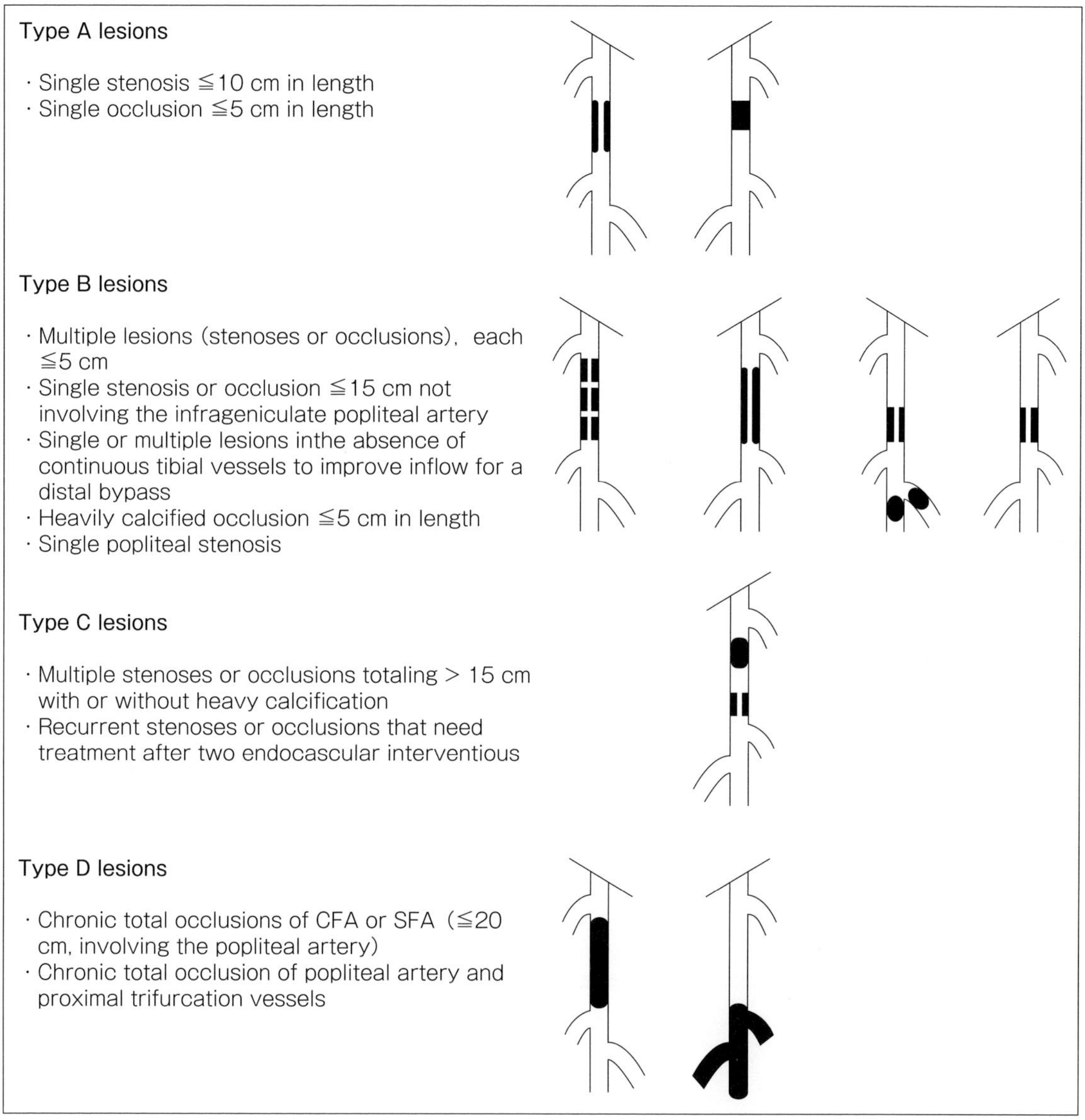

Type A lesions

- Single stenosis ≦10 cm in length
- Single occlusion ≦5 cm in length

Type B lesions

- Multiple lesions (stenoses or occlusions), each ≦5 cm
- Single stenosis or occlusion ≦15 cm not involving the infrageniculate popliteal artery
- Single or multiple lesions inthe absence of continuous tibial vessels to improve inflow for a distal bypass
- Heavily calcified occlusion ≦5 cm in length
- Single popliteal stenosis

Type C lesions

- Multiple stenoses or occlusions totaling > 15 cm with or without heavy calcification
- Recurrent stenoses or occlusions that need treatment after two endocascular interventious

Type D lesions

- Chronic total occlusions of CFA or SFA (≦20 cm, involving the popliteal artery)
- Chronic total occlusion of popliteal artery and proximal trifurcation vessels

図7 TASCIIにおける大腿膝窩動脈領域病変の治療適応
（文献1より引用）

されており，まず薬物療法と併せた保存的治療が先行する．その後，症状の軽快が不十分で画像上TASC type Aに分類される病変を示す患者に対しては血管内治療を行っている．TASC type B, C, D病変においては，ナイチノールステントの破損の問題や，バイパス術と比較したはっきりとした優位性が示されていないため[10]，血管外科医，血管内科医，放射線科医で十分相談してではあるが，血管内治療を選択しない症例が多い．

3) 重症下肢虚血を有する膝窩動脈閉塞性疾患に対する治療

下肢潰瘍，壊疽に対する治療としては，薬物治療のみでは不十分なことがほとんどであり，最終的に下肢切断を選択せざるを得ない症例が多い．しかし，下肢切断術の周術期死亡率は5～17%[11]と報告されており，決してまれではない．

そこで下肢のいわゆるdistal bypassが重症下肢虚血の有効な治療として施行されてきた．自己静脈グラフトが用いられることが多く，e-PTFEグラフトが4年開存率40%なのに対して，自己

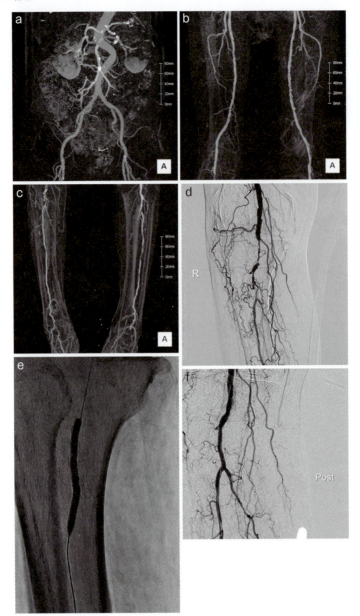

図8　70歳代男性．右下肢難治性潰瘍

　a, b, c：下肢 3D-CT．膝下の膝窩動脈から膝下3分枝の閉塞性病変を認める

　d：血管造影．膝窩動脈閉塞を認め，側副血行を介して腓骨動脈が描出されている．

　e, f：血管内治療．Dejavu multi (Johonson and Johonson, Cordis 社) にて閉塞部を通過後，3.5 mm径バルーンにて拡張した．拡張後良好な血流が得られている．

静脈グラフトは72％と報告されており，長期成績は比較的良好である．しかし下肢の浮腫やしびれなどが長期にわたり続き QOL を十分に向上できない症例もまれでなく，また周術期死亡率1.9～3.4％，創傷治癒に関連した合併症も10～30％と高く，バイパス後に切断が必要となる症例も5～10％存在すると報告されている．[12]

近年は血管内治療が救肢のための有用な手段として注目されており（図8），外科的バイパス手術では救肢，生存した率が1年で68％，3年で

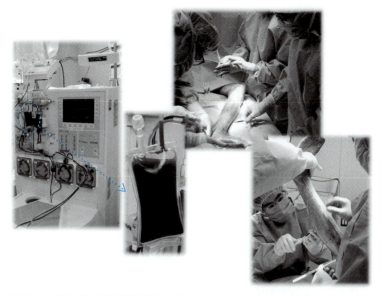

図9　末梢血単核球細胞移植の実施
当施設では，全身麻酔下で手技を施行している．ダブルルーメンカテーテルを内頸静脈または総大腿静脈に挿入留置し，持続成分採血装置から約100億個の単核球細胞を採取する．0.5 mLの注射器で採取した単核球細胞を吸引し，病変肢に100〜150箇所注入する．

57％であったのに対して，血管形成術では1年71％，3年で52％であり両者に有意な差はなく，また周術期死亡率がバイパス手術と比較して低い傾向があることも示された[13]．

d. 血管新生療法

1) 血管新生療法とは

血管新生療法 (therapeutic angiogenesis) とは，組織中に新たな血管がつくられる現象である血管再生または血管新生に関しての機序が解明されてきた結果，新生血管の形成や側副血行路を発達させることで虚血部位への血流供給を増加して壊疽や潰瘍といった組織障害部位の改善を図る治療法である（図9，図10）．血管新生の機序は，①vasculogenesis（脈管形成），②angiogenesis（血管新生），③arteriogenesis（動脈形成）に分類される．vasculogenesisは，血管内皮前駆細胞が分化および増殖により原始血管叢を形成するものである．angiogenesisは，既存の血管壁内皮細胞が増殖し発芽や隔壁形成により新たな血管を形成するものである．arteriogenesisは，血管自体の径が拡大しつつ成熟するものである．

現在，血管新生遺伝子である血管内皮細胞増殖因子 (vascular endotherial growth factor：

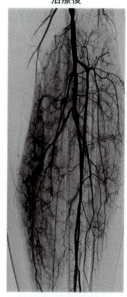

図10　血管新生療法施行前後での下腿動脈造影検査
造影所見上，治療後の下腿動脈は，治療前に比して血管新生されている．

VEGF)，塩基性線維芽細胞増殖因子 (fibloblast growth factor：FGF)，肝細胞増殖因子 (hepatocyte growth factor：HGF) を使用した血管新生療

表4 各病態と治療法の位置づけ

	禁煙	動脈硬化因子の管理	薬物療法	運動療法	カテーテル治療	外科的治療	LDLアフェレシス	血管新生療法	フットケア
Fontaine I 無症候性	◎	◎	×	×	×	×	×	×	◎
Fontaine II 間欠性跛行	◎	◎	◎	◎	◎	◎	○	△	◎
Fontaine III 安静時疼痛	◎	◎	◎	×	◎	◎	○	○	◎
Fontaine IV 虚血性潰瘍・壊疽	◎	◎	○	×	◎	◎	△	○	◎

◎：推奨．○：適応あり．△：効果不明または十分な適応とはいえない．
×：適応なし．

法，血管内皮前駆細胞（endothelial progenitor cell：EPC）を使用した血管新生療法に加え，組換え蛋白質，幹細胞による臨床研究が多数実施されている．これらの臨床研究は，下肢切断の回避成功や下肢虚血組織の機能回復に関して有効性を報告しており，改善策は必要であるものの重症虚血肢（clitical limb ischemia：CLI）への有効な治療法として期待される．

2）血管新生療法の位置づけ

末梢動脈疾患（PAD）に対する治療法は，跛行肢であるかCLIであるかで大きく分けられる．CLIは潰瘍や壊疽が生じているため，早急に原因および責任血管を評価して血行再建術を行い救肢しなければならない．一方，跛行肢の場合には，まず禁煙をはじめ高血圧症，糖尿病，脂質異常症など動脈硬化因子の厳重な管理および治療を行うと同時に，薬物療法や運動療法（跛行肢においては推奨治療）を行う．薬物療法および運動療法で十分な効果が得られない場合には，カテーテル治療やバイパス術などの血行再建術や内膜摘除術が選択される．現在，血行再建術は膝関節より上部の病変の場合には十分な有効性が示されており積極的に施行されている．一方，膝窩動脈病変の場合，初期成功率は優れているものの長期開存率に関しての有効性は十分示されていないのが現状であることから，CLIでの血行再建術をカテーテル治療とするかバイパス術とするかの選択にしばしば難渋する．LDLアフェレシスは日本で有効性が示されており，現在，実施基準に制限（3ヵ月以内に10回のみ施行可）はあるものの，脂質異常症を有するFontaine IIb以上のPADに対して保険適用の治療法として行われている．しかし，ASOに対するLDLアフェレシスの作用機序に関して明確な見解は示されておらず，現在のところ，CLIに施行する各種治療法の補助療法としての位置づけで汎用されるまでに至っていない．現在，血管新生療法が施行される病態としては（表4），前述した既存の治療法を施行しても効果がない場合，または既存の治療法に選択の余地がない場合に考慮される治療法とされている．

現在，日本では，骨髄および末梢血単核球，末梢血幹細胞の3種類の細胞移植種での血管新生療法が先進医療として認可されている．厚生労働省が公表している血管新生療法の適応基準は，既存の治療法に適応のない20〜80歳以下で重症（Fontaine IIIもしくはIV度）のPADまたはBuerger病が対象とされている．ただし，未治療の糖尿病性増殖性網膜症例や悪性腫瘍を合併または3年以内に悪性腫瘍の既往がある場合は適応から除外される．なお，当センターでも，厚生労働省の基準をもとに当センターで実施する際の末梢血単核球細胞移植ならびに再生医療の臨床研究での実施基準を定めている（表5，表6）．特に，当施設では禁煙を誓約できない患者に対しては，原則，再生医療は実施しないこととし，PADならびにCLI患者に対する治療法における禁煙の重要性を説いている．

2 末梢静脈疾患：深部静脈血栓症

1）疾患概念

深部静脈血栓症（deep vein thrombosis：DVT）

表5　当施設での再生治療の適応基準

- ASOやBuerger病など末梢動脈疾患と診断確定された患者
- 患者本人から文書による同意が得られること
- 同意取得時の満年齢が20歳以上80歳以下であること
- 各種画像検査上，治療対象肢の浅大腿動脈，膝窩動脈または膝窩動脈以下の動脈が狭窄あるいは閉塞しており，これら血管病変が原因とされる重度跛行，安静時疼痛，虚血性潰瘍あるいは壊疽を有するもの（Fontaine分類Ⅱb以上）
- 各種内科的治療（薬物療法，運動療法，LDLアフェレシス）の効果無効例，または血行再建術（カテーテル治療およびバイパス術など）不適応例で治療法選択の余地がないもの

ASO : arteriosclerosis obliterans

表6　当施設での再生治療の除外基準

- 悪性腫瘍を有するもの（3年以内の既往および余命1年以内）
- 過去1ヵ月以内に虚血性心疾患，心筋炎，脳梗塞症罹患例（上記疾患の管理不良例も含む）
- 下肢虚血に伴う蜂窩織炎，骨髄炎など感染の管理不良例
- 禁煙を誓約できないもの
- 妊婦または妊娠している可能性のあるもの
- 増殖糖尿病網膜症（未治療の増殖網膜症，中期・晩期増殖網膜症とする。ただし，治療終了例はこれに該当しない）
- その他，担当医師が不適当と判断したもの

表7　血栓形成の関連因子（Virchowの3主徴）

① 血流停滞：長期臥床，肥満，妊娠，うっ血性心不全，装具の装着
② 血管内皮機能障害：手術による内皮損傷，外傷，カテーテル，静脈炎，感染など
③ 血液凝固異常：先天性凝固異常症，二次性凝固異常（肝硬変，悪性腫瘍），妊娠，脱水など

は上肢や下肢の静脈に血栓が生じ，静脈を閉塞することで浮腫や疼痛といった症状をきたす．この血栓が肺動脈に飛散し，肺血栓塞栓症となり，低酸素血症やショック状態，最悪の場合，死に至る疾患である．さらにDVTは急性期に適切な治療が施されなければ，慢性期に浮腫，皮膚硬化，静脈性潰瘍といった静脈血栓後遺症を生じる．

2）原因

DVTの原因として，Virchowの3主徴である①血流の停滞，②血管内皮障害，③血液凝固亢進状態があげられる．（表7）

3）特徴

解剖学上，左総腸骨静脈の腹側を右総腸骨動脈が横切ることにより，左総腸骨静脈が右総腸骨動脈と背側の腰椎に挟まれ圧迫されるため（iliac compression），DVTは左側の下肢静脈に発症しやすい．

4）術前管理

①診断

≪症状・身体所見≫

下肢の片側性の急激な腫脹，圧痛などの症状を呈する．静脈内の血栓閉塞部位によって症状の出現が異なる

中枢型のDVT（腸骨，大腿静脈部）：腫脹，疼痛，色調変化などの症状が比較的急速に発現する．また，静脈内の血栓量が多いため，広範囲な肺血栓塞栓症を発症しやすい．

末梢型のDVT（膝窩静脈〜ヒラメ静脈，前脛骨静脈，腓骨静脈，後脛骨静脈）：腫脹，腓腹部の疼痛は少なく，無症候性であることが多い．そのため，DVT発症時期が不明で診断が遅れる場合がある．このタイプのDVTは，適切な治療がなされない場合，中枢側に血栓が進展し遊離血栓となり，肺血栓塞栓症（pulmonary thromboembolism：PTE）を発症する原因となる．

Homans徴候：膝を軽く押さえ足関節を背屈させると腓腹部に痛みが生じる．

Lowenberg徴候：下腿に血圧測定用のカフを巻き，100〜150 mmHgで加圧すると痛みが生じる．加圧によってDVTの遊離血栓が肺に飛散することがあるため急性のDVTでは施行しないほうがよい．

腫脹，圧痛などの症状は特異性に欠けるため，臨床的な所見や特徴のみによるDVTの診断率は低い．そのためWellsらはDVT診断のためのリスク分類を提唱している（表8，図11）[14]．

≪血液検査≫

D-dimer：急性期のDVT，PTEの除外診断法として有用である．DVTを疑った症例でD-dimerの上昇がなければ本疾患は否定的である．

凝固線溶系，凝固系マーカー，血栓性素因の項目を確認する（表9）．

凝固系マーカーには，ヘパリンやワルファリンに影響されるものがあるため，抗凝固療法を行う

表8 pretest clinical probability score（Wellsスコア）

臨床的特徴	スコア
●活動性の癌（6ヵ月以内に治療，あるいは緩和治療中）	1
●下肢の完全，不完全麻痺，最近の下肢ギプス固定	1
●3日以上の安静臥床，あるいは4週間以内の手術	1
●深部静脈に沿った疼痛	1
●患肢の全体腫脹	1
●患肢下腿の腫脹：周囲径3 cm以上＞健肢	1
●患肢のみの圧痕浮腫	1
●側副表在静脈の存在（静脈瘤以外）	1
●DVTの既往	1
●DVTより疑わしい診断がある場合	−2
合計スコア	リスクレベル
≦0	低確率
1〜2	中確率
≧3	高確率

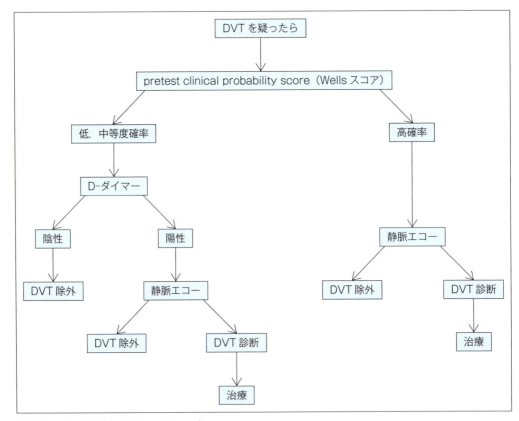

図11 DVT診断のフローチャート

前に上記の血液検査を行うことが重要である．

≪画像診断≫

DVTを診断するためには，下肢静脈超音波検査，造影CT，MRI，静脈造影検査などがある．一般的に下肢静脈超音波検査とCTが汎用される．

①下肢静脈超音波検査：簡便性，非侵襲性の点から最も汎用される．血栓の有無を判定するためには血管圧迫法が有用である（図12）．

ただし，急性期のDVTの場合は静脈を圧迫することによって血栓を肺に飛散させることがあるので注意が必要である．

②全身造影CT：PTEの有無とDVTの有無を

表9 DVT発症時に施行すべき血液検査

①一般的凝固系検査：
　PT（プロトロンビン時間），APTT（活性化部分トロンボプラスチン時間）
②凝固線溶系マーカ：
　D-ダイマー，FDP（フィブリン［フィブリノゲン］分解産物）
　TAT（トロンビン-アンチトロンビンIII複合体）
　PIC（プラスミン・α_2プラスミンインヒビター複合体）
　t-PA・PAI-1複合体（組織プラスミノゲンアクチベータ・プラスミノゲン
　アクチベータインヒビター複合体）
③先天性凝固異常（欠乏症）
　AT-III，プロテインC，S活性および抗原量，ホモステイン，プラスミノゲン，フィブリノゲン
④抗カルジオリピン抗体症候群
　抗カルジオリピン抗体，IgG，IgM型
　抗カルジオリピンβGP1複合体抗体
　ループスアンチコアグラント

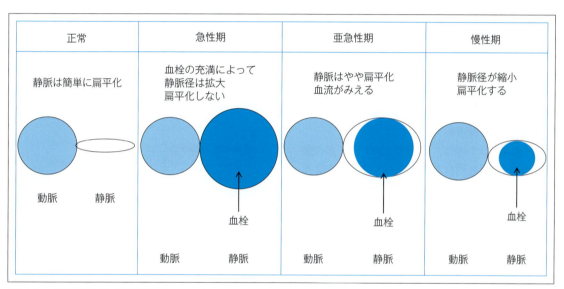

図12　血管圧迫法（下肢静脈エコー）

評価する．DVT存在評価には静脈相の撮像も必ず施行する．

③心臓超音波検査：肺高血圧の有無，右心負荷所見の有無を評価する．

④心電図：PTEの心電図変化所見の有無を確認する（右軸偏位，右脚ブロック，S I Q III T III など）．

5）治療方針

①抗凝固療法

・未分画ヘパリン

ヘパリン投与禁忌例を除いてDVTの診断がつき次第，すぐにヘパリンの投与を行う．

急性期には，ヘパリン5000単位を静注し，その後，10000～15000単位/日で持続投与を行いAPTT（活性化部分トロンボプラスチン）をコントロール値の1.5倍から2.5倍に延長するようにヘパリン量を調整する．

急性期には4～6時間ごとのAPTTのモニタリングを行い，ヘパリン投与量を調整する．

DVTの急性期では，少なくとも5日間は持続投与を行い，ワルファリンが治療域に達するまで継続する．

アンチトロンビン（AT-III）が70％以下に低下している状態ではヘパリンの効果が期待できないためアンチトロンビン製剤を補充する必要がある．

・ワルファリン

ワルファリンの投与量は，PT-INR（prothrombin time-INR）値で2.0～2.5倍に延長させることが推奨されている．

・血栓溶解療法

急性期の広範な中枢型 DVT に対しては，抗凝固療法に加えて血栓溶解療法が選択される．

使用薬剤はウロキナーゼであるが，我が国で使用できる投与量での効果は明らかではない．

・カテーテル治療（catheter directed thrombolysis：CDT）（血栓溶解，血栓吸引療法）

中枢型の DVT で下肢の疼痛腫脹が強い症例に対して積極的なカテーテル治療が行なわれる．CDT には多孔性のカテーテルを血栓部位まで挿入し，ウロキナーゼを噴霧する infusion 法とカテーテル側孔から血栓溶解剤を勢いよく投与して血栓を破砕し吸引する pulse-spray 法がある．上述したように日本で使用できるウロキナーゼの量が欧米と比較して少量であるため効果のエビデンスはない．保険適用上，ウロキナーゼ使用量は24万単位/日でその後漸減し7日間投与が上限とされている．CDT は日本循環器病学会の治療に関するガイドラインで Class IIb である．

・外科的血栓除去術

CDT の適応と同様に，中枢型 DVT で症状の強い症例に対して行われる．患肢の大腿静脈を露出し，Fogarty カテーテルを用いて血栓を摘除する方法であるが，完全な血栓摘除は困難で，再発あるため外科的血栓除去術の需要は少なくなってきている．

6) 術後管理

①抗凝固療法（ワルファリン）

ワルファリンの投与期間：可逆的なリスクファクターの場合は3ヵ月間ワルファリン投与を行う．

原因不明や血栓素因を有する場合は長期投与（一生涯）が必要である．また，再発症例や担癌患者においても長期投与が必要である

②弾性ストッキング

急性期の DVT における弾性ストッキングの装着時期について一定の見解はなく，弾性ストッキングの装着によって新たな血栓形成を抑制するという考えと，一方で圧迫によって急性期の血栓が遊離し肺血栓塞栓症を発症するおそれがある．下肢静脈超音波検査などで血栓の経過をみながら弾性ストッキングの装着時期を検討する．

DVT は静脈機能障害（弁機能不全など）によって静脈うっ滞をきたす傾向があるため，弾性ストッキングの長期継続使用が望ましい．足関節部で 30 mmHg 以上のストッキングを使用することが必要である．

文献

1) 笹嶋唯博：Heart View **11**：1264-1268, 2007
2) Rutherford RB et al：J Vasc Surg **26**：517-538, 1997
3) Creager MA et al：N Engl J Med **366**：2198-2206, 2012
4) Adam DJ et al：Eur J Vasc Endovasc Surg **33**：1-2, 2007
5) Schroeder TV：Eur J Vasc Endovasc Surg **19**：563, 2000
6) Timaran CH et al：J Vasc Surg **38**：272-278, 2003
7) Becker GJ et al：Radiology **170**：921-940, 1989
8) Iida O et al：J Vasc Surg **48**：144-149, 2008
9) Iida O et al：Circ J **69**：1256-1259, 2005
10) Wolf GL et al：J Vasc Interv Radiol **4**：639-648, 1993
11) Faglia E et al：Eur J Vasc Endovasc Surg **32**：484-490, 2006
12) Treiman GS et al：J Vasc Surg **33**：948-954, 2001
13) Adam DJ et al：Lancet **366**：1925-1934, 2005
14) Wells PS et al：Lancet **350**：1975-1978, 1997

F 肺血栓塞栓症

1 急性肺血栓塞栓症

急性肺動脈血栓塞栓症（acute pulmonary thromboembolism：APTE）は，呼吸困難感や，胸痛を訴えることもあるが，特異的な症状に乏しく診断が難しい．他疾患で入院治療中に発症することもあり，社会的にも注意が必要である．病態によっては急激な進行や重篤な状態に陥ることがあり，緊急の判断，治療が予後に影響を与えるため，常に念頭に置くことが大切な疾患のひとつである．いわゆるエコノミークラス症候群と相まって広く認知されるようになり，日本では，これまで比較的まれな疾患とされていたが，厚生労働省人口動態統計においても本疾患による死亡者数が増加傾向にある．急激に重篤な状況に陥る症例群を広範型（massive），亜広範型（submassive）として区別して記憶にとどめておくことが重要である．

a. 病因

病因は深部静脈血栓症が既存し，その血栓が何らかの理由によって血管壁から遊離逸脱して肺動脈に塞栓することによる．

危険因子として血流停滞，血管内皮障害，血液凝固能亢進があり，危険因子がある場合の予防が大切である．

重症度分類は以下のように分類される．

b. 定義

①広範型（massive）：血行動態不安定症例（新たに出現した不整脈，脱水，敗血症などの原因がなく，ショックあるいは収縮期血圧 90 mmHg 未満あるいは 40 mmHg 以上の血圧低下が 15 分以上継続するもの）．

②亜広範型（submassive）：血行動態安定（上記以外）かつ心エコー上右心負荷所見がある症例．

③非広範型（non-massive）：血行動態安定（上記以外）かつ心エコー上右心負荷のない症例．

2008 年の European Society of Cardiology（ESC）の Task Force では，早期死亡率に影響を与える因子として心筋マーカー上昇の有無などを加え，早期死亡の高リスク群，中リスク群，低リスク群という重症度分類を提唱している．

c. 診断

内科的治療が第 1 選択となる非広範型は，以下に示す検査を施行し確定診断，治療へと進んでいけばよい．一方，広範型，亜広範型の場合，循環虚脱に陥っており，また診断に時間的猶予がないため，心エコーが最も簡便で，確定診断に近づける検査手段と考える．ショック状態で，心エコー上，左心不全がなく，虚脱状態，心タンポナーデ徴候なく，①右心負荷所見を認めた場合，本症を疑う．また，②右心房，右心室，肺動脈内に血栓所見を認めた場合は確定診断となる．

d. 治療

肺血栓塞栓症および深部静脈血栓症の診断，治療，予防に関するガイドライン（2009 年改訂版）に詳細が記されている．

ポイントは以下のとおりである．

①急性期を乗り切れば予後は良好であり，早期診断治療が最も重要である．

②循環動態安定例でも再発，急性増悪に注意し，深部静脈血栓への迅速な対応が必要．

呼吸循環動態を把握し，その管理をしながら次に進むべき治療戦略を考慮し，その施設で実施可能な最善策を講じることが肝要である．

1）呼吸管理

本症の血液ガスの特徴は，低炭酸ガス血症を伴

う低酸素血症である．換気血流不均衡が低酸素血症の主原因であり，酸素吸入療法が基本である．

酸素吸入にてSpO$_2$ 90％以上を安定して維持できなければ，挿管による人工換気を開始する必要がある．人工換気を導入する場合，胸腔内圧の増加により静脈還流が減少し右心不全をさらに悪化させる可能性があるため，7 mL/kgと少ない1回換気量が推奨される．

2) PCPS（経皮的心肺補助装置）

心肺停止をきたし心肺蘇生が困難な例や，酸素療法や薬物療法にても低酸素血症や低血圧が進行し呼吸循環状態が保てない症例は，速やかにPCPS（経皮的心肺補助装置）を導入して呼吸循環不全を安定化させる．その後，薬物療法，外科的手術，カテーテル治療など，施設内で取りうる治療手段を検討する．また，PCPS下に，他の施設への転院加療も可能と考える．

3) 薬物療法

①抗凝固療法

抗凝固療法は急性肺血栓塞栓症の死亡率および再発率を減少させることから，治療の第1選択となっている．

[未分画ヘパリン]

未分画ヘパリンの投与法は，最初に80単位/kgあるいは5000単位を静脈投与し，以降は時間あたり18単位/kgあるいは1300単位の持続静注をする．活性化部分トロンボプラスチン時間（activated partial thromboplastin time：APTT）がコントロール値の1.5～2.5倍となるように調節する．

[低分子ヘパリン（low molecular weight heparin：LMWH）]

抗Xa/トロンビン活性比が未分画ヘパリンよりも高く（相対的にトロンビンを阻止しにくい），血小板に対する影響が少ない．そのため，出血の副作用が少ないと考えられ，外科的治療後など，出血のリスクが高いときには使いやすいと考えられる．また，未分画ヘパリンと異なり非特異的に血漿中蛋白（histidime-rich glycoprotein, fibronectin, vitronectin, 血小板第Ⅳ因子など）とほとんど結合しないために，ヘパリン不応例のような問題はあまりなく血中濃度も安定しやすい．また，未分画ヘパリンでみられるヘパリン依存性血小板減少症（HIT）や骨粗鬆症といった副作用もみられにくい．基本的には持続静注により投与する．

LMWHのモニタリングには一定の見解はないが，腎機能障害の症例においては減量して使用すべきといわれている．

最近は，合成ペンタサッカライドであるフォンダパリヌクスでも同様の効果が認められている．

②血栓溶解療法

遺伝子組み換え組織プラスミノゲンアクチベータ（tissue plasminogen activator：t-PA）：ウロキナーゼは，迅速な血栓溶解作用や血行動態改善作用には明らかに優れるものの，予後改善効果は不明であり，出血のリスクもあり，慎重な適応を考慮しなければならない．

4) 外科的治療

一般的に行われる直視下血栓摘除術は人工心肺を用いた体外循環下に，肺動脈を切開して直視下に血栓摘除を行う方法である．

手術手技としては，胸骨正中切開後に体外循環を開始して，肺動脈幹および必要があれば右ならびに左の主肺動脈に切開を加えて直視下に血栓摘除を行う．血栓摘除術は心拍動下でも可能であるが，心停止とすればより良好な視野で施行でき，血栓の癒着が強い場合や，区域動脈などより末梢の小さな血栓を除去するときには推奨される．通常，静脈の鋳型を呈した棒状の赤色血栓が摘除可能である．また，血栓摘除は末梢まで可能な限り行うことが望ましいが，中枢側の血栓が大部分摘除され，血行が再開されれば術後の抗凝固で寛解可能である．

【ガイドラインの勧告の程度】
①循環虚脱を伴う急性広範型肺血栓塞栓症における直視下肺動脈血栓摘除術（人工心肺使用）：Class Ⅰ
②急性広範型肺血栓塞栓症で，非ショック例における直視下肺動脈血栓摘除術：Class Ⅱa

5) カテーテル治療

カテーテル治療では，血栓吸引術（aspiration thrombectomy），血栓破砕術（fragmentation），流体力学的血栓除去術（rheolytic thrombectomy）と血栓溶解療法が併用される．臨床的成果は外科的血栓摘徐術に匹敵することが示唆されているが，特殊なカテーテルと熟練が必要と考えられている．一般的合併症として，血管壁損傷，末梢塞

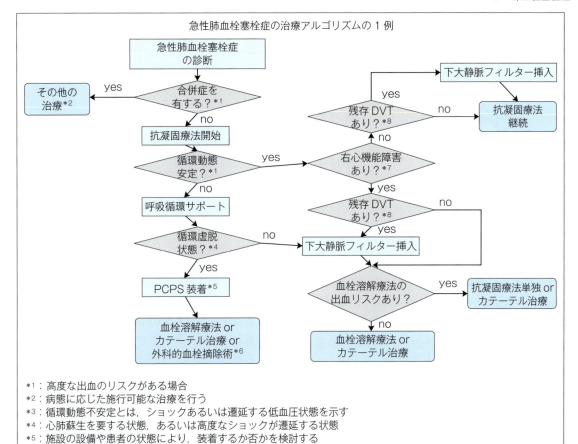

図1 肺血栓塞栓症および深部静脈血栓症の診断，治療，予防に関するガイドライン（2009年改訂版）
DVT：深部静脈血栓症，PCPS：経皮的心肺補助

栓，血栓症再発，外傷性溶血，血液損失などが起こりうることを熟知しておく．

【ガイドラインの勧告の程度】
① カテーテル的血栓溶解療法：Class Ⅱb：単なる肺動脈内投与は，全身投与と差がない
② カテーテル的血栓破砕・吸引術：Class Ⅱb
肺血栓塞栓症および深部静脈血栓症の診断，治療，予防に関するガイドラインに記されている治療アルゴリズムを図1に示す．

6）治療後成績

いずれの方法においても，成績は術前状態に大きく左右される．それゆえ，循環虚脱に陥る前に，また循環虚脱に陥りそうな場合はPCPSを速やかに導入し，肺動脈の血栓摘除に向かうことが成績の向上につながる．

7）再発防止に向けて

再発予防には，運動圧迫療法の継続とともに，抗凝固療法の継続期間が重要である．抗凝固療法は，危険因子の可逆性，特発性，永続性を考慮して継続期間を設定する．

2 慢性肺血栓塞栓症

急性肺動脈血栓塞栓症の一部（5％以下の頻度）が慢性期に肺動脈の狭窄，閉塞や内膜肥厚などにより，低酸素血症に加え，重症の肺高血圧症

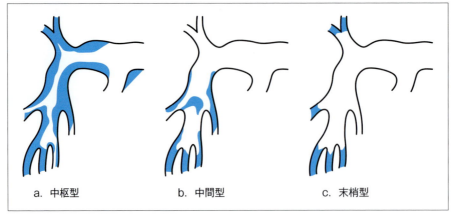

図2　CTEPHの病変部位分類

a. 中枢型　　　b. 中間型　　　c. 末梢型

（PH），およびそれに伴う（右）心不全を呈し，慢性肺血栓塞栓性肺高血圧症（chronic thromboembolic pulmonary hypertension：CTEPH）と呼ばれる重篤な病態を呈する．同時に，その病態がさらに肺動脈病変の悪化（remodeling）につながり，したがって，進行性かつ予後不良な疾患といえる．最近では種々のPH改善薬による内科的治療や経カテーテル的血管形成術（PTA）の効果も期待できるようになってきたが，効果は時間的にも部位的にも限られている．日本においては症例数も少なく，ごく限られた施設においてのみ実施されており，周術期管理も多くの困難を伴うが，依然として肺動脈（血栓）内膜摘除術（pulmonary endarterectomy：PEA）が根治的治療法であることに変わりはない．

※PHの定義：肺動脈平均圧≧25 mmHg，肺毛細血管楔入圧≧12 mmHg

a. 病型および病態

1）肺動脈病変のパターン分類

　肺動脈病変をその局在から大きく①中枢型，②中間型，③末梢型，もしくは簡便に中枢型（①），末梢型（②＋③）に分類し，手術適応を含め治療方針を決定している（図2）．

　①中枢型：肺動脈病変が主肺動脈もしくは本幹に存在する場合

　②中間型：肺動脈病変が葉動脈およびその末梢側に存在する場合

　③末梢型：肺動脈病変が区域〜亜区域動脈およびその末梢側に限局する場合

2）病態

　①肺血管抵抗の増加：肺動脈の閉塞・狭窄，壁肥厚・硬化に伴い，肺血管抵抗の増加，その結果として重症かつ進行性のPHを呈する．

　②右心系への負荷：①の結果，右心負荷が増大し，右室腔の拡大，右室圧の上昇に伴う壁の肥厚，心拍出量の低下，右房・中心静脈圧の上昇，その結果として，二次性の三尖弁閉鎖不全（TR）が生じ，進行性の右心不全状態を呈する．

　③肺胞血流の低下：ガス交換能自体の低下から低酸素血症を生じる．

b. 術前管理

1）術前検査と診断

　①症状

　下腿，顔面の浮腫や食欲低下などの右不全症状と，労作時息切れ，呼吸困難などの呼吸不全症状を呈する．時に喀血や失神を認めることもある．

　②術前検査

　・胸部X線写真：心拡大，特に右心系の拡大を認める程度で，肺血流の低下はっきりしない症例も多い．

　・心電図：右室肥大，右心負荷所見を認める．

　・心エコー：診断のきっかけとなる．右心系の拡大と心室中隔扁平化などのPH所見を呈する．重症例では右心室の収縮能も認める．TRからPHの程度が推測できる．

　・血液ガス分析：PaO_2，$PaCO_2$ともに低下し，$AaDO_2$が開大することが特徴である．

　・呼吸機能検査：多くの場合は正常を示すが，肺梗塞や胸膜疾患がよる拘束性障害をみることも

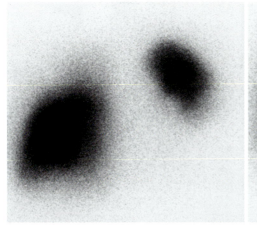
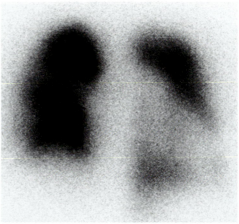

図3　肺血流シンチグラフィー

ある．
・肺換気・血流シンチグラフィ（図3）：換気では正常であるが，血流シンチグラフィにて多発性の区域性血流分布欠損を認め，確定診断に近づく．侵襲も少なく本疾患のスクリーニングに適している．同時に，中枢側からある大きな欠損か，末梢側に散在する小さな欠損か，病変の局在の判断材料にもなる．
・胸部造影CT（図4）：肺動脈の著明な拡大と，内部に壁在血栓を認める．注意深く観察すれば，肺動脈区域枝の閉塞状態も評価できる．
・右心カテーテル検査：PH，右心系の圧，心拍出量を測定し，肺動脈血管抵抗（PVR）や全肺抵抗（TPR）を導き出す．
・肺動脈造影（DSA）（図5）：確定診断のためのゴールドスタンダードである．pouch defects, webs and bands, intimal irregularities, abrupt narrowing, complete obstruction などの特徴的な所見を認める．病変の局在（中枢か末梢か）や閉塞・狭窄の程度を詳細に評価し，手術適応を含めた治療方針を決定する．

2）手術適応
① 平均肺動脈圧≧30 mmHg，PVR≧300 dyn/sec/cm^5
② NYHA≧Ⅲ度
③ 主たる病変が外科的に到達可能な近位部（肺動脈区域枝より近位）に存在する
④ 重篤な合併疾患がない
　以上がサンディエゴ・グループから出された手

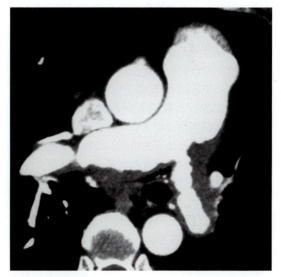

図4　胸部造影CT

術適応であり，当センターにおいても同様の適応基準を用いている．以前，PVR 1,000〜1,200 dyne/sec/cm^5 以上の重症PH例では手術成績の悪化が報告されたが，経験の蓄積と手術成績の向上と相まって，2,000 dyne/sec/cm^5 を超える超重症PH症例に対しても積極的に手術を試みている．実際は，PHの重症度もさることながら，肺動脈病変の局在にむしろ重点を置いて手術適応を決定している．サンディエゴ・グループの手術時分類による Type Ⅲ の一部や Ⅳ の「末梢型」は，病変まで到達が困難で手術効果が期待できず，手術適応から除外される．PEAを試みても麻酔，体外循環（CPB），全身冷却などの影響，

中枢型　　　　　　　　　　　　　末梢型

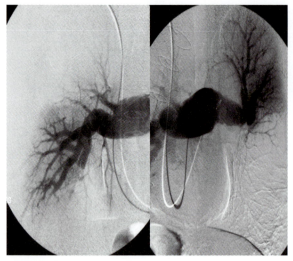
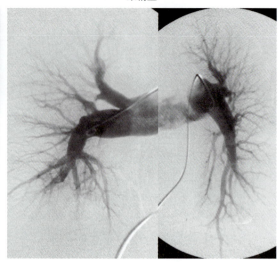

図5　肺動脈造影（DSA）

その後の「サイトカイン・ストーム」も加わって遺残PHから最終的に死亡につながる危険性が高い．逆に，TypeⅠやⅡの「中枢型」の場合は，重症PHであってもPEAが容易なことが多く良好な手術成績が期待できる．著者の経験では，欧米に比べ，日本では「末梢型」の頻度が高く，手術適応の決定が困難なものが多い．

注）自験例で経験したが，「中枢型」の例外として，罹病期間が10年以上と長いものは，肺梗塞や側副血行路の発達が予想され，術後に遺残PHや喀血を呈するため，適応も含め配慮を要する．

c. 内科的治療（術前管理を含む）

以前には，ジギタリス，利尿薬，抗凝固療法などが中心であったが，最近になりPHの内服治療薬が認可され，一定の治療効果が得られている．軽症例にはエンドセリン受容体拮抗薬のボセンタン，ホスホジエステラーゼ阻害薬のシルデナフィルなどを，中等症例にはこれにプロスタサイクリン製剤であるエポプロステノール（点滴静注，2～10 ng/kg/min）を，重症例ではエポプロステノール（点滴静注）が第1選択とされる．また，手術対象の重症例に対しても，必要に応じて，術前からエポプロステノール（点滴静注）によるPHの緩和やドブタミンなどによる十分な心不全のコントロールをしておく．

※最近になり，特にハイリスクの末梢型の症例を中心に，術前2～4週間，エポプロステノールの点滴静注（2～5 ng/kg/min程度）を行い術前よりPHの緩和に努めることで，成績の改善につながっている．

d. 外科的治療

1）術前処置

サンディエゴ・グループは，全例に下大静脈（IVC）フィルタを挿入しているが，日本では再発の頻度が低く，遠隔期のIVC閉塞も危惧されるため，当センターではIVCフィルタはルーチンには用いていない．

2）肺動脈内膜摘除術（pulmonary endarterectomy：PEA）（図6, 図7）

1980年代にサンディエゴ・グループにより導入された正中到達による超低体温循環停止下の両側同時PEAが標準術式である．

①麻酔

ダブルルーメンチューブを用いて気道を確保する．右頸静脈より中心静脈ラインを確保し，SGカテーテルを挿入する．経食道超音波検査（TEE）も併用し，TRの程度や卵円孔（心房中隔欠損）の有無を検索する

②開胸・CPB確立

胸骨正中切開下に到達する．ヘパリン投与後，上行大動脈送血，S・IVC脱血でCPBを開始する．

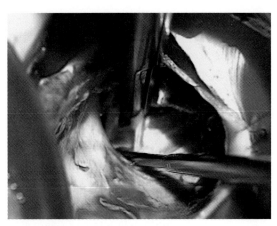

図6 肺動脈内膜摘除術（PEA）

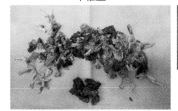
中枢型

末梢型

図7 摘出肺動脈病変

右上肺静脈より左室ベントを挿入し，18℃へ全身冷却する．頭部は氷嚢で表面冷却する．S・IVCのテーピングを締め完全CPBとし，右房下部を小切開して，卵円孔や心房中隔欠損の有無を検索する．奇異性塞栓症の原因となるため存在すれば閉鎖する．冠静脈洞より逆行性冠灌流チューブを挿入する．

③右側PEA

術者は患者の左側に移動し，SVCと上行大動脈間を特殊開創器で広げ，右肺動脈を展開する．中枢性病変であれば，右肺動脈の外膜の炎症を認める．右肺動脈に心膜翻転部を少し越えたところまで縦切開を加える．右肺動脈中枢側に血栓が存在すれば可及的に摘除する．ビーバーメスを用いて内膜を削ぎながらPEA層をみつけ，専用の吸引付き内膜剝離子を用いて末梢側へPEAを進める．16～18℃の時点で，上行大動脈を遮断し心筋保護液で心停止を行う．超低体温循環停止とし，末梢に向けてPEAを行う．通常は，肺動脈上葉枝を後回しにし，先に下葉枝のPEAを進める．剝離できた内膜を摂子で保持牽引し，逆の外膜側の肺動脈壁を専用の吸引付き剝離子を用いて弱い力で外側へ押しつければ，末梢の亜区域動脈までPEAができる．次に，中葉枝のPEAに移り，最後に上葉枝のPEAを行う．右肺動脈を連続縫合で二重に閉鎖する（5-0もしくは6-0，切開部遠位端は自己心膜で補強する）．

④左側PEA

術者は患者の右側に再移動し，心臓にネットを被せ右下方に牽引すれば左肺動脈の良好な視野が確保できる．左肺動脈を主肺動脈より心膜翻転部を少し越えたところまで切開する．右側同様にPEAを行う．左側は病変が軽度なことが多いが，分枝近くまで到達すれば内膜肥厚が認められることがある．また，下葉枝のPEAは視野的に困難なことが多いが，左側縦隔胸膜を切開し，左下葉を厚手のガーゼで挙上すれば左下葉肺動脈内の視野が良好となりPEAが可能となる．終了後に復温を開始する．同様に左肺動脈を縫合閉鎖する．

⑤CPB離脱，閉胸

大動脈遮断を解除し，右房を縫合閉鎖する．術後の心囊液貯留に対する備えとして，左側縦隔胸膜を切開し左開胸をしておく．急激な肺血流の増加を避けるべく，慎重にCPBからの離脱を図る．遺残PHによるCPB離脱困難例や肺出血例には積極的に経皮的心肺補助（PCPS）を導入し，CPBから離脱する．重症例には，術前よりあらかじめPCPS装着用に大腿動静脈に4 Frのシースを挿入しておく．また，術後の急変も予想される症例もあり，直ちのPCPS装着に備えておく．呼吸，循環動態が安定していれば，翌日に抜去する．心膜は，右心系の圧迫につながるため通常は閉鎖しない．胸骨閉鎖で血圧の低下を認める症例もあるが，低下は一時的であり，ノルエピネフリン（NAD）で対処する．閉胸前に循環血液量を少なめにしておくこともスムーズな閉胸のポイントである．

⑥麻酔管理

肺血流再開直前にメチルプレドニゾロン1 g，ウリナスタチン50万単位を静注する．肺の再灌流障害を防止すべく，肺血流が再開となった時点でPEEP 10 cmH$_2$Oの陽圧人工呼吸を開始し，再灌流障害を防止する．CPB離脱時は，NAD（0.05～0.5γ）を中心に，少量のドパミンもしくはドブタミンを投与し血行動態を安定させる．術前右心

機能低下例ではある程度のカテコラミンの補助を必要とするが，むしろ頻脈を惹起するだけのことがあり，少量の投与に控えることが肝要である．徐脈であれば心房ペーシングを用いて心拍数80〜100/分を維持しながら，NADで80〜120 mmHgの体血圧を維持することを優先する．血行動態が安定し肺出血がなければ，呼吸管理の効率化を考えダブルルーメンチューブから通常の気管チューブに変更する．ただし，遺残PHや肺出血を認める症例においては，気管チューブの交換もかなりの危険を伴うため，ダブルルーメンチューブのままICUへ帰室する．手術室からICUへの移動においても，特に重症例では，常にある程度のPEEPのかかった状態を維持することが重要で，麻酔科医の注意，協力が必須である．なお，ヘモグロビンに関しては，軽症〜中等症では問題にならないが，重症例では10 mg/dL程度を維持する．

※その他，最近では以下の試みを加え，成績の改善につながっている．
①麻酔導入後より，シベレスタットを持続投与し，肺障害の軽減に努める．
②サイトカインなどの血管収縮性物質の除去によるPHの緩和と血液濃縮目的で，CPB中の限外濾過（dilutional ultrafiltration：DUF）およびCPB離脱直後の限外濾過（MUF, modified ultrafiltration）を行う．おのおの60 mL/kg，30 mL/kgが徐水の目安である．後者においては，大動脈ルートベントを脱血に用いている．
③右室拡大に伴う二次性TRの処置に関しては議論のあるところであるが，術前より重度のTRを認め，あるいは末梢型で遺残PHが予想される場合には，確実なリング法による三尖弁弁輪縫縮術を追加する．

e. 術後管理

1）ICU管理

重症心不全治療が中心となり，これに呼吸不全の治療が加わるため，術後管理は困難を伴う．特に，術前からの重症心不全合併例や術後遺残PH症例においては厳重な管理を必要とする．

①呼吸器設定：ICU入室後，約半日はプロポフォールの持続投与下にPEEP 10 cmH₂Oによる人工呼吸管理とし，PEA後の肺の再灌流障害に対処する．

②除水：血行動態が安定すれば，早期より少量のフロセミドの持続点滴投与で積極的に除水を図り，低体温やCPBの影響ならびに肺の再灌流障害を取り除く．その際，カルペリチドの持続投与が有効であり，最近では積極的に用いている．血圧の低下をみることがあるが，NADで対処すれば問題ない．

③人工呼吸器からの離脱（抜管）：上記①②と時間の経過により，徐々に肺動脈圧の低下がみられ，通常は24〜48時間以内に抜管が可能となる．抜管に際しては，PEEPを徐々に下げ，肺の再灌流障害の再燃に注意しながら抜管する．循環停止や長時間CPBの影響もあり，通常の開心術に比べ，患者は活気に乏しく脱力を認めることがあり，高齢者や重症例ではしばらく厳重な監視が必要である．低酸素や呼吸窮迫はPHの悪化を惹起するので，最近では非侵襲的陽圧換気療法を積極的に用いている．抜管できれば，血栓形成や感染の問題から，通常は可及的早期にSGカテーテルを抜去する．

④抗凝固療法：術後第1〜2病日より出血の合併症の少ない低分子ヘパリンの持続点滴投与（2.5 IU/kg/hr）を開始し，翌日より5〜7.5 IU/kg/hrへと漸増させる．その後，ワルファリンの経口投与へと移行する．術後1〜2週間は出血の合併症が考えられ，PT-INRは2.0前後までとする．HITの併発に注意する．

※遺残PH治療：
①一酸化窒素（NO）：PHを伴う小児開心術では汎用されている療法であり，成人例では15 ppm程度の濃度で調節投与する．
②エポプロステノール（点滴静注，2〜10 ng/kg/min）：①に比べ効果は弱いが，術前の治療に準じて投与する．
③シルデナフィル：消化管からの吸収が期待できるような状態になれば，NGチューブより投与する．
④NAD：①②に伴う体血圧の低下に関しては，NADの増量で対処する．すでに記述したが，通常の開心術に比べ，0.2〜0.3γ程度のかなり多めの投与量を必要とする．むしろ，NADに対する反応性が異なるともいえる．このとき，体血圧は80〜90 mmHg程度のことが多いが，それ以上，

NADを増量し体血圧を上昇させる必要はない．ある程度の利尿が確保されていれば十分である．

2) 一般病棟での管理

ICU退出後は一般病棟で十分な酸素投与下に徐々に離床を図ることが重要である．急激な酸素の中止や運動の増加は，PHの再燃，右心不全の悪化，心囊液の貯留などにつながる．約1ヵ月程度のリハビリテーションののち，退院前に肺血流シンチグラフィ，右心カテーテル検査，肺動脈造影検査などを行い，外科的治療効果を判定する．また，6分間歩行など運動負荷試験を行い，術後の運動対応能の改善度を評価する．

索　引

和文索引

●あ

悪性リンパ腫　283
アスピリン　9
アスピリン抵抗　124
圧モニタリング　41
圧-量曲線　44
アピキサバン　8
アルブミン　50, 87
アンジオテンシンⅡ受容体拮抗薬（ARB）　13
アンジオテンシン変換酵素（ACE）阻害薬　13

●い

異型輸血　5
移植手術　287
移植弁機能不全　246
移植片対宿主病　7
一酸化窒素吸入療法　56, 151
1.5 心室修復手術　220
イレウス　139
インスリンスケール　134

●う

ウイルス　3
齲歯　11
右室流出路再建術　189, 206, 229

●え

エア抜き　33
栄養管理　94
エドキサバン　8
遠隔感染　2
遠隔期再手術　206
遠心ポンプ　18

●お

横隔神経麻痺　79
オーバーラッピング左室形成術　260
オピオイド　91

●か

外傷性三尖弁閉鎖不全　284
外傷性僧帽弁閉鎖不全　284
外傷性大動脈弁閉鎖不全　283
開心姑息手術　229
核酸増幅検査　7
拡張型心筋症　271
拡張末期容積　54
下行大動脈置換術　314
カテーテルアブレーション　265
カテーテル敗血症　113
カテーテル由来血流感染　114
カテコラミン　57
カプノメーター　43
カルシニューリン阻害薬　296
肝機能障害　12
間質性肺炎　13
関節リウマチ　14
感染症スクリーニング　2
感染症対策　109
感染性心内膜炎　152, 244
完全大血管転位　151, 172
灌流量規定因子　23

●き

気管支喘息　14
偽血小板減少症　124
機能的修復手術　212
機能的二心室修復手術　220
急性胃粘膜病変　136
急性気道感染　13
急性細胞性拒絶反応　295
急性腎障害　126
急性大動脈解離　11
急性動脈閉塞症　344
急性肺血栓塞栓症　361
凝固系異常　14
狭心症　253
強心薬　57
胸部・胸腹部動脈瘤　304
胸腹部大動脈置換術　314
虚血性僧帽弁閉鎖不全症　259
禁煙　4
緊急的人工心肺　32

●く

グラフィックモニター　43
クレアチニン　50
クレアチンキナーゼ　49
クレオプレシピテート　87
クロピドグレル　9

和文索引

● け

経食道心エコー　35
経腸栄養　99
軽度低体温療法　57
経肺熱希釈法　42
経皮的心肺補助法　61
経皮的僧帽弁交連切開術　236
けいれん発作　92
血液型　5
血液疾患　14
血液ポンプ　18
血管新生療法　355
血管内治療　350
血管内留置カテーテル　110
血管輪　170
血小板数低下　121
血清尿素窒素　50
血栓止血　120
血栓性血小板減少性紫斑病　125
血糖　50
血糖管理　4, 109
限外濾過　158

● こ

抗HLA抗体　122
高カリウム血症　97
高カルシウム血症　98
抗凝固薬　8, 120
高クロール血症　98
抗血小板薬　9, 120
膠原病　14
抗体関連型拒絶反応　295
高ナトリウム血症　97
高ビリルビン血症　139
高マグネシウム血症　98
呼吸器合併症　13, 77
呼吸性アシドーシス　47
呼吸性アルカローシス　48
呼吸不全　101
呼吸モニタリング　42
呼吸理学療法　76
混合静脈血酸素飽和度　41, 56
コンピュータクロスマッチテスト　6

● さ

サーベイランス　111
細菌性心内膜炎　12
左室形成術　260
左室自由壁破裂　258
左室流出路狭窄　207
左心低形成症候群　151, 230
左房圧　41
左房粘液腫　12
酸塩基平衡　46, 157

三尖弁狭窄　242
三尖弁閉鎖不全　243
酸素代謝管理　56
三方活栓　104

● し

ジギタリス　57
自己血回収装置　25
自己血輸血　6
自己弁温存大動脈基部置換術　310
刺傷　283
持続性心室頻拍　72
湿疹　11
歯肉炎　11
シバリング　92
脂肪腫　281
シャワー　3
収縮性心膜炎　277
収縮末期容積　55
充填血液洗浄　158
手術侵襲　162
手術部位感染　2
術後遺残症・続発症　166
術後感染予防抗菌薬投与　3
術後抗凝固療法　120
術後高血圧　68
術後出血　84
術前管理　304, 335
純型肺動脈閉鎖　151, 196
循環管理　53, 157
循環作動薬　57
循環モニタリング　40
消化管虚血　138
消化管出血　79, 137
上行弓部大動脈置換術　313
静脈リザーバ　20
徐脈性不整脈　73
除毛　3
シロスタゾール　10
心外傷　283
心外導管　206
新規経口抗凝固薬　8
腎機能障害　12
心筋虚血　69
心筋保護法　26
心係数　40
人工呼吸管理　74
人工呼吸器関連肺炎　78, 110
人工呼吸器関連肺傷害　77
人工心肺　18, 156
人工心肺離脱　25
人工弁血栓症　249
人工弁心内膜炎　249
心挫傷　283
心室期外収縮　71

心室細動　73
心室中隔欠損　152, 184, 209
心室中隔穿孔　259
心室頻拍　72, 267
腎障害　101
新生児・乳児の輸液・栄養　99
新鮮凍結血漿　86
心臓移植　285
心臓移植の麻酔　290
心臓再同期療法　271
心臓腫瘍　280
腎代替療法　130
心タンポナーデ　84
心内膜パッチ形成術　260
心肺同時移植　288
心拍出量　40
心破裂　283
深部静脈血栓症　356
心不全　94
腎不全　126
心房期外収縮　70
心房細動　71, 262
心房性ナトリウム利尿ペプチド　13
心房粗動　71
心房中隔欠損　153, 183, 209
心房内臓錯位症候群　153
心房頻拍　71, 266

● す

推定糸球体濾過量　12
水分バランス　21
ステントグラフト内挿術　317, 338

● せ

脊髄運動誘発電位　31
赤血球製剤　84
接触感染予防策　110
線維腫　282
全身性エリテマトーデス　14
選択的口腔咽頭除菌　113
先天性心疾患に伴う気道異常　80

● そ

総蛋白　50
総動脈幹　180
総肺静脈還流異常　151, 177
創部管理　109
僧帽弁狭窄　200, 236
僧帽弁閉鎖不全　201, 237

● た

体液管理　158
体液分布　94
体外循環式心肺蘇生法（装置）　61, 362
代謝拮抗薬　296

代謝疾患　14
代謝性アシドーシス　48
代謝性アルカローシス　48
大動脈解離　324
大動脈基部置換術　310
大動脈弓再建術　226
大動脈縮窄・大動脈弓離断複合　226
大動脈縮窄・離断　151, 169, 178
大動脈内バルーンパンピング　58
大動脈弁下狭窄　199
大動脈弁狭窄　198, 239
大動脈弁上狭窄　200
大動脈弁閉鎖不全　241
大動脈弁輪拡張症　307
体肺動脈短絡手術　224
大量輸血　87
高安動脈炎　305
ダビガトラン　8
単心室　195

● ち

チアノーゼ　43
チクロピジン　9
中心静脈圧　40
中心冷却　29
中枢神経異常　142
超急性拒絶反応　295
腸閉塞　139

● て

低カリウム血症　97
低カルシウム血症　97
低クロール血症　98
低酸素濃度ガス吸入療法　150
低侵襲弁膜症手術　250
低心拍出量症候群　53, 69
低ナトリウム血症　97
低マグネシウム血症　98
低リン血症　98
電解質異常　96

● と

糖尿病　132
洞頻脈　70
動脈管開存症　168
動脈血酸素分圧　42
動脈血二酸化炭素分圧　43
動脈フィルタ　20
ドナー心の評価　286
トランスアミナーゼ　49
トロポニン　49

● に

2型糖尿病　14
肉腫　282

和文索引

乳酸 50
乳児期・幼児期無輸血開心術 204
乳児特発性僧帽弁腱索断裂 153
乳頭状線維弾性腫 282
乳び胸 100
入浴 3
尿道留置カテーテル 111

● ね
粘液腫 280

● の
脳合併症 11
濃厚血小板製剤 85
脳出血 12
嚢胞性房室結節腫瘍 282
脳保護法 29

● は
肺炎 13
肺血栓塞栓症 361
肺動脈圧 41
肺動脈絞扼術 225
肺動脈楔入圧 41
肺動脈統合術 227
肺動脈内膜摘除術 366
肺動脈弁狭窄 198
肺動脈弁裂開術 226
ハイブリッド治療 321
肺メカニクス 44
播種性血管内凝固症候群 122
発熱 11
パルスオキシメーター 43
反回神経麻痺 333

● ひ
非開心姑息手術 224
非持続性心室頻拍 72
標準予防策 109
ビリルビン 49, 139

● ふ
フィブリノゲン製剤 87
フィルタ 104
不規則抗体凝固 14
不規則性抗体検査 5
腹部大動脈瘤 335
不整脈 70
フタル酸ジ-2-エチルヘキシル 103
プロポフォール 91

● へ
閉塞性肥大型心筋症 276
β遮断薬 10
ヘパリン 8

ヘパリン起因性血小板減少症 9, 124
ヘパリン抵抗 122

● ほ
房室錯位 192
房室中隔欠損 185, 210
房室弁閉鎖不全 206
補助循環 58
補助人工心臓 64, 272
発作性上室頻拍 71

● ま
麻酔 154
末梢血管疾患 344
末梢静脈疾患 356
末梢動脈疾患 344
慢性腎臓病 130
慢性動脈閉塞症 347
慢性肺血栓塞栓症 363

● め
メチシリン耐性黄色ブドウ球菌 2

● や
薬剤性血小板減少症 122
薬物投与管理 102
薬物投与経路 102

● ゆ
輸液療法 94
輸血 84
輸血関連移植片対宿主病 87
輸血関連急性肺傷害 7

● よ
陽圧人工呼吸 75
容量モニタリング 42
予防接種 152

● ら
ライン管理 103

● り
リバーロキサバン 8
両大血管右室起始 189
緑膿菌 112

● れ
レシピエントの決定 285
連続心拍出量モニタリング 40

● ろ, わ
ローラ型ポンプ 18
ワルファリン 8

欧文索引

A

ABO 不適合輸血　88
ACE 阻害薬　13
activated coagulation time（ACT）　9
acute gastric mucosal lesions（AGML）　136
acute kidney injury（AKI）　126
acute pulmonary thrombosembolism（APTE）　361
Adamkiewicz 動脈　31
annuroaortic ectasia（AAE）　307
aorta no-touch technique　256
aortic regurgitation（AR）　241
aortic stenosis（AS）　198, 239
ARB　13
atrial natriuretic peptide（ANP）　13
atrial septal defect（ASD）　153, 183, 209
atrio-ventricular discordance（AVD）　192
atrio-ventricular septal defect（AVSD）　185, 210

B

Behçet 病　14
Bentall 手術　310
brain-type natriuretic peptide（BNP）　51
BUN　50

C

capillary leak　94
cardiac index（CI）　40
cardiac output（CO）　40
cardiac resynchronization therapy（CRT）　260
cardio-pulmonary bypass（CPB）　61
catheter related blood stream infection（CRBSI）　114
chronic kidney disease（CKD）　130
composite graft　257
conotruncal anomaly　208
constrictive pericarditis（CP）　277
continuous cardiac output（CCO）　40
controlled shock　18
conventional ultra-filtration（CUF）　158
core cooling　29
CRP（C 反応性蛋白）　50
cylothorax　100

D

daVinci システム　251
De Vega 法　243
DeBakey 分類　325
deep vein thrombosis（DVT）　356
DEHP　103
dilutional ultra-filtration（DUF）　158
disseminated intravascular coagulation（DIC）　122
double outlet right ventricle（DORV）　189

E

Ebstein 病　152, 202, 210, 232
EDV　54
eGFR　12
endovascular aortic repair（EVAR）　338
endoventricular patch plasty　260
ESBLs　113
ESV　55
extracorporeal cardiopulmonary resuscitation（ECPR）　61

F

Fallot 四徴症　153, 187, 210
Fallot 四徴症遠隔期肺動脈弁閉鎖不全　206
Fallot 四徴症／肺動脈閉鎖（PAVSD）　188
Fallot 四徴症／肺動脈閉鎖／巨大体肺側副血行路（MAPCA）　188
fast track 管理　89
Fontan 手術　153, 207, 212
fresh frozen plasma（FFP）　86

G

graft versus host disease（GVHD）　7

H

heparin-induced thrombocytopenia（HIT）　9, 124
heterotaxy syndrome　153
hypertrophic obstructive cardiomyopathy（HOCM）　276
hypoplastic left heart syndrome（HLHS）　151

I

ICG パルススペクトロフォトメトリー　42
initial drop　22
intra-aortic balloon pumping（IABP）　58
isomerism heart　153, 195, 231
ITA グラフト開存　33

K

Kay 法　243

L

LOS　53

M

Marfan 症候群　306
maze 手術　262
minimally invasive direct coronary artery bypass（MIDCAB）　261
minimun inhibitory concentration（MIC）　115
mitral regurgitation（MR）　201, 237
mitral stenosis（MS）　200, 236
modified ultra-filtration（MUF）　158

欧文索引

motor-evoked potential (MEP)　31
MRSA　2, 111
MSSA　3

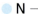
N

neutrophil gelatinase associated lipocalin (N-GAL)　51
nonstructural dysfunction　248
Norwood 手術　230
novel oral anticoagulants (NOAC)　8
NO 吸入療法　56
NT-pro BNP　51
nucleic acid amplification testing (NAT)　7
numeric rating scale (NRS)　90

O

off-pump CABG　254
on-pump CABG　254
overlapping ventriculoplasty　260

P

papillary muscle approximation　260
patent ductus arteriosus (PDA)　168
PDE Ⅲ阻害薬　57
percutaneous cardiopulmonary support (PCPS)　61, 362
percutaneous transluminal mitral commissurotomy (PTMC)　236
permissive hypercapnia　74
PK/PD　115
pulmonary atresia with intact ventricular septum (PAIVS)　151, 196
pulmonary endarterectomy (PEA)　366
pulmonary stenosis (PS)　198

R

Ramsay scale　90
renal replacement therapy (RRT)　130
Ricker Sedation-Agitation Scale　90
ring annuloplasty　243

S

selective oropharyngeal decontamination (SDD)　113

septation　195
SLE　14
standard precautions　109
Stanford 分類　325
structural valve deterioration (SVD)　248
subaortic stenosis (SAS)　199
supravalvular aortic stenosis (SVAS)　200
surgical site infection (SSI)　2
surgical ventricular reconstruction (SVR)　260
systemic inflammatory responce syndrome (SIRS)　94

T

TASC Ⅱ　350
tetralogy of Fallot (TOF)　187
therapeutic drug monitoring (TDM)　115
thoracic endovascular aortic repair (TEVAR)　317
thrombotic thrombocytopenic purpura (TTP)　125
total anomalous pulmonary venous connection (TAPVC)　151, 177
transesophageal echocardiography (TEE)　35
transfusion-associated graft versus host disease (TAGVHD)　87
transfusion-related acute lung injury (TRALI)　7
transposition of the great arteries (TGA)　151, 172
tricuspid regurgitation (TR)　243
tricuspid stenosis (TS)　242
truncus arteriosus　180
Type & Screen　6

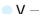
V

Valsalva-David 手術　312
V-A (veno-arterial) バイパス　61
ventricular assist device (VAD)　64
ventricular assist system (VAS)　64
ventricular associated lung injury (VALI)　77
ventricular associated pneumonia (VAP)　78, 110
ventricular septal defect (VSD)　152, 184, 209
visual analogue scale (VAS)　90

新 心臓血管外科管理ハンドブック（改訂第2版）

2005年2月1日　第1版第1刷発行	編集者　国立循環器病研究センター
2009年5月10日　第1版第4刷発行	心臓血管部門
2016年2月25日　改訂第2版発行	発行者　小立鉦彦

発行所　株式会社 南 江 堂
〒113-8410 東京都文京区本郷三丁目42番6号
☎（出版）03-3811-7236　（営業）03-3811-7239
ホームページ http://www.nankodo.co.jp/
印刷・製本　横山印刷

Handbook of Perioperative Care in Cardiovascular Surgery, 2nd Edition
© Nankodo Co., Ltd., 2016

定価はカバーに表示してあります． 　　　　　　　　　　　　Printed and Bound in Japan
落丁・乱丁の場合はお取り替えいたします．　　　　　　　　ISBN978-4-524-26373-8

本書の無断複写を禁じます．
JCOPY 〈（社）出版者著作権管理機構 委託出版物〉

本書の無断複写は，著作権法上での例外を除き，禁じられています．複写される場合は，そのつど事前に，（社）出版者著作権管理機構（TEL 03-3513-6969，FAX 03-3513-6979，e-mail: info@jcopy.or.jp）の許諾を得てください．

本書をスキャン，デジタルデータ化するなどの複製を無許諾で行う行為は，著作権法上での限られた例外（「私的使用のための複製」など）を除き禁じられています．大学，病院，企業などにおいて，内部的に業務上使用する目的で上記の行為を行うことは私的使用には該当せず違法です．また私的使用のためであっても，代行業者等の第三者に依頼して上記の行為を行うことは違法です．

〈関連図書のご案内〉　　　＊詳細は弊社ホームページをご覧下さい《www.nankodo.co.jp》

磯村心臓血管外科手術書 手術を決めるこの1針(DVD付)
磯村 正 著　　　　　　　　　　　　　　　　　　　A4判・294頁　定価(本体20,000円＋税)　2015.2.

イラストでわかる 実施困難症例の大動脈ステントグラフト Visualization of Expert Skills and Techniques
宮本伸二・本郷哲央 編　　　　　　　　　　　　　　A4判・262頁　定価(本体12,000円＋税)　2015.10.

オペ室必携 心臓血管外科ハンドブック
末田泰二郎 編著　　　　　　　　　　　　　　　　　新書判・190頁　定価(本体3,200円＋税)　2013.6.

新病棟必携 心臓血管外科ハンドブック
末田泰二郎 編著　　　　　　　　　　　　　　　　　新書判・206頁　定価(本体3,000円＋税)　2012.3.

レスキューTEE(経食道心エコー法) シナリオから考えるトラブルシューティング
渡橋和政 著　　　　　　　　　　　　　　　　　　　B5判・170頁　定価(本体6,800円＋税)　2014.9.

経食道心エコー法マニュアル〈DVD付〉(改訂第4版)
渡橋和政 著　　　　　　　　　　　　　　　　　　　B5判・374頁　定価(本体15,000円＋税)　2012.2.

セーフティテクニック 心臓手術アトラス(原書第3版)
古瀬 彰 監訳／幕内晴朗・川内基裕・金子幸裕 訳　　　A4判・330頁　定価(本体23,000円＋税)　2005.10.

心肺蘇生・心血管救急ガイドブック ガイドラインに基づく実践診療
笠貫 宏・野々木宏・高木 厚 編　　　　　　　　　　　B5判・384頁　定価(本体9,500円＋税)　2012.9.

ポケット版 心肺蘇生・心血管救急ガイドブック ガイドラインに基づく実践診療
笠貫 宏・野々木宏・高木 厚 編　　　　　　　　　　　新書判・182頁　定価(本体3,200円＋税)　2013.10.

ER・ICUスタッフ必携マニュアル
今泉 均・升田好樹・巽 博臣 編　　　　　　　　　　　B6変型判・270頁　定価(本体3,800円＋税)　2015.2.

循環器疾患最新の治療2016-2017 オンラインアクセス権付
堀 正二 監修／永井良三・伊藤 浩 編　　　　　　　　B5判・600頁　定価(本体10,000円＋税)　2016.2.

実戦 外科診療ハンドブック
亀岡信悟 監修／瀬下明良・神尾孝子・板橋道朗・齋藤 登・世川 修 編　B6変型判・312頁　定価(本体4,200円＋税)　2015.4.

臨床基本手技実戦マニュアル(DVD付)(改訂第2版)
亀岡信悟 監修／滝口 進・板橋道朗・瀬下明良・神尾孝子・世川 修・荒武寿樹 編　B5判・174頁　定価(本体5,500円＋税)　2013.11.

当直医実戦マニュアル(改訂第5版 増補版)
実戦マニュアル編集委員会 監修／亀岡信悟・梅田悦生・滝口 進・瀬下明良 編　B6変型判・448頁　定価(本体4,900円＋税)　2014.4.

外科学の原典への招待
國土典宏 編集主幹／臨床雑誌『外科』編集委員会 編　　B5判・262頁　定価(本体5,000円＋税)　2015.4.

産学連携ナビゲーション 医学研究者・企業のための 特許出願Q&A
澤 芳樹 監修／中島清一 著　　　　　　　　　　　　A5判・158頁　定価(本体3,000円＋税)　2014.4.

初心者でもすぐにできる フリー統計ソフトEZR(Easy R)で誰でも簡単統計解析
神田善伸 著　　　　　　　　　　　　　　　　　　　B5判・214頁　定価(本体3,800円＋税)　2014.11.

恋する医療統計学 研修医 凡太郎，統計の勉強をゼロから始めて学会発表までいきま〜す！
中川義久 著　　　　　　　　　　　　　　　　　　　A5判・190頁　定価(本体2,700円＋税)　2015.4.

あなたのプレゼン 誰も聞いてませんよ！ シンプルに伝える魔法のテクニック
渡部欣忍 著　　　　　　　　　　　　　　　　　　　A5判・226頁　定価(本体3,000円＋税)　2014.4.

国際学会発表・英語論文作成 成功の秘訣 百戦錬磨のインターベンション医が教える
村松俊哉 編　　　　　　　　　　　　　　　　　　　A5判・236頁　定価(本体2,900円＋税)　2015.7.

痛みの考えかた しくみ・何を・どう効かす
丸山一男 著　　　　　　　　　　　　　　　　　　　A5判・366頁　定価(本体3,200円＋税)　2014.5.

定価は消費税率の変更によって変動いたします．消費税は別途加算されます．